全国中医药行业高等教育"十三五"规划教材

全国高等中医药院校规划教材（第十版）

中 药 学

（新世纪第二版）

（供中西医临床医学、中医学、针灸推拿学、中药学等专业用）

主 编

周祯祥（湖北中医药大学）　　　　　　唐德才（南京中医药大学）

副主编（以姓氏笔画为序）

刘树民（黑龙江中医药大学）　　　　　吴庆光（广州中医药大学）

宋捷民（浙江中医药大学）　　　　　　邱颂平（福建中医药大学）

崔 瑛（河南中医药大学）

编 委（以姓氏笔画为序）

王玉凤（安徽中医药大学）　　　　　　王加锋（山东中医药大学）

王茂生（山西中医学院）　　　　　　　毛晓健（云南中医学院）

刘 敏（南京中医药大学）　　　　　　李 杨（辽宁中医药大学）

杨 敏（成都中医药大学）　　　　　　肖锦仁（湖南中医药大学）

张一昕（河北中医学院）　　　　　　　张凤瑞（长春中医药大学）

陈 芳（贵阳中医学院）　　　　　　　苗彦霞（陕西中医药大学）

欧丽娜（北京中医药大学）　　　　　　金 华（天津中医药大学）

秦华珍（广西中医药大学）　　　　　　袁 颖（上海中医药大学）

聂 晶（江西中医药大学）　　　　　　高慧琴（甘肃中医药大学）

黄 芳（湖北中医药大学）

中国中医药出版社

·北 京·

图书在版编目（CIP）数据

中药学/周祯祥，唐德才主编．—2版．—北京：中国中医药出版社，2016.8（2020.11 重印）

全国中医药行业高等教育"十三五"规划教材

ISBN 978-7-5132-2434-5

Ⅰ.①中… Ⅱ.①周… ②唐… Ⅲ.①中药学-中医药院校-教材 Ⅳ.①R28

中国版本图书馆 CIP 数据核字（2016）第 048649 号

中国中医药出版社出版

北京经济技术开发区科创十三街 31 号院二区 8 号楼

邮政编码　100176

传真　010 64405750

山东临沂新华印刷物流集团有限责任公司印刷

各地新华书店经销

开本 850×1168　1/16　印张 31.5　字数 776 千字

2016 年 8 月第 2 版　2020 年 11 月第 8 次印刷

书　号　ISBN 978-7-5132-2434-5

定价　79.00 元

网址　www.cptcm.com

社长热线　010 64405720

购书热线　010 64065415　010 64065413

微信服务号　zgzyycbs

书店网址　csln. net/qksd/

官方微博　http：//e. weibo. com/cptcm

淘宝天猫网址　http：//zgzyycbs. tmall. com

全国中医药行业高等教育"十三五"规划教材

全国高等中医药院校规划教材（第十版）

专家指导委员会

名誉主任委员

王国强（国家卫生计生委副主任　国家中医药管理局局长）

主　任　委　员

王志勇（国家中医药管理局副局长）

副主任委员

王永炎（中国中医科学院名誉院长　中国工程院院士）

张伯礼（教育部高等学校中医学类专业教学指导委员会主任委员
　　　　天津中医药大学校长）

卢国慧（国家中医药管理局人事教育司司长）

委　　　　员（以姓氏笔画为序）

王省良（广州中医药大学校长）

王振宇（国家中医药管理局中医师资格认证中心主任）

方剑乔（浙江中医药大学校长）

左铮云（江西中医药大学校长）

石　岩（辽宁中医药大学校长）

石学敏（天津中医药大学教授　中国工程院院士）

卢国慧（全国中医药高等教育学会理事长）

匡海学（教育部高等学校中药学类专业教学指导委员会主任委员
　　　　黑龙江中医药大学教授）

吕文亮（湖北中医药大学校长）

刘　星（山西中医药大学校长）

刘兴德（贵州中医药大学校长）

刘振民（全国中医药高等教育学会顾问　北京中医药大学教授）

安冬青（新疆医科大学副校长）

许二平（河南中医药大学校长）

孙忠人（黑龙江中医药大学校长）

孙振霖（陕西中医药大学校长）

严世芸（上海中医药大学教授）

李灿东（福建中医药大学校长）

李金田（甘肃中医药大学校长）

余曙光（成都中医药大学校长）

宋柏林（长春中医药大学校长）

张欣霞（国家中医药管理局人事教育司师承继教处处长）

陈可冀（中国中医科学院研究员　中国科学院院士　国医大师）

范吉平（中国中医药出版社社长）

周仲瑛（南京中医药大学教授　国医大师）

周景玉（国家中医药管理局人事教育司综合协调处处长）

胡　刚（南京中医药大学校长）

徐安龙（北京中医药大学校长）

徐建光（上海中医药大学校长）

高树中（山东中医药大学校长）

高维娟（河北中医学院院长）

唐　农（广西中医药大学校长）

彭代银（安徽中医药大学校长）

路志正（中国中医科学院研究员　国医大师）

熊　磊（云南中医药大学校长）

戴爱国（湖南中医药大学校长）

秘　书　长

卢国慧（国家中医药管理局人事教育司司长）

范吉平（中国中医药出版社社长）

办公室主任

周景玉（国家中医药管理局人事教育司综合协调处处长）

李秀明（中国中医药出版社副社长）

李占永（中国中医药出版社副总编辑）

全国中医药行业高等教育"十三五"规划教材

编审专家组

组　长

王国强（国家卫生计生委副主任　国家中医药管理局局长）

副组长

张伯礼（中国工程院院士　天津中医药大学教授）

王志勇（国家中医药管理局副局长）

组　员

卢国慧（国家中医药管理局人事教育司司长）

严世芸（上海中医药大学教授）

吴勉华（南京中医药大学教授）

王之虹（长春中医药大学教授）

匡海学（黑龙江中医药大学教授）

刘红宁（江西中医药大学教授）

翟双庆（北京中医药大学教授）

胡鸿毅（上海中医药大学教授）

余曙光（成都中医药大学教授）

周桂桐（天津中医药大学教授）

石　岩（辽宁中医药大学教授）

黄必胜（湖北中医药大学教授）

前　言

为落实《国家中长期教育改革和发展规划纲要（2010-2020年）》《关于医教协同深化临床医学人才培养改革的意见》，适应新形势下我国中医药行业高等教育教学改革和中医药人才培养的需要，国家中医药管理局教材建设工作委员会办公室（以下简称"教材办"）、中国中医药出版社在国家中医药管理局领导下，在全国中医药行业高等教育规划教材专家指导委员会指导下，总结全国中医药行业历版教材特别是新世纪以来全国高等中医药院校规划教材建设的经验，制定了"'十三五'中医药教材改革工作方案"和"'十三五'中医药行业本科规划教材建设工作总体方案"，全面组织和规划了全国中医药行业高等教育"十三五"规划教材。鉴于由全国中医药行业主管部门主持编写的全国高等中医药院校规划教材目前已出版九版，为体现其系统性和传承性，本套教材在中国中医药教育史上称为第十版。

本套教材规划过程中，教材办认真听取了教育部中医学、中药学等专业教学指导委员会相关专家的意见，结合中医药教育教学一线教师的反馈意见，加强顶层设计和组织管理，在新世纪以来三版优秀教材的基础上，进一步明确了"正本清源，突出中医药特色，弘扬中医药优势，优化知识结构，做好基础课程和专业核心课程衔接"的建设目标，旨在适应新时期中医药教育事业发展和教学手段变革的需要，彰显现代中医药教育理念，在继承中创新，在发展中提高，打造符合中医药教育教学规律的经典教材。

本套教材建设过程中，教材办还聘请中医学、中药学、针灸推拿学三个专业德高望重的专家组成编审专家组，请他们参与主编确定，列席编写会议和定稿会议，对编写过程中遇到的问题提出指导性意见，参加教材间内容统筹、审读稿件等。

本套教材具有以下特点：

1. 加强顶层设计，强化中医经典地位

针对中医药人才成长的规律，正本清源，突出中医思维方式，体现中医药学科的人文特色和"读经典，做临床"的实践特点，突出中医理论在中医药教育教学和实践工作中的核心地位，与执业中医（药）师资格考试、中医住院医师规范化培训等工作对接，更具有针对性和实践性。

2. 精选编写队伍，汇集权威专家智慧

主编遴选严格按照程序进行，经过院校推荐、国家中医药管理局教材建设专家指导委员会专家评审、编审专家组认可后确定，确保公开、公平、公正。编委优先吸纳教学名师、学科带头人和一线优秀教师，集中了全国范围内各高等中医药院校的权威专家，确保了编写队伍的水平，体现了中医药行业规划教材的整体优势。

3. 突出精品意识，完善学科知识体系

结合教学实践环节的反馈意见，精心组织编写队伍进行编写大纲和样稿的讨论，要求每门教材立足专业需求，在保持内容稳定性、先进性、适用性的基础上，根据其在整个中医知识体系中的地位、学生知识结构和课程开设时间，突出本学科的教学重点，努力处理好继承与创新、理论与实践、基础与临床的关系。

4. 尝试形式创新，注重实践技能培养

为提升对学生实践技能的培养，配合高等中医药院校数字化教学的发展，更好地服务于中医药教学改革，本套教材在传承历版教材基本知识、基本理论、基本技能主体框架的基础上，将数字化作为重点建设目标，在中医药行业教育云平台的总体构架下，借助网络信息技术，为广大师生提供了丰富的教学资源和广阔的互动空间。

本套教材的建设，得到国家中医药管理局领导的指导与大力支持，凝聚了全国中医药行业高等教育工作者的集体智慧，体现了全国中医药行业齐心协力、求真务实的工作作风，代表了全国中医药行业为"十三五"期间中医药事业发展和人才培养所做的共同努力，谨向有关单位和个人致以衷心的感谢！希望本套教材的出版，能够对全国中医药行业高等教育教学的发展和中医药人才的培养产生积极的推动作用。

需要说明的是，尽管所有组织者与编写者竭尽心智，精益求精，本套教材仍有一定的提升空间，敬请各高等中医药院校广大师生提出宝贵意见和建议，以便今后修订和提高。

国家中医药管理局教材建设工作委员会办公室

中国中医药出版社

2016 年 6 月

编写说明

中药学是中医药院校各专业必修的基础课程。教材是课程内容的重要载体，是教学改革成果的凝练和固化，是学生在教师指导下自主获取知识的范本。教学质量和水平主要通过教学内容得以体现，而教学内容最终要通过教材反映出来。

本教材在传承历版《中药学》教材的基础上，力求在理念和思路上有所突破，在体例和内容上有所创新。如以历代本草文献的经典论述来诠释中药的性能特点，具有传承性。以《中华人民共和国药典·2015 年版》（简称《中国药典》）和《中华人民共和国卫生部药品标准》（简称《部颁标准》）中的方剂来示例中药的临床应用，具有权威性。以历代名医名家医案或医话中的典型案例为示范，加深学生对临床用药知识的理解，激发学生的学习兴趣和求知欲望，具有实用性。以问题为导向，采用"链接"形式提出问题，不附答案，给学生留出广阔的思维空间，引导学生自主学习，在思索中学习，在学习中思索，培养学生的创新能力及中医辩证思维，具有创新性。此外，本教材还增加了"处方用名""药品归属""古今研究"及"备注"等内容，为进一步完善《中药学》知识结构体系作了积极探索，具有系统性。

本教材共分为总论、各论和附录三大部分。总论部分共 5 章，依次介绍中药与中药学相关概念、中药的起源与发展沿革、中药的产地与采制、中药的功效、中药的性能、中药的应用，附以中药常用命名方法。各论部分收载临床常用中药 536 种（含附药 91 种），按其主要功效分为 23 章。每药依次按处方用名、药品归属、主要药性、基本功效、临床应用、临证备要、典型案例、古今研究和备注等内容介绍。附录部分为历代主要本草简介、中药名拼音索引。

本教材由全国 24 所中医药院校的 26 位长期从事《中药学》教学研究的专家、教授团结协作，共同完成。其中，周祯祥撰写总论和附录，欧丽娜撰写发散风寒药，张一昕撰写发散风热药、开窍药，崔瑛撰写清热泻火药、清热燥湿药，陈芳撰写清热解毒药，王茂生撰写清热凉血药、清虚热药，聂晶撰写泻下药，宋捷民撰写祛风寒湿药、祛风湿热药，苗彦霞撰写祛风湿强筋骨药，王加锋撰写化湿药、涌吐药，刘树民撰写利水消肿药、利尿通淋药，刘敏撰写利湿退黄药、攻毒杀虫止痒药，肖锦仁撰写温里药，王玉凤撰写行气药，金华撰写消食药、驱虫药，毛晓健撰写止血药，秦华珍撰写活血止痛药、活血疗伤药、破血消癥药，李杨撰写活血调经药、拔毒化腐生肌药，唐德才撰写化痰药，袁颖撰写止咳平喘药，高慧琴撰写安神药、息风止痉药，黄芳撰写平抑肝阳药，吴庆光撰写补气药、补血药，张凤瑞撰写补阳药，杨敏撰写补阴药，邱颂平撰写收涩药。统稿由主编和副主编共同完成。

在本教材的编写过程中，中国中医药出版社、湖北中医药大学、南京中医药大学给予了大力支持和帮助，湖北中医药大学李晶晶老师、福建中医药大学刘清华老师等为本教材的文稿整理及校对等方面做了大量工作，本教材的完成与出版，凝聚了广大作者的心血与汗水，参考借鉴并吸纳了《中国药典》《中华本草》《中药大辞典》《部颁标准》，以及历版《中药学》教材的精华内容，在此一并致谢。

　　为了进一步提高本教材的质量和水平，敬请各中医药院校教师、学生和广大读者提出宝贵意见，以便再版时修改完善。

《中药学》编委会

2016 年 6 月

目　录

总 论

第一章 绪 言

第一节 中药与中药学相关概念

概念是理论思维的细胞，名词术语是科学概念的语言符号。规范的概念是学术的桥梁，概念的展开就是学术的全部。因此，学习和掌握中药与中药学及相关概念是学习本课程的基础。

一、中药及其相关概念

【中药】"中药"一词始载于《神农本草经》。该书将365种药物分为上、中、下三类。其中，"中药一百二十种为臣，主养性以应人，无毒、有毒，斟酌其宜。欲遏病补虚羸者，本中经"。所谓"中药"专指无毒或有毒，既能补虚又能祛邪的中品药物，是一种药物分类术语。

作为治病物质的中药，在古代典籍中常以"药""毒"或"毒药"称谓。"药"是繁体字"藥"的简化。《中华本草》指出：目前所知最早的"药"字，盖出自数千年前古钟鼎类铜器上之铭文（即金文）。《说文解字》释为"治病艸，从艸，乐声"。《类经》说："毒药者，总括药饵而言，凡能除病者，皆可称为毒药。"《医学原理》说："药谓草、木、虫、鱼、禽、兽之类，以能治病，皆谓之毒。"药、毒或毒药都是用来"治病"或"除病"的物质，其义相通，只是称谓不同而已。

鸦片战争以后，随着西学东渐，西方化学药品及其理论全面而系统地传入我国以后，为了与之相区别，遂将我国传统医药称为中医中药。据考证，清代末期（1909年）在上海举行的"南洋大臣特考"试卷中就出现了"中药"的名称。"问，中药辨气味，西药辨质，质与气味分别何如？"近代名医张锡纯（1860-1933年）"年过三旬始见西人医书"。并在医疗实践中深深感悟到"西医新异之理，原多在中医包括之中"，从此开创了"衷中参西"的光辉历程，写下了不朽著作《医学衷中参西录》。书中明确提出了"中药"与"西药"的概念及其二者的差异。"盖西医用药在局部，是重在病之标也；中医用药求原因，是重在病之本也。究之标本原宜兼顾，若遇难治之证，以西药治其标，以中药治其本，则奏效必捷，而临证亦确有把握矣"。可见，在20世纪初叶，"中药"一词已正式成为我国传统药物的称谓。

"中药"一词流行较晚，直到20世纪中叶以后才被广泛使用，并直接冠名于全国高等中医药院校教材。如1957年成都中医学院编写的《中药学讲义》，1958年长春中医学院编写的《中药学讲义》，南京中医学院编写的《中药学概论》等。1960年，由成都中医学院编写，北京、南京、上海、广州、成都五所中医学院审定的《中药学讲义》出版发行，并作为全国中医院校和西医学习中医班的试用教材（即全国高等中医药院校第一版《中药学》教材）。1977年，《中药学讲义》正式更名为《中药学》（即第三版），一直沿用至今。自此，"中药"作为中医理论体系的一个固有名词被确定下来，得到了社会和学术界的普遍认同。

所谓中药，是指在中医药理论指导下，用以预防、诊断和治疗疾病及康复保健的部分天然物及其加工品。

正确理解中药的概念，应该准确把握以下基本要素。

1. 基础理论　中药是在中医药理指导下认识和使用的药物。具有独特的理论体系、表达方式和运用形式。因此，中药必须赋有四气、五味、归经、升降浮沉、毒性、功效等中医药理论体系的特有内涵。这是古人在长期的医疗实践总结和概括出来的，并用以阐述药物对机体影响及其应用规律，也是中医认识和使用中药的重要依据，有别于西药及其他药学的显著标志。

2. 实践应用　中药源于古代劳动人民长期生活、生产及医疗实践的积淀，并在实践中不断得到发展和升华。中药具有广泛的医疗作用，既可用于疾病的预防、诊断和治疗，也可用于亚健康人群的康复和保健。如贯众在"疫发之时，以此药置水中，令人饮此水则不传染"（《本草经疏》）；"毒未至可以预防，已至可以善解，毒已成可以速祛"（《本草新编》）。何首乌能"益血气，黑髭鬓，悦颜色。久服长筋骨，益精髓，延年不老"（《开宝本草》）等。中药的应用必须定格在中医框架体系内，并在实践中进一步充实和完善中医药理论。

3. 对象范围　中药来源于自然界的植物、动物和矿物等天然产物及其加工品。但天然产物并不一定都是中药。自然界的天然产物千差万别，无以计数，而目前所知的中药资源仅12800余种，只是天然产物中很少的一部分。大量的天然产物尚待挖掘、整理和提高，使之逐步充实到中药中来，不断丰富中药资源宝库。

长期以来，对中药存在着一些模糊的认识，有待进一步澄清。

1. 中药就是中国产的药物　中药的"中"并不是一个"地域"概念，不能以国界或地域来划分是否为中药。我国是世界上药用资源最丰富的国家之一。中药主产于中国，但并非中国所独有，国外也同样生产。如乳香、没药、西洋参等，就是外国生产的，也是常用的中药。即便是中国产的药物，若不赋予药性理论的内涵，不在中医药理论指导下使用，也不能称为中药。

2. 中药就是中医使用的药物　中药的"中"不是一个"使用者"概念，不能简单以使用者的身份来判断其使用的药物是中药或是西药。尤其是在当代，由于中医和西医所掌握的医药知识结构发生了很大变化，中医使用西药或西医使用中药的现象极为普遍。中药的使用者是姓"中"或是姓"西"并不重要，关键在于使用者是否按中医药理论来指导用药。

3. 中药就是天然药物　天然药物是指动物、植物和矿物等自然界中存在的有药理活性的天然产物。中药主要源于天然产物，但天然产物并不一定都是中药。中药具有"天然药物"的自然属性，更具有特定的内涵，独特的理论体系和应用方法。中药必须在中医药理论指导下使用，否则就不是中药。中药与天然药物有着本质的区别，不能将二者混为一谈。

> 中药即天然药物吗？二者有何异同？

【中药材】是指来源于自然界的植物、动物和矿物，采集后经洁净、干燥等简单处理，未经特殊的加工炮制，不能直接用于配方或制剂的原料药材。

【饮片】"饮片"一词始见于宋代。所谓饮片，系指药材经过炮制后可直接用于中医临床或制剂生产使用的处方药品（《中国药典》2015 年版）。饮片大多是单味药，也可以是复方，如神曲、六一散。饮片大多是固体状的，也可以是半流体或液体状的，如蜂蜜、竹沥。饮片大多是片状、块状、节段状、颗粒状，也可以是粉末状，如飞滑石。由于饮片便于煎汤饮服而得名，又习称咀片。

【中成药】是以中药饮片为原料，在中医药理论指导下，在中药方剂的基础上，按处方标准制成的一定剂型的中药成药，包括丸、散、膏、丹等各种剂型。中成药是我国历代医药学家经过千百年医疗实践创造、总结的成方制剂的精华，是中药单方或复方使用的现成药剂，是中药的重要组成部分。随着社会的发展，制药工业的进步，以及中成药使用方便、安全、有效等特点，中成药必将成为中药走向世界的先导。

中药包括中药材、饮片和中成药。其中，中药材是中药的原料药，饮片是可供直接使用的中药，中成药是现成制剂的中药。

【草药】"草药"之名使用较早。可见于梁·陶弘景《本草经集注》。云："若筛散草药，用轻疏绢，于酒服则不泥"。清·吴敏树《杂说》对草药之名进行了诠释，"有号草药者，俗相传取诸草，名不在《本草经》者，以治疾，尤有奇效"。后世一般将主流本草尚未记载，流传于民间，在正规中医机构和人员中应用不普遍，多为民间医生所习用，且加工炮制尚欠规范的部分药物称为草药。草药是中药的重要组成部分和发展源泉，只是在一定时期内主要流传于民间而已。

【中草药】是中药与草药的合称。为了避免混淆，产生歧义，一般将中药、草药、中草药统称为中药。

二、中药学及其相关概念

【中药学】是研究中药的基本理论和中药来源、产地、采集、炮制、性能、功效及临床应用等一切与中药有关知识的一门学科。国家学科目录将其归属于"医学"学科门类，与中医学并列，都属于"一级学科"，中药学学科代号为 1008。

随着科学技术日益进步，相关学科渗透融合，促进了中药学科不断分化和发展。目前，国家行业主管部门——国家中医药管理局已将中药学进一步划分为中药资源学（药用植物学、药用动物学、药用矿物学）、中药鉴定学、中药炮制学、中药药剂学、中药化学、中药分析学、中药药理学和临床中药学，共 8 个二级学科和 3 个三级学科。

【临床中药学】是在中医药理论指导下，以临床用药为核心，研究中药的基本理论与临床应用等知识的一门学科。国家中医药管理局将其划归为中药学一级学科下属的二级学科。

临床中药学重点在于阐述中药的基本理论，探索中药防治疾病的作用机理，为临床安全、有效、合理地运用中药提供科学依据和有力支撑。临床中药学是中医学与中药学联系的纽带，是中医基础与临床贯通的桥梁，是中医理、法、方、药有机整体的最终归属。因此，临床中药学不仅是中药学一级学科下属的二级学科，还应该是中医学一级学科下属的二级学科。

【本草】"本草"一词始见于《汉书》。据记载，早在汉朝时期，本草已经形成了一门与天文、历算、方术等相对独立的知识体系（即药学），拥有一批从事本草研究的专业人员，并有负责处理有关本草事宜的"本草待诏"。本草作为我国传统药学已初具规模，并达到了一定的水平。《本草汇言》说："神农尝本草而定药，故其书曰本草。"自古以来，"本草"二字被大量冠名中药书籍，如《神农本草经》《本草纲目》《中华本草》等。由此可见，本草则泛指我国传统药学和药学著作，是中药学的古代称谓。之所以称为本草，诚如韩保昇所言："药有玉石草木虫兽，而直云本草者，为诸药中草类最众也"（《证类本草》）。

附：处方、处方药、非处方药、药品、国家基本医疗保险药品、保健药品、新药

【处方】是指由注册的执业医师和执业助理医师在诊疗活动中为患者开具的、由取得药学专业技术职务任职资格的药学专业技术人员审核、调配、核对，并作为患者用药凭证的文书。处方包括医疗机构病区药用医嘱单（《处方管理办法》）。

【处方药】是指凭执业医师和执业助理医师处方方可购买、调配和使用的药品（《中华人民共和国药品管理法实施条例》）。处方药（PD）通常都具有一定的毒性及其他潜在的影响，用药方法和时间都有特殊要求，必须在医生指导下使用。

【非处方药】是指由国务院药品监督管理部门公布的，不需要凭执业医师和执业助理医师处方，消费者可以自行判断、购买和使用的药品（《中华人民共和国药品管理法实施条例》）。非处方药（OTC）具有安全、有效、价廉、使用方便的特点。OTC分为甲、乙两类，有专门标识，为椭圆形背景下的OTC三个英文字母。其中，红底白字的是甲类，绿底白字的是乙类。

【药品】是指用于预防、治疗、诊断人的疾病，有目的地调节人的生理机能并规定有适应证或者功能主治、用法和用量的物质，包括中药材、中药饮片、中成药、化学原料药及其制剂、抗生素、生化药品、放射性药品、血清、疫苗、血液制品和诊断药品等（《中华人民共和国药品管理法》）。

【国家基本医疗保险药品】是指保证职工临床治疗必需的，纳入基本医疗保险给付范围内的药品（《国家基本医疗保险、工伤保险和生育保险药品目录》）。包括西药、中成药（含民族药）和中药饮片三部分。中药饮片是指《中华人民共和国药典》（2015年版）收载的药品。其中，单方不予支付的有99种，单、复方均不予支付的有28种及1个类别。

1. 单味或复方均不支付费用的中药饮片及药材 白糖参、朝鲜红参、玳瑁、冬虫夏草、蜂蜜、蛤蚧、狗宝、海龙、海马、红参、猴枣、琥珀、灵芝、羚羊角尖粉、鹿茸、马宝、玛瑙、牛黄、珊瑚、麝香、西红花、西洋参、血竭、燕窝、野山参、移山参、珍珠（粉）、紫河车，各种动物脏器（鸡内金除外）和胎、鞭、尾、筋、骨。

2. 单味使用不予支付费用的中药饮片及药材 阿胶、阿胶珠、八角茴香、白果、白芷、百合、鳖甲、鳖甲胶、薄荷、莱菔子、陈皮、赤小豆、川贝母、代代花、淡豆豉、淡竹叶、当归、党参、刀豆、丁香、榧子、佛手、茯苓、蝮蛇、甘草、高良姜、葛根、枸杞子、龟甲、龟甲胶、广藿香、何首乌、荷叶、黑芝麻、红花、胡椒、花椒、黄芥子、黄芪、火麻仁、核桃仁、胡桃仁、姜（生姜、干姜）、金钱白花蛇、金银花、橘红、菊花、菊苣、决明子、昆布、莲子、灵芝、芦荟、鹿角胶、绿豆、罗汉果、龙眼肉、马齿苋、麦芽、牡蛎、南瓜子、胖大海、蒲公英、蕲蛇、芡实、青果、全蝎、肉苁蓉、肉豆蔻、肉桂、山楂、桑椹、桑叶、沙棘、砂仁、山药、生晒参、石斛、酸枣仁、天麻、甜杏仁、乌梅、乌梢蛇、鲜白茅根、鲜芦根、香薷、香橼、小茴香、薤白、饴糖、益智、薏苡仁、罂粟壳、余甘子、鱼腥草、玉竹、郁李仁、枣（大枣、酸枣、黑枣）、栀子、紫苏。

【保健药品】2005 年 4 月，国家食品药品监督管理局公布了《保健食品注册管理办法（试行）》。明确指出：保健食品是指具有特定保健功能或者以补充维生素、矿物质为目的的食品。即适宜于特定人群食用，具有调节机体功能，不以治疗疾病为目的，并且对人体不产生任何急性、亚急性或者慢性危害的食品。

1. 既是食品又是药品的物品 丁香、八角茴香、刀豆、小茴香、小蓟、山药、山楂、马齿苋、乌梢蛇、乌梅、木瓜、火麻仁、代代花、玉竹、甘草、白芷、白果、白扁豆、白扁豆花、龙眼肉（桂圆）、决明子、百合、肉豆蔻、肉桂、余甘子、佛手、杏仁（甜、苦）、沙棘、牡蛎、芡实、花椒、赤小豆、阿胶、鸡内金、麦芽、昆布、枣（大枣、酸枣、黑枣）、罗汉果、郁李仁、金银花、青果、鱼腥草、姜（生姜、干姜）、枳椇子、枸杞子、栀子、砂仁、胖大海、茯苓、香橼、香薷、桃仁、桑叶、桑椹、橘红、桔梗、益智仁、荷叶、莱菔子、莲子、高良姜、淡竹叶、淡豆豉、菊花、菊苣、黄芥子、黄精、紫苏、紫苏子、葛根、黑芝麻、黑胡椒、槐米、槐花、蒲公英、蜂蜜、榧子、酸枣仁、鲜白茅根、鲜芦根、蝮蛇、橘皮、薄荷、薏苡仁、薤白、覆盆子、藿香。

2. 可用于保健食品的物品 人参、人参叶、人参果、三七、土茯苓、大蓟、女贞子、山茱萸、川牛膝、川贝母、川芎、马鹿胎、马鹿茸、马鹿骨、丹参、五加皮、五味子、升麻、天门冬、天麻、太子参、巴戟天、木香、木贼、牛蒡子、牛蒡根、车前子、车前草、北沙参、平贝母、玄参、生地黄、生何首乌、白及、白术、白芍、白豆蔻、石决明、石斛（需提供可使用证明）、地骨皮、当归、竹茹、红花、红景天、西洋参、吴茱萸、怀牛膝、杜仲、杜仲叶、沙苑子、牡丹皮、芦荟、苍术、补骨脂、诃子、赤芍、远志、麦门冬、龟甲、佩兰、侧柏叶、制大黄、制何首乌、刺五加、刺玫果、泽兰、泽泻、玫瑰花、玫瑰茄、知母、罗布麻、苦丁茶、金荞麦、金樱子、青皮、厚朴、厚朴花、姜黄、枳壳、枳实、柏子仁、珍珠、绞股蓝、胡芦巴、茜草、荜茇、韭菜子、首乌藤、香附、骨碎补、党参、桑白皮、桑枝、浙贝母、益母草、积雪草、淫羊藿、菟丝子、野菊花、银杏叶、黄芪、湖北贝母、番泻叶、蛤蚧、越橘、槐实、蒲黄、蒺藜、蜂胶、酸角、墨旱莲、熟大黄、熟地黄、鳖甲。

3. 保健食品禁用物品 八角莲、八里麻、千金子、土青木香、山莨菪、川乌、广防己、马桑叶、马钱子、六角莲、天仙子、巴豆、水银、长春花、甘遂、生天南星、生半夏、生白附子、生狼毒、白降丹、石蒜、关木通、农吉利、夹竹桃、朱砂、米壳（罂粟壳）、红升丹、红豆杉、红茴香、红粉、羊角拗、羊踯躅、丽江山慈姑、京大戟、昆明山海棠、河豚、闹羊花、青娘虫、鱼藤、洋地黄、洋金花、牵牛子、砒石（白砒、红砒、砒霜）、草乌、香加皮（杠柳皮）、骆驼蓬、鬼臼、莽草、铁棒槌、铃兰、雪上一枝蒿、黄花夹竹桃、斑蝥、硫黄、雄黄、雷公藤、颠茄、藜芦、蟾酥。

【新药】新药，是指未曾在中国境内上市销售的药品（《中华人民共和国药品管理法实施条例》）。主要按以下九类注册分类（《药品注册管理办法》）。

1. 未在国内上市销售的从植物、动物、矿物等物质中提取的有效成分及其制剂。

2. 新发现的药材及其制剂。

3. 新的中药材代用品。

4. 药材新的药用部位及其制剂。

5. 未在国内上市销售的从植物、动物、矿物等物质中提取的有效部位及其制剂。

6. 未在国内上市销售的中药、天然药物复方制剂。

7. 改变国内已上市销售中药、天然药物给药途径的制剂。

8. 改变国内已上市销售中药、天然药物剂型的制剂。

9. 仿制药。

注册分类1~6的品种为新药，注册分类7、8按新药申请程序申报。

第二节　中药的起源与发展沿革

中药是中医用以防治疾病、养生保健的主要物质，是中医学理、法、方、药的重要组成部分。几千年来，为中华民族的繁衍昌盛和人类的健康作出了不可磨灭的贡献。

中药源于人类长期的生活、生产和不断与疾病作斗争的实践活动。原始时期，我们的祖先在寻找食物的过程中，由于饥不择食，不可避免地会因食用一些"食物"而发生呕吐、泄泻等中毒反应，甚至死亡。也会因食用一些"食物"致原有呕吐、泄泻的病症等以减轻或消除。经过反复的口尝身受和实际体验，长期的探索和积淀，逐步萌发了"药物"的概念。《黄帝内经太素》说："空腹食之为食物，患者食之为药物。"充分反映了"药食同源"的思想，说明了药物的发现与人类寻求食源密切相关。《淮南子·修务训》说："（神农）尝百草之滋味，水泉之甘苦，令民之所避就，当此之时，一日而遇七十毒。"其中"尝百草""一日而遇七十毒"就是我国古代劳动人民发现药物、认识药物等实践活动的真实写照。

上古时期，由于没有文字记载，主要依靠口耳相传来传播药物知识。进入奴隶社会，随着文字的使用，药物知识也由口耳相传发展为书面记录。在早期的文献中，已有许多涉及药物方面的资料。如《周礼·天官》载有"以五味、五谷、五药养其病"。《诗经》收录动植物300余种，其中不少是药物，仅植物药就达50余种。《山海经》收载药物120余种。长沙马王堆出土的医帛书《五十二病方》收载药物240余种。《尚书·说命》有"药弗瞑眩，厥疾弗瘳"的记载。在这些典籍中，不仅出现了药的概念，而且还记载了我国早期与药有关的医疗活动及相当丰富的药物知识，为后世本草著作的产生奠定了基础。

"本草"一词始见于《汉书》，这是本草史上划时代的一件大事，是中药学形成和发展的重要标志。源远流长的本草历程，体现了传承与创新的发展脉络，成就了各个历史时期的辉煌成就。秦汉时期（公元前221年—公元220年），药性理论已初步形成，本草已开始成为专门学问。三国、两晋、南北朝时期（220—581年），确立了综合性本草的框架结构，开创了以病类药的先河。隋唐五代（581—960年），我国第一部官修本草问世，世界上最早的国家药典颁布。宋、金元时期（960—1368年），保存了大量药学史料，完善了升降浮沉、归经等药性理论。明朝时期（1368—1644年），集16世纪以前药学之大成，流传甚广，影响中外。清朝时期（1644—1911年），充实和发展了《本草纲目》，丰富了中药学内容。自汉代到清末，历代主要本草的递嬗关系大致为：《神农本草经》→《本草经集注》→《新修本草》→《开宝本草》→《嘉祐本草》→《证类本草》→《本草纲目》→《本草纲目拾遗》。新中国成立以后，中药事业得到了空前的迅猛发展，取得了前所未有的丰硕成果。其中代表性本草有《中华人民共和国药典》和《中华本草》等。

何谓"本草"？为什么说本草的出现是中药学形成和发展的重要标志？

一、现存最早的本草专著——《神农本草经》

【作者】不详。托名于神农。

【成书年代】东汉末年（约公元2世纪）。

【主要内容】全书分为序录（总论）与药物（各论）两大部分。其中，总论部分13条，简要论述了四气、五味、有毒无毒、配伍法度、剂型选择、用药原则等中药的基本理论和基本知识。各论部分载药365种（其中植物药252种、动物药67种、矿物药46种），按有毒无毒和补虚祛邪的功用分为上、中、下三品（其中上品120种，中品120种，下品125种）。每药之下重点介绍了药物的性味、功效和主治，其中大多为后世本草所收录，迄今仍为临床所常用。

【学术成就】

1. 《神农本草经》是汉以前药学知识的第一次大总结，代表了秦汉两代的药学成就，是我国现存最早的本草学专著，被奉为中医四大经典之一。

2. 所载药性理论和药物功用，奠定了中药学的基础，对中药学的发展产生了极为深远的影响。

3. 首创药物按三品分类法，成为后世药物按功效分类的先驱。

【备注】《神农本草经》简称《本经》。原著已佚，其内容辗转保留在历代本草著作中。现存《本经》多种版本均系南宋至明清以来的学者根据《太平御览》《证类本草》《本草纲目》诸书所引《神农本草经》原文辑复而成，称之为复辑本，其中著名的有孙星衍、孙冯翼合辑本、顾观光辑本和日本森立之辑本等。在参考、引用有关辑本文献时，必须注明某一种辑本，不能直呼《神农本草经》或《本经》。因为各种辑本与《本经》原著是有区别的，各种辑本之间亦是有差异的，不可混淆。

二、现存最早的综合性本草——《本草经集注》

【作者】陶弘景。

【成书年代】梁代（约公元500年）。

【主要内容】该书以《本经》为基础，又从《名医别录》中选取365种药物，加上陶氏自注而成。全书7卷，共载药730种。"序录"部分回顾了本草发展的概况，收载《本经》序文13条并逐一加以注释和发挥。补充了大量采收、鉴别、炮制、制剂及合理取量方面的理论和操作原则，还增列了合药分剂料理治则、诸病通用药、解百药毒、服食忌例、凡药不宜入汤酒例、诸药畏恶七情例等内容。"药物部分"共载药730种。为了保持原始珍贵资料，便于后人识别和掌握，陶氏采用了"朱书本经，墨书别录"，小字加注的编写体例。对于药性，又以"朱点为热，墨点为冷，无点者是平"，力求化繁为简。在药物分类上，既传承了《神农本草经》的三品分类法，又有所创新，首次将药物按自然属性分为玉石、草、木、虫兽、果菜、米食及有名未用七类。

【学术成就】

1. 对魏晋以来三百余年间的药学成就进行了全面总结，初步构建了综合性本草的编写模式。

2. 首创按药物自然属性分类法。一直为后世本草所沿用。

3. 以病为纲，分列了 80 多种疾病的通用药物，开创了以病类药之先河，丰富了临床用药的内容。

【备注】原书现仅存敦煌石窟藏本的序录残卷，其主要内容仍在《证类本草》和《本草纲目》中窥测。近有尚志钧重辑本。

三、最早的国家药典——《新修本草》

【作者】苏敬等 23 人。

【成书年代】唐代（公元 659 年）。

【主要内容】全书 54 卷，由本草、药图和图经三部分组成。本草部分是在《本草经集注》的基础上进行修订、补充而成的。收载药物 844 种，其中新增药物 114 种，分玉石、草、木、禽兽、虫鱼、果、菜、米食及有名未用九类。在编写体例上基本保持了《本草经集注》的风格，在编写内容上更注重科学严谨，做到"《本经》虽阙，有验必书；《别录》虽存，无稽必正"。药图是在"普颁天下，营求药物"，进行全国大规模药物普查的基础上，根据实物标本绘制而成的图谱；图经是对药图的文字说明。

【学术成就】

1.《新修本草》是由政府组织，集体编撰，内容丰富，结构严谨，具有较高学术水平和科学价值的本草著作，反映了唐代本草学的辉煌成就。

2.《新修本草》是我国药学史上第一部官修本草，是我国，也是世界上最早的国家药典。先于国外《纽伦堡药典》近 9 个世纪，对世界药学的发展作出了巨大的贡献。

3. 该书图文并茂，开创了药学著作编撰的先例。

4. 该书颁布后不久，很快流传海内外，成为当时我国和日本等国医生的必修课本。

【备注】《新修本草》又名《唐本草》。该书原著已不全。其中，药图和图经在北宋已无存，正文部分现仅存残卷的影刻、影印本，其内容保存于《嘉祐本草》《本草图经》等后世本草及方书中，近年有尚志钧重辑本问世。

四、完整流传的综合性本草——《经史证类备急本草》

【作者】唐慎微。

【成书年代】宋代（公元 1082 年）。

【主要内容】该书以《嘉祐本草》《本草图经》为基础，汇集经、史、子、集、方书等资料编纂而成。大凡药物各方面的知识，诸如药名、异名、产地、性状、形态、鉴别、炮制、性味、功效、主治、七情畏恶相反等，无不囊括其中。全书 31 卷，载药 1746 种，附有图谱 933幅，附方 3000 余首，图文并茂，方药兼收。该书引用前代医药资料都原文转录，对文献出处都注明来源。

【学术成就】

1. 该书广泛引证历代文献，对长期以来的手抄本草资料进行了历史上最后一次大规模的搜集和整理，集宋以前本草学之大成。

2. 该书文献价值极高，是完整流传的最早的综合性的本草著作，为后世保存了大量药学史料，在本草发展史上起到了承前启后、继往开来的作用。李时珍对此予以极高评价："使诸家本草及各药单方，垂之千古，不致沦没者，皆其功也。"

3. 该书是研究古本草的重要文献来源和参考资料。故凡宋以前本草文献资料（因大多已失传），可在该书中查阅并直接引用，无需再用"《证类本草》云"或"唐慎微说"之类的表述。

【备注】《经史证类备急本草》简称《证类本草》，原书已不存。宋大观二年（1108 年），艾晟据《证类本草》，增加《别说》44 条及林希序，校刊为《大观经史证类备急本草》，简称《大观本草》。宋政和六年（1116 年），曹孝忠据《大观本草》重加修订，改名为《政和新修经史证类备用本草》。元初（1249 年），张存惠据《政和新修经史证类备用本草》增附《本草衍义》，校刊为《重修政和经史证类备用本草》，简称《政和本草》。此外，尚有《绍兴本草》《大全本草》等多种校刊本。其中，《大观本草》和《政和本草》是唐氏多种修订本中最佳的本子。现在通常所说的《证类本草》系指人民卫生出版社影印的《重修政和经史证类备用本草》。

五、入选世界记忆名录的本草——《本草纲目》

【作者】李时珍。

【成书年代】明代（公元 1578 年）。

【主要内容】李时珍在《证类本草》的基础上，参考了 800 余种文献，又进行了广泛的实地考察、采访和亲自实践，历时二十七载（1552—1578 年），三易其稿，完成了近 200 万字的科学巨著《本草纲目》。全书 52 卷，载药 1892 种（新增药物 374 种），改绘药图 1300 余幅，附方 11096 首。本书将药物按照自然属性分为水、火、土、金石、草、谷、菜、果、木、器服、虫、鳞、介、禽、兽、人共 16 部 60 类。每药标正名为纲，纲下分列释名、集解、正误、修制、气味、主治、发明、附方诸项，逐一介绍，以纲系目，条理清晰。尤其是发明项下，主要是介绍李时珍对药物观察、研究和实际应用的新发现、新经验，极大地丰富了本草学的内容。

【学术成就】

1. 该书集 16 世纪以前本草学之大成。其内容广博，涉及医学、植物学、动物学、矿物学、化学等诸多领域，其影响远远超出了本草学范围。故英国生物学家达尔文称之为"中国古代的百科全书"。

2. 该书自 1596 年在南京首刊出版后，很快风行全国，17 世纪即流传到国外，先后被全译或节译成英、法、德、俄、韩等 20 多种语言文字，再版 100 余次，在世界广泛流传，成为不朽的科学巨著，是我国科技史上极其辉煌的硕果，在世界科技史永放光辉。英国著名科学史学家李约瑟对其给予了高度评价："毫无疑问，明代最伟大的科学成就，是李时珍那部在本草书中登峰造极的著作《本草纲目》。李时珍作为科学家，达到了同伽利略、维萨里科学活动隔绝的任何人所不能达到的最高水平。"

3. 完备了药物按自然属性分类法，是中古时代最完备的分类系统，它比植物分类学创始人林奈的《自然系统》一书要早 170 多年。

4. 2011 年，《本草纲目》作为世界物质文化遗产，与《黄帝内经》同时入选《世界记忆名录》，标志着国际社会对我国中医药文化价值的广泛认同，对推动我国优秀传统文化走向世界具有重要意义。

【备注】1956 年，郭沫若为李时珍墓题词："医中之圣，集中国药学之大成，本草纲目乃一八九二种药物说明，广罗博采，曾费三十年殚精。造福生民，使多少人延年活命! 伟哉夫子，将随民族生命永存。"

六、清代最有贡献的本草——《本草纲目拾遗》

【作者】赵学敏。

【成书年代】清代（公元 1765 年）。

【主要内容】该书专为补遗、正误《本草纲目》而作。凡《本草纲目》疏漏未载，或备而不详者加以补充订正，错误之处给予更正。尤其重视草药、地方药、民族药和外来药物的记载。全书 10 卷，载药 921 种，其中新增药物 716 种。

【学术成就】该书丰富了《本草纲目》的内容，堪称《本草纲目》的续编，对研究明以后本草学的新成就具有重要参考价值。

七、国家药品质量的法典——《中华人民共和国药典》

【作者】国家药典委员会。

【成书年代】2015 年由中国医药科技出版社出版。

【主要内容】《中华人民共和国药典》（2015 年版）共分为四部。共收载品种 5608 种，新增 1082 种。其中，一部正文分为药材和饮片、植物油脂和提取物、成方制剂和单味制剂等，共收载品种 2598 种，新增 440 种，修订 517 种。二部为化学药品、抗生素、生化药品、放射性药品等，共收载品种 2603 种，新增 492 种，修订 415 种；三部为生物制品，共收载品种 137 种，新增 13 种，修订 105 种。四部为药用辅料。

【学术成就】

1.《中华人民共和国药典》是国家记载药品标准、规格的法典。

2.《中华人民共和国药典》规定比较常用而有一定防治效果的药品和制剂的标准规格和检验方法，是药品生产、经营、使用和管理的依据，在保障人民用药安全有效，促进药物研究和生产上起着重大作用。

【备注】《中华人民共和国药典》简称《中国药典》，英文名称为 Pharmacopoeia of the People's Republic of China；英文简称为 China Pharmacopoeia；英文收缩写为 ChP。新中国成立以来，《中国药典》先后颁布了十版。即 1953 年版（第一版）、1963 年版（第二版）、1977 年版（第三版）、1985 年版（第四版）、1990 年版（第五版）、1995 年版（第六版）、2000 年版（第七版）、2005 年版（第八版）、2010 年版（第九版）、2015 年版（第十版）。除特别注明版次外，均指现行版《中国药典》。

八、20 世纪的本草巨著——《中华本草》

【作者】国家中医药管理局《中华本草》编委会。

【成书年代】1999 年由上海科学技术出版社陆续出版。

【主要内容】《中华本草》由国家中医药管理局主持，南京中医药大学总编审，全国 60 多所高等医药院校和科研院所 500 多名专家协作编纂，历时 10 年完成。全书 34 卷，其中前 30 卷（10 个分册）为中药，载药 8980 种；后 4 卷为民族药（藏药、蒙药、维药、傣药各 1 卷），共载药 1762 种。

【学术成就】

1. 《中华本草》收载的药物品种空前，内容丰富翔实，项目设置全面。旧识新知，兼贯博通，充分揭示了本草学发展的轨迹，客观体现了中药学术的完整体系。

2. 《中华本草》全面总结了中华民族两千年来的药学成就，涵盖了当今中药学的几乎全部内容，诸如中药品种、栽培、药材、化学、药理、炮制、制剂、药性理论、临床应用等中医药学科的各个方面。是一部集中我国中医药界集体智慧，多学科协作完成的综合性中药学巨著。

3. 《中华本草》是我国迄今为止篇幅最大、收载药物品种最多、检索功能最全的划时代药物学巨著，是一部代表国家水平的传世之作，是《本草纲目》以来中医药史上的又一里程碑，被誉为"新的《本草纲目》"。

附：《中华本草精选本》

《中华本草精选本》是在《中华本草》全书的基础上选取其中重要内容而形成的专辑。全书分为上、下册，载药 535 种。1998 年由上海科学技术出版社出版。该书以临床常用中药为主，且源流并重，收罗宏富，在深度和广度上超过了以往的本草文献，是从事中医药临床、教学和科研工作者必备的重要工具书或参考书。

第二章　中药的产地与采制

中药的产地、采集与炮制，是直接影响药物质量和疗效的重要因素，历来备受关注。《神农本草经》指出：药物"阴干曝干，采造时月，生熟土地所出，真伪存新，并各有法"。《用药法象》强调："凡诸草木昆虫，产之有地；根叶花实，采之有时。失其地则性味少异，失其时则性味不全。"研究药物必须注重"土地所出"（即产地），把握好采集与炮制的法度。

第一节　中药的产地

天然药材的分布和生产离不开一定的自然环境和条件。不同地域的自然环境和条件决定了药材的品种和质量的差异性。如《本草经集注》提出"诸药所生，皆的有境界"。《千金翼方》强调"用药必依土地"。《本草蒙筌》指出"地产南北相殊，药力大小悬隔"。《本草备要》认为"药之为用，地道不真，则美恶迥别"。因此，历代医药学家均十分重视天然药材的质量，强调药材"地道"的重要性。

所谓道地药材，又称地道药材，是指具有地方特色，质地优良，疗效突出的药材。如甘肃的当归，宁夏的枸杞，青海的大黄，内蒙古的黄芪，东北的人参，山西的党参，河南的地黄，云南的三七，四川的川芎，山东的阿胶，浙江的贝母，江苏的薄荷，广东的陈皮，湖北的蕲蛇等，自古以来都被称为道地药材。大凡道地药材，一般在其药名前冠以产地名表示。诚如《本草蒙筌》所说："以地冠名，地胜药灵。"

然而，各种道地药材的生产毕竟是有限的，远远不能满足临床用药的需要。在道地药材形成的漫长历史过程中，由于受到诸多因素的影响，其地域性或分布有时也会发生很大的变化。因此，正确认识"道地药材"的含义，应以确保药材质量和临床疗效为标准，不必过于拘泥于药材的地域限制。要深入研究道地药材的生态环境，创造特定的生产条件，发展优质药材生产，开拓新的药材资源，是当前乃至今后的一项十分艰巨的任务。

第二节　中药的采集

各种动、植物在其生长过程的不同阶段，其药用部位有效成分的含量及药材品质的优劣是不一样的。《千金要方》指出："早则药势未成，晚则盛势已歇。"故中药的采集必须把握好适当的时节。《千金翼方》进而指出，若"不依时采取，与朽木不殊，虚费人工，卒无神益"。强调了药物适时采收的重要性。

中药的采集每因药材不同而采集方法各异。《本草蒙筌》指出："草木根梢，收采惟宜秋末春初……茎叶花实，四季随宜……其诸玉石禽兽虫鱼，或取无时，或收按节，亦有深义，非为虚文，并各遵依，勿恣孟浪。"一般而言，药物采集应以入药部分的成熟程度为依据，即在其有效成分含量最高的时节进行。具体分述如下：

一、植物类药材的采集

1. 全草类药材　多在植物枝叶茂盛、花朵初开时采集，此时植物生长最旺盛，茎叶最繁茂，不仅质量好，而且产量高。若不需用根者可割取地上部分，如薄荷、广藿香等；若须连根入药的则可拔起全株，如蒲公英、车前草等；而须用带叶、花梢的则需适时采收，如夏枯草、薄荷等。

2. 叶类药材　通常在花蕾将放或正盛开的时候采集，此时叶片茂盛，颜色青绿，药力雄厚，应及时采集，如枇杷叶、大青叶等。有少数药材如桑叶，需在深秋或初冬经霜后采集。

3. 花、花粉类药材　花类药材一般在含苞待放时采摘花蕾，以免香味散失、花瓣散落而影响质量，如野菊花、金银花等。对花期短的要及时采摘，花朵次第开放者应分次采摘。至于蒲黄、松花粉等以花粉入药者，则须适时采取。

4. 果实、种子类药材　果实类药材一般在果实成熟时采集，如瓜蒌、槟榔等。少数药材要在果实未成熟时采集果皮或果实，如青皮、枳实、覆盆子、乌梅等。以种子入药的，通常在完全成熟后采集，如莲子、银杏等。有些既用全草又用种子入药的，可在种子成熟后割取全草，将种子打下后分别晒干贮存，如车前子、苏子等。有些种子成熟时易脱落，或果壳易裂开，种子易散失者，如茴香、牵牛子等，则应在刚成熟时采集。容易变质的浆果如枸杞子、女贞子等，最好在略熟时于清晨或傍晚时分采集，并要及时将其晒干。

5. 根、根茎类药材　一般以秋末或春初，即二月、八月采集为佳。《本草经集注》说："春初津润始萌，未充枝叶，药力淳浓也。至秋枝叶干枯，津润归流于下也。大抵春宁宜早，秋宁宜晚。"如天麻、葛根等。但也有少数例外，如半夏、延胡索等则要在夏天采集。

6. 树皮、根皮类药材　通常在春、夏时节植物生产旺盛，植物体内浆液充沛时采集，则药性较强，疗效较高，并容易剥离，如黄柏、杜仲等。另有些植物根皮则以秋后采集为宜，如牡丹皮、苦楝皮等。由于树皮类药材大多来源于乔木，其生长期较长，成材缓慢，应尽量保护药源，最好每次只纵剥1/3的树皮。避免伐树取皮或环剥树皮，造成树木枯死。

二、矿物及动物类药材的采集

1. 矿物类药材　矿物类药材全年皆可采集，不拘时间。

2. 动物类药材　动物类药材因品种不同而采收各异，一般以保证药效及容易获得为原则。

总之，中药的采集既要保证药材质量，又要兼顾产量。既要注意保护生态环境，又要考虑药材资源可持续利用。不仅对于植、动物药材如此，对矿物药也不能盲目乱采乱挖。

附：国家重点保护野生药材物种

国家重点保护野生药材物种是根据《濒危野生动植物种国际贸易公约》，并比对曾出现在《中国药典》中的中药材制订的名录，用以保护这些已被国际公约所保护的物种。国家重点保护的野生药材物种 76 种，中药材 42 种。分为三级管理。

Ⅰ级（濒临灭绝状态的稀有珍贵野生药材物种）：虎骨、豹骨、羚羊角、鹿茸（梅花鹿）。

Ⅱ级（分布区域缩小、资源处于衰竭状态的重要野生药材物种）：鹿茸（马鹿）、麝香、熊胆、穿山甲、蟾酥、哈蟆油、金钱白花蛇、乌梢蛇、蕲蛇、蛤蚧、甘草、黄连、人参、杜仲、厚朴、黄柏、血竭。

Ⅲ级（资源严重减少的主要常用野生药材物种）：川贝母、伊贝母、刺五加、黄芩、天冬、猪苓、龙胆、防风、远志、胡黄连、肉苁蓉、秦艽、细辛、紫草、五味子、蔓荆子、诃子、山茱萸、石斛、阿魏、连翘、羌活。

第三节　中药的炮制

大多数中药材必须经过一定的加工炮制处理，才能符合或满足临床安全、有效用药的需求。《本草蒙筌》指出："凡药制造，贵在适中，不及则功效难求，太过则气味反失。"合理的炮制对提高临床疗效，保障用药安全具有十分重要的意义。

一、含义

中药炮制是指药物在应用或制剂前必要的加工过程，它是我国所特有的、传统的制药技术。历史上曾有"炮炙""炮制""修事""修制"等多种称谓，但记载的内容基本一致。现多用"炮制"一词。

二、目的

炮制的目的是使临床用药更加安全、有效。具体可概括为以下几个方面。

1. 纯净药材　即分离和清除非药用部位，使药材洁净，以保证药材质量和称量准确。凡中药原药材多附着泥土、夹带沙石及非药用部分和其他异物，必须经过挑拣修制，水洗清洁，使药物洁净。如枇杷叶刷去毛，蝉蜕去头足等。

2. 减低毒性　即减低或消除药物的毒性或副作用，确保用药安全。对一些毒副作用较强的药物经过加工炮制后，可以明显降低药物毒性及其副作用。如巴豆压油取霜，醋煮甘遂，酒炒常山等，均能降低其毒副作用。

3. 增强疗效　即增强药物作用，提高临床疗效。如延胡索醋制能增强活血止痛作用，百部蜜制能增强润肺止咳作用，红花酒制后活血作用增强，知母盐水炙增强泻肾火作用等。

4. 改变性能　即改变药物的药性和功能，扩大临床应用范围。如生地黄性寒，长于清热凉血、滋阴生津，而蒸制成熟地黄后，药性偏温，功能滋阴补血、生精填髓；生首乌补益力弱，长于截疟解毒、润肠通便，经黑豆汁拌蒸成制首乌后功专滋补肝肾、补益精血。

5. 矫味矫臭　即矫正药材的特殊臭味或异味，便于患者服用。有些药材，尤其是动物类药材（如紫河车、乌贼骨等）、树脂类药材（如乳香、没药等）有特殊不快的气味，服后易引起恶心、呕吐、心烦等不良反应。经过炮制后，能起到矫味、矫臭的作用。如酒制乌梢蛇、醋炒五灵脂、麸炒白僵蚕等。

6. 便于贮藏和制剂　大多数药物必须经过干燥处理，才有利于贮藏。如桑螵蛸经过蒸制杀死虫卵后再干燥，可避免因虫卵孵化而失效；白扁豆经过加热干燥，可防止萌动变质。凡作汤剂的动植物药材，必须切制成一定规格的片、丝、块、段等，有利于药效成分的煎出，便于制剂。多数矿物药则需经过煅、淬等处理，使之酥脆，才便于煎煮或制剂。

三、方法

中药炮制的方法种类繁多，其分类也各不相同。目前多采用修治、水制、火制、水火共制和其他制法五种分类法。

1. 修治　即炮制前的各项准备工作。主要包括纯净、粉碎、切制药材三道工序。其中，纯净药材是通过挑、筛、簸、刷、刮、挖、撞等方法，去除药材中的杂质和非药用部位，使药材纯净。粉碎药材是通过捣、碾、研、磨、镑、锉等方法，使药材达到一定粉碎度，便于调配、制剂或服用。切制药材是用刀具切或铡的方法将药切成片、段、丝、块等一定的规格，便于贮存、炮制和制剂，利于有效成分煎出，提高煎药质量。

2. 水制　即用水或其他辅料处理药材的方法。其目的主要是清洁药物，除去杂质，软化药物，便于切制，降低毒性及调整药性等。常用的方法有漂洗、闷润、浸泡、喷洒、水飞等。其中，水飞是指将不溶于水的矿物或贝壳类药材置于水中，反复研磨而制取极细粉末的加工方法。如飞朱砂、飞炉甘石等。水飞的目的是制取极细的药末，并能防止加工时药粉飞扬。

3. 火制　是将药物经火加热处理的方法。目的是使坚硬的药材变得松脆，易于制剂和服用，以及改变药物性能，提高疗效，消除或减低药物的毒性和烈性等。常用的方法有炒、煅、煨等。

（1）炒　炒法分清炒与辅料炒两类。其中，清炒是将药物置于锅内，不加辅料直接翻炒，又称单炒。辅料炒是药物与固体辅料拌炒，又称合炒。清炒又有炒黄、炒焦和炒炭之分。如炒牛蒡子、焦白术、艾叶炭。辅料炒则根据所加辅料砂、土、米、麸、蛤粉及滑石粉等的不同又有不同的炒法。如土炒白术、麸炒枳壳等。其中，加砂、蛤粉及滑石粉拌炒者，又称"烫"。如砂烫龟甲、蛤粉炒阿胶。

（2）煅　是指用火直接或间接煅烧处理药材的方法。其中，用火直接煅烧药材，以煅至红透为度，又称明煅。如煅石膏、煅牡蛎等。将药物置于耐火容器中密闭煅烧，至容器底部红透为度，又称焖煅。如血余炭、棕榈炭。

（3）煨　将药材用湿面或湿纸包裹置于热火灰中，或将药物直接置于加热的麦麸中，或用吸油纸与药物隔层分开加热，这些方法统称为煨。如煨葛根、煨木香。

4. 水火共制　既用水又用火，或加入辅料共同处理药物的方法。其目的是改变药物性能，增强药效，消除或减低药物的毒性和副作用，及纯净药物，便于切制等。常用的方法有煮、炙、蒸、淬、焯等。

（1）炙　是指用液体辅料（如酒、蜜、醋、盐水、姜汁和甘草汁等）拌炒药材的炮制方法。根据所用辅料不同而分为酒炙、蜜炙、盐炙、姜炙、醋炙等，如酒大黄、醋甘遂、盐知母、蜜百部。

（2）淬　是指将药物煅烧红后，迅速投入冷水或液体辅料中，使其酥脆的方法，如醋淬磁石。

NOTE

（3）焯　是指将药物投入沸水中短暂浸烫，迅速捞出的炮制方法。如焯杏仁、焯马齿苋等。

5. 其他制法　系指上述四类炮制方法以外的一些特殊制法。主要有制霜、发芽、发酵等。

（1）制霜　是指将某些药材炮制加工成松散粉末或析出细小结晶的方法。制霜的方法较多，一是去油制霜，多用于某些种子类药材。即将药物经过压榨或加热去油制成松散粉末，如巴豆霜。二是煎煮制霜，多用于某些动物角类药材。即药物经过多次长时间煎熬后剩下的骨质粉末，如鹿角霜。三是升华制霜，多用于某些矿物质药物，经过高温加工处理，升华提炼而得到极细的纯洁粉末，如砒霜；植物药经炭化升华而得到极细颗粒，如百草霜。四是渗析制霜，即药物与药料经过加工析出细小结晶，如西瓜霜；某些药材在空气中自然挥发去结晶水，而后成为粉末，如风化硝。

（2）发芽　是将具有发芽能力的果实或种子，在一定的湿度和温度条件下，促使其萌幼芽的方法。如麦芽、谷芽。

（3）发酵　是将药材与辅料拌和，置于一定的温度和湿度下，利用霉菌和酶的催化分解作用，使药物发泡、生衣的方法。如神曲、淡豆豉。

第三章　中药的功效

中药功效是在中医药理论指导下，对药物治疗作用的高度概括。是通过药物作用于机体后，对其生理功能和病理变化所产生的不同调节效应而被人们所认识，并通过简洁的术语加以表达的。它源于医疗实践，进而指导临床用药，是临床中药学研究的重要内容之一。现行《中药学》教材在药物项下专设"功效"一栏，使之成为描述中药治疗作用的专用名词，是区别于传统本草著作的显著特征，标志着中药功效重要地位的确立已得到了学术界的普遍认同。

> 如何认识中药功效的学术价值和在中药学中的重要地位？

《本草害利》指出："凡药有利必有害，但知其利，不知其害，如冲锋于前，罔顾其后也。"中药作用具有"利"与"害"的双重性。其中"利"就是指药物防病治病的作用，称为中药的功效。"害"就是指药物的不良反应，称为副作用或毒性反应。前者是本章重点介绍的内容，后者将在第四章"毒性"一节中介绍。

中药功效名目繁多，内容丰富。不同类别、不同层次的功效构成了纵横交错的网络系统，形成了较为完善的中药功能体系。根据中药功效性质的不同，一般可区分为治疗功效与保健功效二大类。其中，治疗功效主要包括对证功效、对症功效和对病功效等内容，保健功效主要包括预防功效和养生功效等内容。本章重点介绍中药的治疗功效。

第一节　对证功效

一、含义

对证功效是针对中医所特有的证（或证型）发挥治疗作用的功效。

二、认定依据

"证"是对病变当前阶段机体整体反应状态的病位、病性等病理本质所作出的概括，为中医学所特有的概念。凡能针对"证"发挥治疗作用的，就认定其为对证功效。如清热燥湿是对"湿热证"发挥治疗作用的对证功效，活血化瘀是对"瘀血证"发挥治疗作用的对证功效等。

三、临床意义

1. 对证功效既是药性理论产生的基础，又是临床用药的主要依据。《本草备要》指出：

"（每药）发明其功用，而以主治之证，具列于后，其所以主治之理，即在前功用之中。"如麻黄发散风寒，既可推测其药性为辛温，归肺经；又可推测其主治为风寒表证。对证功效是药性理论与临床应用联系的桥梁和纽带，不仅具有直接的实践指导意义，而且具有重大的理论价值。在药物的诸多功效中，对证功效是其最基本的功效，在各类功效中居于主导地位，是中药功效的核心。

2. 证是对证功效应用的前提和条件，对证功效与证存在着明显的对应关系。中医有各种不同的辨证方法，诸如八纲辨证、脏腑辨证、六经辨证、三焦辨证、卫气营血辨证、气血津液辨证等，因而就有各种不同类型的证。不同的证从不同的角度反映了疾病当前阶段的不同本质，为对证功效的提炼和应用奠定了基础。不同的证宜选用与之相对应的对证功效，通过对证功效也可推测其相应的适应证。如滋阴与阴虚证，疏肝与肝郁气滞证，化湿与湿阻中焦证等，这种"对证功效——证"的对应关系，对临床辨证遣药起到执简驭繁的作用。

3. 对证功效可依据证型不同分为不同层次，依据作用性质不同分为不同类别。如热证，根据脏腑辨证可分为心、肝、肺、肾等不同部位的热证，根据卫气营血辨证可分为卫、气、营、血四个不同阶段的热证。因而，清热功效则相应有清心热、泻肝火、清肺热、泻肾火，及清气、清营、凉血等不同表述。体现了对证功效的多层次性，并与不同层次的证相对应。又如祛风、散寒、胜湿等，主要针对致病邪气发挥治疗作用，偏于祛邪消因；疏肝解郁、和胃降逆、开宣肺气等，主要针对脏腑功能失调发挥调节治疗作用，偏于协调脏腑功能；益气、滋阴、补血、壮阳等，主要针对气血阴阳不足发挥补益治疗作用，偏于纠正阴阳偏胜偏衰。总之，祛除病邪，救弊纠偏，平衡阴阳是对证功效分类的主要依据和应用的立足点。

第二节　对症功效

一、含义

对症功效是针对疾病过程中某些症状或体征发挥治疗作用的功效。

二、认定依据

"症"是疾病的单个症状、体征，是机体有了病变时的各种单个的客观表现。它是疾病的现象，而不是病变的本质。凡能针对"症"发挥治疗作用的，就认定其为对症功效。如止痛、止血、止咳、止呕等，分别是针对疼痛、出血、咳嗽、呕吐等发挥治疗作用的对症功效。

三、临床意义

1. 对症功效针对患者某一自觉症状或临床体征，具有作用强、疗效好的特征。如延胡索止痛，"专治一身上下诸痛，用之中的，妙不可言"（《本草纲目》）。生姜止呕，"凡呕吐者多食生姜，此是呕家圣药"（《千金要方》）。三七止血，"无论上、中、下之血，凡有外越者，一味独用亦效"（《本草新编》）。大凡疼痛、呕吐、出血的病证，皆可相机选用玄胡索、生姜和三七等，体现了对症功效的特色和优势。

2. 对症功效多是由对证功效衍化、派生出来的功效，又称衍生功能，或间接功能。一般而言，对症功效从属于对证功效，不能离开对证功效而独立运用。故通常将对证功效与对症功效组合成复合功效，构成因果关系。如木香行气止痛，用于胃肠气滞（证）之脘腹疼痛（症）。其中"行气"是对证功效，主要针对胃肠气滞（证），侧重于解决病变的本质问题；"止痛"是对症功效，主要针对脘腹疼痛（症），偏于解除疾病当前阶段比较突出的表象问题。因为木香能行胃肠之滞气，所以能收到缓解脘腹疼痛的效果。也就是说，木香止痛效用的发挥必须以"行气"为前提和基础。否则，木香的止痛就失之过泛，缺乏针对性。

3. 对症功效是对对证功效的补充和完善，重点反映对证功效的治疗效果，使对证功效的运用范围更加明确，临床运用的针对性更强。如茯苓、木通、地耳草均能利湿（水），均可用治水湿为患的病证。但由于对症功效的限制，其治疗效果是不一样的。茯苓利水，长于消肿，故多用于水肿、小便不利；木通利水，长于通淋，故多用于淋证；地耳草利湿，长于退黄，故多用治黄疸。对症功效与对证功效的关系密切，相辅相成，不可分割。对证功效侧重于治本，对症功效侧重于治标；对证功效揭示其运用范围，对症功效明确其治疗目的。若单纯用对证功效指导临床用药，则过于笼统；仅凭对症功效指导临床用药，则过于片面。必须二者有机地结合起来，才能全面、正确地指导临床用药。

第三节　对病功效

一、含义

对病功效就是针对中医的"病"发挥治疗作用的功效。

二、认定依据

"病"是对疾病全过程的特点与规律所作出的概括，代表着该病种的基本矛盾。凡能针对"病"发挥治疗作用的，就认定其为对病功效。如截疟、透疹、蚀疣等，分别是针对疟疾、麻疹、寻常疣发挥治疗作用的对病功效。

三、临床意义

1. 对病功效的运用体现了中医辨病施治的特色。任何一种疾病在其病变过程中，可以千变万化，但其基本矛盾贯穿疾病的始终。只有抓住疾病的基本矛盾，选择有针对性的药物进行对病治疗，方能收到较好疗效。《医学源流论》指出："欲治病者，必先识病之名……一病必有主方，一病必有主药。"如鱼腥草善于清热消痈排脓，为治肺痈之首选；蒲公英长于清热解毒通乳，为治乳痈之常用。对病功效的认定，为辨病用药提供了依据。

2. 辨病与辨证相结合，对病功效与对证功效相机为用。多数疾病在漫长的病变过程中，可以表现为不同病理状态（即证候）。病与证既有区别，又密切相关。《药治通义》指出："然病虽一，而其证不均，倘笼云治某病，则浅学无所下手。"因此，临床用药既要辨病，又要识证。病、证兼顾，方臻全面。如茵陈为治黄疸之要药，无论阴黄、阳黄均为首选。如湿热熏蒸之阳黄，可对证选用大黄、栀子，共奏清热利湿退黄之效；寒湿郁滞之阴黄，可对证选用附子、干姜，合为温阳利湿退黄之剂。但"总以茵陈为君，随佐使之寒热，而理黄症之阴阳也"（《本草通玄》）。体现了中医辨病与辨证施治的特色。

3. 对病功效的认定不够规范，临床运用具有一定局限性。由于中医对"病"的概念模糊，常常病证不分，或以症代病。如"痹"本来就是一个病名，而书中多称痹证；"咳嗽"本来就是一个症状，而多作病名看待。因此，中药对病功效的认定常常与对证功效、对症功效相混淆，对临床辨病用药的指导性有待提升。

附：预防功效、养生功效和配伍功效

1. **预防功效** 即某些药物在未病之时提前使用，具有防止某些疾病发生和发展的功能。如"小儿初生，以黄连煎汤浴之，不生疮及丹毒"（《本草纲目》）。"疫发之时，以此药（贯众）置水中，令人饮此水则不传染"（《本草经疏》）。

2. **养生功效** 即指药物具有强身健体，调理情志，养护脏腑，延缓衰老等方面的功效。如何首乌"久服长筋骨，益精气，延年不老者，皆补肝肾，益精血之极功也"（《本草经疏》）。

无论预防功效或养生功效，都与药物治疗功效密切相关，是药物治疗功效在预防或养生等方面的具体体现。

3. **配伍功效** 是指药物配合应用后所产生的新的功效。如桂枝与芍药配伍，能调和营卫；柴胡与黄芩配伍，能和解少阳等，就是配伍功效的典范。配伍功效的产生，只有通过一定的配伍或在复方中才能体现出来，它源于药物的基本功效，但又不同于单味药物的功效，其应用却超出了单味药物的范围。配伍功效的出现，极大地丰富了中药功效的内容，扩大了中药功效的应用范围，拓宽了中药功效的研究领域。配伍功效不是药物功效的相加，而是相互配合产生新的功效。一般来说，配伍功效属于方剂学研究的范围，不应与单味药物的功效相混淆。

第四章　中药的性能

中医学认为，疾病的发生与发展是某种致病因素作用于人体，导致脏腑、经络等生理活动出现异常，气血阴阳平衡协调关系受到破坏的结果。中药是中医治疗疾病的主要物质。根据中医对疾病的认识，中药治病的基本作用可概括为：扶正祛邪，消除病因，恢复脏腑功能的协调，纠正阴阳气血偏盛偏衰的病理现象。使之在最大程度上恢复阴平阳秘的正常状态，达到治愈疾病，恢复健康的目的。

中药之所以能治疗疾病，是因为药物自身具有的偏性。《医原》说："药未有不偏者也。以偏救偏，故名曰药。"《本经疏证》指出："凡用药取其禀赋之偏，以救人阴阳之偏胜也，是故药物之性无有不偏者。"所谓偏性，也就是药物作用的各种特性，即中药的性能。以药物的偏性来纠正疾病阴阳偏盛偏衰的病理现象，即"以偏纠偏"，就是药物治病的基本原理。

中药性能是指药物在预治疾病过程所体现出来的性质和功能，是在中医药理论指导下认识和使用中药，并用以阐明药物奏效机理的理论依据，简称"药性"。

> 如何理解和掌握中药性能对临床用药的指导意义？

药性所涵盖的内容十分丰富，主要包括四气、五味、归经、升降浮沉和毒性等，历来备受关注，本章将重点介绍。至于历代医药文献中所论述的药物补泻、润燥、走守、刚柔、动静等方面的内容，也属于药性的范畴，但相对次要，应用较少，故本章不再作具体介绍。

第一节　四　气

中药四气，最早记载于《神农本草经》。书中明确提出了药"有寒、热、温、凉四气"的概念。至宋·《本草衍义》为了与香、臭之气区别，认为"凡称气者，即是香、臭之气，其寒、热、温、凉则是药之性"。并将"气"改为"性"，即"四气"又称"四性"。故后世本草有称"四气"者，也有称"四性"者，其义相通，同时并存，沿用至今。

一、含义

四气，是指药物寒、热、温、凉四种不同的药性。主要反映药物对人体阴阳盛衰、寒热变化的影响，是药性理论的重要组成部分，是说明药物作用性质的主要理论依据之一。

在寒、热、温、凉四种药性中，寒与凉，温与热分别是同一类药性，仅有程度上的差异而已。所谓"凉者，寒之轻"；"温者，热之次"（《古今名医汇粹》）。故寒与凉、温与热常并称。此外，尚有平性，《神农本草经百种录》称之为"中和之性，无偏杂之害也"。是指药性平和、作用缓和，应用广泛，对人体寒热病理变化没有明显影响的一类。实际上，平性是相对的，也有偏温偏凉的不同，仍未超出四性的范围。因此，尽管四气涉及寒、热、温、凉、平五个方面的内容，但习惯上仍称四气（性）而不称五气（性）。

二、认定依据

药物寒、热、温、凉四气的产生，与四时季节气候的变化密切相关。如《本草经疏》云："凡言微寒者，禀春之气以生；言大热者，感长夏之气以生；言平者，感秋之气以生，平即凉也；言大寒者，感冬之气以生。此物之气，得乎天者也。"由于四时气候的变化，药物禀受有差异，故有"四气"之名。然而，作为药物性能的四气，则是根据药物作用于人体后所产生的不同效应而概括出来的，它与所治疗疾病的寒温性质是相对而言的。《素问·至真要大论》指出："所谓寒热温凉，反从其病也。"《神农本草经百种录》强调"入腹则知其性"。深刻揭示了中药寒、热、温、凉四气的真谛。大凡能减轻或消除阳热病证的药物，其药性一般属于寒凉；凡能减轻或消除阴寒病证的药物，其药性一般属于温热。如薄荷、葛根主治风热表证，其性属凉；石膏、知母主治温热病气分热盛证，其性属寒；麻黄、生姜主治风寒表证，其性属温；附子、干姜主治亡阳证，其性属热等。

三、临床意义

四气是药物的定性理论，在药性中居于重要地位。故《本草经集注》强调"唯冷热须明"。一般而言，寒凉药具有清热，泻火，解毒等作用，温热药具有温里，散寒，助阳等作用。病证有寒热，药性有温凉。分清疾病的寒热属性，是临床辨证用药的关键。所谓"寒者热之，热者寒之"（《素问·至真要大论》），"疗寒以热药，疗热以寒药"（《神农本草经》）。即寒证用热（温）药，热证用寒（凉）药，这是临床用药必须遵循的基本原则。然而，"寒、热、温、凉，有一定之药，无一定之治……故有正治，亦有反用；又有兼用，亦有活用"（《吴医汇讲》）。具体运用要注意以下几点：

1. 辨证施用　药物寒热温凉四气的运用，必须在中医理论的指导下，辨明疾病的阴阳盛衰和寒温性质，具有针对性遣用寒性或热性药物，采用正治或反治之法。对于寒热病证明显，真形易见者，"以寒治热，以热治寒，逆其病者，谓之正治"（《类经》）。对于真寒假热证或真热假寒证，当明察秋毫，辨其真假。"以寒治寒，以热治热，从其病者，谓之反治"（《类经》）。若病证寒热不明，或真假莫辨，药性温凉不分，用药废其绳墨，势必造成"寒热温凉，一匕之谬，覆水难收"（《医宗必读》）的局面。

2. 寒温并用　在临床实际中，疾病往往是复杂多变的，单纯的寒证或热证比较少见。而表寒里热，上热下寒，寒热中阻等寒热错杂的病证更为多见。《医碥》指出："因其人寒热之邪夹杂于内，不得不用寒热夹杂之剂，古人每多如此。"如《伤寒论》半夏泻心汤、生姜泻心汤、甘草泻心汤等就是寒温并用的典范。对于寒热（阴阳）格拒的病证，当用反佐之法。《本草纲目》指出："热在下而上有寒邪格拒，则寒药中入热药为佐"；"寒在下而上有浮火格拒，则热药中入寒药为佐"，使同气相求，顺其病气则无格拒之嫌。

3. 择时应用　《素问·六元正纪大论》云："用热远热，用温远温，用寒远寒，用凉远凉。"进而指出："热无犯热，寒无犯寒，从者和，逆者病。"即在炎热的季节要避免使用热性药，在温暖的季节要避免使用温性药，在寒冷的季节要避免使用寒性药，在清凉的季节要避免使用凉性药，这是根据四季气候变化选择用药的一般规律。

第二节　五　味

五味是人类认识最早的一种药性。如《吕氏春秋》记载："调和之事，必以甘、酸、苦、辛、咸。"《灵枢·邪气藏腑病形》云："水谷皆入于胃，其味有五。"说明五味的起源多与烹调、饮食有关。自《神农本草经》提出了"药有酸、咸、甘、苦、辛五味"，并将其作为药性标注以来，历代本草均遵循之，并在长期的实践中不断补充和发展，逐步完善了中药五味理论。

一、含义

五味，是指药物酸、苦、甘、辛、咸五种基本的味。此外，还有淡味或涩味。为了与五行相应，常将一些味合并。如《本草纲目》引王好古语曰："本草五味不言淡……淡附于甘。"《神农本草经百种录》认为"涩即酸之变味"。故通常将淡味附于甘味，涩味附于酸味。尽管五味涉及七个方面的内容，但习惯上仍称五味而不称七味。

二、认定依据

最初，五味的本义是指药物的真实滋味或气味，由人体味觉器官（口尝或鼻嗅）直接感知。如黄连味苦，乌梅味酸，生姜味辛，甘草味甘等，皆"入口则知其味"（《神农本草经百种录》），是药物真实滋味的反映，属于药材性状的范畴。

药味肇源于口尝。古人在长期的医疗实践中发现，不同的滋味具有不同的功能效应。《素问·脏气法时论》将其概括为"辛散、酸收、甘缓、苦坚、咸软"。随着临床实践的不断深入，用药经验的逐渐积累，对药物功效的认识不断丰富，一些药物的功效已难以用已有的味效关系来阐释。如山楂味酸，是其真实滋味的反映，并无收敛固涩的功效。因此，就采用了以功效类推定味的方法，从而产生了抽象之味。大凡具有发散作用的定为辛味，具有补益作用的定为甘味等等。如麻黄并无明显的辛味，因其具有较强的发散作用，故定为辛味。又如石膏本无辛味，但历代本草均记载其辛味。《本草乘雅半偈》诠释为"味之辛解，即用之释"。由此可见，药物五味经历了"味（口尝之味）→功能→味（性能之味）"的认知过程。尤其是性能之味，已经脱离或部分脱离口尝直接感受之味，是药物实际效用的总结，对临床用药具有更直接的指导意义。

五味既是药物滋味的真实反映，又是药物功能的高度概括，后者构成了五味理论的主要内容。

三、临床意义

五味是药物功效的标志，不同的药味分别代表不同的功效。分述如下。

1. 辛味　"能散能行"。"散"即发散，主要用于表证。如葱白"味辛性温，善散风寒邪气"（《本草正》）；薄荷"其性辛凉而轻浮，故能散在上之风热"（《药鉴》）。"行"的含义有二：一是行气，主要用于气滞证。如砂仁"温辛行气"（《药鉴》）。二是行血，主要用于瘀血证。如牡丹皮"辛能行血"（《本草经疏》）。辛味具有发散、行气、行血的作用，故解表药、行气药和活血化瘀药多具有辛味。

2. 甘味　"能补能和能缓"。"补"即补虚，主要用于各种虚证。如黄芪"补虚者，乃补正气之虚"（《本草崇原》）。"和"的含义有二：一是和中，调和药性，主要用于缓和某些药的毒性或峻烈之性，并顾护中焦。如大枣"调和百药能缓猛药健悍之性，使不伤脾胃"（《医学衷中参西录》）。二是调和药味，主要用于调整或矫正方中药物的滋味，便于服用。《神农本草经百种录》指出："百药气味不齐，而甘能调之。""缓"即缓急止痛，主要用于脘腹、四肢拘急疼痛。常用药物如甘草、白芍等。

3. 酸（涩）味　"能收能涩"。即收敛固涩。主要用于体虚多汗，肺虚久咳，久泻肠滑，遗精滑精，遗尿尿频，崩带不止等滑脱证。如"乌梅味酸……乃止脱之药，备之以敛滑脱可也"（《本草新编》）。因"涩味收敛，亦与酸同"（《神农本草经百种录》）。故收涩药多具有酸味或涩味。

4. 苦味　"能泄、能燥、能坚"。"泄"的含义有三：一是清泄，即清热泻火，主要用于火热病证。常用药物如石膏、知母等。二是降泄，即降逆。主要用于肺、胃气逆之证。如紫菀"苦能降气，故治咳嗽上气痰喘"（《本草正》）。柿蒂"止呃逆。古方单用，取其苦温降气"（《本草备要》）。三是通泄，即泻下。主要用于便秘。如大黄"味至苦……善下泄"（《本草经疏》）。"燥"即燥湿，根据其药性寒温之不同，又有苦温燥湿和苦寒燥湿之分。前者多于寒湿证，如苍术苦温，"能燥湿，湿去则脾健"（《本草经疏》）；后者多于湿热证，如"黄柏于清热之中而兼燥湿之效"（《神农本草经百种录》）。"坚"即坚阴，又称泻火存阴。通过药物的清热泻火作用，以消除火热之邪，有利于阴液保存，治疗阴虚火旺证。如"黄柏能制膀胱命门阴中之火，知母能消肺金制肾水化源之火，去火可以保阴"（《本草正》）。苦味具有清泄、降泄、通泄、燥湿、坚阴的作用，故清热药、泻下药、止咳平喘药、降逆止呕药多具有苦味。

5. 咸味　"能下、能软"。"下"即泻下，主要用于便秘。如芒硝泻下通便。"软"即软坚散结，主要用于痰核，瘿瘤，癥瘕痞块等。如海藻"专能消坚硬之病，盖咸能软坚也"（《本草新编》）。咸味药物一般具有泻下、软坚散结的作用。其中，具有软坚散结作用的药物一般属于咸味，具有泻下作用的药物（除芒硝等个别药物外）一般多属于苦味。

6. 淡味　"能渗、能利"，即渗湿利水，主要用于水肿，小便不利之证。如"猪苓、茯苓、泽泻，三者皆淡渗之物，其用全在利水"（《本草思辨录》）。淡味具有渗湿利水的作用，故利水渗湿药多具有淡味。

五味是显示药物功能的主要药性。根据五味所代表的不同功能特点，为临床有针对性选药处方提供了重要依据。如外感表证，气滞证、血瘀证宜选用辛味药物，各种虚证宜选用甘味药物，体虚滑脱证宜选用酸味或涩味药物等，热证、湿证、便秘、气机上逆的病证宜选用苦味药物，痰核、瘿瘤、癥瘕痞块宜选用咸味药物，水肿、小便不利宜选用淡味药物等，这是五味运用的一般规律。

《本草经疏》指出：凡"物有味必有气"。气味是构成药物性能的重要元素，二者紧密相连，不可分割。因此，《素问·脏气法时论》强调"气味合而服之"，临床用药必须重视气味组合。一般而言，气味相同，其功用相似。如味辛气温的药物多能发散风寒，用于风寒表证；味苦气寒的药物多能清热燥湿，用于湿热证。气味不同，其功用有别。如生姜辛温，功擅发散风寒，主治风寒表证；党参甘温，长于补中益气，用于脾气虚证。气同味异或味同气异，其功用同中有异。如生地与黄柏，同为气寒，均能清热。然生地味甘，黄柏味苦，前者偏于滋阴清热，后者长于清热燥湿。又如生姜与薄荷，同为辛味，均能发散。然生姜性温，薄荷性凉。前者以发散风寒为优，主治风寒表证；后者以疏散风热见长，主治风热表证及温病初起。气味合理搭配，定性定能兼备，能使药用指征更加明确。

> 如何理解四气五味是药性理论的核心？

第三节　升降浮沉

升降浮沉的概念，早在《黄帝内经》中就有论及，但未与具体药物功用相联系。而把升降浮沉作为药性理论系统阐述者，当推金代张洁古。他在《医学启源·用药备旨》中以升降浮沉概括药性并指导应用，同时把105味常用中药按"升浮化降沉"分成五类来论述其功用，形成了以升降浮沉为中心的药类法象思想。其后，李东垣、王好古、李时珍等又作了进一步的补充，使升降浮沉理论不断完善。

一、含义

升降浮沉是药物作用的定向理论，主要反映药物作用的趋向。一般而言，升，即上升提举，表示药物作用趋向于上；降，即下达降逆，表示药物作用趋向于下；浮，即向外发散，表示药物作用趋向于外；沉，向内收敛，表示药物作用趋向于内。其中，升与降，浮与沉是相对立的，而升与浮，沉与降，既有区别，又有交叉，难以截然分开，在实际应用中，升与浮，沉与降常并称。

二、认定依据

《素问·至真要大论》云："升降出入，无器不有。"升降出入是人体生命活动的基础。一旦发生异常，就会表现出向上、向下、向内、向外等不同的病势趋向。中药的趋向性作用，主要以脏腑气机升降出入的理论和病势上下内外逆顺的理论为依据，通过药物作用于机体后所产生的功能效应而概括出来的。大凡药物能针对病变部位在上在表或病势下陷发挥治疗作用者，一般确定其作用趋向为升浮性质；凡药物能针对病变部位在下在里或病势上逆发挥治疗作用者，一般确定其作用趋向为沉降性质。

三、临床意义

一般而言，升浮药主上升向外，有升阳、发表、散寒、涌吐等功效；沉降药主下行向内，有潜阳、降逆、泻下、渗湿等功效。

升降浮沉药性的运用原则不外乎逆其病势，顺其病位。以病势而言，大凡病势下陷者，宜升浮不宜沉降；病势上逆者，宜沉降不宜升浮。如气虚下陷之久泻脱肛、内脏下垂，宜选用升麻、柴胡等升浮性质的药物以升阳举陷。肝阳上亢之眩晕头痛，宜选用石决明、代赭石等沉降性质的药物以平降肝阳。目的在于遏制病势的逆转和发展，有利于疾病的康复。以病位而言，大凡病变部位在上在表者，宜升浮不宜沉降；病变部位在下在里者，宜沉降不宜升浮。如《素问·阴阳应象大论》云："其高者，因而越之；其下者，引而竭之；中满者，泻之于内……其在皮者，汗而发之。"说明病变部位在上在表者，当用升浮药物以吐之、汗之；病变部位在下在里者，当用沉降药物以泻之、导之。临床上所用汗、吐、下诸法，就是运用升降浮沉药性以因势利导，祛邪外出的具体体现。

四、影响因素

升降浮沉是药物的固有属性，但不是一成不变的，可以人为加以干预和改变，以满足临床用药的需要。诚如《本草纲目》所说："升降在物，亦在人也。"一般而言，药物升降浮沉的性质与其四气五味、药物质地密切相关，并受到炮制和配伍的影响。

1. 气味　《本草纲目》云："酸咸无升，辛甘无降，寒无浮，热无沉。"大凡味属辛、甘，气属温、热的药物，大多主升浮，如麻黄、升麻、黄芪等；凡味属苦、酸、咸，性属寒、凉的药物，大多主沉降，如大黄、芒硝、山楂等。

2. 质地　《本草备要》云："凡药轻虚者浮而升，重实者沉而降。"大凡花、叶、皮、枝等质轻的药物大多主升浮，如苏叶、菊花、蝉衣等；种子、果实、矿物、贝壳及质重者大多主沉降，如苏子、枳实、牡蛎、代赭石等。

此外，某些药也有特殊性，如旋覆花虽然是花，但功能降气消痰、止呕止噫，药性沉降而不升浮；苍耳子虽然是果实，但功能通窍发汗、散风除湿，药性升浮而不沉降，故有"诸花皆升，旋覆独降；诸子皆降，苍耳独升"之说。

3. 炮制　《本草纲目》云："升者引之以咸寒，则沉而直达下焦；沉者引之以酒，则浮而上达巅顶。"说明炮制对药物升降浮沉有着直接的影响，可以改变药物作用的趋向。一般而言，酒炒则升，姜汁炒则散，醋炒则收敛，盐炒则下行。如大黄苦寒沉降，泻下通便；通过酒炙，则性偏上行，长于清上焦火热。

4. 配伍　一般而言，升浮药在大队沉降药中能随之下降，沉降药在大队升浮药中能随之上升。即少数药物的作用趋向往往随多数药物而改变。此外，某些药还可引导其他药上行或下行，改变其作用趋向。如桔梗"为肺部引经，与甘草同为舟楫之剂，诸药有此一味，不能下沉"（《本草经疏》）。故治疗胸膈以上的病证，多用桔梗载药上行。牛膝"能引诸药下行"（《本草衍义补遗》），故治疗腰膝以下的病证，多用牛膝引药下行。

第四节　归　经

早在春秋战国时代，已有中药定位思想的萌芽。如《素问·至真要大论》有"五味入胃，各归其所喜"，《素问·宣明五气论》有"五味所入"，《灵枢·五味论》有"五味各有所走"等记载，可谓归经理论的滥觞。而把归经内容作为药性记载的则首推张元素的《珍珠囊》。其后王好古的《汤液本草》、徐彦纯的《本草发挥》等在全面继承了金元各医家学术思想的基础上，把归经与气味、毒性等并列，进而确立了归经的药性地位。长期以来，关于中药归经用语比较繁杂，主要有"行""入""走""归"等表述。清·沈金鳌的《要药分剂》将其名目繁多的说法，统一称为"归经"，使之成为规范的药性名词，得到了医药界普遍认同，一直沿用至今。

一、含义

归经是药物作用的定位理论。归，即归属之意；经，即脏腑经络及所属部位的概称。归经，即表明药物对某脏腑经络及所属部位有特殊亲和力，对相应部位的病变具有明显的治疗作用。

二、认定依据

中药归经理论的形成是在中医基本理论指导下，以脏腑经络理论为基础，以药物治疗病变所在部位为依据，经过长期临床实践总结出来的定位理论。大凡药物能治某经的病证，即规定其归某经。如心经病变多见心悸失眠，肺经病变常见胸闷喘咳，肝经病变每见胁痛抽搐等。临床用朱砂、远志治疗心悸失眠，说明其归心经；用桔梗、苏子治疗喘咳胸闷，说明其归肺经；用白芍、钩藤治疗胁痛抽搐，则说明其归肝经。

此外，在归经理论形成的过程中，由于诸多学术流派或学术思想的介入，极大地丰富了归经理论的内容。如根据《伤寒论》六经辨证确定药物归经，有归太阳经、归膀胱经等；根据温病卫气营血辨证确定药物归经，有入气分、入血分等；根据药物自身特性确定药物归经，有辛入肺、色黄入脾等。尽管如此，药物归经离不开脏腑经络，脏腑经络学说是归经理论的核心。

三、临床意义

《医学源流论》指出，凡"治病者，必先分经络脏腑之所在"。若"不知经络而用药，其失也泛，必无捷效"。归经理论对临床定位选择用药具有重要的指导意义。如白芷、羌活、吴茱萸均为治头痛的常用药物，由于各自归经不同，白芷主入阳明经，善治阳明头痛；羌活主入太阳经，偏治太阳头痛；吴茱萸主入厥阴经，长于治厥阴头痛。因此，在辨证的基础上，根据病变部位选择适宜的药物，能增强用药的针对性，提高临床的有效性。

运用归经理论必须考虑脏腑经络间在生理上相互联系，在病理上相互影响的关系，在治疗某一脏腑病变的同时应积极调治相关的脏腑，不必拘泥于某经的病变单纯选用归某经的药物。《医学源流论》指出："执经络而用药，其失也泥，反能致害。"如《金匮要略》以肝脾关系为示范，明确提出了"见肝之病，知肝传脾，当先实脾"的整体治疗思路和未病先防理念，也是在中医理论指导下灵活运用归经理论的典范。

归经理论的优势在于药物功能的定位。但临床用药仅凭定位是远远不够的，必须与四气、五味、升降浮沉等理论相结合，方臻全面。如干姜、黄芩、百合、葶苈子同归肺经，均可治疗肺经的病变。但干姜辛热，长于温肺寒；黄芩苦寒，偏于清肺热；百合甘寒，长于补肺虚；葶苈子辛苦大寒，长于泻肺实。说明同归某经的药物，由于气味不同，其功效有温、清、补、泻

NOTE

之别，适应范围也各异。又如黄芩、黄连、黄柏、龙胆均为苦寒，气味相同，能泻火解毒。但黄芩走上焦，长于清肺热；黄连走上、中焦，长于泻心火，清胃热；黄柏走下焦，长于泻肾火；龙胆走下焦，长于泻肝火。说明药物气味相同，归经不同，其功效相似，作用部位有别，临床应用亦有差异。再如桔梗、旋覆花同归肺经。桔梗主升浮，长于开宣肺气，祛痰止咳；旋覆花主沉降，偏于降气消痰，平喘止咳。说明药物归经相同，升降浮沉之性不同，其作用部位相同，而作用趋向有别。

附：引经

引经，又称引经报使、诸经向导。《医医病书》说："药之有引经，如人之不识路径者用向导也。"《本草洞诠》说："剂中用为向导，则能接引众药，直入本经。"即某些药物能引导其他药物的药力到达病变部位。引经是在归经理论的基础上产生而形成的，是归经理论的重要组成部分。归经是指药物能对特定的病变部位直接产生治疗作用。引经则是指药物在复方中用为向导，能接引众药，直达病所。因此，引经也可视为归经中的一种特殊类型。

第五节　毒　性

在现存最早的本草文献中，《神农本草经》率先提出了"有毒无毒"的概念，且以此作为药物分类的依据。《素问·五常政大论》提出了药性有毒无毒使用的基本原则，即"大毒治病，十去其六；常毒治病，十去其七；小毒治病，十去其八；无毒治病，十去其九；谷肉果菜，食养尽之，无使过之，伤其正也"。后世本草多将其与四气五味并列，纳入诸药项下，使之成为中药性能不可或缺的重要内容。

一、含义

中药毒性有广义和狭义之分。

1. 毒性泛指药物的偏性　《儒门事亲》指出："凡药有毒也，非大毒、小毒谓之毒。"凡药皆毒，毒是一种普遍概念。《类经》说："药以治病，因毒为能，所谓毒者，因气味之偏也。"《圣济总录》云："若药无毒，则疾不瘳。"说明毒是指药物的偏性，是用以阐明药物奏效机制的理论依据，是中药性能的主要内容之一。

2. 毒性是指有毒药物对机体的伤害性　《诸病源候论》指出："凡药物云有毒及大毒者，皆能变乱，于人为害，亦能杀人。"所谓"变乱""为害""杀人"，就是指有毒药物对机体伤害程度的描述，属于少数有毒药物所特有的特性，属于狭义毒性的范畴。2015 年版《中国药典》和历版《中药学》教材在部分药物下标注的"大毒""有毒""小毒"等，都是指狭义的毒性。

中药毒性作为一种性能概念，既反映了中药偏性及由此产生的治疗效应，又反映了药物有毒无毒的安全特征及在一定条件下对机体的损害性，对临床安全、有效地使用中药具有现实的指导价值。

何谓"毒性"？如何正确认识中药的毒性？

二、认定依据

关于毒性确定，一般依据其对人体的损害程度而定。所谓"大毒之性烈，其为伤也多。小毒之性和，其为伤也少。常毒之性，减大毒之性一等，加小毒之性一等，所伤可知也"（《类经》注文引王冰语）。这是古人对中药毒性确定及分级标准的粗略论述，有一定的参考价值，但很难把握。1988 年，国务院颁布了《医疗用毒性药品管理办法》，明确界定毒性药品"系指毒性剧烈，治疗剂量与中毒剂量相近，使用不当会致人中毒或死亡的药物"。具体毒性中药品种有：砒石（红砒、白砒）、砒霜、水银、生马钱子、生川乌、生草乌、生白附子、生附子、生半夏、生南星、生巴豆、斑蝥、青娘虫、红娘虫、生甘遂、生狼毒、生藤黄、生千金子、生天仙子、闹羊花、雪上一枝蒿、白降丹、蟾酥、洋金花、红粉、轻粉、雄黄。

三、临床意义

中药毒性的意义在于为临床安全、有效用药起到"警示"作用。尽管中药的安全性相对较高，但使用不当造成毒副反应的可能性仍然存在，不容忽视。因此，正确认识中药的毒性，规范使用有毒药物，确保用药安全，显得尤为重要。

1. 正确认识毒性　药物有毒无毒是一个相对概念，是一种辩证关系，关键在于用之是否得法，药证是否相对。《本草正》指出："若用之不当，凡能病人者，无非毒也。即如家常茶饭，本皆养人之正味，其或过用误用，亦能毒人。"《医法圆通》云："病之当服，附子、大黄、砒霜皆是至宝；病之不当服，参、芪、鹿茸、枸杞都是砒霜。"因此，临床用药必须牢固树立"凡药皆毒"的思想，坚持"无毒用药"的理念，在确保用药安全的前提下，获得最佳的治疗效果。

2. 严格控制剂量　药物是否致毒以及危害的轻重程度与其剂量的大小密切相关。《神农本草经》提出"取去为度"，《新修本草》强调"皆须量宜"，仍具有现实的指导意义。临证应用毒性药物时，既不能毫无顾忌，盲目加大剂量以求疗效，忽视安全，以致中毒，甚至死亡；又不能瞻前顾后，随意降低剂量以求安全，忽视疗效，以致无效，延误病情。

3. 注意炮制配伍　炮制和配伍是中药减毒的重要方法和手段。临证用药，只要炮制得法，配伍适宜，就能趋利避害。如《本草求真》云："毒有法制以疗人病，则药虽毒，而不得以毒称。"对于毒大性猛的药物，尤其要注意如法炮制。《神农本草经》指出："若有毒宜制，可用相畏、相杀者。"这是运用有毒药物时常用的配伍原则。如《伤寒论》十枣汤，方中用十枚大枣煎汤送服甘遂、大戟、芫花，旨在缓和药性，保护胃气，就是配伍减毒的典范。至于"十八反""十九畏"所涉及的药对，属于传统配伍禁忌的范畴，一般不宜配伍使用。

此外，药材的质量、患者的体质、用药的方法等，都与安全用药密切相关。因此，正确认识中药的毒性，要把握临床用药的各个环节，采取有效的防范措施，确保用药安全。

附：药品不良反应、严重药品不良反应、新的药品不良反应

1. 药品不良反应　是指合格药品在正常用法用量下出现的与用药目的无关的或意外的有

NOTE

害反应（《药品不良反应报告和监测管理办法》）。

2. 严重药品不良反应 是指因使用药品引起以下损害情形之一的反应：①导致死亡；②危及生命；③致癌、致畸、致出生缺陷；④导致显著的或者永久的人体伤残或者器官功能的损伤；⑤导致住院或者住院时间延长；⑥导致其他重要医学事件，如不进行治疗可能出现上述所列情况的（《药品不良反应报告和监测管理办法》）。

3. 新的药品不良反应 是指药品说明书中未载明的不良反应。说明书中已有描述，但不良反应发生的性质、程度、后果或者频率与说明书描述不一致或者更严重的，按照新的药品不良反应处理（《药品不良反应报告和监测管理办法》）。

第五章　中药的应用

第一节　配　伍

配伍是中药临床运用的主要形式，是历代医家在长期的医疗实践中逐步认识而形成的。尤其是《神农本草经》提出的"阴阳配合""君臣佐使""七情合和"的理论，成为中药配伍理论的总纲。

一、含义

配伍，是根据病情的需要和药物的不同特点，按照一定的原则将两种以上的药物配合在一起应用。配伍的目的在于协调药物的偏性，适应复杂的病情，增强药物疗效，减轻毒副作用，使用药更加安全、有效、合理。

二、七情

"七情"是指中药运用的七种情况或七个方面，即单行、相须、相使、相畏、相杀、相恶和相反，最早记载于《神农本草经》，但未作具体解释。后世在此基础上进行了诠释和发挥，使之不断充实，日臻完善。现分述如下。

1. 单行　《本草蒙筌》解释为"不与诸药共剂，而独能攻补也"。即单行就是用单味药物治病。一般用于病情单纯或轻浅的疾病，如清金散，即单用一味黄芩治疗肺热咳血。也可用于病情危急的疾病，如独参汤，即单用一味人参治疗大失血所引起元气虚脱的危重病证。

> 单行是否属于配伍关系？

2. 相须　《本草蒙筌》解释为"二药相宜，可兼用之"。《本草纲目》强调"同类不可离"。即相须是指两种性能功效类似的药物配合应用，能增强或提高其原有药物治疗效应的配伍关系。如麻黄配桂枝，能增强发汗解表的治疗效应。附子配干姜，能增强回阳救逆的治疗效应。

3. 相使　《本草蒙筌》解释为"能为使卒，引达诸经"。《本草纲目》解释为"我之佐使"。即相使是指以一种药物为主，另一种药物为辅，辅药能增强或提高主药治疗效果的配伍关系。如治疗气虚水肿，常以补气利水的黄芪为主，辅以利水健脾的茯苓。二者合用，茯苓能提高黄芪补气利水的治疗效应。

相须、相使都是指药物配伍后治疗效应增强。不同的是，相须是指药物之间的平等关系，能互相增强疗效；相使是指药物之间的主辅关系，辅药增强主药的疗效。

4. 相畏 《本草经集注》以半夏与生姜配伍为例对相畏进行了诠释。谓"半夏有毒，用之必须生姜，此是取其所畏，以相制尔"。即相畏是指一种药物的毒性或副作用能被另一种药物减轻或消除的配伍关系。

5. 相杀 《本草纲目》解释为"制彼之毒也"。即相杀是指一种药物能够减轻或消除另一种药物的毒性或副作用的配伍关系。如生姜杀半夏，即生姜可以减轻或消除半夏的毒性或副作用。

相畏和相杀是同一配伍关系的两种不同提法，只是在表述上采用了主动与被动的方式不同而已。即能减毒者谓之相杀，被减毒者谓之相畏。

6. 相恶 《本草纲目》解释为"夺我之能"。即一种药物能使另一种药物治疗效应减低甚至丧失的配伍关系。如人参恶莱菔子，即莱菔子能削弱人参的补气作用，使其治疗效应降低。

7. 相反 《本草经集注》解释为"彼我交仇，必不宜合"。即两种药物合用，能产生或增强毒副效应的配伍关系。如甘草反甘遂，贝母反乌头等。详见用药禁忌"十八反""十九畏"的内容。

上述七情中，除单行外，都是用以阐述药物组合后彼此间所发生的配伍关系。见图5-1。

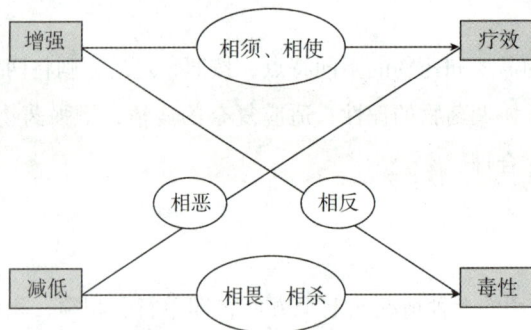

图5-1　七情配伍关系

如图5-1所示，七情从正反两个方面阐述了药物增效、减毒、减效、增毒四种配伍关系。其中，相须、相使属增效配伍，是临床常用的配伍关系；相畏、相杀属减毒配伍，是运用有毒药物的配伍关系；相恶、相反属减效或增毒配伍，属于配伍禁忌的内容，一般应避免配伍使用。《神农本草经》指出："当用相须、相使者良，勿用相恶、相反者。若有毒宜制，可用相畏、相杀者；不尔，勿合用也。"这是中药配伍运用的基本准则。

【备注】《中华临床中药学》指出："单行指各自独行其是，互不影响临床效应的两味药之间的配伍关系。"认为：单行"是一种广泛存在的配伍关系。凡是彼此之间没有增减治疗效应或毒害效应的特殊关系的两味药合用，其配伍关系即属七情中的'单行'。"

附：药对

药对，又称对药。即二味药（个别有三味药）成对使用，是临床上常用的相对固定的配伍形式，也是中药配伍运用的最小单位。如桂枝配芍药调和营卫，柴胡配黄芩和解少阳等。

第二节 用药禁忌

中药的用药禁忌主要包括配伍禁忌、证候禁忌、妊娠用药禁忌和服药饮食禁忌四个方面。

一、配伍禁忌

配伍用药禁忌是指某些药物合用后，能使药效减低甚至丧失，产生或增强毒副效应，应尽量避免配合应用。历代关于配伍用药禁忌的认识并不一致，其中金元时期概括的"十八反"歌诀和明代概括的"十九畏"歌诀甚为流行。

"十八反歌"（《儒门事亲》）："本草明言十八反，半蒌贝蔹及攻乌，藻戟遂芫俱战草，诸参辛芍叛藜芦。"即乌头反贝母、瓜蒌、半夏、白及、白蔹；甘草反甘遂、大戟、海藻、芫花；藜芦反人参、丹参、玄参、沙参、细辛、芍药。

"十九畏歌"（《医经小学》）："硫黄原是火中精，朴硝一见便相争，水银莫与砒霜见，狼毒最怕密陀僧，巴豆性烈最为上，偏与牵牛不顺情，丁香莫与郁金见，牙硝难合京三棱，川乌、草乌不顺犀，人参最怕五灵脂，官桂善能调冷气，若逢石脂便相欺，大凡修合看顺逆，炮燀炙煿莫相依。"即硫黄畏朴硝，水银畏砒霜，狼毒畏密陀僧，巴豆畏牵牛，丁香畏郁金，牙硝畏三棱，川乌、草乌畏犀角，人参畏五灵脂，官桂畏赤石脂。

对于十八反、十九畏的认识，历来存在分歧。无论从文献研究、临床报道和实验观察来看，均无一致的结论。因此，对待十八反、十九畏的正确态度是：若无充分的根据和用药经验，一般不应盲目地使用十八反、十九畏所涉及的药对，或全盘否定十八反、十九畏。

十八反、十九畏是否属于绝对的配伍禁忌？

【备注】近年来关于配伍禁忌的研究受到重视，以"973"计划项目《基于"十八反"的中药配伍禁忌理论基础研究》为代表的重大课题取得一些阶段性的成果，如实验显示乌头类与反药配伍后，毒性较大的双酯型乌头生物碱显著增加、吸收加快；芫花、京大戟、甘遂与甘草配伍后二萜类毒性成分转移溶出率明显提高，且抑制其体内代谢过程，长期给药产生蓄积中毒，主要表征在消化和泌尿系统；海藻配伍甘草后总砷、亚砷酸和二甲基砷溶出量增大，心、肝、肾多脏器损伤；人参、玄参与藜芦配伍后芥藜芦碱类、棋盘花胺类、藜芦定碱等毒性甾体生物碱溶出明显增加、代谢减慢，主要表征在肝脏和中枢神经系统。乌头与半夏、贝母、白及配伍延缓或降低川乌镇痛抗炎效应，也干扰生半夏、川贝的止咳作用；甘草与芫花、京大戟、甘遂配伍拮抗后者的利水作用、加重水电解质紊乱，同时引起肠道黏膜损伤；藜芦、人参配伍减弱人参的抗疲劳、增强免疫、抗肿瘤及雌激素样作用。有些药物配伍后在病证不同阶段具有毒-效双重作用。乌头与贝母配伍对肺心病模型动物可改善肺功能，但明显增加心脏毒性；附子与贝母、瓜蒌、半夏配伍在 COPD 阶段可以改善肺功能，在 HF 阶段则明显加速心衰的进展。

二、证候禁忌

某种或某类病证不宜使用某种或某类药物，称"证候禁忌"。如麻黄性味辛温，功能发散

NOTE

风寒，宣肺平喘，适宜于外感风寒表实证及风寒束肺，肺气不宣的喘咳。但对于表虚自汗及阴虚盗汗、肺肾虚喘则不宜使用。证候禁忌的内容涉及较广，详见各论中每味药物的"临证备要"部分。

三、妊娠禁忌

妊娠禁忌是指在妇女妊娠期间禁用或慎用某些药物。一般而言，凡能引起堕胎或损害胎元的药物均属禁忌之列。

根据药物对妇女妊娠损害的程度不同，一般可分为慎用与禁用两大类。慎用的药物包括活血化瘀药、破气药、攻下药及辛热滑利之品，如桃仁、红花、牛膝，姜黄、大黄、芒硝、枳实、附子、冬葵子等；而禁用的药物是指毒性较强或药性猛烈的药物，如巴豆、牵牛、大戟、商陆、麝香、三棱、莪术、水蛭、斑蝥、雄黄、砒霜等。

凡禁用的药物绝对不能使用，慎用的药物可以根据病情的需要，斟酌使用。

四、饮食禁忌

是指服药期间忌进食某些食物，称"饮食禁忌"，又称"食忌"，也就是通常所说的"忌口"。历代医药学家对此都十分重视和讲究。如《本草纲目》记载："凡服药，不可杂食肥猪犬肉、油腻羹鲙、腥臊陈臭诸物；凡服药，不可多食生蒜、胡荽、生葱、诸果、诸滑滞之物。"一般在服药期间，应忌食生冷、油腻、辛辣、不易消化及有特殊刺激性的食物，以免妨碍脾胃功能，影响药物的吸收，使药物的疗效降低。某些对治疗不利的食物也应忌口，如寒性病不宜吃生冷食物、清凉饮料等；热性病不宜吃辛辣、油腻、腥膻等食物。还要避免食用某些与所服药物可能存在不良反应的食物。如服使君子应忌茶，服绵马贯众应忌油等。

第三节 剂 量

剂量是决定药物临床应用安全、有效的重要参数。《本草经集注》指出："分剂秤两，轻重多少，皆须甄别。"理想的剂量要求是最好、最大的疗效，最小、最少的不良反应。

一、含义

中药剂量是指临床应用时的分量。本教材中各药条下注明的用量，系单味药的有效剂量。除特别注明以外，都是指干燥饮片，在汤剂中成人一日内服的剂量。

二、剂量单位

古代曾采用重量（如铢、两、钱、斤等）、度量（如寸、尺等）及容量（如合、升、斗等）等多种方法量取不同的药物。自明清以来，我国普遍采用 16 进位制的"市制"计量方法，即 1 市斤 = 16 两 = 160 钱。自 1979 年起我国对中药生产计量统一采用公制，即 1 公斤 = 1000 克 = 1000000 毫克。为了处方和调剂计算方便，按规定以如下的近似值进行换算：

1 市两（16 进位制）= 30g

1 钱 = 3g

1 分 = 0.3g

1 厘 = 0.03g

《处方管理办法》要求：药品剂量与数量用阿拉伯数字书写，剂量应当使用法定计量单位。中药饮片以克（g）为单位。

三、认定依据

所谓"剂量是中医不传之秘"，深刻提示了药物剂量确定的难度和在实际运用中的灵活性。剂量的确定应以安全、有效为准则。同时，要充分考虑以下因素。

> 举例说明中药剂量与其效用、毒性之间的关系。

1. 药物方面　应考虑其毒性有无、作用强弱、气味浓淡、质地轻重和药品干鲜等因素与剂量的关系。一般而言，花叶皮枝等质轻及气味浓厚、作用较强的药物用量宜小；矿物贝壳类质重及药味淡薄、作用缓和的药物用量宜大。鲜品药材含水分较多，故用量宜大（一般为干品的 4 倍）。贵重药材如羚羊角、麝香等，在保证药效的前提下应尽量减少用量。《神农本草经》指出："若用毒药疗病，先起如黍粟，病去即止，不去倍之，不去十之，取去为度。"提示剧毒药物应严格控制剂量，宜采取"小量渐增"的使用方法，确保用药安全。

2. 应用方面　应考虑剂型、配伍、用法、使用目的与剂量的关系。如《本草别说》云："细辛，若单用末，不可过半钱，多即气闷塞不通者死。"提示剂型、配伍、用法等是制约药物剂量的基本要素。一般而言，单味药使用比复方中应用剂量要大些；在复方配伍使用时，主药比辅药用量要大些。同一药物在不同剂型中，其用量亦不尽相同。一般入汤剂比入丸散剂的用量要大些。《药品化义》云：葛根"若多用，二三钱能理肌肉之邪，开发腠理而出汗……若少用，五六分能治胃虚热渴，酒毒呕吐，胃中郁火，牙疼口臭。"说明剂量不同，治疗效果和达到目的是不一样的。

3. 患者方面　应考虑患者的年龄、体质、病情轻重、病势缓急、病程长短与剂量的关系。《本草衍义》云："凡服药多少……缘人气有虚实，年有老少，病有新久，药有多毒少毒，更在逐事斟量。"一般而言，老年、小儿、妇女产后及体质虚弱的患者用量宜轻，成人及平素体质壮实的患者用量宜重。一般 5 岁以下的小儿用成人药量的 1/4。5 岁以上的儿童按成人用量减半服用。病情轻、病势缓、病程长者用量宜小；病情重、病势急、病程短者用量宜大。

此外，还应考虑地域、季节、气候等自然条件，做到因地、因时制宜，酌情定量。诚如《医学衷中参西录》所说："分其地点之寒热，视其身体之强弱；尤宜论其人或在风尘劳苦，或在屋内营生，随地随人斟酌定其所用之多寡，临证自无差谬也。"

第四节　用　法

《药治通义》说："汤之为物，煮取精液，药之性味，混然融出，气势完壮，其力最峻，表里上下，无所不达，卒病痼疾，无所不适，是故补、泻、温、凉，有毒、无毒，皆以汤为便，所以用汤最多也。"汤剂具有吸收快，奏效速，随证增损的优势，是临床应用最早、最广泛、最能体现中医药特色和优势的剂型。本节重点介绍汤剂的煎煮方法及服用方法。

一、一般煎煮法

中药煎煮法是将一种或数种中药加水煎煮后去渣取汁的一种操作方法。《本草纲目》指出："凡服汤药，虽品物专精，修制如法，而煎药者，鲁莽造次，水火不良，火候失度，则药亦无功。"《医学源流论》强调："煎药之法，最宜深讲，药之效不效，全在乎此。"因此，中医对汤剂的制作，尤其对煎具、用水、火候、煎煮方法历来都十分讲究。

1. 煎药器具　《本草纲目》指出："凡煎药并忌铜铁器，宜用银器瓦罐。"以防金属元素与中药成分发生化学反应，或降低疗效，或产生毒副反应。宜用化学成分稳定，不易与药物发生化学反应，且导热均匀，保暖性能良好的砂锅、砂罐等陶瓷器皿，搪瓷罐次之。

2. 煎药用水　煎药宜用洁净、无异味和含杂质少的水。一般来说，凡人们日常生活中可饮用的水（如自来水、井水或蒸馏水），都可用以煎煮中药。

3. 煎前浸泡　药物在煎煮之前都需要浸泡。既有利于有效成分的溶出，又可缩短煎煮时间。一般用冷水浸泡 20~30 分钟即可。若以种子或果实为主的药物，可浸泡 1 小时。夏天气温高，浸泡时间不宜过长，以免药液变质。

4. 加水多少　药物浸泡好之后，可加水煎煮，至于加水量的掌握很难精确。如"剂多水少，则药味不出；剂少水多，又煎耗药力"（《本草纲目》）。通常只能根据饮片质地的疏密，吸水性能的强弱，及煎煮所需时间的长短来估计加水量。一般将饮片适当加压后，以水面高出药面 2~3cm 为宜。

5. 煎药火候　火候有文火与武火之分。所谓文火，即小火。是指使温度上升及水液蒸发缓慢的火候。所谓武火，即大火、猛火。是指使温度上升及水液蒸发迅速的火候。

6. 煎煮方法　《本草纲目》提倡"先武后文"。即先用武火使药液尽快煮沸，以节省时间，后用文火继续煎煮，使药液保持微沸状态，以免药液溢出或过快熬干。有效成分不易煎出的矿物类、骨角类、甲壳类药物及补虚药，宜文火久熬，每次维持 1 小时左右，使有效成分能充分溶出。解表药及其他含挥发性有效成分的药，宜用武火迅速煮沸，改用文火维持 10~15分钟即可。一般中药煎煮 2 次，第 2 煎加水量为第 1 煎的1/3~1/2。2 次煎液去渣滤净混合后分 2~3 次服用。

二、特殊煎煮法

一般而言，药物可同时入煎，但某些药物因其质地不同，需要特殊的煎煮方法。归纳起来主要有以下几种：

1. 先煎　即先于他药煎煮。①矿石类、贝壳类、角甲类药物，因质地坚硬，有效成分不易煎出，需先煎 20~30 分钟，再下其他药物同煎。如石膏、石决明、水牛角等。②毒性较强的药物，宜先煎 45~60 分钟后再下他药，通过久煎可以降低毒性，确保用药安全。如附子、乌头等。

2. 后下　即后于他药煎煮。气味芳香的药物，久煎易使其有效成分挥发而降低药效，一般在中药汤剂煎好前 5~10 分钟入药即可。如广藿香、砂仁等。此外，有些药物虽不属芳香药，但久煎也能破坏其有效成分，如钩藤、番泻叶等亦属后下之列。

3. 包煎　即用纱布将药物包裹后入煎。①花粉类、细小种子类药物及药物细粉等，如蒲黄、苏子、六一散等不易与水接触而浮于水面，宜用纱布包好，再与其他药物同煎。②淀粉、黏液质较多的药物，如秫米、车前子等，在煎煮过程中易粘锅糊化或焦化，故需包煎。③含绒毛的中药，如旋覆花、辛夷等，包煎可避免绒毛脱落，混入汤液中刺激咽喉而引起咳嗽。此外，有些易混浊的药物，如滑石粉、赤石脂等，也应包煎。

4. 另煎　即单独煎煮，又称另炖。某些贵重药材，入汤剂宜另煎取汁，再与其他煎液混合服用，主要是避免贵重药材的浪费，如人参、羚羊角等。

5. 烊化　即用水（或黄酒、或药汁）加热溶化，又称溶化。胶类药物与他药同煎，容易粘锅、熬焦，或黏附于其他药物上，既造成胶质类药物的浪费，又影响其他药物有效成分的溶出。可将胶类药物放入水中，或黄酒中，或已煎好的药液中加热溶化后服用。如饴糖、阿胶、蜂蜜等。

6. 泡服　即用开水浸泡服用，又称焗服。某些有效成分易溶于水或久煎容易破坏药效的药物，宜用少量开水或滚烫药液浸泡，加盖闷润 30 分钟后去渣服用。如大黄"欲速生使，投滚汤一泡便吞"（《本草蒙筌》）。

此外，某些药物有效成分难溶于水，或高温容易破坏药效，或液体类药，或某些贵重药用量较轻者，不必入煎，可直接用温开水或药物煎液冲服。如雷丸、麝香、姜汁等。

《处方管理办法》要求：凡对药物煎煮有特殊要求者，处方时应在药品右上方注明，并加括号。如石膏^(先煎)、广藿香^(后下)、车前子^(包煎)等。

三、汤药的服法

1. 服药次数　一般每日 1 剂，煎 2 次，分 2～3 次服。若急性病、热性病可 1 日 2 剂；病情缓轻者，亦可间日服或煎汤代茶饮。

2. 服药时间　适时服药，应根据病情的需要和药物的特性来确定。如攻下药及治疗肠道疾病的药物宜饭前服，消食药及对胃有刺激性的药宜饭后服。无论饭前服还是饭后服，服药与进食都应间隔 1 小时左右，以免影响药效的发挥与食物的消化。此外，有些药物还应在特定的时间服用。如驱虫药、峻下逐水药宜在清晨空腹时服，截疟药应在疟疾发作前 4 小时服，安神药宜在睡前 0.5～1 小时服。慢性病定时服，急性病则不拘时服。

3. 服药冷热　汤剂一般宜温服。但解表药要偏热服，服后还须温覆盖好衣被，或进热粥，以助汗出；寒证用热药宜热服，热证用寒药宜冷服，以防格拒于外。如出现真热假寒当寒药温服，真寒假热者则当热药冷服。

此外，危重患者宜少量频服；呕吐患者可以浓煎药汁，少量频服；对于神志不清或因其他原因不能口服时，可采用鼻饲给药法。

附：中药常用命名方法

中药品种繁多，命名各存思义，均从不同的角度、不同的层面反映了药物的不同性质和特点。熟悉中药的命名方法和原则，对于药材品种考证、澄清混乱品种、正确使用中药名称和指导临床用药都有着重要意义。

1. 以颜色命名 中药五颜六色，绚丽夺目，成为某些药物的显著标志，也是中药命名的主要依据。一般而言，凡红色者，多在药名前冠以"红""赤""朱""丹"等字样，如红花、赤芍、朱砂、丹参等，皆因色红而得名。凡黄色者，多在药名前冠以"黄""金"等字样，如黄连、黄芩、黄柏、金铃子等，皆因色黄而得名。凡白色者，多在药名前冠以"白""银"等字样，如白芷、白前、白及、银杏、银花等，皆因色白而得名。凡黑色者，多在药名前冠以"黑""玄""乌""墨"等字样，如黑丑、玄参、乌梅、墨旱莲等，皆因色黑而得名。此外，以青色命名药物的有青皮、青蒿、青黛等，以紫色命名的药物有紫草、紫参、紫花地丁等，以绿色命名的药物有绿豆、绿萼梅等。

2. 以气味命名 中药都具有一定的滋味，有些药物还具有某些特殊的气味，通过人们的味觉或嗅觉可以直接感受，也常作为中药的命名的依据。大凡甘味的药物，多在药名中带有"甘""甜"等字样，如甜味的甘草、甜杏仁等。辛味的药物多在药名中带有"辛""麻"等字样，如细辛、麻黄等。苦味的药物多在药名中带有"苦""胆"等字样，如苦参、苦楝子、龙胆草等。又如酸味的酸枣仁，酸、苦、甘、辛、咸五味具备的五味子等，皆以药物的滋味命名。鱼腥草因有浓烈的鱼腥气而得名，败酱草因有陈败的豆酱气而得名，藿香因其"香"而得名，臭梧桐因其"臭"而得名。以上皆因其特殊的气味命名。

3. 以形状命名 不少中药奇形异状，颇具特色，有别于其他药物，因其形而命其名，具有形象直观的特点。如马兜铃，状如马项之铃；木笔花，因花苞有毛，光长如笔，故取象曰木笔；白头翁，因其近根处有白茸状，形似白头老翁；牛膝，其茎节膨大，似牛之腿膝；狗脊，貌似狗之脊骨；枇杷叶，其形如琵琶；马齿苋，其叶比并如马齿；半边莲，秋开小花，止有半边，如莲花状；射干，茎梗疏长，正如射人长竿之状；紫花地丁，地下根如钉；木瓜，木实如瓜；佛手，其实状如人手，有指。又如钩藤、龙眼、鸡冠花等，皆因其形状而名之。

4. 以功用命名 有些药物对某些疾病具有独特的治疗作用和治疗效果，根据其功用命名，对临床用药具有直接的指导意义。如益母草，活血祛瘀，善治妇科经产诸疾，使邪去则母受益，故有益母之名。防风，其功疗风最要，故名。蚤休，本品善疗虫蛇之毒，得此治之即休，即有早日康复之意。伸筋草，祛风湿、舒筋活络，有利于筋脉的屈伸。骨碎补，主折伤，补骨碎，故命此名。远志，此草服之能益智强志，故有远志之名。黄芪，为补药之长，故名。百合，长治百合病故名。合欢花，长于蠲忿，令人欢乐无忧。又如甘草，能治七十二种乳石毒，解一千二百般草木毒，调和众药有功，故有国老之号。大黄，因其涤荡肠胃，推陈致新，有斩关夺门之力，锐不可当之势，故号将军。

5. 以产地命名 我国地大物博，药源丰富，草木谷菜，鸟兽虫鱼，金玉矿石，应有尽有。因产地不同而功用有别，故古人十分重视"地道药材"。为此，常在药名中冠以产地名。如著名的四大蕲药——蕲蛇、蕲竹、蕲艾、蕲龟，均产于李时珍的故乡湖北蕲州；著名的四大怀药——怀地黄、怀山药、怀牛膝、怀菊花，均产于河南怀庆府（新乡）。又如产于四川的川贝母、蜀椒，云南的云茯苓、云木香，浙江的浙贝母、杭芍药，广东的广陈皮，山东的东阿胶，吉林的人参，福建的建泽、建曲等，都是著名的道地药材。

此外，如藏红花，并非产于西藏，主要产于欧洲及中亚地区，以往多由印度、伊朗经西藏进口行销内地，故又名"藏红花""西红花"。又如广木香，原名"蜜香"，主产于印度、缅甸、巴基斯坦等地，以往从我国广州输入，行销内地而得名。这里"藏"和"广"并非指产地，而是指药材的进口地，宜当明辨。

6. 以炮制命名 炮制是指对中药原材料进行加工处理的过程。炮制的方法不同，处方用名各异。如"炒制"的有炒牛蒡子、炒牵牛子、土炒白术、麸炒枳壳、米炒斑蝥等，"炙制"的有蜜炙甘草、酒炙川芎、醋炙香附、盐炙杜仲等，"煨制"的有煨生姜、煨木香、煨肉豆蔻等，"煅制"的煅石膏、煅牡蛎、煅瓦楞子、血余炭等，"水飞"的有水飞滑石、水飞炉甘石、水飞朱砂等，"发芽"的有麦芽、谷芽、大豆卷等，"制霜"的有巴豆霜、西瓜霜、砒霜；"发酵"的有神曲、淡豆豉等，"淬制"的有淬自然铜、淬磁石、淬赭石等。

同一药物每因炮制的方法不同而名称各异。如麻黄，生用者名"生麻黄"，蜜炙者名"炙麻黄"；地黄，鲜用者名"鲜地黄"，晒干者名"生地黄"，蒸熟者名"熟地黄"。又如半夏有生半夏、姜半夏、法半夏、半夏曲之分，白术有生白术、蒸白术、炒白术、焦白术之异。

7. 以药用部位命名 根据药用部位命名是最常用、最直接的命名方法，尤其植物类药更是如此。大凡以全草入药者多以"草"名，如马鞭草、车前草、鱼腥草、仙鹤草等；以花入药者多以"花"名，如菊花、金银花、槐花、月季花等；以叶入药者多以"叶"名，如桑叶、枇杷叶、艾叶、竹叶等；以枝入药者多以"枝"名，如桑枝、桂枝等；以种子或果仁入药者多以"子"或"仁"名，如苏子、莱菔子、冬葵子、杏仁、桃仁、柏子仁等；以根或根茎入药者多以"根"名，如芦根、白茅根、板蓝根、葛根等；以树皮或根皮入药者多以"皮"名，如桑白皮、牡丹皮、地骨皮、海桐皮等。正因如此，同一药物每因药用部位不同而名称各异。如桑叶、桑枝、桑白皮、桑椹子同出一物，因药用部位有叶、枝、根皮、果实之区别，故有诸名。它如当归有当归头、当归身、当归尾、全当归之分，瓜蒌有瓜蒌皮、瓜蒌仁、全瓜蒌之异。

8. 以时间命名 药物的采集时间和贮存时间是否得当，与药物的临床疗效有着密切的关系，古人对此极为重视，并通过药物命名得以体现。如夏枯草，"此草冬至后生叶，至春而花，一到夏至即枯，故名"（《本草便读》），提示本品到夏季果穗半枯时采收。"五月半夏生，盖当夏之半也"（《礼记·月令》），提示半夏之块茎在仲夏成熟，此时夏季刚过一半，故名。

一般而言，用药宜新。主要是指药物采集后放置时间不宜太长，以免霉变、虫蛀、变质等影响药物的疗效。古人在长期的实践中发现有些药物宜用陈而不宜用新，即药物采集后贮存时间宜长。如"橘皮"，一般认为，新鲜橘皮味较辛辣，气燥而烈，入药一般以放置陈久，辛辣之味缓和者为宜，故名"陈橘皮""陈皮"。又如棕榈炭，李时珍明确指出："年久败棕入药尤妙。"故有"陈棕榈"之名。

9. 以声音命名 有些动物往往发出一种特别的叫声，成为该动物的显著特征。如蛤蚧，雄者为蛤，雌者为蚧。属爬行动物，形似壁虎而大，常夜间出来活动。闻其鸣声，一曰蛤，一曰蚧，雌雄相随，鸣声相续，人们遂因其声而命其名。

10. 以人名命名 一般根据药物的发现者或最初使用者的名字来命名。如徐长卿，李时珍说："徐长卿，人名也，常以此药治邪病，人遂以名之。"何首乌，《大明本草》记载："其药本草无名，因何首乌见藤夜交，便即采食有功。因以采人为名尔。"刘寄奴，据说本品为宋高祖刘裕所发明，他小名寄奴，故名。使君子，俗传潘州郭使君，常用一种果实治小儿虫证，特别有效，后医家因号为使君子也。

11. 因避讳易名 封建时代为了维护等级制度的尊严，说话写文章时遇到君主或尊亲的名字都不直接说出或写出，叫做避讳。有些中药名称随历史的演进，而不得不几易其名。如山药，在《神农本草经》中叫"薯蓣"，唐代中期，因避代宗讳，改为"薯药"。到北宋时，又因避英宗讳，改为"山药"，一直沿用至今。又如常山，原名"恒山"，因历史上三个皇帝（汉文帝、唐穆宗、宋真宗）皆名"恒"，因避讳而易名常山。他如玄参、玄胡、玄明粉，皆因避康熙（玄烨）之讳，改玄为"元"，分别易名为元参、元胡、元明粉等。

12. 根据故事传说命名   在我国古代流传着许多与医药有关的神话故事和民间传说，文人墨客将其加工整理，以文字的形式记载下来。相传一农夫，身患腹水重病，久治不愈。后经一医生诊治，用黑白两种颜色的种子药物煎服，农夫的病不日而愈。农夫为了感谢这位医生，就把家里最珍贵的东西——耕牛，牵来作为医生的酬谢，后来人们就把这味药物叫"牵牛子"。因牛属丑，其中黑色的叫黑丑，白色的叫白丑，合称为二丑。据《本草纲目》记载，古时候，有个叫杜仲的人，经常服食一种植物，后来竟然得道成仙而去，后人用这种药来治病，效果很好，人们每每怀念杜仲这个人，遂把这种药物唤为"思仙"。类似神话传说颇多，有的流传千古，至今广为传诵，成为美谈。

13. 外来药名或译名   中药中，凡外国或外族来的药物，一般在药名前冠以"胡""海""番""洋"等字样，反映了古代中外文化交流中外来文化的渗入，从中也可以了解药物传入的时间及方域。大凡冠以"胡"字的药物，多为两汉、两晋时由西北丝绸之路引入，如胡豆、胡麻、胡瓜；冠以"海"字的药物（除产于海洋的药外），多为南北朝后由海路引入，如海桐皮、海枣、海棠等；冠以"番"字的药物，多为南宋至元明时由"番舶"（外国来华贸易的商船）引入，如番茄、番木鳖、番泻叶等；冠以"洋"字的药物，多为清代由海上引入，如洋葱、洋参、洋姜、洋芋等。有些外来药，如荜茇、荜澄茄、曼陀罗、阿魏、诃黎勒等，皆是根据译音而得名。

以上为中药命名方法之大要。在实际运用中，有一法命名者，有多法联用者。如威灵仙，"威，言其性猛也；灵仙，言其功神也"（《本草纲目》）。只要掌握了中药命名的基本方法，就能知常达变，举一反三。

各　论

第六章　解表药

一、含义

凡以发散表邪为主要功效，常用以治疗表证的药物，称为解表药，又叫发表药。

解表药一般分为发散风寒药及发散风热药二类。

二、性能特点

本类药物多具辛味，主入肺或膀胱经。善走肌表，疏达腠理，可使表邪由汗出而解或从外而散，从而达到治愈疾病，防止传变的目的。即所谓"其在皮者，汗而发之"（《内经》）之意。本章药物的主要功效为解表、发散风寒与发散风热等。

所谓解表，是指轻扬辛散的药物外散表邪以解除表证的作用，又称为发表、疏表、发散表邪、疏散表邪等。其中药性偏温，主要用以治疗风寒表证的作用，称发散风寒，又称解表散寒、散寒解表、散风寒或辛温解表；若发汗作用较明显者，常称为发汗解表；温散作用较缓者，常称为祛风解表，又称发表祛风、解表祛风、解表散风、发表散风。性偏寒凉，主要用以治疗风热表证或温病卫分证的作用，称发散风热，又称宣散风热、疏散风热、散风热、疏风热或辛凉解表。

三、主治病证

适用于六淫、时行之邪，经皮毛、口鼻侵入机体所致的表证。症见恶寒发热、头痛身痛，苔薄脉浮等。

四、应用原则

表证有风寒、风热之分，应针对表证的不同类型辨证选用发散风寒药与发散风热药。同时应根据气候特点及患者体质的不同配伍用药。如夏季多湿，秋季多燥，可适时配伍化湿药或润燥药。若虚人感冒，可辨证选用补虚药同用，以扶正祛邪。表证兼见咳喘痰多、目赤肿痛、呕恶苔腻、脘腹胀满等，可相应配以化痰止咳平喘药、清肝明目药、化湿和中药或行气健脾药同用。

五、使用注意

使用解表药要注意中病即止，不可过剂或久服，以免耗气伤阴。因汗与津血同源，故对于体虚汗出、久患疮疡、淋证、失血及年老、孕妇、产后等津血亏耗者，应慎用发汗作用较强的药物。解表药多为辛散轻扬之品，一般不宜久煎，以免药性耗散，药效降低。

六、现代研究

本类药物能增加汗腺分泌，促进或改善血液循环而促进发汗，具有不同程度的解热、降温作用。此外，尚有抗菌、抗病毒、镇静、镇痛、抗炎、抗过敏、免疫调节及祛痰、镇咳、平喘、利尿等多种药理作用。

第一节　发散风寒药

本节药物多为辛温，能开腠发汗，以发散肌表的风寒之邪为主要作用。适用于风寒表证，症见恶寒发热，无汗或汗出不畅，头痛身痛，鼻塞流涕，舌苔薄白，脉浮紧等。

麻　黄
Máhuáng

首载于《神农本草经》。为麻黄科植物草麻黄 *Ephedra sinica* Stapf、中麻黄 *Ephedra intermedia* Schrenk et C. A. Mey. 或木贼麻黄 *Ephedra equisetina* Bge. 的草质茎。产于山西、河北、甘肃等地，秋季采收。

【处方用名】麻黄、蜜麻黄、炙麻黄。

【药品归属】麻黄为国家基本医疗保险药品。

【主要药性】辛、微苦，温。归肺、膀胱经。

【基本功效】发汗散寒，宣肺平喘，利水消肿。

【临床应用】

1. 风寒表证　本品辛能发散，温可去寒，长于开泄腠理，发汗散邪。凡风寒之邪在表者，皆可使之从汗出而解。因其发汗力强，发表最速，故有"发散第一药"（《本草害利》）之称。"唯在表真有寒邪者宜用之"（《药鉴》）。适用于风寒表实证。症见恶寒发热、无汗、头身疼痛、脉浮紧等，每与桂枝相须为用，如麻黄汤（《伤寒论》）。

2. 气喘咳嗽　本品辛散苦降，外可开皮毛之郁闭以宣畅肺气，内可降上逆之肺气以复其肃降，能宣降肺气而平喘止咳，"乃肺经之专药"（《本草纲目》）。大凡肺气壅遏，胸闷喘咳，无论属寒属热，皆可配伍运用。因其性温，以治风寒外束，肺气内壅之喘咳最为适宜，常与杏仁、甘草为伍，如三拗汤（《和剂局方》）。若治寒痰停饮，咳嗽气喘，痰多清稀者，常配伍细辛、干姜、半夏等，如小青龙汤（《伤寒论》）。治肺热壅盛，高热喘急者，常与石膏为伍，如麻杏甘石汤（《伤寒论》）。

> 麻黄性温，为何能治热喘？何为"去性存用"？怎样"去性存用"？

3. 风水浮肿　本品"性善利尿，不但走太阳之经，兼能入太阳之腑"（《医学衷中参西录》）。外可开腠发汗，使肌肤之水湿从毛窍外散；内能宣通肺气，通调水道，下输膀胱，有退肿利水之效。常用于水肿、小便不利兼有表证之风水水肿，每与甘草同用，如甘草麻黄汤（《金匮要略》）。

此外，本品辛温行散，能散寒通滞，可用于风寒痹证，阴疽，痰核等。

【临证备要】煎服，2~10g。发汗解表宜生用，止咳平喘多炙用。表虚自汗、阴虚盗汗及肺肾虚喘者慎用。麻黄碱有兴奋中枢的作用，故运动员慎用。

【典型案例】麻黄发汗散寒案。刘某某，男，50岁。隆冬季节，因外出途中不慎感受风寒邪气，当晚即发高烧，体温达39.8℃，恶寒甚重，虽覆两床棉被，仍洒淅恶寒，发抖，周身关节无一不痛，无汗，皮肤滚烫而咳嗽不止。视其舌苔薄白，切其脉浮紧有力，此乃太阳伤寒表实之证。治宜辛温发汗，解表散寒。方用麻黄汤：麻黄9g，桂枝6g，杏仁12g，炙甘草3g，1剂。服药后，温覆衣被，须臾，通身汗出而解（《刘渡舟临证验案精选》）。

【古今研究】

1. 本草摘要　《神农本草经》："发表出汗，去邪热气，止咳逆上气，除寒热，破癥坚积聚。"《本草纲目》："麻黄遍彻皮毛，故专于发汗而寒邪散，肺主皮毛，辛走肺也。"《脏腑药式补正》："肺气闭塞，肌肤浮肿者，亦宜以此通肺气而调水道。"

2. 现代研究　主含麻黄碱、伪麻黄碱、去甲基麻黄碱、去甲基伪麻黄碱等多种生物碱类成分，尚含鞣质、挥发油等。《中国药典》规定：含盐酸麻黄碱和盐酸伪麻黄碱的总量不得少于0.80%。本品有发汗、平喘、止咳、祛痰、解热、镇痛、抗炎、利尿、抗病原微生物、兴奋中枢、升高血压、加快心率等作用。

【备注】关于麻黄先煎去上沫。仲景用麻黄均强调"先煮""去上沫"（《伤寒论》）。目的在于减低其副作用，缓和其悍烈之性，对后世影响较大。如《本草经集注》云："（麻黄）先煮一两沸，去上沫，沫令人烦。"《医学衷中参西录》云："古方中有麻黄，皆先将麻黄煮数沸吹去浮沫，然后纳他药，盖以其所浮之沫发性过烈，去之所以使其性归和平也。"然而，现代对麻黄先煎去沫尚无一致的认识，研究有待深入。现行《中药学》教材和《中国药典》等对麻黄煎法均未作出特殊的要求。

桂　枝
Guìzhī

首载于《名医别录》。为樟科植物肉桂 *Cinnamomum cassia* Presl 的嫩枝。产于广东、广西及云南。春、夏二季采收。

【处方用名】桂枝、嫩桂枝、桂枝尖。

【药品归属】桂枝为国家基本医疗保险药品。

【主要药性】辛、甘、温。归心、肺、膀胱经。

【基本功效】发汗解肌，温通经脉，助阳化气，平冲降逆。

> 何为"平冲降逆"？如何理解桂枝平冲降逆作用？

【临床应用】

1. 风寒表证　本品辛甘温煦，辛能发散解肌，温可通阳扶卫，其开腠发汗之力较麻黄温和，但透达营卫之力为麻黄所不及。故凡风寒表证，无论表实无汗，抑或表虚汗出，均可配伍使用。前者常与麻黄相须为用，如麻黄汤（《伤寒论》）；后者当与白芍为伍，如桂枝汤（《伤寒论》）。

2. 寒凝诸痛证　本品辛散温通，能通经脉中之寒滞而止痛。大凡寒邪凝滞经脉所致诸痛皆可运用，使寒凝得散，经脉得通，则诸证悉除。若治胸阳不振，心脉瘀阻，胸痹心痛者，常与枳实、薤白同用，如枳实薤白桂枝汤（《金匮要略》）；治中焦虚寒，脘腹拘急疼痛，常与白芍、甘草等同用，如小建中汤（《金匮要略》）；治妇女寒凝血滞，月经不调，经闭痛经，产后腹痛，常与当归、川芎、吴茱萸等同用，如温经汤（《金匮要略》）。治风寒湿痹，肩臂疼痛，常与附子、甘草等同用，如桂枝附子汤（《伤寒论》）。

3. 心悸、痰饮、水肿　本品性温，能温助一身之阳气。上可助心阳，止悸动，用于心阳不振或心失温养所致的心下悸动、喜得按捺，常与甘草为伍，如桂枝甘草汤（《伤寒论》）；中可扶脾阳，化痰饮，治脾阳不运，水湿内停所致的痰饮眩晕，常与茯苓、白术、甘草同用，如苓桂术甘汤（《金匮要略》）；下可温肾阳，助气化，治肾阳不足，膀胱气化不行所致的水肿、小便不利等，常与茯苓、猪苓、泽泻等同用，如五苓散（《伤寒论》）。

4. 奔豚　本品甘温，能温心阳，"降浊阴之冲逆"（《长沙药解》）。适用于心阳不足，无以下温肾水，以致下焦阴寒之气上逆发为奔豚。症见气从少腹上冲胸咽，起卧不宁，烦闷欲死，片刻冲逆平息而复常。常在辨治方中重用本品，如桂枝加桂汤（《伤寒论》）。

【临证备要】煎服，3~10g。本品辛温助热，易伤阴动血，凡外感热病、阴虚火旺、血热妄行等证，均当忌用。孕妇及月经过多者慎用。

【古今研究】

1. 本草摘要　《本草纲目》："桂枝透达营卫，故能解肌而风邪去，脾主营，肺主卫，甘走脾，辛走肺也。"《本草备要》："温经通脉，发汗解肌。"《神农本草经百种录》："寒气之郁结不舒者，惟辛温可以散之。桂性温补阳，而香气最烈，则不专于补，而又能驱逐阴邪。凡阴气所结，能与药相拒，非此不能入也。"

2. 现代研究　主含挥发油，其主要成分为桂皮醛等。另外尚含有酚类、有机酸、多糖、苷类、香豆精及鞣质等。《中国药典》规定：含桂皮醛不得少于1.0%。本品有降温、解热、抑菌、健胃、缓解胃肠道痉挛及利尿、强心、镇痛、镇静、抗惊厥等作用。

【备注】关于桂枝去皮。仲景用桂枝均强调"去皮"，但未注明去皮的理由，后世对此多有阐发。①桂枝无需去皮。如《医宗金鉴》云："桂枝汤方，桂枝下有'去皮'二字。夫桂枝气味辛甘，全在于皮。若去皮，是其枯木矣，如何有解肌发汗之功？宜删此二字，后仿此。"②桂枝去皮是去除栓皮。如《伤寒论注》云："桂枝之去其皮，去其粗皮也。"《医学衷中参西录》云："《伤寒论》用桂枝皆注明去皮，非去枝上之皮也。古人用桂枝，惟取当年新生嫩枝，折视之内外如一，皮骨不分，若见有皮骨可以辨者去之不用，故曰去皮。"所谓去皮，非去桂枝之外皮。即去掉桂枝表皮上的非药用部分（粗皮或栓皮），使药材更加纯净，纵观历版《中国药典》，桂枝之用并无去皮的要求。因此，现代临床运用桂枝均不去皮。

紫苏叶
Zǐsūyè

首载于《名医别录》。为唇形科植物紫苏 *Perilla frutescens*（L.）Britt. 的叶（或带嫩枝）。全国大部分地区有产。夏季枝叶茂盛时采收。

【处方用名】紫苏、苏叶、紫苏叶。

【药品归属】紫苏叶为国家基本医疗保险药品（单味使用不予支付费用）、既是食品又是药品的物品。

【主要药性】辛，温。归肺、脾经。

【基本功效】解表散寒，行气和胃。

【临床应用】

1. 风寒表证 本品辛温芳香，其体轻扬，能外达腠理，解表散寒。"凡属表症，放邪气出路之要药"（《药品化义》）。本品发汗之力不及麻黄、桂枝，但"无过汗伤中之患"（《本经逢原》）。兼能化痰止咳。用于感冒风寒，恶寒发热，头痛鼻塞，兼见咳嗽痰多，胸闷不舒者，常与苦杏仁、桔梗、前胡等同用，如解肌宁嗽丸（《中国药典》）。

2. 脾胃气滞证 本品味辛能行，入脾经，长于行气宽中，和胃降逆。适用于脾胃气滞，脘腹胀满，恶心呕吐等。因其能"散寒气于肌表，利结气于胸腹"（《本草约言》），故尤宜于外感风寒，内有气滞之证。症见恶寒发热，胸脘痞闷，恶心呕逆等，常与香附、陈皮等同用，如香苏散（《和剂局方》）。本品又能行气安胎，用于妊娠气滞，恶心呕吐，胎动不安者，常与砂仁、陈皮等配伍同用。

此外，本品尚能解鱼蟹毒，用于进食鱼蟹所致腹痛吐泻者，可单用或配伍生姜、陈皮、藿香等同用。

【临证备要】煎服，5~10g。不宜久煎。

【典型案例】紫苏解毒案。某女因食鱼胆中毒，急送往县中医院。经输液、护肝、强心，并结合中医清利湿热等治疗，仍无明显好转。见患者精神萎靡，面色晦暗，巩膜黄染，时发呕吐，尿少，按脉细数、偶有间歇。即嘱煎紫苏 1 斤（500g），加糖盐少许，2 天分服。服后，汗出，呕吐止，精神好转，脉无间歇，尿量增多。后进参苓白术散加紫苏梗，调理治愈出院〔上海中医药杂志，1981，（12）：27〕。

【古今研究】

1. 本草摘要 《名医别录》："主下气，除寒中。"《本草蒙筌》："发表解肌，疗伤风寒甚捷；开胃下食，治胀满易差。"《本草纲目》："解肌发表，散风寒，行气宽中，消痰利肺，和血，温中，止痛，定喘，安胎，解鱼蟹毒，治蛇犬伤。"

2. 现代研究 主含挥发油，油中主要成分为紫苏醛、紫苏酮、左旋柠檬烯及少量α-蒎烯等，还含精氨酸、苷类、鞣质，以及铜、铬、锌、镍、铁等微量元素。《中国药典》规定：含挥发油不得少于 0.40%。本品有解热、抗炎、抗病原菌、降血脂及抗氧化、保肝等作用。

附：紫苏梗

简称"苏梗"。为紫苏的茎。为国家基本医疗保险药品。辛，温；归肺、脾经。功能理气宽中，止痛，安胎。用于胸膈痞闷，胃脘疼痛，嗳气呕吐，胎动不安。煎服，5~10g。

生 姜
Shēngjiāng

首载于《名医别录》。为姜科植物姜 *Zingiber officinale* Rosc. 的新鲜根茎。全国各地均产。秋、冬二季采挖。

【处方用名】生姜。

【药品归属】生姜为国家基本医疗保险药品（单味使用不予支付费用）、既是食品又是药品的物品。

【主要药性】辛，微温。归肺、脾、胃经。

【基本功效】解表散寒，温中止呕，温肺止咳，解鱼蟹毒。

【临床应用】

1. 风寒表证 本品辛而微温，能解表散寒，用于风寒表证。惟其力弱，多用于风寒感冒之轻证，可单煎，或与红糖、葱白煎服。若治风寒感冒之重证，多入辛温解表剂中作辅助药用。

2. 脾胃寒证，多种呕吐 本品性温，归脾胃二经，长于温散中焦之寒邪。对于中焦寒证，无论虚实均可配伍使用。又能和胃降逆，"凡呕者，多食生姜，此是呕家圣药"（《千金要方》），故可用于多种呕吐。因其以温中见长，故对胃寒呕吐最为适合。可单用水煎温服，或与其他温胃止呕药同用以增强疗效。若治痰饮呕吐，常与半夏为伍，如小半夏汤（《金匮要略》）；治胃热呕吐，每常与黄连、竹茹等同用。此外，将生姜切片，敷于内关穴，用伤湿止痛膏固定，也可用于呕吐及防止晕车、晕船。

> 如何理解生姜为"呕家圣药"？

3. 肺寒咳嗽 本品能温肺散寒、化痰止咳。凡肺寒咳嗽，无论有无外感风寒，或有痰无痰皆可应用。若治风寒客肺，肺气不宣之恶寒鼻塞，咳嗽胸闷者，每与麻黄、杏仁同用，如三拗汤（《和剂局方》）。治咳嗽痰多，色白易咯者，可与陈皮、半夏、茯苓等同用，如二陈汤（《和剂局方》）。

此外，本品尚能解生半夏、生天南星、鱼蟹等药食之毒。

【临证备要】煎服，3~10g，或捣汁服。本品易助火伤阴，故热盛及阴虚内热者忌服。

【典型案例】生姜止呕案。陈某某，男，1.5岁。1995年11月17日初诊。近3日来不欲吮奶，时吐奶，偶尔吐涎沫，昨晚哭闹甚，苔白，指纹淡红。遂予半夏3g，入煎取汁，加生姜汁5mL，酌加红糖适量，分5~6次灌服，连服2日病愈（《金匮要略临床发挥》）。

【古今研究】

1. 本草摘要 《名医别录》："主伤寒头痛鼻塞，咳逆上气，止呕吐。"《本草备要》："辛温。行阳分而祛寒发表，宣肺气而解郁调中，畅胃口而开痰下食。治伤寒头痛，伤风鼻塞，辛能入肺，通气散寒。咳逆呕哕，有声有物为呕，有声无物为哕，有物无声为吐，其证或因寒、因热、因食、因痰、气逆上冲而然。生姜能散逆气，呕家圣药。"

2. 现代研究　主含挥发油，油中主要成分为姜醇、α-姜烯、β-水芹烯、柠檬醛，尚含辣味成分姜辣素。《中国药典》规定：含6-姜辣素不得少于0.050%。本品有解热、镇痛、止吐、促进消化液分泌、保护胃黏膜、抗溃疡，尚有抗氧化、保肝、利胆、镇静、抗炎、抗菌等作用。正常人咀嚼生姜，可升高血压。

附：生姜皮、生姜汁

1. 生姜皮　为生姜根茎切下的外表皮。辛、凉；归脾、肺经。功能和脾行水。用于水肿，小便不利。煎服，3~10g。

2. 生姜汁　为生姜捣汁入药。其性能、功用同生姜，但偏于化痰止呕，便于临床应急服用。每次3~10滴，冲服。

香　薷
Xiāngrú

首载于《名医别录》。本品为唇形科植物石香薷 *Mosla chinensis* Maxim. 或江香薷 *Mosla chinensis jiangxiangru* 的地上部分。前者习称"青香薷"，产于广西、湖南、湖北等地；后者习称"江香薷"。主产于江西宜分县。夏季茎叶茂盛、花盛时择晴天采割。

【处方用名】香薷、青香薷、江香薷、陈香薷。

【药品归属】香薷为国家基本医疗保险药品（单味使用不予支付费用）、既是食品又是药品的物品。

【主要药性】辛，微温。归肺、胃经。

【基本功效】发汗解表，化湿和中，利水消肿。

【临床应用】

1. 暑湿表证　本品辛温气香，外宣肺气，达皮毛，散寒解表；内入脾胃，化湿浊，健脾和中，"为夏月冒暑解表之药"（《药性切用》）。常用于暑天乘凉饮冷，外感于寒，内伤于湿之恶寒发热、头痛无汗、胸脘痞闷，腹痛吐泻等阴暑证。常与厚朴、扁豆同用，如香薷散（《和剂局方》）。因其发汗解表，功似麻黄，多于夏季感冒，故有"夏月麻黄"之誉。若治暑温初起，复感于寒，症见发热恶寒，头痛无汗，口渴面赤，胸闷不舒者，可与金银花、连翘、厚朴等同用，如新加香薷饮（《温病条辨》）。

2. 水肿，小便不利　本品辛散发汗以散肌表之水湿，又能宣肺气开启上源，通畅水道，"有彻上彻下之功，治水甚捷"（《本草衍义补遗》）。常用于水肿，小便不利，可单用，或与白术同用。

【临证备要】煎服，3~10g。用于发表，量不宜过大，且不宜久煎；用于利水消肿，量宜稍大，且须浓煎。本品辛温发汗之力较强，表虚有汗者忌用。

【典型案例】香薷治夏令感冒案。贾某，男，41岁，农民。因暑日在田间劳动，大汗淋

NOTE

漓，感头晕，乏力。饭后又在树下午休，醒后觉鼻塞，恶寒，发热，全身酸楚，咳嗽，胸闷。曾服安乃近等西药不愈，改用香薷 60g，分 2 次沏泡凉服，1 剂症大减，2 剂痊愈〔新中医，1981，（6）：46〕。

【古今研究】

1. 本草摘要　《名医别录》："主霍乱腹痛吐下，散水肿。"《本草纲目》："世医治暑病，以香薷饮为首药。然暑有乘凉饮冷，阳气为阴邪所遏，遂病头痛，发热恶寒，烦躁口渴，或吐或泻，或霍乱者。宜用此药，以发越阳气，散水和脾。"《本经逢原》："热服能散暑邪，冷饮则解热利小便，治水甚捷。"

2. 现代研究　主含挥发油，油中主要有香荆芥酚、麝香草酚、百里香酚等成分；另含黄酮类成分。《中国药典》规定：含挥发油不得少于 0.60%；含麝香草酚与香芥酚的总量不得少于 0.16%。本品有发汗解热作用，能刺激消化腺分泌及胃肠蠕动。此外，有抗菌、抗病毒、利尿作用。

荆　芥

Jīngjiè

首载于《神农本草经》。为唇形科植物荆芥 *Schizonepeta tenuifolia* Briq. 的地上部分。产于江苏、浙江、河南等地。夏、秋二季花开到顶、穗绿时采割。

【处方用名】荆芥、荆芥炭。

【药品归属】荆芥、荆芥炭均为国家基本医疗保险药品。

【主要药性】辛，微温。归肺、肝经。

【基本功效】解表散风，透疹，消疮；炒炭收敛止血。

【临床应用】

1. 表证　本品辛散气香，辛而不烈，微温不燥，药性缓和，"长于祛风邪"（《本草纲目》）。凡外感表证，无论风寒、风热或寒热不明显者，均可配伍使用。若治风寒表证，头痛发热，恶寒身痛，鼻流清涕，咳嗽咽干者，常与防风、柴胡、薄荷等同用，如感冒清热颗粒（《中国药典》）。治风热表证，发热微恶寒，咽痛口渴者，常与银花、连翘、薄荷等同用，如银翘散（《温病条辨》）。

2. 麻疹、风疹　本品味辛，轻扬透散，能宣散疹毒，疏风止痒。"凡一切风毒之证，已出未出，欲散不散之际，以荆芥生用，可以清之"（《本草汇言》）。如治麻疹初起，疹出不畅者，常与蝉蜕、薄荷、牛蒡子等同用。治风疹瘙痒，常与防风、生地、当归等同用，如消风散（《外科正宗》）。

3. 出血　本品炒炭，其性多涩，偏于走血分，长于收敛止血。"凡一切失血之证，已止未止，欲行不行之势，以荆芥之炒黑，可以止之"（《本草汇言》）。可用于吐血、衄血、便血、崩漏等多种出血，常与其他止血药同用。

此外，本品能宣通壅结，用于疮疡初起，可促使其消散。

【临证备要】煎服，5~10g。不宜久煎。发表透疹消疮多生用；止血宜炒炭用。

【典型案例】荆芥治产后出血案。赵某，女，24 岁。1976 年 3 月第一胎产时不顺，产后出血不止，昏不知人，面色苍白，大汗淋漓，舌淡无苔，脉沉细。急投焦芥穗末 6g，加童子尿 1 两（30mL）与之服下，半小时后出血大减，1 小时后血止，患者已清醒，自述腹中空虚。继投独参汤 1 剂，20 分钟后腹中空虚之症消失〔四川中医，1987，（6）：35〕。

【古今研究】

1. 本草摘要　《本草纲目》："其功长于祛风邪，散瘀血，破结气，消疮毒。盖厥阴乃风木也，主血，而相火寄之，故风病，血病，疮病为要药。"《本草求真》："荆芥专入肝。辛苦而温，芳香而散，气味轻扬，故能入肝经气分，驱散风邪。凡风在于皮里膜外，而见肌肤灼热，头目昏眩，咽喉不利，身背疼痛者，用此治无不效。"

2. 现代研究　本品含挥发油，其主要成分为胡薄荷酮、薄荷酮、胡椒酮及少量右旋柠檬烯等，另含荆芥苷、荆芥醇及黄酮类化合物等。《中国药典》规定：含挥发油不得少于 0.60%；饮片不得少于 0.30%；含胡薄荷酮不得少于 0.020%。本品有解热、镇痛、抗病原微生物的作用，并有止血、抑制平滑肌收缩作用。

【备注】本品首载于《神农本草经》，原名"假苏"。而荆芥之名始见于《吴普本草》。故在查阅古代文献时应加以注意。

防　风
Fángfēng

首载于《神农本草经》。为伞形科植物防风 *Saposhnikovia divaricata*（Turcz.）Schischk. 的根。产于东北、河北、四川等地。春、秋二季采挖。

【处方用名】防风、关防风、北防风。

【药品归属】防风为国家基本医疗保险药品、国家重点保护野生药材物种名录（Ⅲ级）。

【主要药性】辛、甘，微温。归膀胱、肝、脾经。

【基本功效】祛风解表，胜湿止痛，止痉。

【临床应用】

1. 表证　本品味辛发散，以祛风见长。因其药性平和，微温不燥，甘缓不峻，素有"风药中之润剂"（《本草蒙筌》）之称。故凡外感表证，无论风寒、风热皆宜。若治风寒夹湿的感冒，症见恶寒、发热、无汗、头重而痛、肢体酸痛等，可与羌活、白芷、细辛等同用，如九味羌活丸（《中国药典》）。治风热感冒，症见头痛体困，发热恶寒，鼻塞流涕，咳嗽咽痛等，常与薄荷、荆芥、连翘等同用，如感冒舒颗粒（《中国药典》）。对于表虚，腠理不固，易于感冒者，可与黄芪、白术等配伍，如玉屏风散（《丹溪心法》）。

> 何谓"风药"？如何理解防风为"风药中润剂"？

2. 痹证　本品味辛微温，既能祛风散寒，又能胜湿止痛，为"行周身骨节疼痛之要药"（《药鉴》）。凡风湿痹痛，或一身尽痛，皆可配伍使用。若治风寒湿痹，四肢麻木，关节疼痛，常与透骨草、川芎、当归同用，如坎离砂（《中国药典》）。治风湿热痹，关节红肿热痛者，常与地龙、薏苡仁、乌梢蛇等同用。

3. 破伤风　本品既能散外风，又能息内风以止痉，主要用于破伤风，症见牙关紧闭，身

NOTE

体强直，角弓反张等。常与天麻、天南星、白附子等同用，如玉真散（《外科正宗》）。因其药性缓和，重在祛风，止痉力缓，故用治破伤风不能独胜其功，多作为辅助药用。

此外，本品尚能祛风止痒，用于风邪郁闭肌表所致皮肤瘙痒。炒用能止泻，可治疗肝郁侮脾，肝脾不和，腹痛泄泻。

【临证备要】煎服，5~10g。本品药性偏温，阴血亏虚、热病动风者不宜使用。

【典型案例】防风治腹泻案。程某，女，38岁，农民。1991年3月5日初诊。因腹泻10日始求医，经治疗症减，唯遗留触及风寒即腹泻，历2年余。近2月病情加重，终日卧床避触风寒免腹泻之苦。证属风寒湿杂至，大肠传导失司。治以防风18g，水煎服，日1剂，服3剂药后，周身汗出而黏，腹部舒适，腹泻症减。效不更法，继服5剂，诸症悉除，随访未见复发〔中国社区医师，1992，（8）：19〕。

【古今研究】

1. 本草摘要　《神农本草经》："主大风头眩痛，恶风，风邪，目盲无所见，风行周身，骨节疼痹，烦满。"《本草蒙筌》："治风通用，散湿亦宜。"《神农本草经读》："风伤阳位，则头痛而眩；风伤皮毛，则为恶风之风邪；风气害空窍，则目盲无所见。风行周身者，经络之风也；骨节疼痛者，关节之风也；身重者，病风而不能跷捷也。防风之甘温发散，可以统主之。"

2. 现代研究　主含5-O-甲基维斯阿米醇苷、升麻素、升麻素苷等，另含香柑内酯、酸性多糖、挥发油等。《中国药典》规定：含升麻素苷和5-O-甲基维斯阿米醇苷的总量不得少于0.24%。本品有解热、镇静、镇痛、抗惊厥、抗过敏作用。

羌　活
Qiānghuó

首载于《神农本草经》。为伞形科植物羌活 *Notopterygium incisum* Ting ex H. T. Chang 或宽叶羌活 *Notopterygium franchetii* H. de Boiss. 的根茎和根。产于四川、甘肃、青海等地。春、秋二季采挖。

【处方用名】羌活、川羌活。

【药品归属】羌活为国家基本医疗保险药品、国家重点保护野生药材物种名录（Ⅲ级）。

【主要药性】辛、苦，温。归膀胱、肾经。

【基本功效】解表散寒，祛风除湿，止痛。

> 羌活功能解表散寒，但不归肺经而归膀胱经，如何理解？

【临床应用】

1. 风寒夹湿表证　本品辛散苦燥，气味雄烈，善散在表之风寒湿邪，"主遍身百节疼痛"（《本草品汇精要》）。对风寒夹湿之表证，症见恶寒发热，无汗，头痛项强、肢体酸楚疼痛者尤为适宜。常与防风、细辛、川芎等同用，如九味羌活汤（《此事难知》）。因其主入足太阳膀胱经，止痛效佳，又为治太阳头痛的常用药物。可与川芎、白芷、藁本等同用，如羌活芎藁汤（《审视瑶函》）。

2. 痹证　本品辛散祛风，味苦燥湿，性温散寒，有较强的祛风湿止痹痛之功，能"除新旧风湿之症"（《本草约言》）。因其性上行，"专主上部之风寒湿邪"（《本草正义》）。故以治上半身之风湿痹痛，尤以肩背肢节疼痛者为宜。常与防风、姜黄、当归等同用，如蠲痹汤（《杨氏家藏方》）。

【临证备要】　煎服，3～10g。本品气味浓烈，用量过多，易致呕吐，脾胃虚弱者不宜服。血虚痹痛，阴虚头痛者慎用。

【古今研究】

1. 本草摘要　《本草品汇精要》："主遍身百节疼痛，肌表八风贼邪，除新旧风湿，排腐肉疽疮。"《本草汇言》："羌活功能条达肢体，通畅血脉，攻彻邪气，发散风寒风湿。"《本草经疏》："治足太阳风湿相搏，头痛肢节痛，一身尽痛者，非此不能除，乃却乱反正之主君药也。"

2. 现代研究　主含 α-侧柏烯、α-蒎烯、β-蒎烯等挥发油成分，另含羌活醇、异欧前胡素、花椒毒酚，及脂肪酸、氨基酸、糖类。《中国药典》规定：含挥发油不得少于 1.4%，含羌活醇和异欧前胡素的总量不得少于 0.40%。本品有抗炎、镇痛、解热、抗心律失常作用，并对皮肤真菌、布氏杆菌有抑制作用。

白　芷
Báizhǐ

首载于《神农本草经》。为伞形科植物白芷 *Angelica dahurica*（Fisch. ex Hoffm.）Benth. et Hook. f. 或杭白芷 *Angelica dahurica*（Fisch. ex Hoffm.）Benth. et Hook. f. var. *formosana*（Boiss.）Shan et Yuan 的根。产于浙江、四川、河南等地。夏、秋间叶黄时采挖。

【处方用名】　白芷、香白芷、杭白芷。

【药品归属】　白芷为国家基本医疗保险药品（单味使用不予支付费用）、既是食品又是药品的物品。

【主要药性】　辛，温。归胃、大肠、肺经。

【基本功效】　解表散寒，祛风止痛，宣通鼻窍，燥湿止带，消肿排脓。

【临床应用】

1. 风寒表证　本品辛散温通，芳香走窜。长于"通窍行表"（《本草求真》），解表散寒而止痛。故对于外感风寒，恶寒发热，伴有头痛，鼻塞流涕者较为适宜。常与防风、羌活、细辛等同用。

2. 头痛，牙痛　本品辛温升散，芳香上达，长于祛风止痛。因其善入足阳明胃经，故对阳明经头痛、眉棱骨痛及牙龈肿痛尤为适宜，内服外用均可。若治阳明头痛，眉棱骨痛，头风痛等，可单用，或与川芎、绿茶为伍，如头风痛丸（《部颁标准》）。治牙痛，可与细辛、全蝎、川芎共为细末，以指蘸药少许擦牙痛处，如一捻金散（《御药院方》）。

3. 鼻塞流涕，鼻渊鼻衄　本品辛香温通，可宣利肺气，升阳明清气，通鼻窍而止疼痛，治鼻渊，鼻衄，鼻塞不通，浊涕不止，前额疼痛，常与苍耳子、辛夷等同用，如苍耳子散（《济生方》）。

4. 带下　本品"气味辛温，芳香特甚，最能燥湿"（《本草正义》）。常用于湿浊下注，带脉失约之白带过多。因其性温，故对寒湿下注，带下清稀者更为适宜，常与鹿角霜、白术、山药等同用。若治湿热下注，带下黄稠，宜与车前子、黄柏等同用。

5. 疮痈肿痛 本品味辛行散，有消肿排脓之功。对于疮痈肿毒，无论成脓与否皆宜，为外科常用药。若疮疡初起，红肿热痛者，用之可促使其消肿。每与金银花、当归、穿山甲等药配伍，如仙方活命饮（《校注妇人良方》）；疮疡脓成难溃者，用之可促使其排脓。常与人参、黄芪、当归等同用，如托里消毒散（《外科正宗》）。

【临证备要】煎服，3~10g。外用适量。本品辛香温燥，阴虚血热者忌服。

【古今研究】

1. 本草摘要 《神农本草经》："主女人漏下赤白，血闭，阴肿，寒热，风头侵目泪出，长肌肤，润泽作面脂。"《滇南本草》："祛皮肤游走之风，止胃冷腹痛、寒痛。除风湿燥痒顽痹，攻疮痈，排脓定痛。治妇人漏下、白带、散经、周身寒湿疼痛。"《本草纲目》："治鼻渊、鼻衄、齿痛、眉棱骨痛，大肠风秘，小便出血，妇人血风眩运，翻胃吐食；解砒毒，蛇伤，刀箭金疮。"

2. 现代研究 主含挥发油、欧前胡素、异欧前胡素、别欧前胡素、别异欧前胡素、氧化前胡素、水合氧化前胡素等。《中国药典》规定：含欧前胡素不得少于 0.080%。本品有兴奋中枢神经、升血压作用，并能引起流涎呕吐，有解热、抗炎、镇痛、解痉、抗癌作用，还可提高皮肤对长波紫外线的敏感性。

细 辛

Xìxīn

首载于《神农本草经》。为马兜铃科植物北细辛 *Asarum heterotropoides* Fr. Schmidt var. *mandshuricum*（Maxim.）Kitag.、汉城细辛 *Asarum sieboldii* Miq. var. *seoulense* Nakai 或华细辛 *Asarum sieboldii* Miq. 的根和根茎。前二种习称"辽细辛"。产于辽宁、吉林、黑龙江等地。夏季果熟期或初秋采挖。

【处方用名】细辛、北细辛、华细辛、辽细辛。

【药品归属】细辛为国家基本医疗保险药品、国家重点保护野生药材物种（Ⅲ级）。

【主要药性】辛，温。归心、肺、肾经。

【基本功效】解表散寒，祛风止痛，通窍，温肺化饮。

【临床应用】

1. 风寒表证 本品辛温发散，芳香透达，长于解表散寒，祛风止痛，宜于外感风寒，头身疼痛较甚者，常与羌活、防风、白芷等同用，如九味羌活汤（《此事难知》）。本品既入肺经散表寒，又入肾经除里寒，能通彻表里，祛内外之寒，为"治邪在里之表剂"（《本草备要》）。若治素体阳虚，外感风寒表证，症见恶寒发热，神疲欲寐，脉沉等，常与麻黄、附子同用，如麻黄附子细辛汤（《伤寒论》）。

2. 头痛，牙痛，痹证 本品辛能祛风，温能散寒，芳香走窜，上达巅顶，通利关节，以止痛见长。可用于头痛，牙痛，痹证等多种寒痛证。若治外感风邪之偏正头痛，常与川芎、白芷、羌活等同用，如川芎茶调散（《和剂局方》）。治牙痛，可单用，或与荜茇、高良姜、冰片等同用，如牙痛药水（《部颁标准》）。治风寒湿痹，腰膝冷痛，常与独活、桑寄生、防风等同用，如独活寄生汤（《千金方》）。

3. 鼻塞流涕，鼻渊鼻鼽　本品辛散宣通，能"开肺气，通鼻塞"（《本草汇言》），为治鼻渊、鼻鼽，鼻塞不通，浊涕不止之良药。常与白芷、苍耳子、辛夷等同用，如利鼻片（《部颁标准》）。

4. 痰饮喘咳　本品辛温走肺，达表入里，外能发散风寒，内能"温肺化痰饮"（《本草征要》）。治外感风寒、水饮内停之恶寒发热，无汗，喘咳，痰多清稀者，常与麻黄、桂枝、干姜等同用，如小青龙汤（《伤寒论》）；治寒饮停肺，咳嗽痰稀色白，胸膈痞满，常与茯苓、干姜、五味子等同用，如苓甘五味姜辛汤（《金匮要略》）。

【临证备要】　煎服，1~3g。散剂每次服 0.5~1g。外用适量。阴虚阳亢头痛，肺燥伤阴干咳者忌用。不宜与藜芦同用。

【古今研究】

1. 本草摘要　《神农本草经》："主咳逆，头痛脑动，百节拘挛，风湿痹痛，死肌。"《本草别说》："细辛若单用末，不可过半钱匕，多即气闷塞不通者死。"《神农本草经百种录》："以气为治也。凡药香者，皆能疏散风邪，细辛气盛而味烈，其疏散之力更大。且风必挟寒以来，而又本热而标寒，细辛性温，又能驱逐寒气，故其疏散上下之风邪，能无微不入，无处不到也。"

2. 现代研究　主含挥发油，油中的主要成分为细辛醚、甲基丁香酚、黄樟醚等。另含细辛脂素，及痕量的马兜铃酸 I。《中国药典》规定：含马兜铃酸 I 不得超过 0.001%，含挥发油不得少于 2.0%，含细辛脂素不得少于 0.05%。本品有解热、镇静、镇痛、抗炎、表面麻醉及浸润麻醉作用，此外，还有强心、扩张血管、松弛平滑肌、增强脂质代谢、升高血糖等作用。

【备注】　关于细辛不过钱。细辛不过钱之说，源于明·李时珍《本草纲目》。云："细辛非华阴者不得为真。若单用末，不可过一钱，多则气闷塞不通者死，虽死无伤。"结合古代论述，细辛不过钱主要包括以下基本元素。①正品细辛；②细辛用根，不是用带根全草；③细辛单用，不是配伍应用；④细辛用末（散剂），不是用汤剂或其他剂型；⑤细辛口服，不是外用。总之，细辛不过钱（3g）是在特定条件下一种特殊限量，并不具有普遍的临床指导意义。因此，准确把握细辛不过钱的内涵，对指导细辛临床安全、有效、合理用药十分重要。

藁　本
Gǎoběn

首载于《神农本草经》。为伞形科植物藁本 *Ligusticum sinense* Oliv. 或辽藁本 *Ligusticum jeholense* Nakai et Kitag. 的根茎和根。产于辽宁、四川、陕西等地。秋季茎叶枯萎或次春出苗时采挖。

【处方用名】　藁本、辽藁本、川藁本。

【药品归属】　藁本为国家基本医疗保险药品。

【主要药性】　辛，温。归膀胱经。

【基本功效】　祛风，散寒，除湿，止痛。

【临床应用】

1. 风寒表证，巅顶疼痛　本品味辛气温，主入足太阳膀胱经，上行升散，善达巅顶。以发散太阳经之风寒湿邪见长，并擅止痛。治风寒湿邪犯表，头身疼痛明显者，常与羌活、独活、防风等同用，如羌活胜湿汤（《内外伤辨惑论》）。若风寒之邪循经上犯所致头痛，巅顶痛甚，痛连齿颊者，可与羌活、苍术、川芎等同用，如神术散（《和剂局方》）。

2. 痹证　本品辛温香燥，能除肌肉、经络、筋骨间之风寒湿邪，蠲痹止痛。治风寒湿痹，一身尽痛者，常与羌活、防风、苍术等同用，如除风湿羌活汤（《内外伤辨惑论》）。

【临证备要】　煎服，3~10g。本品辛温香燥，凡阴血亏虚、肝阳上亢、火热内盛之头痛者忌服。

【古今研究】

1. 本草摘要　《神农本草经》："主妇人疝瘕，阴中寒肿痛，腹中急，除风头痛，长肌肤，悦颜色。"《本草衍义补遗》："太阳经本药。治寒气郁结及巅顶痛、脑齿痛。"《本草正义》："藁本味辛气温，上行升散，专主太阳太阴之寒风寒湿，而能疏达厥阴郁滞，功用与细辛、川芎、羌活近似。"

2. 现代研究　主含阿魏酸、3-丁基苯肽、蛇床肽内酯等，尚含萜类、烯丙基苯类、香豆素，及挥发油等。《中国药典》规定：含阿魏酸不得少于0.05%。本品有镇静、镇痛、解热及抗炎作用，并能抑制肠和子宫平滑肌，有降压、平喘作用。

苍耳子
Cāngěrzǐ

首载于《神农本草经》。为菊科植物苍耳 *Xanthium sibiricum* Patr. 的成熟带总苞的果实。产于山东、江苏、湖北等地。秋季果实成熟时采收。

【处方用名】　苍耳子、炒苍耳子。

【药品归属】　苍耳子为国家基本医疗保险药品。

【主要药性】　辛、苦，温；有毒。归肺经。

【基本功效】　散风寒，通鼻窍，祛风湿。

【临床应用】

1. 风寒表证　本品辛温宣散，主入肺经，能"上达巅顶，疏通脑户之风寒，为头风痛之要药"（《本草正义》）。因其有毒，且发汗解表之力较弱，故一般风寒表证少用。对于风寒感冒，头痛，鼻塞流涕明显者，可与防风、白芷、羌活等同用。

2. 鼻塞流涕，鼻渊鼻鼽　本品辛温，升浮上达，善能疏散风邪，通利鼻窍，为治鼻塞流涕，鼻渊鼻鼽等多种鼻病之良药。常与辛夷、细辛、白芷等同用，如滴通鼻炎水（《部颁标准》）。

3. 痹证　本品辛能散风，"苦能燥湿，温能通络"（《本草求真》）。常用于风寒湿痹，关节疼痛，四肢拘挛等。可单用，或与羌活、独活、威灵仙等同用。

【临证备要】　煎服，3~10g，或入丸散。入药多炒用。血虚头痛不宜服用。过量服用易致中毒。

【典型案例】苍耳子治风寒湿痹案。李某，女，40岁。时值伏天，前来就诊。患者自觉左脚趾及左腿膝关节疼痛有1年之久，冬季加剧，平素自觉患处凉，局部无红肿，喜热，遇热痛减。此次因雨天趟水受凉，引起剧痛，蹲起吃力，影响行走。患者以前服用过阿司匹林肠溶片、小活络丹，疗效不佳。经敷用苍耳草250g（脚趾敷100g，膝关节敷150g），疼痛缓解，嘱1周后再敷一次。随访病痊愈，未复发〔时珍国药研究，1996，（3）：145〕。

【古今研究】

1. 本草摘要　《神农本草经》："主风头寒痛，风湿周痹，四肢拘挛痛，恶肉死肌。"《本草蒙筌》："散疥癣细疮遍身瘙痒者立效，驱风湿周痹四肢挛急者殊功。止头痛善通顶门，追风毒任在骨髓。"《本草备要》："善发汗，散风湿，上通脑顶，下行足膝，外达皮肤。治头痛目暗，齿痛鼻渊，肢挛痹痛，瘰疬疮疥。"

2. 现代研究　主含棕榈酸、硬脂酸、油酸、亚油酸等脂肪酸类成分，还含苍耳苷、蜡醇等。本品有抗菌、扩张血管、降压、降血糖的作用。

附：苍耳草

为苍耳的茎叶。苦、辛、微寒；有小毒。功能祛风，清热，解毒。用于风湿痹痛、四肢拘急、麻风、疔毒、皮肤瘙痒等。煎服，6~15g，或熬膏及入丸散。外用适量。本品有毒，内服不宜过量，亦不能持续服用。本品散气耗血，体虚者慎用。

辛　夷
Xīnyí

首载于《神农本草经》。为木兰科植物望春花 *Magnolia biondii* pamp.、玉兰 *Magnolia denudata* Desr. 或武当玉兰 *Magnolia sprengeri* Pamp. 的花蕾。产于河南、四川、陕西等地。冬末春初花未开放时采收。

【处方用名】辛夷、木笔花、迎春花。

【药品归属】辛夷为国家基本医疗保险药品。

【主要药性】辛，温。归肺、胃经。

【基本功效】散风寒，通鼻窍。

【临床应用】

1. 风寒表证　本品辛温，能发散风寒，功似苍耳子，可用于风寒表证。因其解表之力较弱，故一般风寒表证用之甚少。

2. 鼻塞流涕，鼻渊鼻鼽　本品辛温上达，芳香通窍，既能散外来之风邪，又能疏内窍之寒郁。善通鼻窍，功似苍耳子而安全无毒，为治鼻塞流涕，鼻渊鼻鼽等多种鼻病之要药。可单用，或与苍耳子相须为用，如鼻渊舒胶囊（《中国药典》）。

【临证备要】煎服，3~9g，宜包煎；或入丸、散。外用：适量，研末搐鼻；或以其蒸馏水滴鼻。本品有毛，易刺激咽喉，入汤剂宜用纱布包煎。

【古今研究】

1. 本草摘要　《神农本草经》："主五脏身体寒热，风头脑痛。"《名医别录》："温中解肌，利九窍，通鼻塞涕出，治面肿引齿痛，眩冒身兀，兀如在车船之上者。"《本草纲目》："辛夷之辛温，走气而入肺，能助胃中清阳上行通于天，所以能温中、治头面目鼻之病。"

2. 现代研究　主含挥发油、木兰脂素、芦丁、槲皮素-7-O-葡萄糖苷、柳叶木兰碱、木兰剑毒碱等。《中国药典》规定：含挥发油不得少于 1.0%，含木兰脂素不得少于 0.40%。本品有收缩鼻黏膜血管、促进黏膜分泌物的吸收，减轻炎症的作用，还有抑菌、镇痛、降压、抗过敏等作用。

葱 白
Cōngbái

首载于《神农本草经》。为百合科植物葱 *Allium fistulosum* L. 近根部的鳞茎。全国各地均有种植。随时可采。

【处方用名】葱白。

【主要药性】辛，温。归肺、胃经。

【基本功效】发汗解表，散寒通阳。

【临床应用】

1. 风寒表证　本品辛温发散，药力较弱，适用于外感风寒，恶寒发热之轻证，常与淡豆豉同用，如葱豉汤（《肘后方》）。

2. 阴盛格阳证　本品辛散温通，能宣通阳气，温散寒凝。常与附子、干姜同用，治疗阴盛格阳，四肢厥逆，面赤脉微，如白通汤（《伤寒论》）。

【临证备要】煎服，3~9g。外用适量。

【古今研究】

1. 本草摘要　《神农本草经》："主伤寒，寒热，出汗，中风，面目肿。"《本经逢原》："辛温上升，入手太阴、足阳明经，专主发散，以通上下阳气，即《本经》作汤以下主治。故伤寒头痛如破，用连须葱白香豉汤。少阴病下利清谷，里寒外热，厥逆脉微者，白通汤内用葱白，以其辛温通阳气也。"

2. 现代研究　主含挥发油，油中主要成分为大蒜辣素、二烯丙基硫醚。还含有黏液质、维生素、烟酸、草酸钙、铁盐等成分。本品对白喉杆菌、结核杆菌、痢疾杆菌、葡萄球菌及链球菌有抑菌作用，尚有抗真菌和抗滴虫的作用。

胡 荽
Húsuī

首载于《食疗本草》。为伞形科植物芫荽 *Coriandrum sativum* L. 的带根全草。全国各地均有种植。八月果实成熟时采收。

【处方用名】胡荽、芫荽、香菜。

【主要药性】辛，温。归肺、胃经。

【基本功效】发表透疹，开胃消食。

【临床应用】

1. 风寒表证　本品辛温香窜，功能发散风寒，可用于外感风寒，恶寒发热之轻证。因其发汗解表之力较弱，故用之甚少。

2. 麻疹不透　本品辛能发散，可促使麻疹外透。用治风寒束表，疹发不畅，或疹出而又复隐者，可单用煎汤熏洗，或与荆芥、薄荷等同用。

此外，本品气味芳香，能开胃消食，增进食欲，多用作菜肴中之调味品。

【临证备要】　煎服，3~9g。外用适量。麻疹已透，或热毒壅盛而疹出不畅者忌服。

【古今研究】

1. 本草摘要　《日用本草》："消谷化气，通大小肠结气。治头疼齿病，解鱼肉毒。"《本草纲目》："辛温香窜。内通心脾，外达四肢。能辟一切不正之气，故痘疮出不爽快者，能发之。"《本草经疏》："气虚人不宜食。疹痘出不快，非风寒外侵及秽恶之气触犯者，不宜用。"

2. 现代研究　主含维生素，正癸醛，壬醛和芳樟醇等，尚含芦丁，维生素和铝、钡、铜、铁等无机元素。本品有兴奋胃肠平滑肌，增强胃肠蠕动的作用，还可促进外周循环，促进肉芽生长。

柽　柳

Chēngliǔ

首载于《开宝本草》。为柽柳科植物柽柳 *Tamarix chinensis* Lour. 的细嫩枝叶。全国各地均有分布。4~6月花未开时采收。

【处方用名】　柽柳、西河柳。

【主要药性】　辛、甘，平。归肺、胃、心经。

【基本功效】　发表透疹，祛风除湿。

【临床应用】

1. 表证　本品辛能发散，祛风解表。其性平不偏，味甘力缓，故对于外感表证，无论风寒、风热均可配伍使用。如治风寒表证，可与麻黄、紫苏叶等同用；治风热表证，可与桑叶、菊花等同用。因其味甘力缓，在解表剂中多作辅助药用。

2. 麻疹不透，风疹瘙痒　本品辛散透发，尤善发表透疹，兼能祛风止痒。治麻疹初起，疹出不畅，可单用为末，茅根煎汤送下，如独圣散（《麻科活人全书》）；或与牛蒡子、蝉蜕、荆芥穗等同用，如竹叶柳蒡汤（《先醒斋医学广笔记》）。若单用本品煎汤熏洗，也可用于风疹瘙痒。

3. 痹证　本品能祛风除湿。治风湿痹证，肢节疼痛，常与羌活、独活、秦艽等同用。

【临证备要】　煎服，3~10g。外用适量。麻疹已透及体虚多汗者忌服。

【古今研究】

1. 本草摘要　《本草备要》："治痧疹不出，喘嗽闷乱。"《本经逢原》："去风。煎汤浴风疹身痒效。"《得配本草》："解瘟疫之躁乱，开肌肉之邪结，一切风火疠气，非此不能达表。"

2. 现代研究　主含挥发油、柽柳酚、柽柳酮、芦丁、槲皮素、没食子酸等。本品有抗菌、解热、止咳等作用。

第二节　发散风热药

本节药物多为辛凉，以发散风热为主要作用，其发散之力较发散风寒药缓和。适用于风热表证及温病初起邪在卫分，症见发热、微恶风寒、咽干口渴、头痛目赤、舌边尖红、舌苔薄黄、脉浮数等。

薄　荷

Bòhe

首载于《新修本草》。为唇形科植物薄荷 *Mentha haplocalyx* Briq. 的地上部分。主产于江苏的太仓以及浙江、湖南等地，夏、秋二季采收。

【处方用名】薄荷、苏薄荷。

【药品归属】薄荷为国家基本医疗保险药品（单味使用不予支付费用）、既是食品又是药品的物品。

【主要药性】辛，凉。归肺、肝经。

【基本功效】疏散风热，清利头目，利咽，透疹，疏肝行气。

【临床应用】

1. 风热表证，温病初起　本品辛凉而轻浮，能疏散风热。"于头目肌表之风热郁而不散者，最能效力"（《本草思辨录》）。为治风热表证及温病初起之要药。常与连翘、荆芥、牛蒡子等同用，如感冒舒颗粒（《中国药典》）。

2. 头痛，目赤，咽喉肿痛　本品味辛能散，性凉而清，上行头面，能祛诸热之风邪，"清头目咽喉口齿风热诸病"（《本草正》）。若治风热上攻之头晕目眩，偏正头痛者，可与川芎、石膏、荆芥等同用，如清眩丸（《中国药典》）。治风热上攻之目赤多泪者，常与桑叶、菊花、木贼等同用。治风热壅盛，咽喉肿痛者，常与桔梗、蝉蜕、牛蒡子等同用。

3. 麻疹不透，风疹瘙痒　本品辛凉，质轻宣散，"善表瘾疹，愈皮肤瘙痒"（《医学衷中参西录》）。对于风热束表之麻疹、风疹等出疹性疾病颇为常用。如治麻疹初起，疹出不畅者，常与蝉蜕、牛蒡子等同用。治风疹皮肤瘙痒者，常与荆芥、防风、僵蚕等同用。

4. 肝郁气滞证　本品辛香走窜，入肝经，能条达肝气，疏畅郁滞，常用于肝郁气滞证，症见胸胁、少腹胀痛，月经不调，乳房胀痛等。常与柴胡、白芍、当归等同用，如逍遥散（《和剂局方》）。

此外，本品气味芳香，兼能化湿和中，还可用治夏令感受暑湿秽浊之气，脘腹胀痛，呕吐泄泻，可与香薷、厚朴、金银花等同用。

【临证备要】煎服，3~6g；宜后下。薄荷叶长于发汗解表，薄荷梗偏于行气和中。本品芳香辛散，发汗耗气，故体虚多汗者不宜使用。

【典型案例】薄荷疏散风热案。魏某，男，83岁。因发热3日不退，自服APC等药无效，上门求诊。症见壮热口微渴，头痛目眩，面赤气粗，咽喉肿痛，脘腹胀满，小便短赤，舌红苔黄腻，脉滑数有力。证属风热外感，湿热交蒸。治以疏散风热，利湿祛邪。取鲜薄荷 1 株（约 50g），沿根剪断，以净水去除杂质，掐寸段，置锅中，放水约 150mL 煮沸离火，微温频服，取微汗、小便频止。第二天访视，患者述只服半剂，汗自出，小便勤，服全剂后脉静身凉痊愈而安〔天津药学，1998，（4）：56〕。

【古今研究】

1. 本草摘要 《本草纲目》："辛能发散，凉能清利，专于消风散热，故头痛头风，眼目、咽喉、口齿诸病，小儿惊热及瘰疬疥疖为要药。"《本草新编》："薄荷不特善解风邪，尤善解忧郁。用香附以解郁，不若用薄荷解郁更神也。"

2. 现代研究 主含挥发油：油中主要成分为薄荷脑、薄荷酮、异薄荷酮、胡薄荷酮、柠檬烯等。《中国药典》规定：含挥发油不得少于 0.80%，饮片不得少于 0.40%。本品有发汗、解热、镇痛、镇咳、祛痰、镇静、解痉、抗病原体、抑制胃肠平滑肌收缩、利胆、排石等作用，可促透皮吸收和抗早孕、抗着床及抗精子形成的作用。

牛蒡子

Niúbàngzǐ

首载于《名医别录》。本品为菊科植物牛蒡 *Arctium lappa* L. 的成熟果实。产于河北、吉林、浙江等地，秋季采收。

【处方用名】 牛蒡子、炒牛蒡子、大力子、鼠粘子、恶实。

【药品归属】 牛蒡子为国家基本医疗保险药品（单味使用不予支付费用）、可用于保健食品的物品。

【主要药性】 辛、苦，寒。归肺、胃经。

【基本功效】 疏散风热，宣肺透疹，利咽解毒。

【临床应用】

1. 风热表证，温病初起 本品辛能疏风，苦寒清热，主入肺经。能解风温于上部，清咽喉之不利，兼可宣肺祛痰，常用于风热表证或温病初起而见咽喉红肿疼痛或咳嗽，咯痰不爽等。前者常与金银花、薄荷、桔梗等同用，如银翘散（《温病条辨》）；后者可与桑叶、前胡、桔梗等药配伍。

2. 麻疹不透，风疹瘙痒 本品辛能透散，苦寒清泄，清泄之中，自能透发，能宣疹毒于周身。凡"时行疹子，皮肤瘾疹，凡肺经郁火、肺经风热，悉宜用此"（《药品化义》）。"最为麻疹之专药"（《本草正义》）。主要适用于麻疹初期或出疹不透，常与葛根、蝉蜕、荆芥等同用，如葛蒡合剂（《部颁标准》）。若治风疹湿疹，皮肤瘙痒者，可与防风、生地、蝉蜕等同用，如消风散（《外科正宗》）。

3. 咽喉肿痛，痈肿疮毒，痄腮，丹毒 本品辛寒能外散风热之邪，苦寒能清解诸肿疮疡之毒，为表里双解之剂。可用于热毒所致的多种病证。尤善清利咽喉，对于咽喉肿痛，无论风热上攻或热毒壅盛者皆宜。前者可与薄荷、蝉蜕等同用，后者可与板蓝根、山豆根等同用。若治风热疫毒壅于上焦，发于头面，症见头面红肿热痛，咽喉不利者，常与黄芩、板蓝根、玄参等同用，如普济消毒饮（《东垣试效方》）。治热毒痈肿，痄腮等，可与金银花、连翘等同用。因其性偏滑利，可使大便通畅而利于热毒清降，故上述热毒病证兼有大便秘结者最为适宜。

【临证备要】煎服，6~12g。炒用可使其苦寒及滑肠之性略减。气虚便溏者慎用。

【古今研究】

1. 本草摘要　《本草经疏》：“为散风、除热、解毒之要药。”《药品化义》：“牛蒡子能升能降，力解热毒。味苦能清火，带辛能疏风，主治上部风痰，面目浮肿，咽喉不利，诸毒热壅，马刀瘰疬，颈项痰核，血热痘，时行疹子，皮肤瘾疹，凡肺经郁火，肺经风热，悉宜用此。”《本草正义》：“牛蒡之用，能疏散风热，起发痘疹，而善通大便。”

2. 现代研究　主含牛蒡苷、牛蒡醇、花生酸、硬脂酸、棕榈酸、胡薄荷酮等，另含有类胡萝卜素、脂肪油、维生素A、维生素B$_1$及生物碱等。《中国药典》规定：含牛蒡子苷不得少于5.0%。本品有解热、镇静、镇痛、抗病原微生物、调节免疫、降血糖、抗肿瘤等作用。

蝉　蜕
Chántuì

首载于《名医别录》。为蝉科昆虫黑蚱 Cryptotympana pustulata Fabricius 若虫羽化时脱落的皮壳。产于山东、河北、河南等地。夏、秋二季采集。

【处方用名】蝉蜕、蝉衣、蝉退、蝉壳、虫退。

【药品归属】蝉蜕为国家基本医疗保险药品。

【主要药性】甘，寒。归肺、肝经。

【基本功效】疏散风热，利咽，透疹，明目退翳，解痉。

【临床应用】

1. 风热表证，温病初起，咽痛音哑　本品质轻上浮，甘寒清热，“善解外感风热，为温病初得之要药”（《医学衷中参西录》）。若治风热表证，温病初起，发热头痛者，常与薄荷、牛蒡子、前胡等同用，如《时病论》辛凉解表法。因其长于宣散肺经之风热以利咽、开音，故对于风热郁肺之咳嗽，咽喉痒痛，声音嘶哑尤为适宜。常与薄荷、牛蒡子、胖大海等同用。

2. 麻疹不透，风疹瘙痒　本品轻宣透发，既可透散疹毒，治疗风热外束，麻疹不透者，可与薄荷、西河柳、牛蒡子等同用，如竹叶柳蒡汤（《先醒斋医学广笔记》）。又善能祛风止痒，可用于风邪外郁所致的多种皮肤瘙痒。若证属风热所致者，常与薄荷、荆芥等同用；证属风寒所致者，可与麻黄、防风、荆芥等同用；证属风湿浸淫肌肤、血脉，皮肤瘙痒者，常配伍防风、苦参、荆芥等，如消风散（《外科正宗》）。

3. 目赤翳障　本品入肝经，善能疏散肝经风热而明目退翳。适用于风热上攻或肝火上炎之目赤肿痛，翳膜遮睛，常与菊花、白蒺藜、决明子等同用，如蝉花散（《银海精微》）。

4. 小儿惊风，破伤风　本品既能疏散风热以祛外风，又能凉肝定惊以息内风，可用于小儿急慢惊风、破伤风等风动之证。如治小儿急惊风，可与牛黄、钩藤等同用；治疗小儿慢惊风，可与全蝎、白术、天麻等同用；治疗破伤风，多与天麻、僵蚕、全蝎等同用。

此外，本品尚可用治小儿惊哭夜啼。

【临证备要】煎服，3~6g。孕妇当慎用。

【典型案例】蝉蜕祛风止痒案。冯某某，女，48岁，1988年10月15日就诊。近两年来躯干、臀部及双下肢出现蚕豆至花生米大小红色纺锤形丘疹，反复发作，奇痒难忍，诊为顽固性荨麻疹。经服西药，效果甚微。服蝉蜕丸（蝉蜕去头足，粉碎过筛，炼蜜为丸，每丸约重9g），每天3次，每次1丸，1周后症状基本控制，继服3周，追访至今，未再发作〔基层中医药杂志，1992，（1）：47〕。

【古今研究】

1. 本草摘要 《药性论》："治小儿浑身壮热惊痫。"《本草蒙筌》："去翳膜侵睛，胬肉满眦，眼科诚奇。"《本草纲目》："治头风眩运，皮肤风热，痘疹作痒，破伤风及疔肿毒疮，大人失音，小儿噤风天吊，惊哭夜啼，阴肿。"

2. 现代研究 主含甲壳质、壳聚糖，并含异黄质蝶呤、赤蝶呤、蛋白质、氨基酸、有机酸及微量元素等成分。本品有解热、镇静、抗惊厥、免疫调节、降血脂、抗炎、抗过敏、抗肿瘤等作用。

桑 叶
Sāngyè

首载于《神农本草经》。为桑科植物桑 *Morus alba* L. 的叶。全国大部分地区均产，初霜后采收。

【处方用名】桑叶、冬桑叶、霜桑叶、蜜桑叶。

【药品归属】桑叶为国家基本医疗保险药品（单味使用不予支付费用）、既是食品又是药品的物品。

【主要药性】甘、苦，寒。归肺、肝经。

【基本功效】疏散风热，清肺润燥，清肝明目。

【临床应用】

1. 风热表证，温病初起 本品气轻味薄，清芬凉爽，能清疏肺经及在表之风热，作用缓和，兼能止咳。故对于风热表证及温病初起，邪在卫分而见发热，微恶风寒，头痛，咳嗽者较为适宜。常与菊花、杏仁、桔梗等同用，如桑菊感冒片（《中国药典》）。

2. 肺热燥咳 本品苦寒能清金止咳，甘寒能润燥肃肺。无论肺热或燥热伤肺，症见干咳少痰或无痰，口渴，鼻咽干燥等，皆可配伍使用。若证情轻者常与苦杏仁、沙参、浙贝母等同用，如桑杏汤（《温病条辨》）；证情重者常与生石膏、麦冬、阿胶等同用，如清燥救肺汤（《医门法律》）。

3. 目赤肿痛，眼目昏花 本品苦寒清泄，入肝经。既能疏散肝经之风热，又能清泄肝经之郁热，可用于风热上攻或肝火上炎所致的目赤肿痛，羞明多泪，常与决明子、菊花、夏枯等同用。因其味甘质润，兼能益阴明目，也常用于肝肾精血不足，眼目昏花，视物模糊等，每与黑芝麻为伍，如桑麻丸（《部颁标准》）。

此外，本品略有凉血止血作用，尚可用于咳血、吐血、衄血等多种血热出血证。

【临证备要】煎服，5~10g；或入丸散。外用煎水洗眼。清肺润燥多蜜炙用，余生用。

NOTE

【古今研究】

1. 本草摘要　《神农本草经》："主除寒热，出汗。"《本草纲目》："治劳热咳嗽，明目，长发，止消渴。"《本草求真》："清肺泻胃，凉血燥湿，去风明目。"

2. 现代研究　主含芦丁、桑苷、槲皮素、异槲皮素、牛膝甾酮、东莨菪碱等。还含挥发油、生物碱、萜类等。《中国药典》规定：含芦丁不得少于 0.10%。本品有抗炎、抗凝血、降血糖、降血脂、降血压、抗菌、抗血栓形成、延缓衰老等作用。

菊 花
Júhuā

首载于《神农本草经》。为菊科植物菊 Chrysanthemum morifolium Ramat. 的头状花序。产于浙江、安徽、河南等地。9~11 月花盛开时分批采收。

【处方用名】菊花、白菊花、黄菊花、滁菊花、杭菊花。

【药品归属】菊花为国家基本医疗保险药品（单味使用不予支付费用）、既是食品又是药品的物品。

【主要药性】甘、苦，微寒。归肺、肝经。

【基本功效】散风清热，平肝明目，清热解毒。

【临床应用】

1. 风热表证，温病初起　本品体轻达表，轻清上浮，长于清疏肺经及在表之风热，主要用于风热表证或温病初起，性能功用与桑叶相似，但疏散之力稍逊，每常相须为用，如桑菊饮（《温病条辨》）。

2. 肝阳上亢证　本品性寒，"入肝之用为长"（《本草便读》）。能清肝热、平肝阳。常用于阴虚阳亢所致的头痛眩晕、耳鸣健忘。可与山楂、决明子、夏枯草等同用，如山菊降压片（《中国药典》）。

3. 目赤肿痛，眼目昏花　本品辛散苦泄，微寒清热，主入肝经，既能疏风热，又能清肝热，兼能益阴，有明目之效。功用与桑叶相似，而清肝明目之力甚。常用于风热上攻或肝火上炎所致的目赤肿痛，羞明多泪以及肝肾精血不足，眼目昏花，视物模糊等。前者常与蒺藜、栀子、蝉蜕等同用，如明目上清片（《中国药典》）；后者多与枸杞子、熟地黄、山茱萸等同用，如杞菊地黄丸（《麻疹全书》）。

4. 疮痈肿毒　本品味苦微寒，能清热解毒。治疗热毒疮疡，内服与外敷皆宜。惟清热解毒之力不及野菊花，故较少用之。

【临证备要】煎服，5~10g。疏散风热宜用黄菊花，平肝、清肝明目宜用白菊花。

【典型案例】菊花清肝明目案。某女，17 岁，某月前出天花治愈，遗留双目红肿热痛，翳肉遮睛失明，服药数周罔效。望舌质红，苔薄黄少津，脉弦数。此乃时疫之气攻目，余热未清，内热炽盛，耗伤津液，水不涵木，肝火上炎，遂用甘菊花 120g，煎水两大碗约 1000mL，内服外洗各等量，连服 3 日，红肿热痛、翳肉尽清（《中医单药奇效真传》）。

【古今研究】

1. 本草摘要　《神农本草经》："主风头眩、肿痛，目欲脱，泪出，皮肤死肌，恶风，湿痹。"《本草衍义》："专治头目风热，今多收之作枕。"《本草蒙筌》："驱头风止头痛晕眩，清头脑第一；养眼血收眼泪翳膜，明眼目无双。"

2. 现代研究　主含挥发油、木犀草苷、刺槐苷、绿原酸、3，5-O-二咖啡酰基奎宁酸等。《中国药典》规定：含绿原酸不得少于0.20%，含木樨草苷不得少于0.080%，含3，5-O-二咖啡酰基奎宁酸不得少于0.70%。本品有抗炎、降压、免疫调节、抗病原微生物、降血脂、扩张冠状动脉、增加冠脉血流量、抗氧化、抗肿瘤等作用。

蔓荆子

Mànjīngzǐ

首载于《神农本草经》。为马鞭草科植物单叶蔓荆 *Vitex trifolia* L. var. *simplicifolia* Cham. 或蔓荆 *Vitex trifolia* L. 的成熟果实。前者产于山东、江西、浙江等地，后者产于广东、广西等地，秋季采收。

【处方用名】蔓荆子、蔓荆实、炒蔓荆子。

【药品归属】蔓荆子为国家基本医疗保险药品、国家重点保护野生药材物种（Ⅲ级）。

【主要药性】辛、苦，微寒。归膀胱、肝、胃经。

【基本功效】疏散风热，清利头目。

【临床应用】

1. 风热表证，头痛头晕　本品气轻味辛，体轻而浮，上行而散，微寒清热，能疏散肌表及头面之风热。可用于外感风热及风热上攻所致头痛头晕，齿龈肿痛等。因其疏散之力较弱，故解表剂少用。而长于止痛，尤善治头痛，"凡有风邪在头面者，俱可用"（《本草新编》）。以治风热头痛及偏头痛最为适宜，可与川芎、白芷、细辛等同用。

2. 目赤肿痛，眼目昏花　本品能疏散肝经之风热，而清利头目。治风热上攻，目赤肿痛，羞明多泪者，常与菊花、蝉蜕等同用。若肝肾不足，目暗不明者，可与枸杞子、熟地黄等同用。

此外，本品尚能祛风止痛，可用于风湿痹痛。

【临证备要】煎服，5~10g。

【典型案例】蔓荆子祛风止痛案。张某，男，35岁。头痛数年，时轻时重。嘱其将蔓荆子60g，煎汤200mL，每日分3次口服，1周后头痛基本消失，自从服蔓荆子后，已患了近5年的便秘也随之而愈〔中医杂志，2000，（12）：713〕。

【古今研究】

1. 本草摘要　《本草纲目》："蔓荆实，气清味辛，体轻而浮，上行而散，故所主者皆头面风虚之症。"《药品化义》："蔓荆子，能疏风、凉血、利窍，凡太阳头痛，及偏头风，脑鸣、目泪、目昏，皆血热风淫所致，以此凉之，取其气薄主升，佐神效黄芪汤，疏消障翳，使目复光，为肝经胜药。"

2. 现代研究　主含蔓荆子黄素、紫花牡荆素、木犀草素、棕榈酸、硬脂酸、亚麻酸等。并含挥发油、生物碱和维生素A等。《中国药典》规定：含蔓荆子黄素不得少于0.030%。本品有解热、镇静、镇痛、抗菌、降压、平喘祛痰等作用。

柴 胡

Cháihú

首载于《神农本草经》。为伞形科植物柴胡 *Bupleurum chinense* DC. 或狭叶柴胡 *Bupleurum scorzonerifolium* Willd. 的根。前者产于河北、河南、辽宁等地，习称"北柴胡"；后者产于湖北、四川、安徽等地，习称"南柴胡"。春、秋二季采挖。

【处方用名】柴胡、北柴胡、南柴胡、醋北柴胡、醋南柴胡。

【药品归属】柴胡为国家基本医疗保险药品。

【主要药性】苦、辛，微寒。归肝、胆、肺经。

【基本功效】疏散退热，疏肝解郁，升举阳气。

【临床应用】

1. 外感发热，寒热往来 本品辛散升浮，其性微寒，能达表散邪，尤为"退热必用之药"（《本草纲目》）。对于外感发热，无论风热、风寒所致者皆宜。可单用本品，如柴胡口服液（《中国药典》）；也可随证配伍使用。本品又"为少阳经表药"（《本草经疏》），能疏散少阳半表半里之邪。若"外邪之在半表半里者，引而出之，使达于表，外邪自散"（《本草正义》），适用于伤寒邪在少阳，症见寒热往来，胸胁苦满，口苦咽干、目眩等，每与黄芩为伍，共奏和解少阳之功，如少阳感冒颗粒（《中国药典》）。

2. 肝郁气滞证 本品味辛能行，力主疏肝。能条达木郁，疏畅气血。凡"肝气不舒畅者，此能舒之"（《医学衷中参西录》）。若治肝失疏泄，气机郁滞所致的胸胁胀痛、情志抑郁及妇女月经不调，痛经等，常配香附、川芎、白芍等，如柴胡疏肝散（《景岳全书》）。治肝郁血虚，脾失健运，症见胁肋作痛，神疲食少，或月经不调，乳房胀痛者，常与当归、白芍、白术等同用，如逍遥散（《和剂局方》）。治肝郁气滞，胸痞胀满，胃脘疼痛者，常配延胡索、枳壳、香附等，如气滞胃痛片（《中国药典》）。

3. 脾虚气陷证 本品性轻清，主升浮，能升提脾胃清阳之气。用于中气不足，气虚下陷所致的久泻脱肛、子宫脱垂等内脏下垂的病症。"必须于补气之药提之，始易见功，舍补气之药，实难奏效"（《本草新编》）。故常与黄芪、人参、升麻等同用，如补中益气汤（《脾胃论》）。

【临证备要】煎服，3～10g。疏散退热宜生用，疏肝解郁宜醋炙。本品性能升发，故阴虚火旺，肝阳上亢及气机上逆之证忌用。

古有"柴胡劫肝阴"之说，如何理解？

【典型案例】柴胡疏肝解郁案。王某，男，26 岁。患乙肝 6 年，近 1 年腹胀，矢气得舒，乏力，纳差。谷丙转氨酶88U，血清总蛋白 64g/L。胃肠钡剂示："十二指肠球部溃疡"。证属肝郁气滞，胃肠气结。治以疏肝解郁，顺气散结。药用柴胡 6g，生甘草 5g。以沸水泡服，每日 3 剂。2 日后来诉，腹胀已大减，纳食亦增，仍以上方沸水泡服半月余，复查谷丙转氨酶35U〔中医杂志，2000，（12）：649〕。

【古今研究】

1. 本草摘要 《神农本草经》："主心腹，去肠胃中结气，饮食积聚，寒热邪气，推陈致新。"《神农本草经百种录》："柴胡，肠胃之药也。观《经》中所言治效，皆主肠胃，以其气味轻清，能于顽土中疏理滞气，故其功如此。"《本草正义》："其治外邪寒热之病，则必寒热往来，邪气已渐入于里，不在肌表，非仅散表诸药所能透达，则以柴胡之气味轻清芳香疏泄者，引而举之以祛邪，仍自表分而解，故柴胡亦为解表之药。"

2. 现代研究　主含柴胡皂苷 a、b、d、f 及柴胡皂苷元 E、F、G 和龙吉苷元等。尚含挥发油、多糖、有机酸、植物甾醇及黄酮类等。《中国药典》规定：北柴胡含柴胡皂苷 a 和柴胡皂苷 d 的总量不得少于 0.30%。本品有解热、镇静、镇痛、镇咳、抗炎、降血脂、保肝、利胆、抑制胃酸分泌、抗溃疡、抗病原微生物、抗肿瘤及调节免疫等作用。

升　麻
Shēngmá

首载于《神农本草经》。为毛茛科植物大三叶升麻 *Cimicifuga heracleifolia* Kom.、兴安升麻 *Cimicifuga dahurica*（Turcz.）Maxim. 或升麻 *Cimicifuga foetida* L. 的根茎。产于辽宁、吉林、黑龙江等地，秋季采挖。

【处方用名】升麻、炙升麻。

【药品归属】升麻为国家基本医疗保险品、可用于保健食品的物品。

【主要药性】辛、微甘，微寒。归肺、脾、胃、大肠经。

【基本功效】发表透疹，清热解毒，升举阳气。

【临床应用】

1. 外感发热　本品味辛能散，微寒清热，能"去伤风于皮肤，散发热于肌肉"（《本草蒙筌》）。适用于风热表证，发热头痛等，常与葛根、柴胡等同用。因发表力弱，对于外感表证，无论风寒、风热皆宜，多作辅助药使用。

2. 麻疹不透，阳毒发斑　本品辛散透疹，清解热毒。能透麻疹于瘾密之时，"化斑毒于延绵之际"（《本草汇言》）。若治麻疹初起，疹出不畅者，常与葛根、白芍、甘草同用，如升麻葛根汤（《和剂局方》）。治阳毒发斑，可与生石膏、大青叶、紫草等同用。

3. 热毒证　本品性寒凉，具有清热解毒之功，可用于多种热毒证。因其主入阳明胃经，善解阳明热毒。若治胃火亢盛，循经上攻之头痛，牙龈肿痛，或唇腮颊肿痛者，常与黄连、生地、丹皮等同用，如清胃散（《脾胃论》）。治风热疫毒上攻之大头瘟，症见头面红肿，咽喉肿痛者，常与黄芩、黄连、板蓝根等同用，如普济消毒饮（《东垣试效方》）。

4. 脾虚气陷证　本品入脾胃经，"善提清气"（《药品化义》），能"提元气之下陷，举大肠之脱泄"（《本草正》），功似柴胡而力强。用于中气不足，气虚下陷所致的久泻脱肛、子宫脱垂等，每常相须为用，并配伍黄芪、人参等，如补中益气汤（《脾胃论》）。

【临证备要】煎服，3~10g。发表透疹、清热解毒宜生用，升阳举陷宜炙用。本品具升浮之性，故阴虚火旺，麻疹已透者，均当忌用。

【古今研究】

1. 本草摘要　《名医别录》：主"中恶腹痛，时气毒疠，头痛寒热，风肿诸毒，喉痛，口疮。"《本草纲目》："升麻引阳明清气上行，柴胡引少阳清气上行。此乃禀赋素弱，元气虚馁，

NOTE

乃劳役饥饱生冷内伤，脾胃引经最要药也。"《本草正》："善散阳明经风寒，肌表邪热，提元气之下陷，举大肠之脱泄，除阳明温疫表邪，解肌腠风热斑疹。"

2. 现代研究 主含异阿魏酸，升麻酸 A、B、C、D、E，水杨酸，咖啡酸，及升麻苦味素、升麻醇、升麻醇木糖苷、北升麻醇、齿阿米素、齿阿米醇、升麻素、皂苷等。《中国药典》规定：含异阿魏酸不得少于 0.10%。本品有解热、镇痛、抗炎、抗菌、抗过敏、升高白细胞、减慢心率、降低血压、保肝、利胆、抑制肠肌和妊娠子宫痉挛等作用。

葛 根
Gégēn

首载于《神农本草经》。为豆科植物野葛 *Pueraria lobata*（Willd.）Ohwi 的根。产于湖南、河南、广东等地。秋、冬二季采挖。

【处方用名】葛根、煨葛根。

【药品归属】葛根为国家基本医疗保险药品（单味使用不予支付费用）、既是食品又是药品的物品。

【主要药性】甘、辛，凉。归脾、胃、肺经。

【基本功效】解肌退热，生津止渴，透疹，升阳止泻，通经活络，解酒毒。

【临床应用】

1. 外感发热，项背强痛 本品辛散透表，凉而不寒，具有解肌退热之功。凡外感发热，无论风寒、风热所致者，服之可奏热退身凉之效。因其"善达诸阳经，而阳明为最"（《本草正》）。长于"解经气之壅遏"（《长沙药解》），缓颈背之强痛。故对于外感表证兼有项背强痛者尤为适宜。常与麻黄、桂枝等同用，如葛根汤（《伤寒论》）。

2. 热病口渴及消渴 本品入胃经。能生津止渴。大凡口渴，无论外感内伤皆宜。因其性凉，长于清热生津，"凡热而兼渴者，此为最良"（《本草正》）。故常用于热病津伤口渴及内热消渴。前者常与天花粉、知母等同用，后者常配伍黄芪、麦冬、花粉等。

3. 麻疹不透 本品辛凉透邪，既能解肌退热，又能透发麻疹。对于麻疹初起，疹发不出或出而不畅者，常与升麻相须为用，如升麻葛根汤（《和剂局方》）。

4. 脾虚泄泻 本品其气轻浮，功能升发清阳，鼓舞脾胃清阳之气上行而奏止泻之效。适用于脾虚清阳下陷之泄泻，常配伍白术、人参、木香等，如七味白术散（《小儿药证直诀》）。本品"只以升举陷下之气，并非为清里而设"（《本草正义》）。若治湿热泻痢，当与黄连、黄芩等同用，如葛根黄芩黄连汤（《伤寒论》）。

5. 中风偏瘫，胸痹心痛 本品味辛能行，"主宣通经脉之正气以散邪"（《本草崇原》），具有活血通经之功。对于中风偏瘫，胸痹心痛，可单用，如愈风宁心片（《部颁标准》）；或与丹参、川芎同用，如通脉冲剂（《部颁标准》）。

此外，本品尚能解酒毒。可用于饮酒过度，头痛头昏、烦渴、呕吐等。

【临证备要】煎服，10~15g。解肌退热、透疹、生津宜生用，升阳止泻宜煨用。

【古今研究】

1. 本草摘要 《神农本草经》："主消渴，身大热，呕吐，诸痹，起阴气，解诸毒。"《名医别录》："疗伤寒中风头痛，解肌发表出汗，开腠理，疗金疮，止痛胁风痛。生根汁，大寒。疗消渴，伤寒壮热。"《本草纲目》："生葛根重解肌清热，煨葛根重升清止泻。"

2. 现代研究 主含葛根素、大豆苷、大豆苷元、大豆素-4，7-二葡萄糖苷等，及香豆素及三萜皂苷等成分。《中国药典》规定：含葛根素不得少于2.4%。本品有解热、扩张冠状动脉、抗心肌缺血、改善心功能、改善脑循环、降血压、抑制血小板凝集、降血糖、降血脂、抗氧化、抗肿瘤等作用。

附：粉葛、葛花

1. 粉葛 粉葛为甘葛藤 *Pueraria thomsonii* Benth 的根。为国家基本医疗保险药品。2000年版《中国药典》及其以前，野葛与甘葛藤的根均作为葛根使用。自2005年版《中国药典》以后，二者单列。将野葛的根作为葛根的正品，将甘葛藤的根定名粉葛，以后历版《中国药典》皆从之。粉葛与葛根的性能、功效及临床运用相同。

2. 葛花 为野葛的未开放花蕾。甘，平；归胃经。功能解酒毒，醒脾和胃。用于饮酒过度，头痛头昏、烦渴、呕吐、胸膈饱胀等症。煎服，3~15g。或入丸、散。

淡豆豉

Dàndòuchǐ

首载于《名医别录》。为豆科植物大豆 *Glycine max*（L.）Merr. 的成熟种子的发酵加工品。全国各地均产。

【处方用名】淡豆豉、香豆豉、炒豆豉。

【药品归属】淡豆豉为国家基本医疗保险药品（单味使用不予支付费用）、既是食品又是药品的物品。

【主要药性】苦、辛，凉。归肺、胃经。

【基本功效】解表，除烦，宣发郁热。

【临床应用】

1. 表证 本品辛散轻浮，能疏散表邪。因其药性平和，发散之力弱，大凡外感表证，无论风热、风寒，邪浅证轻者颇为适宜，每与葱白为伍，如葱豉汤（《肘后方》）。

2. 热病烦闷 本品辛能宣散，凉能除热，为"宣郁之上剂也。凡病一切有形无形，壅胀满闷，停结不化，不能发越致疾者，无不宣之"（《本草汇言》）。用于外感热病，邪热内郁胸中，烦闷不眠，每与栀子为伍，即栀子豉汤（《伤寒论》）。

【临证备要】 煎服，6~12g。

【古今研究】

1. 本草摘要 《名医别录》："主伤寒，头痛寒热，瘴气恶毒，烦躁满闷，虚劳喘吸，两脚疼冷。"《珍珠囊》："去心中懊憹，伤寒头痛，烦躁。"《本经疏证》："豆豉治烦躁满闷，非特由于伤寒头痛寒热者可用，即由于瘴气恶毒者亦可用也。"

2. 现代研究 主含大豆苷、黄豆苷、大豆素、黄豆素等异黄酮类成分。还含有胡萝卜素，维生素B$_1$、B$_2$，淡豆豉多糖及微量元素等。本品有微弱的发汗作用，并有健胃、助消化、抗骨质疏松、抗动脉硬化、降血糖等作用。

【备注】本品为大豆与表散药物同制发酵而成，由于加工所用辅料不同而性质各异。若与麻黄、紫苏同制，其性偏温，多用于风寒表证；与桑叶、青蒿同制，其性偏凉，多用于风热表证。《中国药典》将后者定为淡豆豉的正品。

附：大豆黄卷

为大豆的成熟种子经发芽干燥的炮制加工品。为国家基本医疗保险药品。甘，平；归脾、胃、肺经。功能解表祛暑，清热利湿。用于暑湿感冒，湿温起初，发热汗少，胸闷脘痞，肢体酸痛，小便不利。煎服，9~15g。

浮 萍

Fúpíng

首载于《神农本草经》。为浮萍科植物紫萍 *Spirodela polyrrhiza*（L.）Schleid. 的全草。全国各地池沼均有产，以湖北、江苏、浙江等地产量大。6~9月采收。

【处方用名】浮萍、浮萍草、紫背浮萍。

【药品归属】浮萍为国家基本医疗保险药品。

【主要药性】辛，寒。归肺经。

【基本功效】宣散风热，透疹，利尿。

【临床应用】

1. 风热表证　本品辛寒质轻，入肺经，善达皮肤，开毛窍，疏散风热。"治时行热病，亦堪发汗甚有功"（《本草图经》）。适宜于风热表证，发热无汗者，可与薄荷、金银花等同用。若治风寒感冒，恶寒无汗者，亦可与麻黄、羌活等同用。

2. 麻疹不透，风疹瘙痒　本品味辛，轻浮外达，可助麻疹之透发，"祛皮肤瘙痒之风"（《滇南本草》）。用于麻疹初起，疹出不畅者，常与薄荷、蝉蜕、牛蒡子等同用。用于风邪郁于肌表，风疹瘙痒者，可单用煎汤外洗，或与蝉蜕、防风等同用。

3. 水肿　本品"轻浮最甚，故上宣肺气，外达皮毛，发汗泄热，下通水道"（《本草正义》），有利尿消肿之功，对于水肿，小便不利而兼有风热表证者用之最宜。可单用，或与连翘、冬瓜皮等同用。

【用法用量】煎服，3~9g。外用适量，煎汤浸洗。表虚自汗者不宜使用。

【古今研究】

1. 本草摘要　《神农本草经》："主暴热身痒，下水气。"《本草纲目》："浮萍，其性轻浮，入肺经，达皮肤，所以能发扬邪汗也。"《本草求真》："凡风湿内淫，瘫痪不举，在外而见肌肤瘙痒，一身暴热；在内而见水肿不消，小便不利。用此疏肌通窍，俾风从外散，湿从下行，而瘫与痪其悉除矣。"

2. 现代研究　主含荭草素、木犀草素-7-单糖苷、芦丁等黄酮类化合物。此外，还含有胡萝卜素、叶黄素、醋酸钾、氯化钾、碘、溴脂肪酸等物质。本品有解热、抑菌、抗病毒、利尿、强心、收缩血管、抗凝血等作用。

木 贼

Mùzéi

首载于《嘉祐本草》。为木贼科植物木贼 *Equisetum hiemale* L. 的地上部分。产于黑龙江、吉林、辽宁等地，夏、秋二季采收。

【处方用名】木贼、木贼草。

【药品归属】木贼为国家基本医疗保险药品、可用于保健食品的物品。

【主要药性】甘、苦，平。归肺、肝经。

【基本功效】疏散风热，明目退翳。

【临床应用】

风热目赤，翳膜遮睛 本品轻浮上行，功能疏散风热，可用于风热表证，但因其解表之力较弱而少用。退翳明目为其所长，为治目疾常用之品。主要用于风热上攻，目赤肿痛，迎风流泪，翳膜遮睛等，常与菊花、密蒙花、蒺藜等同用，如拨云退翳丸（《中国药典》）。

此外，本品兼有止血作用、可用于便血、痔血、崩漏等出血。因其药力薄弱，多与其他止血药配伍使用。

【临证备要】煎服，3~9g。

【古今研究】

1. 本草摘要 《嘉祐本草》："主目疾，退翳膜。又消积块，益肝胆，明目，疗肠风，止痢及妇人月水不断。"《本草纲目》："木贼，与麻黄同形同性，故亦能发汗解肌，升散火郁风湿，治眼目诸血疾也。"《本经逢原》："木贼专主眼目风热，暴翳，止泪，取发散肝肺风邪也。"

2. 现代研究 主含山柰素、山柰酚-3，7-双葡萄糖苷、琥珀酸、延胡索酸、阿魏酸、犬问荆碱、烟碱等，尚含挥发油等成分。《中国药典》规定：含山柰素不得少于0.20%。本品有抗菌、扩张血管、增加冠脉血流量、抗凝血、降低血压、降血脂、降血糖、镇静等作用。

谷精草

Gǔjīngcǎo

首载于《开宝本草》。为谷精草科植物谷精草 *Ericaulon buergerianum* Koern. 的带花茎的头状花序。产于江苏、浙江、湖北等地，秋季采收。

【处方用名】谷精草。

【药品归属】谷精草为国家基本医疗保险药品。

【主要药性】辛、甘，平。归肝、肺经。

【基本功效】疏散风热，明目退翳。

【临床应用】

1. 风热目赤，翳膜遮睛 本品辛甘性平，体轻性浮，长于疏散肝经之风热，"为眼科明目退翳之要药"（《本草汇言》）。"凡治目中诸病加而用之，甚良"（《本草纲目》）。适用于肝经

NOTE

风热，目赤肿痛，羞明多泪，目生翳障，常与菊花、决明子等同用，如谷精草汤（《审视瑶函》）。

2. 风热头痛　本品质地轻清，专行上焦，直达巅顶，"能疏散头痛风热"（《本草正义》）。适用于风热上攻之头痛，可与薄荷、蔓荆子等同用。

【临证备要】煎服，5~10g。

【古今研究】

1. 本草摘要　《名医别录》："主疗喉痹，齿风痛，及诸疮疥。"《本草纲目》："主治头风痛，目盲翳膜，痘后生翳，止血。"《本草正义》："其质轻清，故专行上焦，直达巅顶，能疏散头痛风热，治目疾头风；并疗风气痹痛者，亦以轻清之性，善于外达也。"

2. 现代研究　主含谷精草素、槲皮万寿菊素、万寿菊素、槲皮素等黄酮类成分。本品有抗病原微生物作用。

第七章 清热药

一、含义

凡以清解里热为主要功效，常用以治疗里热证的药物，称为清热药。

清热药一般分为清热泻火药、清热燥湿药、清热解毒药、清热凉血药及清虚热药五类。

二、性能特点

本类药物皆属寒凉，长于清泄里热。凡外无表邪，内无积滞，热在脏腑，或在气分、血分，或实热、虚热，皆能使之清解。即所谓"疗热以寒药"（《神农本草经》）之意。本章药物的主要功效为清热、清热泻火、清热燥湿、清热解毒、清热凉血及清虚热等。

所谓清热，是指寒凉药物能清解里热，以治疗里热证的作用，又称清泄里热、清解里热。其中，以治疗气分证和各脏腑实热证为主的作用，称清热泻火。以治疗各种热毒证或火毒证为主的作用，称为清热解毒，又称清火解毒、解火毒、清热毒、泻火毒、泻火解毒、泄热解毒、泻热解毒。以治疗营、血分证为主的作用，称清热凉血，也称凉血。以治疗虚热证为主的作用，称为清虚热，又称退虚热、清退虚热。性味苦寒，以治疗湿热证为主的作用，称清热燥湿，又称苦寒燥湿。

三、主治病证

适用于火热之邪内侵，或体内阳热有余，以热在脏腑、营血为主的实热证，以及阴液亏虚，虚火内生之虚热证。症见高热烦渴、湿热泻痢、温毒发斑、咽喉肿痛、痈肿疮毒及阴虚发热等。

四、应用原则

里热证因热邪所在的部位、阶段及虚实不同，临床表现各异，应有针对性地选用不同的清热药进行治疗。同时应根据火热邪气的致病特点进行配伍用药。如火热邪气易耗气伤阴、动血生风、易生肿疡等，可因证配伍益气养阴、生津润燥、凉血止血、息风止痉和解毒消肿等药物同用。若里热兼有表证者，宜配伍相应的解表药以表里同治，或先解表后治里；里热兼有胃肠积滞者，宜配伍苦寒泻下药同用，以通腑泻热。

五、使用注意

本类药物性多寒凉，易伤脾胃，故脾胃虚弱，食少便溏者慎用。苦寒药物易化燥伤阴，故阴虚患者慎用。对于阴盛格阳或真寒假热证，不宜使用本章药物。

六、现代研究

清热药能抑制病原微生物生长，拮抗病原微生物毒素，对多种致热源所致发热有不同程度的解热作用。此外，尚有抗炎、抗凝血、增强抗感染免疫能力、抗肿瘤、降血压、保肝、利胆等多种药理作用。

第一节　清热泻火药

本节药物多为甘寒或苦寒，入气分，走脏腑。以清泄温热病气分实热和各脏腑实热为主要作用。适用于温热病气分实热证，症见高热、汗出、烦渴、脉洪大有力，甚或神昏谵语等。因药物作用部位的不同，又分别适用于各脏腑之实热证，如热邪壅肺之咳嗽喘息、胃火上炎之头痛、牙痛，肝火上炎之目赤肿痛、头痛眩晕，心火上炎之口舌生疮等火热证。

使用本节药物，要辨清温热病邪所在的不同阶段。若卫气同病，或气血两燔者，则当发散风热药或清热凉血药同用。

石　膏
Shígāo

首载于《神农本草经》。为硫酸盐类矿物硬石膏族石膏，主含含水硫酸钙。主产于湖北应城。全年可采。

【处方用名】石膏、生石膏、煅石膏。

【药品归属】石膏、煅石膏均为国家基本医疗保险药品。

【主要药性】甘、辛，大寒。归肺、胃经。

【基本功效】生用：清热泻火，除烦止渴；煅用：收湿，生肌，敛疮，止血。

【临床应用】

1. 气分实热证　本品"辛能解肌，甘能缓热，大寒而兼辛甘则能除大热"（《本草经疏》）。故为清泻气分实热之要药。因其清热泻火力强，能使热清火除，则津液复而烦渴止。适用于温热病邪在气分，邪正剧争，里热蒸迫，津液受伤所致的壮热，不恶寒，汗多、烦渴引饮、脉洪大等气分实热证。常与知母相须为用，如白虎汤（《伤寒论》）。若温热病气血两燔，症见高热、发斑者，常与玄参、知母等同用，如化斑汤（《温病条辨》）。

> 石膏与桂枝均能解肌，有何区别？

2. 肺热喘咳　本品性寒入肺经，善清肺经之实热，适用于邪热壅肺之身热不解，咳逆喘促。常与麻黄、杏仁、甘草同用，如麻杏石甘汤（《伤寒论》）。

3. 胃火亢盛，头痛牙痛　本品入胃经，能清阳明有余之热，凡胃中积热，循经上犯之头痛如裂，壮热皮如火燥，及牙龈红肿疼痛，或牙周出血，甚至腐臭溃烂者，皆可用之。常与黄连、升麻等配伍，如清胃散（《外科正宗》）。

4. 湿疹瘙痒，溃疡不敛，水火烫伤，外伤出血 本品煅后研末外用，能收湿，使创面保持干燥；能敛疮生肌，促进疮面愈合；能收敛止血，可控制外伤出血。若治湿疹瘙痒，可配枯矾外用，如二味隔纸膏（《景岳全书》）。治溃疡不敛，可与红粉共为末，撒于患处，如九一散（《中国药典》）。治水火烫伤，可单用，配青黛外用。治外伤出血，可单用研末外撒。

【临证备要】煎服，15~60g，宜先煎。煅石膏外用适量，研末外撒患处。脾胃虚寒及非实热者不宜使用。

【典型案例】石膏清热泻火案。某女，年近六旬，得温病，脉数而洪实，舌苔黄而干，闻药气即呕吐。俾单用生石膏细末六两（180g），以做饭小锅煎取清汤一大碗，恐其呕吐，1次只温饮1口，药下咽后，觉烦躁异常，病家疑药不对证。愚曰："非也，病重药轻故也。"饮至3次，遂不烦躁，尽剂而愈（《医学衷中参西录》）。

【古今研究】

1. 本草摘要 《名医别录》"除时气，头痛身热，三焦大热，皮肤热，肠胃中隔气，解肌发汗，止消渴，烦逆，腹胀，暴气喘息。"《本草从新》："寒能清热降火。辛能发汗解肌。甘能缓脾。生津止渴。治伤寒郁结无汗。阳明头痛。发热恶寒。日晡潮热。阳狂壮热。小便赤浊。大渴引饮。中暑自汗。舌焦，牙痛。"《医学衷中参西录》："石膏，凉而能散，有透表解肌之力。外感有实热者，放胆用之，直胜金丹。"

2. 现代研究 主含含水硫酸钙（$CaSO_4 \cdot 2H_2O$），尚夹有砂粒、黏土、有机物、硫化物等杂质以及微量的 Fe^{2+} 及 Mg^{2+}。煅石膏为无水硫酸钙（$CaSO_4$）。《中国药典》规定：含含水硫酸钙不得少于95.0%。本品有解热、解渴、增强免疫、降血糖及一定的解痉、抗炎作用；煅石膏有生肌作用。另外，石膏的主要成分硫酸钙在水中的溶解度较低，不会因煎煮时间延长和温度增高而增加其水溶性。

寒水石

Hánshuǐshí

首载于《神农本草经》。为硫酸盐类矿物方解石族方解石，主含碳酸钙；或硫酸盐类矿物硬石膏族红石膏，主含含水硫酸钙（$CaSO_4 \cdot 2H_2O$）。前者习称"南寒水石"，产于河南、安徽、江苏等地；后者习称"北寒水石"，产于辽宁、吉林、内蒙古等地。全年可采。

【处方用名】寒水石、南寒水石、北寒水石。

【主要药性】辛、咸，寒。归心、胃、肾经。

【基本功效】清热泻火，除烦止渴。

【临床应用】

1. 气分实热证 本品性能与石膏相似，治温热病邪在气分，壮热烦渴者，每常相须为用，如三石汤（《温病条辨》）。

2. 口疮牙痛，丹毒烫伤 本品性寒，入心胃经。善清泻心、胃之实火，可用于多种热毒证。如治口疮、牙痛，可配黄柏等分为末，撒敷患处。治小儿丹毒，可用本品研末，水调和猪胆汁涂之。治水火烫伤，可与地榆、黄柏、大黄等共为末，麻油调敷患处，如烫火散（《部颁标准》)。

【临证备要】煎服，10~15g，先煎。外用适量。脾胃虚寒者慎用。

【古今研究】

1. 本草摘要　《神农本草经》："主身热，腹中积聚邪气，皮中如火烧，烦满，水饮之。"《本经逢原》："寒水石，治心肾积热之上药，《本经》治腹中积聚，咸能软坚也；身热皮中如火烧，咸能降火也。《金匮》风引汤，《局方》紫雪，皆用以治有余之邪热也。"

2. 现代研究　方解石主含碳酸钙（$CaCO_3$）。红石膏主含含水硫酸钙（$CaSO_4 \cdot 2H_2O$）。

知　母
Zhīmǔ

首载于《神农本草经》。为百合科植物知母 *Anemarrhena asphodeloides* Bge. 的根茎。主产于河北。春、秋二季采挖。

【处方用名】知母、知母肉、毛知母、盐知母。

【药品归属】知母为国家基本医疗保险药品、可用于保健食品的物品。

【主要药性】苦、甘，寒。归肺、胃、肾经。

【基本功效】清热泻火，滋阴润燥。

【临床应用】

1. 气分实热证　本品苦寒，主入气分，善"清阳明独胜之热"（《本草便读》），功似石膏而力稍逊，亦为治阳明气分邪热之要药。用于热病之在阳明，高热烦渴者，常与石膏相须为用，如白虎汤（《伤寒论》）。

2. 肺热燥咳　本品入肺经，苦寒能"清肺金而泻火"（《本草纲目》）。甘寒能滋肺阴以润燥。凡肺热咳嗽或阴虚燥咳均可配伍使用。若治肺热咳嗽，咯痰黄稠者，常与贝母、黄芩、桑白皮等同用，如二母宁嗽汤（《古今医鉴》）；治肺热阴伤，燥咳无痰或少痰者，常与贝母、麦冬等同用，如二冬二母汤（《症因脉治》）。

3. 内热消渴　本品苦寒，能"清胃以救津液"（《本草正义》）；甘寒质润，能滋胃阴以生津液。凡津伤口渴或消渴，无论胃火内盛，或阴虚燥热所致者皆可选用。若治气阴不足，内热消渴，症见烦热口渴、多食多饮、倦怠乏力者，可与黄芪、玉竹、地黄等同用，如养阴降糖片（《中国药典》）。

4. 骨蒸潮热　本品既"润肾燥而滋阴"（《本草纲目》），又能"泻无根之肾火，疗有汗之骨蒸"（《用药法象》），为滋阴降火之要药。适用于肾阴不足，阴虚火旺证，症见骨蒸潮热，遗精盗汗等，常与黄柏、地黄等配伍，如知柏地黄丸（《医宗金鉴》）。

此外，本品滋阴润燥，可用于肠燥便秘。

【临证备要】煎服，6~12g。本品性寒质润，有滑肠作用，故脾虚便溏者慎服。

【典型案例】知母泻肾火案。一男病者，坐下方欲按脉，彼即云小便急，快步而行，回来始为之诊脉。据云小便点滴，行坐一急即出，医治已经 3 年，屡服补肾药未效。诊其脉弦数，诊断为肾火亢盛。独用知母五钱，翌日来诊云，小便已正常，仍按前法，再服 2 剂痊愈（《名老中医用药心得》）。

【古今研究】

1. 本草摘要　《神农本草经》："主消渴热中，除邪气，肢体浮肿，下水，补不足，益气。"《用药法象》："泻无根之肾火，疗有汗之骨蒸，止虚劳之热，滋化源之阴。"《本草纲目》："知母之辛苦寒凉，下则润肾燥而滋阴，上则清肺金而泻火，乃二经气分药也。"

2. 现代研究　主含知母皂苷、薯蓣皂苷、菝葜皂苷、芒果苷、异芒果苷等；尚含知母多糖、生物碱、有机酸及多种金属元素、黏液质等。《中国药典》规定：含芒果苷不得少于0.70%，知母片不得少于0.50%，盐知母不得少于0.40%；含知母皂苷BII不得少于3.0%，盐知母不得少于2.0%。本品有解热、抗炎、抗病原微生物、免疫调节、降血糖、抑制肾上腺皮质激素分解、改善学习记忆、改善动脉粥样斑块病变、保护脑缺血损伤、抗肿瘤等作用。

芦　根

Lúgēn

本品首载于《名医别录》。为禾本科植物芦苇 *Phragmites communis* Trin. 的根茎。全国各地均有分布。全年均可采挖。

【处方用名】芦根、鲜芦根。

【药品归属】芦根、鲜芦根均为国家基本医疗保险药品（单味使用不予支付费用）、既是食品又是药品的物品。

【主要药性】甘，寒。归肺、胃经。

【基本功效】清热泻火，生津止渴，除烦，止呕，利尿。

【临床应用】

1. 热病烦渴　本品"甘能益胃和中，寒能除热降火，热解胃和，则津液流通而渴止"（《本草经疏》）。其清热泻火之力不及石膏、知母，但清热不碍胃，生津不恋邪。适用于热病伤津，烦热口渴。常以之与麦冬、梨、荸荠、藕共取汁服，如五汁饮（《温病条辨》）。

2. 肺热咳嗽，肺痈吐脓　本品入肺经，"清肺降火是其所能"（《本草求真》），可使肺气清肃，则热咳自除。若治风热犯肺之咳嗽，常与桑叶、菊花、苦杏仁等同用，如桑菊饮（《温病条辨》）。治邪热壅肺之咳嗽痰稠，常配黄芩、浙贝母、瓜蒌等。因其质轻宣透，能祛痰排脓，对于肺痈吐腥臭脓痰者，常与薏苡仁、冬瓜仁、桃仁同用。

3. 胃热呕哕　本品"甘寒除热安胃，亦能下气"（《本草经疏》）。对于"胃阴不足而有火邪上逆为患者最宜"（《本草便读》）。可单用煎浓汁频饮，或与竹叶、生姜等同用，如芦根饮子（《千金要方》）。

4. 热淋涩痛　本品能"降火利水"（《本草再新》），可用于热淋涩痛，小便短赤。常配白茅根、车前子等。

【临证备要】煎服，干品15～30g；鲜品加倍，或捣汁用。脾胃虚寒者忌服。

【古今研究】

1. 本草摘要　《名医别录》："主消渴客热，止小便利。"《本草述》："芦根之味甘气寒，故益胃而解热；甘寒更能养阴，故治胃热呕哕，为圣药也。"《医学衷中参西录》："芦根，其性凉能清肺热，中空能理肺气，而又味甘多液，更善滋阴养肺。"

NOTE

2. 现代研究　主含咖啡酸，龙胆酸，维生素 B_1、B_2、C 等。尚含天冬酰胺及蛋白质、脂肪，多糖等。本品有解热、镇静、保肝、降血压等作用。

【备注】芦根为芦苇的根茎，苇茎为芦苇的嫩茎。二者同出一物，性能、功用相近。但芦根长于生津止渴，苇茎长于清透肺热，多用于肺痈，略有侧重。药肆中多无苇茎供应，可以芦根代之。鲜芦根多由病家自备。

天花粉
Tiānhuāfěn

首载于《神农本草经》。为葫芦科植物栝楼 *Trichosanthes kirilowii* Maxim. 或双边栝楼 *Trichosanthes rosthornii* Harms 的根。全国各地均产，以河南安阳一带产者质量较好。秋、冬二季采挖。

【处方用名】天花粉、瓜蒌根、栝楼根。

【药品归属】天花粉为国家基本医疗保险药品。

【主要药性】甘、微苦，微寒。归肺、胃经。

【基本功效】清热泻火，生津止渴，消肿排脓。

【临床应用】

1. 热病烦渴，内热消渴　本品味甘苦，性微寒，能"行津液之固结，降烦热之燔腾"（《本草约言》）。功似芦根，其清热泻火不及。但"益胃生津，洵推妙品"（《本草正义》）。为治渴之要药。适宜于热病伤津，口燥烦渴，及阴虚内热，消渴多饮。前者常与沙参、麦冬、玉竹等同用，如沙参麦冬汤（《温病条辨》）；后者多与黄芪、知母、山药等同用，如玉液消渴冲剂（《部颁标准》）。

2. 肺热燥咳　本品入肺经，能清肺热，"润肺，化肺中之燥痰，宁肺止嗽"（《医学衷中参西录》）。适宜于燥热伤肺之干咳少痰，或痰中带血。常与天冬、麦冬、生地黄等同用，如滋燥饮（《杂病源流犀烛》）。

3. 疮痈肿毒　本品既能清热泻火而解毒，又能消肿排脓以疗疮。对于疮疡肿毒，无论成脓或破溃与否均可运用，为外科常用之品。若"疔痈初起者，与连翘、山甲并用即消；疮疡已溃者，与黄芪、甘草并用，更能生肌排脓"（《医学衷中参西录》）。

【临证备要】煎服，10～15g。孕妇慎用，不宜与川乌、制川乌、草乌、制草乌、附子同用。

【古今研究】

1. 本草摘要　《神农本草经》："主消渴，身热烦满，大热，补虚，安中，续绝伤。"《本草汇言》："其性甘寒，善能治渴，从补药而治虚渴，从凉药而治火渴，从气药而治郁渴，从血药而治烦渴，乃治渴之要药也。"《本草求真》："味酸而甘微苦，微寒，亦同瓜蒌能降膈上热痰，兼因味酸，又能生津止渴。故凡口燥唇干，肿毒痈乳痔漏，时热狂躁，便数等症，服之立能解除。"

2. 现代研究　主含天花粉蛋白、α-羟甲基丝氨酸、天冬氨酸、核糖、木糖、阿拉伯糖、泻醇酸等。本品有降血糖、抗肿瘤、免疫增强、抗菌、抗病毒等作用；可致流产和抗早孕作用。天花粉蛋白有较强的抗原性，可致敏。

【备注】本品原名"栝楼根"，出自《神农本草经》。张仲景《伤寒杂病论》中均用此名。天花粉之名始见于《本草图经》，今多用此名。

淡竹叶
Dànzhúyè

首载于《滇南本草》。为禾本科植物淡竹叶 *Lophatherum gracile* Brongn. 的茎叶。产于长江流域至华南各地。夏季末抽花穗前采割。

【处方用名】淡竹叶。

【药品归属】淡竹叶为国家基本医疗保险药品（单味使用不予支付费用）、既是食品又是药品的物品。

【主要药性】甘、淡，寒。归心、胃、小肠经。

【基本功效】清热泻火，除烦止渴，利尿通淋。

【临床应用】

1. 热病烦渴　本品甘寒，入心胃经。能泻心火，清胃热，除烦止渴。适用于热病伤津，心烦口渴。因其作用缓和，轻证多用；若重证则功力不济，多入复方，可与黄芩、知母、麦门冬等同用，如淡竹叶汤（《医学心悟》）。

2. 口舌生疮，热淋涩痛　本品甘淡性寒，上能清心经之火，下能导小肠之热，为"泄火利水之良品"（《本草正义》）。适用于心火上炎之舌尖红赤，口舌生疮；或心热下移小肠的小便赤涩，尿道灼痛等。常与木通、栀子、生地等同用。

【临证备要】煎服，6~10g。

【古今研究】

1. 本草摘要　《滇南本草》："治肺热咳嗽，肺气上逆，治虚烦，发热不眠。退虚热，止烦热。"《本草纲目》："去烦热，利小便，清心。"《生草药性备要》："消痰止渴，除上焦火，明眼目，利小便，治白浊，退热，散痔疮毒。"

2. 现代研究　主含芦竹素、白茅素、蒲公英赛醇 β-谷甾醇、豆甾醇、菜油甾醇、蒲公英甾醇等。本品有退热、利尿、抗肿瘤、抑菌等作用。

【备注】关于竹叶与淡竹叶。竹叶为禾本科植物淡竹的嫩叶。又名"淡竹叶"，属木本植物，始载于《神农本草经》；淡竹叶为禾本科植物淡竹叶的干燥茎叶，属草本植物，始载于《滇南本草》。"此非淡竹之叶，另是一种"（《得配本草》）。故凡明以前方中所用之竹叶或淡竹叶，均为今之竹叶。

附：竹叶、竹叶卷心

1. 竹叶　为禾本科植物淡竹 *Phyllostochys nigra*（Lodd）. Munro war. *henois*（Mitf.）Stapf ex Rendle 的嫩叶。竹叶与淡竹叶性能、功效及临床运用相似。然竹叶长于清心，淡竹叶偏于利尿。因二者作用都不甚强，故实际差异并不大，临床常相互替代使用。

2. 竹叶卷心　为淡竹卷而未放的幼叶。其性能、功效及临床运用与竹叶相似，但清心泻火力量更强。多用于温热病热邪内陷心包，发热，神昏谵语，常与莲子心、连翘心、玄参等同用，如清宫汤（《温病条辨》）。

鸭跖草
Yāzhícǎo

首载于《本草拾遗》。为鸭跖草科植物鸭跖草 *Commelina communis* L. 的地上部分。全国各地均产。夏、秋二季采收。

【处方用名】鸭跖草、鸭脚掌、鸭食草。

【药品归属】鸭跖草为国家基本医疗保险药品。

【主要药性】甘、淡，寒。归肺、胃、小肠经。

【基本功效】清热泻火，解毒，利水消肿。

【临床应用】

1. 风热表证，热病烦渴　本品性寒，长于清热泻火。治温热病热入气分之高热烦渴，可与石膏、知母、芦根等同用。对于风热表证之发热，也可与薄荷、金银花、牛蒡子等同用。

2. 咽喉肿痛，疮痈肿毒，毒蛇咬伤　本品解毒力强，既能解火热之毒而利咽，又能解蛇虫之毒。若治热毒壅盛之咽喉肿痛，可单用捣汁，频频含服，或与板蓝根、桔梗、玄参等同用。治热毒疮疡，毒蛇咬伤，可单用捣敷患处，或与紫花地丁、野菊花、白花蛇舌草等同用。

3. 水肿尿少，热淋涩痛　本品甘淡而寒，能清热利湿，消肿通淋。若治水肿，小便不利，可与车前子、泽泻、淡竹叶等同用。治湿热淋证，小便淋沥涩痛，可与木通、滑石、瞿麦等同用。

【临证备要】煎服，15~30g。外用适量。

【古今研究】

1. 本草摘要　《本草拾遗》："主寒热瘴疟，痰饮，疔肿，肉癥滞涩，小儿丹毒，发热狂痫，大腹痞满，身面气肿，热痢，蛇犬咬，痈疽等毒。"《日华子本草》："鸭跖草和赤小豆煮，下水气湿痹，利小便。"《本草品汇精要》："去热毒，消痈疽。"

2. 现代研究　主含当药素、异荭草素、水仙苷、芦丁、鸭跖黄酮和多肽苷等。本品有解热、抗病原微生物、抗炎、保肝、镇痛、止咳等作用。

栀 子
Zhīzǐ

首载于《神农本草经》。为茜草科植物栀子 *Gardenia jasminoides* Ellis 的成熟果实。产于长江以南各省。9~11 月果实成熟呈红黄色时采收。

【处方用名】栀子、炒栀子、焦栀子。

【药品归属】栀子为国家基本医疗保险药品（单味使用不予支付费用）、既是食品又是药品的物品。

【主要药性】苦，寒。归心、肺、三焦经。

【基本功效】泻火除烦，清热利湿，凉血解毒；外用消肿止痛。

【临床应用】

1. 热病心烦 本品味苦气寒，主入心经。"功专除烦泻火"（《本草撮要》），为治热病心烦、躁扰不宁之要药。每与淡豆豉同用，如栀子豉汤（《伤寒论》）。因其善能清泻三焦火热之邪而解毒，又治热病火毒炽盛，三焦俱热而见高热烦躁、口燥咽干者。常与黄芩、黄连、黄柏同用，如黄连解毒汤（《外台秘要》）。

2. 湿热黄疸，热淋涩痛 本品沉降下行，通利三焦，能导湿热从小便而出，具有清利湿热，退黄通淋之效。适用于湿热黄疸，一身面目俱黄及湿热淋证，尿频尿急，溺时涩痛者。前者常与茵陈、大黄同用，如茵陈蒿汤（《伤寒论》）；后者常与木通、车前子、滑石等同用，如八正散（《和剂局方》）。

3. 血热出血 本品入血分，"炒黑则能清血分郁热"（《本草便读》）以止血。适用于火热炽盛，灼伤血络，迫血热妄行所致的出血诸症。若治吐血、衄血、咯血等，常与大黄、侧柏叶、茜草等同用，如十灰散（《十药神书》）。治血淋、尿血等，常与小蓟、白茅根、生地黄等同用，如小蓟饮子（《济生方》）。

4. 热毒证 本品苦寒沉降，能清热泻火，凉血解毒，可用于多种热毒证。若治火热炎上之口舌生疮，牙龈肿痛，目赤眩晕，咽喉肿痛等，常配金银花、大黄、黄连等，如栀子金花丸（《中国药典》）。治疮痈肿毒，红肿热痛者，常与金银花、连翘、蒲公英等同用。

此外，本品研末，醋调外敷，对于扭挫伤痛有消肿止痛之效。

【临证备要】煎服，6～10g。外用生品适量，研末调敷。本品苦寒伤胃，脾虚便溏者不宜用。

【古今研究】

1. 本草摘要 《神农本草经》："主五内邪气，胃中热气，面赤酒皶鼻，白癞赤癞疮疡。"《本草纲目》："治吐血、衄血、血痢、下血、血淋，损伤瘀血，伤寒劳复，热厥头痛，疝气，汤火伤。"《药鉴》："主心烦懊憹不得眠，心神颠倒欲绝。利五淋，通小便。除胸中之热甚，止胃脘之热痛。留皮去热于肌表，去皮劫热于心胸。酒炒上行，盐浸下降。"

2. 现代研究 主含栀子苷、去羟栀子苷、栀子酮苷、栀子素、藏红花素、藏红花酸、熊果酸、栀子花甲酸、栀子花乙酸、绿原酸，以及挥发油、多糖、多种微量元素等。《中国药典》规定：含栀子苷不得少于1.8%，炒栀子不得少于1.5%，焦栀子不得少于1.0%。本品有保肝、利胆、解热、抗炎、镇静、镇痛、抗胰腺炎、抗病毒、抗内毒素等作用。

夏枯草

Xiàkūcǎo

首载于《神农本草经》。为唇形科植物夏枯草 *Prunella vulgaris* L. 的果穗。产于江苏、浙江、安徽等地。夏季果穗呈棕红色时采收。

【处方用名】夏枯草、夏枯球。

【药品归属】夏枯草为国家基本医疗保险药品。

【主要药性】辛、苦，寒。归肝、胆经。

【基本功效】清肝明目，散结消肿。

【临床应用】

1. 目赤肿痛，目珠夜痛　本品苦寒，"独走厥阴，能解肝家郁火"（《本草便读》）。凡"一切热郁肝经等症，得此治无不效"（《本草求真》）。适用于肝火上炎之目赤肿痛，可单用，或配菊花、决明子、石决明等。因其兼能"补厥阴血脉"（《本草纲目》）。故对于肝虚目珠疼痛，至夜尤甚者有效，可与香附、甘草共为末，清茶调服，如夏枯草散（《简要济众方》）。

2. 瘰疬瘿瘤，乳痈乳癖　本品辛散苦泄，主入肝经。"功专散结"（《本草便读》）。能"破癥坚瘰瘤结气，散瘰疬鼠瘘头疮"（《本草蒙筌》）。适用于肝郁化火，痰火蕴结之瘰疬，痰核，颈项瘿瘤，皮色不变，或肿或痛者，可单用，如夏枯草膏（《中国药典》）。若治肝气郁结，痰热互结所致的乳痈，乳癖，乳腺胀痛者，可与蒲公英、昆布、玄参等同用，如乳癖消片（《中国药典》）。

此外，本品清泄肝火，也可用于肝阳上亢之眩晕头痛，可配黄芩、磁石、珍珠母等，如清脑降压片（《中国药典》）。

【临证备要】煎服，9～15g。或熬膏服。脾胃寒弱者慎用。

【典型案例】夏枯草清肝明目案。一男子目珠痛，至夜则重，用黄连点之更甚，诸药不效，乃用夏枯草、香附各二两，甘草四钱，为末，每服一钱半，清茶调服，下咽即疼减，至四五服，良愈也（《本草正》）。

【古今研究】

1. 本草摘要　《神农本草经》："主寒热、瘰疬、鼠瘘、头疮，破癥。散瘿结气，脚肿湿痹。"《本草纲目》："夏枯草治目疼，用砂糖水浸一夜用，取其能解内热，缓肝火也。"《重庆堂随笔》："夏枯草，微辛而甘，故散结之中，兼有和阳养阴之功，失血后不寐者服之即寐，其性可见矣。陈久者尤甘，入药为胜。"

2. 现代研究　主含迷迭香酸、齐墩果酸、熊果酸、芦丁、木犀草素、甾类、香豆素类挥发油等。《中国药典》规定：含迷迭香酸不得少于0.20%。本品有降血压、抗炎、抑病原菌、抗肿瘤、降血糖等作用。

决明子
Juémíngzǐ

首载于《神农本草经》。为豆科植物决明 *Cassia obtusifolia* L. 或小决明 *Cassia tora* L. 的成熟种子。产于安徽、广西、四川等地。秋季采收成熟果实采收。

【处方用名】决明子，炒决明子、草决明、马蹄决明。

【药品归属】决明子为国家基本医疗保险药品（单味使用不予支付费用）、既是食品又是药品的物品。

【主要药性】甘、苦、咸，微寒。归肝、大肠经。

【基本功效】清热明目，润肠通便。

【临床应用】

1. 目赤肿痛，视物昏花　本品苦能泻，甘能补，主入肝经。长于清肝热，兼能益肝阴，因其善"治眼疾，因名决明"（《本草乘雅》）。"凡目病内外等证，无所不治"（《神农本草经百种录》），故为眼科之要药。无论风热上攻，或肝火上攻所致的目赤肿痛、羞明多泪等均可配伍运用。前者常配菊花、青葙子、茺蔚子等，如决明子丸（《证治准绳》）；后者常配石决明、菊花、木贼等，如决明子散（《银海精微》）。对于肝肾阴虚，视物昏花，目暗不明者，可与枸杞子、熟地、山茱萸等同用。

2. 肠燥便秘　本品味苦通泄，质润滑利，入大肠经，能通肠腑之壅滞，润大肠之燥结。主治肠燥津亏之大便秘结。可与火麻仁、瓜蒌仁等同用。

此外，本品清肝热，益肝阴，也可用于阴虚阳亢之眩晕头痛，常配山楂、菊花、夏枯草等，如山菊降压片（《中国药典》）。

【临证备要】　煎服，10~15g。气虚便溏者不宜用。

【典型案例】　决明子治便秘案。张某，女，64岁，患肺气肿6年，时兼便秘，苦楚难堪。以炒决明子10~15g，杏仁、冰糖各10g，沸水冲泡作茶饮，每日1剂，每剂3次。服5剂，大便通畅，且喘促憋闷随之大减（《名老中医用药心得》）。

【古今研究】

1. 本草摘要　《神农本草经》："治青盲，目淫肤赤白膜，眼赤痛泪出，久服益精光。"《本草求真》："决明子，除风散热。凡人目泪不收，眼痛不止，多属风热内淫，以致血不上行，治当即为驱逐；按此苦能泄热，咸能软坚，甘能补血，力薄气浮，又能升散风邪，故为治目收泪止痛要药。并可作枕以治头风。"

2. 现代研究　主含大黄酚、大黄素、芦荟大黄素、决明子素、决明苷、决明酮、决明内酯，以及甾醇、脂肪酸、糖类、蛋白质等。《中国药典》规定：含大黄酚不得少于0.20%，炒决明子不得少于0.12%，含橙黄决明素不得少于0.080%。本品有降血压、降血脂、增强吞噬细胞吞噬功能、保肝、泻下、抑制病原微生物等作用。

密蒙花

Mìménghuā

首载于《开宝本草》。为马钱科植物密蒙花 *Buddleja officinalis* Maxim. 的花蕾及其花序。产于湖北、四川、陕西等地。春季花未开放时采收。

【处方用名】　密蒙花。

【药品归属】　密蒙花为国家基本医疗保险药品。

【主要药性】　甘，微寒。归肝经。

【基本功效】　清热泻火，养肝明目，退翳。

【临床应用】

目赤肿痛，眼生翳膜，视物昏花　本品甘寒，主入肝经，能清肝火，养肝阴，明目退翳，为眼科之常用药物。所治目疾，无论新久、虚实均可配伍使用。若用于肝火上炎之目赤肿痛，羞明多泪，眼生翳膜等，常配木贼、石决明、菊花等，如密蒙花散（《和剂局方》）。治肝阴不足，目失所养之视物昏花，两目干涩者，可与女贞子、何首乌、桑椹子等同用。治肝虚有热所致的目赤羞明，视物昏花者，多配菊花、枸杞子、白蒺藜等，如绿风还睛丸（《医宗金鉴》）。

【临证备要】煎服，3~10g。

【古今研究】

1. 本草摘要 《开宝本草》："主青盲肤翳，赤涩多眵泪，消目中赤脉，小儿麸痘及疳气攻眼。"《本草经疏》："密蒙花为厥阴肝家正药，所主无非肝虚有热所致。盖肝开窍于目，目得血而能视，肝血虚则为青盲肤翳，肝热甚则为赤肿眵泪，赤脉，及小儿痘疮余毒，疳气攻眼。此药甘以补血，寒以除热，肝血足而诸证无不愈矣。"

2. 现代研究 主含蒙花苷、芹菜苷、刺槐苷、木犀草苷、密蒙花新苷、木犀草素-7-O-葡萄糖苷等黄酮类成分。《中国药典》规定：含蒙花苷不得少于 0.50%。本品有抗病原微生物、降血糖、抗血管内皮细胞增生，可调节体内性激素水平，抑制泪腺细胞凋亡等作用。

青葙子

Qīngxiāngzǐ

首载于《神农本草经》。为苋科植物青葙 *Celosia argentea* L. 的成熟种子。产于我国中部及南部各省。秋季果实成熟时采割植株或摘取果穗，收集种子。

【处方用名】青葙子。

【药品归属】青葙子为国家基本医疗保险药品。

【主要药性】苦，微寒。归肝经。

【基本功效】清肝泻火，明目退翳。

【临床应用】

1. 肝热目赤、眼生翳膜 本品苦寒，主入肝经，能清肝明目。凡"目科风热、肝火诸证统以治之"（《本草正义》）。如治风热上攻之目赤肿痛、羞明多泪，常与菊花、木贼等同用。治肝火上炎所致目赤肿痛、眼生翳膜，可与决明子、茺蔚子、羚羊角等同用，如青葙丸（《证治准绳》）。若治肝肾两亏，虚火上炎所引起的视力减退，夜盲昏花，目涩羞明，迎风流泪等，可与琥珀、菊花、枸杞子等同用，如琥珀还睛丸（《部颁标准》）。

2. 肝火眩晕 本品能清肝火，平肝阳，可用治肝阳化火所致头痛眩晕、烦躁不寐，常配石决明、菊花、夏枯草等同用。

【临证备要】煎服，10~15g。本品有扩散瞳孔作用，青光眼患者禁用。

【古今研究】

1. 本草摘要 《药性论》："治肝脏热毒冲眼，赤障青盲翳肿。"《本经逢原》："青葙子，治风热目疾，与决明子功同。"《本草正义》："苦寒滑利，善涤郁热，故目科风热、肝火诸证，统以治之。"

2. 现代研究 主含棕榈酸、硬脂酸、油酸、亚油酸、青葙苷 A、B，以及多种氨基酸。本品有降血糖、保肝、扩瞳、抑菌等作用。

第二节 清热燥湿药

本节药物多为苦寒，苦能燥湿，寒能清热，以清热燥湿为主要作用。适用于湿热蕴结所致的多种病证。诸如身热不扬、头身困重、胸脘痞闷、呕吐泻痢、黄疸尿赤、湿疹湿疮、阴肿阴痒、舌苔黄腻等。多数药物兼能泻火解毒，可用于多脏腑之火热病证及热毒疮疡。

因其寒性较甚，苦燥性强，寒易伤脾，燥易伤阴，故凡脾胃虚弱及阴津不足者当慎用，必要时可与健胃药或养阴药同用。

黄 芩
Huángqín

首载于《神农本草经》。为唇形科植物黄芩 *Scutellaria baicalensis* Georgi 的根。产于河北、山西、内蒙古等地。春、秋两季采挖。

【处方用名】黄芩、炒黄芩、酒黄芩、黄芩炭。

【药品归属】黄芩为国家基本医疗保险药品、国家重点保护野生药材物种（Ⅲ级）。

【主要药性】苦，寒。归肺、胆、脾、大肠、小肠经。

【基本功效】清热燥湿，泻火解毒，止血，安胎。

【临床应用】

1. 湿热证 本品味苦能燥湿，性寒能胜热，有较强的清热燥湿作用，能"通治一切湿热"，凡"内外女幼诸科之湿聚热结病证，无不治之"（《本草正义》）。若治湿温病，发热身痛，口不渴，或渴不多饮者，常与滑石、豆蔻、通草等同用，如黄芩滑石汤（《温病条辨》）。治暑湿蕴结，身热肢酸，胸闷腹胀者，可与滑石、石菖蒲、藿香等同用，如甘露消毒丸（《中国药典》）。治湿热泻痢，常与葛根、黄连等同用。治湿热黄疸，常配茵陈、栀子等。

2. 肺热咳嗽 本品苦寒，能直折火邪，清热泻火力强，可用于多种火热证。因其主入肺经，"最善清肺经气分之热"（《医学衷中参西录》），"定肺热之喘嗽"（《本草正义》）。适用于邪热壅肺之咳嗽，可单用，即清金丸（《丹溪心法》）。若治肺热燥咳，可与知母、贝母、麦冬等同用，如清肺汤（《医宗金鉴》）。治痰热阻肺所致的咳嗽，痰黄稠黏者，常与知母、浙贝母、桔梗等同用，如清肺抑火丸（《中国药典》）。

3. 疮痈肿毒 本品有清解热毒作用，常用于热毒疮疡。可配黄连、连翘、甘草等，如芩连片（《中国药典》）。

4. 血热出血 本品能泄亢盛之火热，"止上炎之失血"（《本草正义》），有凉血止血之功。适用于火毒炽盛，迫血妄行所致的吐血、衄血等出血。可单用黄芩炭，或与大黄、黄连同用，如泻心汤（《金匮要略》）。

5. 胎动不安 本品能清胞宫之热，使"火退则胎安"（《本草便读》）。常用于妊娠胎中有火热不安者，可配知母、白芍、白术等同用，如孕妇清火丸（《部颁标准》）。

【临证备要】煎服，3～10g。清热多生用，安胎多炒用，清上焦热可酒炙用，止血可炒炭用。子芩偏泻大肠火,清下焦湿热;枯芩偏泻肺火,清上焦热。本品苦寒伤胃,脾胃虚寒者不宜使用。

【典型案例】 黄芩清肺止咳案。予(李时珍)年二十时,因感冒咳嗽既久,且犯戒,遂病骨蒸发热,肤如火燎,每日吐痰碗许,暑月烦渴,寝食几废,六脉浮洪。遍服柴胡、麦门冬、荆沥诸药,月余益剧,皆以为必死矣。先君偶思李东垣治肺热如火燎,烦躁引饮而昼盛者,气分热也。宜一味黄芩汤,以泻肺经气分之火。遂按方用片芩一两,水二盅,煎一盅,顿服。次日身热尽退,而痰嗽皆愈。药中肯綮,如鼓应桴,医中之妙,有如此哉(《本草纲目》)。

【古今研究】

1. 本草摘要　《神农本草经》:"主诸热,黄疸,肠澼泄痢,逐水,下血闭,恶疮,疽蚀,火疡。"《药品化义》:"黄芩中枯者名枯芩,条细者名条芩,一品宜分两用。盖枯芩体轻主浮,专泻肺胃上焦之火,主治胸中逆气,隔上热痰,咳嗽喘急,目赤齿痛,吐衄失血,发斑发黄,痘疹疮毒,以其大能凉膈也。其条芩体重主降,专泻大肠下焦之火,主治大便闭结,小便淋浊,小腹急胀,肠红痢疾,血热崩中,胎漏下血,挟热腹痛,谵语狂言,以其能清大肠也。"

2. 现代研究　主含黄芩苷、黄芩素、汉黄芩苷、汉黄芩素、黄芩新素、去甲汉黄芩素等黄酮类成分。《中国药典》规定:含黄芩苷不得少于 9.0%,饮片不得少于 8.0%。本品有解热、抑菌、抗炎、缓解气管收缩、保肝、利胆、降压、抑制血小板聚集、降血脂、抗氧化、抗肿瘤、抗过敏等作用。

黄　连

Huánglián

首载于《神农本草经》。为毛茛科植物黄连 *Coptis chinensis* Franch.、三角叶黄连 *Coptis deltoidea* C. Y. Cheng et Hsiao 或云连 *Coptis teeta* Wall. 的根茎。分别称为"味连""雅连"和"云连"。产于四川、云南、湖北。秋季采挖。

【处方用名】 黄连、味连、雅连、云连、川黄连、酒黄连、姜黄连、萸黄连、吴萸连。

【药品归属】 黄连为国家基本医疗保险药品、国家重点保护野生药材物种(Ⅱ级)。

【主要药性】 苦,寒。归心、脾、胃、肝、胆、大肠经。

【基本功效】 清热燥湿,泻火解毒。

【临床应用】

1. 湿热证　本品苦寒,"能泄降一切有余之湿火"(《本草正义》)。"凡药能去湿者必增热,能除热者必不能去湿。惟黄连能以苦燥湿,以寒除热,一举两得,莫神于此"(《神农本草经百种录》)。清热燥湿之力胜于黄芩,可广泛用于湿热诸证。因其主入中焦,善除脾胃、大肠湿热,故对中焦湿热病证多用,尤为治湿热泻痢之要药。可单用,如黄连胶囊(《中国药典》);或与木香为伍,如香连丸(《和剂局方》)。若治湿热蕴结中焦,胸脘痞闷,呕吐泄泻者,可与厚朴、石菖蒲、栀子等同用,如连朴饮(《霍乱论》)。

2. 心、胃火炽盛证　本品苦寒,清热泻火力强,作用范围广泛,可用于各脏腑的火热病证。因其以清泄心、胃之火见长,故尤多用于心火亢盛及胃火炽盛诸证。如治心火上炎之口舌生疮,可与栀子、竹叶等同用。治心火亢盛之心烦不寐,心悸不宁,可与朱砂、甘草为伍,如黄连安神丸（《直指方》）。治热入心包、热盛动风证，症见高热烦躁、神昏谵语及小儿高热惊厥者，常与牛黄、栀子、黄芩等同用，如万氏牛黄清心丸（《中国药典》）。治胃热呕吐，可与竹茹、半夏等同用。治胃火牙痛，常与生地、升麻、丹皮等同用，如清胃散（《脾胃论》）。治胃热炽盛，消谷善肌，烦渴多饮，常与麦冬、石膏、知母等同用。若治肝火犯胃之呕吐吞酸，每以本品为主药，佐以吴茱萸，如左金丸（《丹溪心法》）。

本品泻火解毒力强。对于火毒炽盛，迫血妄行所致的吐血、衄血，常与大黄、黄芩同用，如泻心汤（《金匮要略》）。

> 黄连有止血作用吗？为什么可用于血热出血？

3. 疮痈肿毒 本品有良好的泻火解毒作用。凡"诸疮肿毒必用之"（《本草集要》）。用于疮痈疔肿，热毒炽盛而见红肿热痛者，可与黄芩、黄柏、栀子同用，如黄连解毒汤（《外台秘要》）。

此外，本品研末外掺，或调敷，可用治湿疹，湿疮，耳道流脓。

【临证备要】煎服，2~5g；外用适量。生用清热力较强，炒用能降低其苦寒性。酒黄连善清上焦火热，用于目赤、口疮；姜黄连清胃和胃止呕，用于寒热互结，湿热中阻，痞满呕吐；萸黄连舒肝和胃止呕，用于肝胃不和，呕吐吞酸。本品大苦大寒，过服久服易伤脾胃，脾胃虚寒者忌用；苦燥易伤阴津，阴虚津伤者慎用。

【典型案例】黄连治疗心火炽盛案。李公老人，年近花甲，犹有壮容，从不医事。一日，突觉头晕目眩，眼前发花，无奇不有，形状万千。延医入诊，服用归脾汤10剂无效，且心烦失眠，自语不休。家人以为其癫，医更以礞石汤5剂，病不瘥。求余治。心火炽盛，扰乱清阳而为视惑之证。嘱进黄连30g，水浸频饮，药到病除，单味而愈（《名老中医用药心得》）。

【古今研究】

1. 本草摘要 《神农本草经》："主热气目痛，眦伤泣出，明目，肠澼腹痛下痢，妇人阴中肿痛。"《药品化义》："味苦，苦能燥湿而去垢；性寒，寒能胜热而不滞；善理心脾之火，凡口疮、牙疼、耳鸣、目痛、烦躁、恶心、中焦郁热、呕吐、痞闷、肠痹、下利、小儿疳积、伤寒吐蛔、诸痛疮疡，皆不可缺。"《本草正义》："黄连大苦大寒，苦燥湿，寒胜热，能泄降一切有余之湿火，而心、脾、肝、肾之热，胆、胃、大小肠之火，无不治。上以清风火之目病，中以平肝胃之呕吐，下以通腹痛之滞下，皆燥湿清热之效也。"

2. 现代研究 主含小檗碱（黄连素）、黄连碱、甲基黄连碱、巴马汀、表小檗碱、小檗胺、木兰花碱等生物碱类成分。《中国药典》规定味连以盐酸小檗碱计，含小檗碱不得少于5.5%，表小檗碱不得少于0.8%，黄连碱不得少于1.6%，巴马汀不得少于1.5%。饮片以盐酸小檗碱计，含小檗碱不得少于5.0%，含表小檗碱、黄连碱和巴马汀的总量不得少于3.3%。本品有较强而广泛的抗菌作用；能兴奋心脏，增强其收缩力，增加冠状动脉血流量，抗心率失常的作用；有解热、抗炎、降血糖、利胆、保肝、抗溃疡、抗腹泻、抗肿瘤等作用。

NOTE

黄 柏

Huángbò

首载于《神农本草经》。为芸香科植物黄皮树 *Phellodendron chinense* Schneid. 的树皮。主产于四川。清明之后剥取树皮。

【处方用名】黄柏、川黄柏、盐黄柏、黄檗、黄柏炭。

【药品归属】黄柏为国家基本医疗保险药品、国家重点保护野生药材物种（Ⅱ级）。

【主要药性】苦，寒。归肾、膀胱经。

【基本功效】清热燥湿，泻火除蒸，解毒疗疮。

【临床应用】

1. 湿热证 本品苦寒，"清热之中，而兼燥湿之效"（《神农本草经读》），可用于多种湿热病证。因其性沉降，故尤善治下焦湿热诸证。若治湿热泻痢，可与黄连、秦皮等同用。治湿热郁蒸之黄疸尿赤，可与栀子、甘草同用，如栀子柏皮汤（《伤寒论》）。治湿热下注膀胱之小便混浊，尿有余沥者，可与萆薢、茯苓、车前子等同用，如萆薢分清饮（《医学心悟》）。治下焦湿热之痿痹、脚气、带下、湿疮等，每与苍术为伍，如二妙散（《丹溪心法》）。

2. 阴虚火旺证 本品既能清实热，又能退虚火。其清热泻火，功似黄连、黄芩。用于多种火热病证，每常相须为伍，协同增效。因其主入肾经，以泻肾火，退虚热擅长，"专治阴虚生内热诸证"（《本草经疏》）。适用于肾阴不足，虚火上炎所致的骨蒸潮热，盗汗遗精等。常与知母、地黄、山药等同用，如知柏地黄丸（《医宗金鉴》）。

> 黄柏有滋阴作用吗？如何理解"泻火存阴"？

3. 疮痈肿毒 本品泻火解毒之功与黄连相似而力稍逊。治热毒疮疡，红肿热痛者，可与大黄同用为散，醋调外搽；或与大黄、白芷、天花粉等同用，如如意金黄散（《外科正宗》）。

【临证备要】煎服，3~12g，外用适量。本品苦寒伤胃，脾胃虚寒者忌用。

【典型案例】黄柏治疗遗精案。代某，男，18岁，1995年12月初诊。自述遗精频繁，夜寐不安，见异性则有遗意，神志恍惚，颇感痛苦。曾服金锁固精丸等效不显，口苦目涩，咽干，胸闷乏力，小便黄，舌质红，苔黄腻，脉弦滑。以黄柏、芡实各20g，共研末冲服，每日3次，服10天后复诊，遗精止，精神睡眠均有改善，乃令其续服1个月。半年后随访，诸症消失，再未复发（《名老中医用药心得》）。

【古今研究】

1. 本草摘要 《珍珠囊》："黄柏之用有六：泻膀胱龙火，一也；利小便结，二也；除下焦湿肿，三也；痢疾先见血，四也；脐中痛，五也；补肾不足，壮骨髓，六也。"《本草汇言》："黄檗，益阴清热，仗此专功，凡阴火攻冲，骨蒸郁热，小腹急疾，用此能抑阴中之火。湿热不清，膝胫疼痛，步履艰难，用此能清湿中之热。"

2. 现代研究 主含小檗碱、巴马汀、黄柏碱、木兰花碱、药根碱、黄柏碱、掌叶防己碱等生物碱类成分。《中国药典》规定：含小檗碱计以盐酸小檗碱计不得少于3.0%，含黄柏碱以盐酸黄柏碱计不得少于0.34%。本品有抗病原微生物、抗炎、抗变态反应、降压、抗溃疡、降血糖、抗痛风等作用。

龙 胆

Lóngdǎn

首载于《神农本草经》。为龙胆科植物条叶龙胆 *Gentiana manshurica* Kitag.、龙胆 *Gentiana scabra* Bge.、三花龙胆 *Gentiana triflora* Pall. 或滇龙胆 *Gentiana rigescens* Franch. 的根及根茎。前三种习称"龙胆",后一种习称"坚龙胆"。各地均有分布。春、秋二季采挖。

【处方用名】龙胆、龙胆草、胆草。

【药品归属】龙胆为国家基本医疗保险药品、国家重点保护野生药材物种（Ⅲ级）。

【主要药性】苦,寒。归肝、胆经。

【基本功效】清热燥湿,泻肝胆火。

【临床应用】

1. 湿热证 本品苦寒,清热燥湿力强,可用于多种湿热病证。因其性沉降,"善清下焦湿热"（《药品化义》）,故尤宜于下焦湿热诸证。若治肝胆湿热所致的胁痛口苦、尿黄、身目发黄,常与茵陈、栀子等同用,如茵胆平肝胶囊（《中国药典》）。治肝经湿热下注所致的阴肿阴痒、湿疹瘙痒、带下黄臭等,可与栀子、泽泻、车前子等同用,如龙胆泻肝汤（《兰室秘藏》）。

2. 肝经热盛证 本品大苦大寒,纯泻无补,"专清肝胆一切有余之邪火"（《本草便读》）。"凡属肝经热邪为患,用之神效"（《药品化义》）。适宜于肝胆火盛之胁痛口苦,头痛目赤,耳肿耳聋等,可与柴胡、黄芩、栀子等同用,如龙胆泻肝汤（《兰室秘藏》）。若治肝经热盛风动,高热惊厥,手足抽搐者,可与牛黄、钩藤等同用,如凉惊丸（《小儿药证直决》）。

【临证备要】煎服,3~6g。脾胃寒者不宜用,阴虚津伤者慎用。

【古今研究】

1. 本草摘要 《药品化义》:"胆草专泻肝胆之火,主治目痛颈痛,两胁疼痛,惊痫邪气,小儿疳积,凡属肝经热邪为患,用之神妙。其气味厚重而沉下,善清下焦湿热,若囊痈、便毒、下疳,及小便涩滞,男子阳挺肿胀,或光亮出脓,或茎中痒痛,女人因癃作痛,或发痒生疮,以此入龙胆泻肝汤治之,皆苦寒胜热之力也。"

2. 现代研究 主含龙胆苦苷、当药苦苷、当药苷、苦龙胆酯苷、龙胆碱、龙胆黄碱等。《中国药典》规定:龙胆含龙胆苦苷不得少于3.0%,饮片不得少于2.0%,坚龙胆不得少于1.5%,坚龙胆饮片不得少于1.0%。本品有抗病原微生物、解热、抗炎、利胆、保肝及健胃作用;有镇静、肌松作用。

苦 参

Kǔshēn

首载于《神农本草经》。为豆科植物苦参 *Sophora flavescens* Ait. 的根。我国各地均产。春、秋二季采挖。

【处方用名】苦参。

【药品归属】苦参为国家基本医疗保险药品。

【主要药性】苦，寒。归心、肝、胃、大肠、膀胱经。

【基本功效】清热燥湿，杀虫，利尿。

【临床应用】

1. 湿热证　本品"大苦大寒，退热泄降，荡涤湿火，其功效与芩、连、龙胆皆相近，而苦参之苦愈甚，其燥尤烈。"（《本草正义》）。可用于多种湿热病证。若治湿热泻痢，常与白芍、木香同用，如痢必灵片（《部颁标准》）。治湿热下注所致的带下量多、阴部瘙痒，常与黄柏、土茯苓等同用，如妇炎康片（《中国药典》）。治大肠湿热所致的痔疮肿痛，便血，常与黄柏、冰片等同用，如化痔栓（《中国药典》）。

2. 带下阴痒，湿疹疥癣　本品苦能燥湿，寒能清热。"热生风，湿生虫，故又能治风杀虫"（《本草纲目》），为治瘙痒性皮肤病之要药，内服外洗均可。如治湿热带下，阴肿阴痒，可与黄柏、椿皮等同用。治湿疮、湿疮，可单用，如苦参片（《部颁标准》）；或与黄柏、蛇床子煎水外洗。治疥癣，皮肤瘙痒，可与荆芥为伍，如苦参丸（《和剂局方》）。

3. 小便不利，灼热涩痛　本品入膀胱经，能"清湿热而通淋涩"（《长沙药解》）。常用于湿热蕴结之小便不利、灼热涩痛，可单用，或与车前子、栀子等同用。

此外，本品苦寒，入心经，"专治心经之火"（《神农本草经百种录》）。可用于心火亢盛之心悸不宁及疮痈肿毒。

【临证备要】煎服，5~10g。外用适量。脾胃虚寒者忌用，不宜与藜芦同用。

【典型案例】苦参杀虫止痒案。有人病遍身风热细疹，痒痛不可任，连胸颈脐腹，及近隐处皆然，涎痰亦多，夜不得睡。以苦参末一两，皂角二两，水一升，揉滤取汁，银石器熬成膏，和苦参末为丸如梧桐子大，食后温水服二十至三十丸，次日便愈（《本草衍义》）。

【古今研究】

1. 本草摘要　《本草蒙筌》："治肠风下血及热痢刮痛难当，疗温病狂言致心躁结胸垂死。赤癞眉脱者，驱风有功；黄疸遗溺肿，逐水立效。扫遍身痒疹，止卒暴心疼。除痈肿，杀疥虫。破癥瘕，散结气。"《本草纲目》："治肠风泻血，并热痢。"《神农本草经读》："此以味为治也，苦入心，寒除火，故苦参专治心经之火，与黄连功用相近。"

2. 现代研究　主含苦参碱、氧化苦参碱、异苦参碱、槐果碱、苦参醇碱、苦参素等。《中国药典》规定：含苦参碱和氧化苦参碱的总量不少于1.2%，饮片不得少于1.0%。本品有解热、抗炎、抗病原微生物、抗胃溃疡、抗肿瘤、免疫抑制、抗心律失常及心肌缺血及升高白细胞等作用。

秦　皮

Qínpí

首载于《神农本草经》。为木犀科植物苦枥白蜡树 *Fraxinus rhynchophylla* Hance、白蜡树 *Fraxinus chinensis* Roxb.、尖叶白蜡树 *Fraxinus szaboana* Lingelsh. 或宿柱白蜡树 Fraxinus stylosa Lingelsh. 的枝皮或干皮。产于吉林、辽宁、河南等地。春、秋二季剥取。

【处方用名】秦皮。

【药品归属】秦皮为国家基本医疗保险药品。

【主要药性】苦、涩，寒。归肝、胆、大肠经。

【基本功效】清热燥湿，收涩止痢，止带，明目。

【临床应用】

1. 湿热泻痢，赤白带下 本品苦寒，能清热燥湿；"以其收涩，故治崩带下痢"（《本草从新》）。主要用于湿热泻痢，里急后重及湿热下注，赤白带下。前者可与黄芩、地锦草、地榆同用，如泻痢宁片（《部颁标准》）；后者可与椿皮、黄柏等同用。

2. 目赤肿痛，目生翳膜 本品苦寒，入肝经，长于清肝泻火、明目退翳，常用于肝火上炎所致的目赤肿痛、目生翳膜。可单用煎水洗眼，或"煎汁澄净，点洗无时。白膜遮明，视物不见者旋效；赤肿作痛，流泪无休者殊功"（《本草蒙筌》）。

【临证备要】煎服，6~12g。外用适量，煎洗患处。脾胃虚寒者忌用。

【典型案例】秦皮治疗天行赤目案。饶某，男，成人，1973年7月初诊。两目白睛红赤，眼珠、头额刺痛，迎风流泪，眼眵稠黏，口苦而干，小便黄短，纳差，睡眠不安，舌苔黄，脉弦数。脉症合参，诊为天行赤目。由风热上扰，风火上攻于目所致，疏方以秦皮眼药水（秦皮250g，加清水500mL，分煎两次，将两次药液混合再熬成250mL，用滤纸过滤去残渣，灌注空眼药瓶内，每支10mL）1支滴眼，辅以秦皮汤外洗而愈〔湖北中医杂志，1985，（3）：4〕。

【古今研究】

1. 本草摘要 《神农本草经》："除热，目中青翳白膜。"《药性论》："主明目，祛肝中久热，两目赤肿疼痛，风泪不止。"《本草纲目》："治目病，惊痫，取其平木也，治下痢，崩带，取其收涩也；又能治男子少精，取其涩而补也。"

2. 现代研究 主含秦皮甲素、秦皮乙素、秦皮素、秦皮苷，以及酚类、皂苷、鞣质等。《中国药典》规定：含秦皮甲素和秦皮乙素的总量不得少于1.0%，饮片不得少于0.80%。本品有抗病原微生物、抗炎、镇痛、抗痛风、保肝、抗肿瘤，可抑制血管平滑肌增殖及血小板聚集等作用。

白鲜皮

Báixiānpí

首载于《神农本草经》。为芸香科植物白鲜 *Dictamnus dasycarpus* Turcz. 根皮。产于辽宁、河北、四川等地。春、秋二季采挖。

【处方用名】白鲜皮。

【药品归属】白鲜皮为国家基本医疗保险药品。

【主要药性】苦，寒。归脾、胃、膀胱经。

【基本功效】清热燥湿，祛风解毒。

【临床应用】

1. 湿疹湿疮，风疹疥癣 本品苦寒，长于"燥湿清热，外治皮毛肌肉湿热之毒"（《本草汇言》），凡"诸痛痒疮，服之亦大有捷效"（《本草正义》）。为治皮肤瘙痒之要药。用于上述疾病，内服外用均宜。可与苦参、百部、花椒等外搽或外洗患部，如肤疾洗剂（《部颁标准》）；或与苦参、土茯苓、地黄等同用，如湿毒清胶囊（《部颁标准》）。

NOTE

2. 湿热黄疸，风湿热痹 本品既能"行水道"(《本草备要》)，导湿热之邪从小便而出，治黄疸尿赤；又能祛风行痹，通利关节，治风湿热痹，关节红肿热痛者。故李时珍誉之"为诸黄风痹要药"(《本草纲目》)。前者可与茵陈、金钱草等同用，后者可与秦艽、忍冬藤等同用。

【临证备要】煎服，5~10g。外用适量。脾胃虚寒者慎用。

【典型案例】白鲜皮治顽固性荨麻疹案。周某，女，52岁。患顽固性荨麻疹5年之久，曾用扑尔敏（氯苯那敏）、泼尼松等治疗，不能控制。经用白鲜皮30g，滑石20g。共为细末，打片，每片0.5g。日服2次，每次3~4片。连服7日痊愈。随访半年未见复发〔辽宁医学杂志，1977，(2)：13〕。

【古今研究】

1. 本草摘要 《神农本草经》："主头风，黄疸，咳逆，淋沥。女子阴中肿痛，湿痹死肌，不可屈伸起止行步。"《药性论》："治一切热毒风、恶风，风疮疥癣赤烂……主解热黄、酒黄、急黄、谷黄、劳黄等良。"《本草纲目》："白鲜皮，气寒善行，味苦性燥，足太阴、阳明经，去湿热药也。兼入手太阴、阳明，为诸黄风痹要药。"

2. 现代研究 主含梣酮、黄柏酮、柠檬苦素、白鲜碱、白鲜明碱、槲皮素、异槲皮素、花椒毒素、东莨菪素，以及甾醇、皂苷等。《中国药典》规定：含梣酮不得少于0.050%，黄柏酮不得少于0.15%。本品有抑菌、抗炎、解热、抗肿瘤、保肝等作用。

第三节 清热解毒药

本节药物多为苦寒，清热之中更长于解火热之毒。主要适用于各种热毒证。诸如疮痈肿毒、丹毒、痄腮、咽喉肿痛、热毒下痢、水火烫伤，以及蛇虫咬伤、癌肿等。亦可用于其他里热证。

因其药性寒凉，应中病即止，以免伤及脾胃。

金银花
Jīnyínhuā

首载于《名医别录》。为忍冬科植物忍冬 *Lonicera japonica* Thunb. 的花蕾或带初开的花。产于山东、河南等地，夏初花开放前采收。

【处方用名】金银花、二花、双花、银花、忍冬花、金银花炭。

【药品归属】金银花为国家基本医疗保险药品（单味使用不予支付费用）、既是食品又是药品的物品。

【主要药性】甘，寒。归肺、心、胃经。

【基本功效】清热解毒，疏散风热。

【临床应用】

1. 疮痈肿毒 本品甘寒，能清解热毒，为"外科治毒通行要剂"(《本草求真》)。大凡外疡内痈，热毒壅盛者皆宜。故有"疮疡必用金银花"(《本草新编》)之说。若治疮痈初起，红肿热痛者，可单用，如金银花合剂（《部颁标准》）；或与穿山甲、白芷、当归等同用，如仙方活命饮（《校注妇人良方》）。治疗疮肿毒，坚硬根深者，常与蒲公英、紫花地丁、野菊花等同用，如五味消毒饮（《医宗金鉴》）。治肺痈咳吐脓血者，常与桔梗、白及、薏苡仁等同用，如加味桔梗汤（《医学心悟》）。治肠痈腹痛，常与当归、黄芪、连翘等配伍，如排脓散（《外科发挥》）。

2. 风热表证，温病发热 本品甘寒质轻，又能"散热解表"（《本草纲目》），为表里双解之剂。大凡热证，无论表、里皆宜。若治外感风热，或温病初起，发热，微恶风寒，咽痛口渴者，常与连翘、薄荷、牛蒡子等同用，如银翘散（《温病条辨》）、双黄连口服液（《中国药典》）。治温热病气分热盛，壮热烦渴者，常与石膏、知母等同用。治温热病热入营分，身热夜甚，心烦少寐，舌绛者，常与生地黄、玄参等清热凉血药中加入本品，如清营汤（《温病条辨》）。能使营分热邪从气分转出而解，有"透热转气"之效。

> 如何理解金银花、连翘"透热转气"？

3. 热毒血痢 本品清热解毒力强，又入血分，能凉血止痢。适用于热毒血痢，大便脓血，可单用本品浓煎频服；或配伍黄连、白头翁、秦皮等。

此外，本品经蒸馏制成金银花露，有清解暑热作用。"暑月以之代茶，饲小儿无疮毒，尤能散暑"（《本草纲目拾遗》）。可用于暑热烦渴，以及小儿热疖、痱子等。

【临证备要】煎服，6~15g。疏散风热、清泄里热用生品；炒炭多用于热毒血痢；露剂多用于暑热烦渴。脾胃虚寒及气虚疮疡脓清者忌用。

【古今研究】

1. 本草摘要 《本草拾遗》："主热毒，血痢，水痢，浓煎服之。"《本草正》："善于化毒，故治痈疽肿毒疮癣，杨梅风湿诸毒，诚为要药。毒未成者能散，毒已成者能溃。但其性缓，用须倍加。或用酒煮服，或捣汁掺酒顿饮，或研烂拌酒厚敷。若治瘰疬，上部气分诸毒，用一两许，时常煎服，极效。"

2. 现代研究 主含绿原酸、异绿原酸、咖啡酸、木犀草苷、忍冬苷、金丝桃苷、槲皮素，以及挥发油、环烯醚萜苷、三萜皂苷等。《中国药典》规定：含绿原酸不得少于1.5%，含木犀草苷不得少于0.050%。本品有广谱抗病原微生物、抗病毒、解热、抗炎、增强免疫、抗过敏、保肝、抗氧化、降血糖、降血脂、抗肿瘤等作用。

附：忍冬藤、山银花

1. 忍冬藤 为忍冬科植物忍冬的茎枝。为国家基本医疗保险药品。甘，寒；归肺、胃经。功能清热解毒，疏风通络。用于温病发热，热毒血痢，疮痈肿毒，风湿热痹，关节红肿热痛。煎服，9~30g。

2. 山银花 为忍冬科植物灰毡毛忍冬 *Lonicera macranthoides* Hand.‐Mazz.、红腺忍冬 *Lonicera hypoglauca* Miq.、华南忍冬 *Lonicera confusa* DC. 或黄褐毛忍冬 *Lonicera fulvotomentosa* Hsu et S. C. Cheng 的花蕾或带初开的花。为国家基本医疗保险药品。2000年版《中国药典》及其以前，山银花一直作为金银花药用。自2005年版《中国药典》以后，将金银花的正品定格为忍冬的花蕾或带初开的花，把山银花另作品种单列。金银花与山银花的性能、功效及临床运用相似。

连 翘

Liánqiáo

首载于《神农本草经》。为木犀科植物连翘 *Forsythia suspensa*（Thunb.）Vahl 的果实。产于山西、河南、陕西等地，秋季采收。

【处方用名】连翘、青翘、老翘、连翘心。

【药品归属】连翘为国家基本医疗保险药品，为国家重点保护野生药材物种（Ⅲ级）。

【主要药性】苦，微寒。归肺、心、小肠经。

【基本功效】清热解毒，消肿散结，疏散风热。

【临床应用】

1. 疮痈肿毒，瘰疬痰核　本品苦寒，主入心经，既能清心火，解疮毒，又能消散痈肿结聚。凡"瘰疬结核，诸疮痈肿，热毒炽盛。未溃可散，已溃解毒"（《本草汇言》）。故有"疮家圣药"（《本经逢原》）之称。无论外疡内痈，热毒壅盛者皆可运用，尤以治外痈擅长。若治热毒蕴结肌肤所致的疮疡，症见红、肿、热、痛而未溃者，以及乳痈肿痛，乳房结块等，可与黄芩、生天南星、白芷等制成涂膏，局部外敷，如伤疬膏（《中国药典》）。治痰火郁结，瘰疬痰核，常与海藻、昆布、青皮等同用，如海藻玉壶汤（《外科正宗》）。

2. 风热表证，温病发热　本品轻清升散，苦寒降泄。外可疏风热，内能解热毒。适用于风热表证，温病发热，常与金银花、黄芩同用，既可内服，如双黄连片（《中国药典》）；也可直肠给药，如双黄连栓（《中国药典》）。因其"泻心经客热殊功"（《本草蒙筌》）。故可用于热入心包之高热神昏，常配伍水牛角、莲子心、竹叶卷心等，如清宫汤（《温病条辨》）。

此外，本品苦寒通降，"又能利小水，导下焦湿热"（《本草正义》），常用于热淋尿闭。

【临证备要】煎服，6~15g。脾胃虚寒、气虚疮疡脓清者不宜用。

【典型案例】连翘治风温案。曾治一少年，风温初得，俾单用连翘一两煎汤服，彻夜微汗，翌晨病若失（《医学衷中参西录》）。

【古今研究】

1. 本草摘要　《神农本草经》："主寒热鼠瘘瘰疬，痈肿恶疮，瘿瘤结热蛊毒。"《医学衷中参西录》："具升浮宣散之力，流通气血，治十二经血凝气聚，为疮家要药。能透表解肌，清热逐风，又为治风热要药。且性能托毒外出，又为发表疹瘾要药。为其性凉而升浮，故又善治头目之疾，凡头疼、目疼、齿疼、鼻渊，或流浊涕成脑漏证，皆能主之。为其味淡能利小便，故又善治淋证，溺管生炎。"

2. 现代研究　主含连翘苷、连翘酯苷元、右旋松脂粉、连翘酯苷 A、芦丁、齐墩果酸、熊果酸、白桦脂酸等多种成分。《中国药典》规定：含连翘苷不得少于 0.15%，含连翘酯苷 A 不得少于 0.25%。本品有广谱抗菌、抗病毒、抗辐射损伤、强心、升压、抑制毛细血管通透性、保肝、解热、镇吐、抗肿瘤等作用。

【备注】关于连轺与连翘。连轺与连翘乃同出一物。"仲景方中所用之连轺，乃连翘之根，即《神农本草经》之连根也。其性与连翘相近，其发表之力不及连翘，而其利水之力则胜于连翘，故仲景麻黄连轺赤小豆汤用之，以治瘀热在里将发黄，取其能导引湿热下行也"（《医学衷中参西录》）。连轺今已少用，故凡方中用连轺者，可用连翘代之。

穿心莲
Chuānxīnlián

首载于《岭南采药录》。为爵床科植物穿心莲 *Andrographis paniculata*（Burm. f.）Nees 的地上部分。产于广东、广西、福建等地，秋季茎叶茂盛时采割。

【处方用名】穿心莲、一见喜。

【药品归属】穿心莲为国家基本医疗保险药品。

【主要药性】苦，寒。归心、肺、大肠、膀胱经。

【基本功效】清热解毒，凉血，消肿。

【临床应用】

1. 疮痈肿毒，毒蛇咬伤　本品苦寒，长于清热解毒，凉血消肿，又能解蛇毒。常用于热毒壅聚之痈肿疮疡，口舌生疮，咽喉肿痛，以及毒蛇咬伤，可单味使用，如穿心莲片（《中国药典》）。

2. 风热表证，温病初起，肺热咳嗽　本品苦寒清泄，善清肺热，解热毒。若治外感风热或温病初起，发热头痛者，单用有效。治肺热咳嗽，常与黄芩、鱼腥草等同用。

3. 湿热泻痢，热淋涩痛　本品苦能燥湿，寒能清热。治胃肠湿热，泄泻痢疾，可单用，或与苦参、木香同用，如止痢宁片（《部颁标准》）。治膀胱湿热，小便淋痛，可与车前子、滑石等同用。

【临证备要】煎服，6~9g。因其味甚苦，入汤剂易致恶心呕吐，故多作丸、片剂服用。外用适量。本品苦寒伤胃，故脾胃虚寒者慎用。

【古今研究】

1. 本草摘要　《岭南草药录》："能解蛇毒，又理内伤咳嗽。"《泉州本草》："清热解毒，消炎退肿，治咽喉炎症，痢疾，高热。"《广西中草药》："止血凉血，拔毒生肌。治肺脓疡，喉炎，口腔炎，结膜炎。"

2. 现代研究　主含穿心莲内酯、脱水穿心莲内酯、穿心莲新苷、汉黄芩素、木蝴蝶素 A、绿原酸、咖啡酸等多种成分。《中国药典》规定：含穿心莲内酯和脱水穿心莲内酯的总量不得少于 0.80%。本品有抗病原微生物、抗炎、解热、增强机体免疫、保肝利胆、保护心肌缺血、抗血栓形成、抗血小板聚集、抗肿瘤、抗蛇毒等作用。

大青叶
Dàqīngyè

首载于《名医别录》。为十字花科植物菘蓝 *Isatis indigotica* Fort. 的叶。产于河北、陕西、江苏等地，夏、秋两季采收。

【处方用名】大青叶、大青。

【药品归属】大青叶为国家基本医疗保险药品。

【主要药性】苦，寒。归心、胃经。

【基本功效】清热解毒，凉血消斑。

【临床应用】

1. 风热表证，温病发热　本品质轻，"味苦气寒，清热解毒之上品，专主温邪热病"（《本草正义》）。具有表里两清、气血双解之效，故可用于温热病卫、气、营、血的各个阶段。若治外感时疫，憎寒壮热，头痛无汗，口渴咽干者，常与连翘、柴胡、黄芩等同用，如清瘟解毒丸（《中国药典》）。治温热病热入气分之壮热汗出，烦渴引饮，可与石膏、知母等同用。治温病热入营血之高热、神昏、发斑发疹等，常与生地黄、玄参等同用。

2. 痄腮喉痹，丹毒痈肿　本品苦寒，"能解心胃热毒"（《本草纲目》），"平丹毒而解喉痹"（《本草易读》）。对于上述病证，"凡以热兼毒者，皆宜捣汁用之"（《本草正》），也可随证配伍使用。若治感冒发热、咽喉红肿、耳下肿痛等，可与金银花、拳参、羌活等同用，如复方大青叶合剂（《部颁标准》）。治疮痈丹毒，可用鲜品捣烂外敷；或配野菊花、蒲公英、紫花地丁等同用。

【临证备要】煎服，10~15g，鲜品 30~60g。外用鲜品适量，捣烂敷患处或捣汁内服。脾胃虚寒者忌用。

【古今研究】

1. 本草摘要　《名医别录》："主治时气头痛，大热，口疮。"《本草正》："善解百虫、百药毒，及治天行瘟疫热毒发狂，风热斑疹，痈疡肿痛，除烦渴，止鼻衄、吐血，杀疳蚀、金疮箭毒。凡以热兼毒者，皆宜蓝叶捣汁用之。"《本草纲目》："治热毒痢，黄疸，喉痹，丹毒。"

2. 现代研究　主含靛玉红、靛蓝、菘蓝苷、5-羟基吲哚酮、扶桑甾醇以及铁、锰、铜、锌等多种成分。《中国药典》规定：含靛玉红不得少于 0.020%。本品有广谱抗菌、抗病毒、抗肿瘤、解热、抗炎、利胆、增强白细胞吞噬功能、抑制血小板聚集等作用。

【备注】关于大青叶。《中国药典》将菘蓝叶定为大青叶之正品。将蓼科植物蓼蓝 *Polygonum tinctorium* Ait. 的叶定名为蓼大青叶。另有爵床科植物马蓝 *Strobilanthes cusia*（Nees）O. Ktza. 或马鞭草科植物路边青 *Clerodendron cyrtophyllum* Turcz. 的叶，分别在福建、四川、广西，及江西、湖南、湖北等地也作为大青叶使用，其性能、功效及临床运用相似。

板蓝根

Bǎnlángēn

首载于《新修本草》。为十字花科植物菘蓝 *Isatis indigotica* Fort. 的根。产于河北、江苏、陕西等地，秋季采挖。

【处方用名】板蓝根、大青根。

【药品归属】板蓝根为国家基本医疗保险药品。

【主要药性】苦，寒。归心、胃经。

【基本功效】清热解毒，凉血利咽。

【临床应用】

1. 风热表证，温病发热　本品苦寒，"辟瘟解毒能凉血"（《本草便读》）。功用似大青叶，亦为表里双解，气血两清之品，适用于温热病卫、气、营、血的各个阶段。对于温疫时疾，未病可防，已病可治，单用或入复方均可。若治外感风热、热毒壅盛之发热、咽喉肿痛等，常与大青叶、连翘、拳参同用，如感冒退热颗粒（《中国药典》）。治气分实热，大热大渴，常与石膏、知母等同用。治温热病气血两燔，或热入营血之高热、发斑等，常与紫草、生地黄、玄参等同用，如神犀丹（《医效秘传》）。

2. 痄腮喉痹，丹毒痈肿 本品苦寒，"解诸毒恶疮，散毒去火"（《分类草药性》），"治天行大头热毒"（《本草述》）。功用与大青叶相似，每常相须为用，如板蓝大青颗粒（《部颁标准》）。本品以利咽见长。若治热毒壅盛之咽喉肿痛、口咽干燥、腮部肿胀等。可单用，如板蓝根颗粒（《中国药典》）。治大头瘟疫，头面红肿、咽喉不利，及丹毒、痄腮等，常与牛蒡子、连翘、玄参等同用，如普济消毒饮（《东垣试效方》）。

【临证备要】煎服，10~15g。体虚而无实火热毒者忌服，脾胃虚寒者慎用。

【古今研究】

1. 本草摘要 《日华子本草》："治天行热毒。"《本草便读》："板蓝根即靛青根，其功用性味与靛青叶同，能入肝胃血分，不过清热、解毒、辟疫、杀虫四者而已。但叶主散，根主降，此又同中之异耳。"

2. 现代研究 主含告依春、表告依春，以及板蓝根乙素、丙素、丁素，靛蓝、靛玉红、β-谷甾醇、植物性蛋白、树脂状物、糖类、多种氨基酸等成分。《中国药典》规定：含（R,S）-告依春不得少于0.020%，饮片不得少于0.030%。本品有抗菌、抗病毒、抗钩端螺旋体、解热、抗炎、抗肿瘤、增强免疫等作用。

附：南板蓝根

为爵床科植物马蓝 *Baphicacanthus cusia* (Nees) Bremek. 的根及根茎。为国家基本医疗保险药品。苦，寒；归心、胃经。功能清热解毒，凉血消斑。用于温疫时毒，发热咽痛，温病发斑，丹毒。煎服，9~15g。其性能、功效及临床应用与板蓝根相似。

青　黛
Qīngdài

首载于《药性论》。为爵床科植物马蓝 *Baphicacanthua cusia* (Nees) Bremek.、蓼科植物蓼蓝 *Polygonum tinctorium* Ait. 或十字花科植物菘蓝 *Isatis indigotica* Fort. 的叶或茎经加工制得的干燥粉末、团块或颗粒。产于江苏、安徽、福建等地。

【处方用名】青黛、建青黛。

【药品归属】青黛为国家基本医疗保险药品。

【主要药性】咸，寒。归肝经。

【基本功效】清热解毒，凉血消斑，泻火定惊。

【临床应用】

1. 温毒发斑，血热出血 本品寒咸入血，能"除热解毒，兼能凉血"（《要药分剂》），善"治血分之郁火"（《本草便读》）而凉血消斑。功似与大青叶、板蓝根，但解热之力稍逊。用于温热病温毒发斑，与生地黄、栀子、生石膏等同用，如青黛石膏汤（《通俗伤寒论》）。治血热妄行之吐血、衄血、咳血、咯血等多种出血证，常与白茅根、侧柏叶、生地等同用。

2. 痄腮喉痹，口疮痈肿　本品有清热解毒、凉血消肿之功。治咽喉红肿，口舌肿痛，风火牙疳，常与黄连、硼砂、山豆根等同用，如口疮吹药（《部颁标准》）。治喉痹乳蛾，疔疮肿毒以及口舌生疮，常与牛黄、冰片、山豆根等同用，如喉痛解毒丸（《部颁标准》）。

3. 小儿惊痫，胸痛咳血　本品咸寒，专入肝经，"大泻肝经实火及散肝经火郁"（《本草求真》），适用于肝热生风之高热急惊，烦躁不安，惊痫抽搐，手足抽搐等，常与全蝎、钩藤、琥珀等同用，如清热镇惊散（《部颁标准》）。若治肝火犯肺之咳嗽胸痛、痰中带血，可单用水调服，或与海蛤粉同用，如黛蛤散（《卫生鸿宝》）。

【临证备要】　内服 1~3g，宜入丸散用。外用适量。胃寒者慎用。

【古今研究】

1. 本草摘要　《开宝本草》："主解诸药毒，小儿诸热，惊痫发热，天行头痛寒热，煎水研服之。亦摩敷热疮、恶肿、金疮、下血、蛇犬等毒。"《本草蒙荃》："泻肝，止暴注，清上膈痰火，驱时疫头痛，敛伤寒赤斑。"《本草汇言》："青黛清脏腑郁火，化膈间热痰，为大人之圣剂。定惊痫，杀虫气，消癖积，乃童稚之灵丹。"

2. 现代研究　主含靛蓝、靛玉红，尚含靛棕、靛黄、鞣质、β-谷甾醇、蛋白质及大量无机盐等。《中国药典》规定：含靛蓝不得少于 2.0%，含靛玉红不得少于 0.13%。本品有抗病原微生物、抗炎、镇痛、抗肿瘤、抗真菌、保肝等作用。

贯 众
Guànzhòng

首载于《神农本草经》。为鳞毛蕨科植物粗茎鳞毛蕨 *Dryopteris crassirhizoma* Nakai 或紫萁科植物紫萁 *Osmunda japonica* Thunb. 的根茎和叶柄残基。前者为绵马贯众，产于黑龙江、吉林、辽宁等地，秋季采挖；后者为紫萁贯众，产于河南、山东、甘肃等地，春、秋二季采挖。

【处方用名】　贯众、绵马贯众、紫萁贯众、贯众炭。

【药品归属】　绵马贯众、紫萁贯众均为国家基本医疗保险药品。

【主要药性】　苦，微寒；有小毒。归肝、胃经。

【基本功效】　清热解毒，止血，杀虫。

【临床应用】

1. 时疫感冒，风热头痛，温毒发斑，痄腮肿痛　本品"味苦微寒，泻邪热，解疫毒"（《药性切用》）。主要用于时疫感冒或风热表证，症见发热头痛，鼻塞咽痛，全身乏力等，常与金银花、赤芍为伍，即抗感颗粒（《中国药典》）。也可作为预防用药。若"疫发之时，以此药置水中，令人饮此水则不传染"（《本草经疏》）。本品又入血分，善解血分热毒而凉血消斑。用于温热病热入营血，或温毒发斑，可配赤芍、升麻等，如快斑散（《小儿卫生总微论方》）。治痄腮肿痛毒，可与牛蒡子、青黛等同用，内服外敷均可。

2. 血热出血　本品性寒入血分，有凉血止血之功，可用于吐血、咯血、衄血，便血等多种血热出血，尤以"治血痢下血，甚有捷效"（《本草正义》）。若治下痢脓血，常与黄连、木香、板蓝根等同用，如贯众丸（《圣济总录》）。治崩漏下血，常与熟地、焦芥、侧柏等同用，如抑红煎（《医学集成》）。

3. 虫积腹痛　本品苦寒，能"杀三虫"（《神农本草经》）。"三虫皆由湿热所生，苦寒除湿热，则三虫自死"（《本草经疏》）。可用于绦虫、钩虫、蛔虫等多种肠道寄生虫病。如治蛔虫病，可与使君子、苦楝皮等同用；治绦虫病，可与槟榔、雷丸等同用。治钩虫病，可单用浓煎取汁，临睡前浸洗或搽于肛门。

【临证备要】　煎服，5~10g。清热解毒宜生用；止血宜炒炭用。外用适量。

【古今研究】

1. 本草摘要　《神农本草经》："主腹中邪热气，诸毒，杀三虫。"《名医别录》："去寸白，破癥瘕，除头风，止金疮。"《本草纲目》："治下血崩中，带下，产后血气胀痛，斑疹毒，漆毒，骨鲠。"

2. 现代研究　主含白绵马素 AA、AP、PP，东北贯众 ABBA，绵马酸 AAA、BBB、PBB，黄绵马酸 AB、BB、PB，绵马酚，粗蕨素等间苯三酚衍生物类成分，及多种微量元素。本品有驱虫、抗病毒、抗真菌、止血、镇痛、消炎等作用。

【备注】　贯众是临床历来常用的处方用名，主要包括绵马贯众与紫萁贯两个品种。2005 版《中国药典》只收载了绵马贯众，2010 年版又增加了紫萁贯众，并将各自单列，分别命名，致使"贯众"之名被淡化。由于二者性能、功用趋同，故此处一并介绍，仍以贯众名之。

蒲公英
Púgōngyīng

首载于《新修本草》。为菊科植物蒲公英 *Taraxacum mongolicum* Hand. -Mazz. 、碱地蒲公英 *Taraxacum borealisinense* Kitam. 或同属数种植物的全草。全国各地均有分布，春至秋季花初开时采挖。

【处方用名】　蒲公英、黄花地丁。

【药品归属】　蒲公英为国家基本医疗保险药品（单味使用不予支付费用）、既是食品又是药品的物品。

【主要药性】　苦、甘，寒。归肝、胃经。

【基本功效】　清热解毒，消肿散结，利尿通淋。

【临床应用】

1. 疮痈肿毒　本品苦寒，"善能消疮毒，而又善于消火"（《本草新编》），善治一切热毒疮疡。若治疗疮肿毒，常与蒲公英、紫花地丁、野菊花等同用，如五味消毒饮（《医宗金鉴》）。治肺痈、肠痈等，常与金银花、玄参、当归同用，如立消汤（《洞天奥旨》）。因其主入肝、胃经，兼能疏郁通乳，"治乳痈乳疖，红肿坚块，尤有捷效"（《本草正义》），故尤为治乳痈之要药。可单用，如蒲公英片（《部颁标准》），或与忍冬藤、生甘草同用，如英藤汤（《洞天奥旨》）。

2. 湿热黄疸，热淋涩痛　本品有清利湿热之功。治湿热黄疸，常与茵陈、大黄、栀子等同用。又"为通淋妙品"（《本草备要》）。凡"淋症多属热结，用此可以通解"（《本草求真》）。常与车前子、滑石等同用。

此外，本品尚能清肝明目，可用于肝火上炎所致的目赤肿痛。可单用，如蒲公英汤（《医

NOTE

学衷中参西录》）；也可配菊花、夏枯草等同用。

【临证备要】煎服，10～15g。外用鲜品适量，捣敷或煎汤熏洗患处。用量过大可致缓泻。

【古今研究】

1. 本草摘要　《新修本草》："主妇人乳痈肿。"《本草经疏》："蒲公英，其味甘平，其性无毒，当是入肝入胃，解热凉血之要药。乳痈属肝经，妇人经行后，肝经主事，故主妇人乳痈肿、乳毒并宜，生啖之良。"《本草求真》："蒲公英，能入阳明胃、厥阴肝，凉血解热，故乳痈、乳岩为首重焉。"

2. 现代研究　主含咖啡酸、绿原酸、蒲公英素、蒲公英苦素、木犀草素，及挥发油等。《中国药典》规定：含咖啡酸不得少于 0.020%。本品有抗病原微生物、抗溃疡、抗氧化、抗肿瘤、保肝利胆、利尿、提高免疫力等作用。

紫花地丁
Zǐhuādìdīng

首载于《本草纲目》。为堇菜科植物紫花地丁 *Viola yedoensis* Makino 的全草。产于江苏、浙江、安徽等地，春、秋二季采收。

【处方用名】紫花地丁、地丁、地丁草。

【药品归属】紫花地丁为国家基本医疗保险药品。

【主要药性】苦、辛，寒。归心、肝经。

【基本功效】清热解毒，凉血消肿。

【临床应用】

疮痈肿毒　本品苦泄辛散，寒能清热，入心肝血分，善清热解毒、凉血消肿。"专为痈肿疔毒通用之药"（《本草正义》）。凡内外痈肿，惟血热壅滞，红肿发焮者宜之。尤以"治疗疮毒壅为胜"（《本草便读》）。可单用，如紫花地丁软膏（《部颁标准》）；或与金银花、蒲公英、野菊花等同用，如五味消毒饮（《医宗金鉴》）。

此外，本品尚能解蛇毒，用于毒蛇咬伤，可用鲜品捣汁内服，或捣烂外敷。

【临证备要】煎服，15～30g。外用鲜品适量，捣烂敷患处。脾胃虚寒者慎用。

【古今研究】

1. 本草摘要　《本草纲目》："治一切痈疽发背，疔疮瘰疬，无名肿毒，恶疮。"《药性切用》："泻热解毒，为外科敷治专药。"《药性纂要》："大抵毒初起及肿毒脓未尽时，以此解毒。若将平复宜补时则不用也。"

2. 现代研究　主含山奈酚-3-O-吡喃鼠李糖苷、棕榈酸、对羟基苯甲酸、反式对羟基桂皮酸、琥珀酸、地丁酰胺等成分。本品有广泛抗病原微生物、解热、抗炎等作用。

野菊花
Yějúhuā

首载于《日华子本草》。为菊科植物野菊 *Chrysanthemum indicum* L. 的头状花序。产于江苏、四川、山东等地，秋、冬二季花初开放时采摘。

【处方用名】野菊花。

【药品归属】野菊花为国家基本医疗保险药品、可用于保健食品的物品。

【主要药性】苦、辛，微寒。归肝、心经。

【基本功效】清热解毒，泻火平肝。

【临床应用】

1. 疮痈肿毒，咽喉肿痛 本品辛散苦泄，寒能清热。长于清热解毒，消痈散肿，力胜菊花，"为外科痈肿药"（《本草求真》）。常用于热毒壅盛之疮痈肿毒，可单用捣敷局部，鲜品为佳；或配金银花、蒲公英、紫花地丁等同用，如五味消毒饮（《医宗金鉴》）。若治热毒蕴结之咽喉肿痛，常与板蓝根、山豆根等同用。

2. 目赤肿痛，头痛眩晕 本品苦寒，主入肝经，长于泻肝火、平肝阳，兼能疏风热，清头目。治风热上攻或肝火上炎之目赤肿痛，常与决明子、密蒙花等同用。治肝阳上亢、头痛眩晕，可单味泡水代茶饮，或与决明子为伍，如菊明降压片（《部颁标准》）。

此外，本品内服并煎汤外洗，也用于湿疹、湿疮等湿热火毒所致之皮肤病。

【临证备要】煎服，9~15g。外用适量，煎汤外洗或制膏外涂。

【古今研究】

1. 本草摘要 《本草纲目》："治痈肿疔毒，瘰疬眼瘜。"《本草汇言》："破血疏肝，解疔散毒。主妇人腹内宿血，解天行火毒丹疔。洗疮疥，又能去风杀虫。"《本草求真》："凡痈毒疔肿，瘰疬，眼目热痛，妇人瘀血等证，无不得此则治。"

2. 现代研究 主含蒙花苷、野菊花内酯、野菊花三醇、野菊花酮、莰烯、樟脑，以及多糖、香豆精类、苦味素等成分；尚含维生素 A 类物质和维生素 B_1 等。《中国药典》规定：含蒙花苷不得少于 0.80%。本品有抗病原微生物、扩张血管、增加冠脉血流量、抑制血小板聚集、降压、抗炎、促进白细胞吞噬功能等作用。

重 楼

Chónglóu

首载于《神农本草经》。为百合科植物云南重楼 *Paris polyphylla* Smith var. *yunnanensis*（Franch.）Hand. -Mazz. 或七叶一枝花 *Paris polyphylla* Smith var. *chinensis*（Franch.）Hara 的根茎。主产于云南、广西等地，秋季采挖。

【处方用名】蚤休、七叶一枝花、重楼、草河车。

【药品归属】重楼为国家基本医疗保险药品。

【主要药性】苦，微寒；有小毒。归肝经。

【基本功效】清热解毒，消肿止痛，凉肝定惊。

【临床应用】

1. 疮痈肿毒，咽喉肿痛，虫蛇咬伤 本品苦寒，善能清热解毒，消肿止痛。"攻各种疮毒痈疽，发背痘疔等症最良"（《滇南本草》），"惟阳发红肿大痛者为宜（《本草正义》）。适用于热毒疮疡及一切无名肿毒，症见红肿热痛者。可与南板蓝根、蒲公英、甘草等同用，如热毒清

NOTE

片（《部颁标准》）。本品又善"去蛇毒"（《神农本草经》），凡"虫蛇之毒，得此治之即休"（《本草纲目》）。为治虫蛇咬伤之要药。可单用鲜品捣烂外敷；或配伍白花蛇舌草、半边莲、半枝莲等。

2. 惊风抽搐 本品苦寒，入肝经。有凉肝泻火，息风定惊之功。对于"肝风上凌，直上颠顶之病，蚤休能治此症"（《本草正义》）。适用于小儿热极生风，惊痫抽搐。可单用研末冲服，或与钩藤、菊花、蝉蜕等配伍。

此外，本品消肿止痛，尚可用于跌打损伤，瘀血肿痛。

【临证备要】煎服，3~9g。外用适量，研末调敷。

【古今研究】

1. 本草摘要 《神农本草经》："主惊痫，摇头弄舌，热气在腹中，癫疾，痈疮阴蚀，下三虫，去蛇毒。"《新修本草》："醋摩疗痈肿，敷蛇毒。"《本草汇言》："蚤休，凉血去风，解痈毒之药也。但气味苦寒，虽云凉血，不过为痈疽疮疡血热致疾者宜用，中病即止。又不可多服久服。"

2. 现代研究 主含重楼皂苷Ⅰ、重楼皂苷Ⅱ、重楼皂苷Ⅵ、重楼皂苷Ⅶ、薯蓣皂苷等甾体皂苷类成分，尚含生物碱、黄酮、肌酐酸、蜕皮激素、胡萝卜苷、氨基酸、甾酮等多种成分。本品有抗病原微生物、抗蛇毒、止咳、平喘、止血、抗肿瘤等作用。

拳 参

Quánshēn

首载于《本草图经》。为蓼科植物拳参 *Polygonum bistorta* L. 的根茎。产于河北、山东、甘肃等地，春初发芽时或秋季茎叶将枯萎时采挖。

【处方用名】拳参、紫参。

【药品归属】拳参为国家基本医疗保险药品。

【主要药性】苦、涩，微寒。归肺、肝、大肠经。

【基本功效】清热解毒，消肿，止血。

【临床应用】

1. 痈肿瘰疬，虫蛇咬伤 本品苦泄寒凉，既解热毒，又解蛇毒，并能消肿散结。治疗上述病证，可用本品捣烂敷于患处，或煎汤外洗，或配伍金银花、连翘、白花蛇舌草等。

2. 肺热咳嗽，热毒泻痢 本品性寒清热，入肺与大肠经。故在上可清肺热，用于肺热咳嗽，常配黄芩、知母等。在下可清大肠之热，并能凉血止痢，兼涩肠止泻。用于湿热泄泻，赤痢腹痛，可单用，或与穿心莲、苦参等配伍。

3. 血热吐衄，痔疮出血 本品苦寒，入肝经血分，能凉血止血。治血热妄行所致的吐血、衄血，常与阿胶、甘草同用，即紫参散（《圣济总录》）。治痔疮出血，常与白芷、贯众等同用，如紫参丸（《外台秘要》）。本品单用研末外用，还可用于外伤出血。

【临证备要】煎服，5~10g。外用适量。

【古今研究】

1. 本草摘要 《本草图经》："捣末，淋渫肿气。"《本草纲目》："治诸血病，及寒热疟痈，痈肿积块之属厥阴者。"《中药志》："清热解毒，散结消肿。治热病惊痫，手足抽搐，破伤风，痈肿瘰疬，蛇虫咬伤。"

2. 现代研究　主含没食子酸、并没食子酸、D-儿茶酚、L-表儿茶酚、阿魏酸、绿原酸，以及鞣质、淀粉、糖类、果胶、树胶、黏液质、树脂等成分。本品有抗病原菌、消炎镇痛、抗心肌缺血、抗心律失常、止血等作用。

漏　芦

Lòulú

首载于《神农本草经》。为菊科植物祁州漏芦 *Rhaponticum uniflorum*（L.）DC. 的根。产于河北、山西、陕西等地，春、秋二季采挖。

【处方用名】漏芦。

【药品归属】漏芦为国家基本医疗保险药品。

【主要药性】苦，寒。归胃经。

【基本功效】清热解毒，消痈，下乳，舒筋通脉。

【临床应用】

1. 痈肿疮毒，瘰疬痰核　本品苦寒清泄，长于清热解毒、消痈散结，适宜于热毒疮疡初起，红肿疼痛者。常与连翘、紫花地丁等同用。若治痰火郁结之瘰疬痰核，可与海藻、玄参等同用。因其主入胃经，兼通乳络，故为治乳痈肿痛之要药。常与蛇蜕、瓜蒌同用，即漏芦散（《和剂局方》）。

2. 乳汁不通　本品味苦降泄，有通经下乳之功。为治产后乳汁不下的常用药物。如治产后乳络塞滞，乳汁不下者，常与穿山甲、王不留行等同用。治产后气血亏损，化源不足，乳少或无乳者，常与黄芪、当归等同用，如通乳颗粒（《中国药典》）。

此外，本品性善通利，能舒筋通脉，也可用于痹证，筋脉拘挛、骨节疼痛者。

【临证备要】煎服，5~9g。外用适量。孕妇慎用。

【古今研究】

1. 本草摘要　《神农本草经》："主皮肤热，恶疮疽痔，湿痹，下乳汁。"《日华子本草》："治小儿壮热，通小肠，（治）泄精，尿血，风赤眼，乳痈，发背，瘰疬，肠风，排脓，补血，治扑损，续筋骨，敷金疮，止血长肉，通经脉。"《本草正》："主热毒恶疮，瘰疬乳痈痔漏，排脓长肉，止金疮血出，亦下乳汁，通经脉。"

2. 现代研究　主含β-蜕皮甾酮、β-谷甾醇、牛蒡子醛、牛蒡子醇及挥发油、多糖等成分。《中国药典》规定：含β-蜕皮甾酮不得少于 0.040%。本品有抗炎镇痛、保肝、抗氧化、抗动脉粥样硬化、清除体内自由基、抗衰老、提高免疫力等作用。

附：**禹州漏芦**

为菊科植物蓝刺头 *Echinops latifolius* Tausch 或华东蓝刺头 *Echinops grijisii* Hance 的根。为国家基本医疗保险药品。1990 年版《中国药典》及其以前，祁州漏芦和禹州漏芦均作漏芦药用。自 1995 版《中国药典》始将二者单列，并把祁州漏芦定为漏芦的正品，以后历版《中国药典》皆从之。禹州漏芦和漏芦的性能、功效及临床运用相似。

土茯苓

Tǔfúlíng

首载于《本草纲目》。为百合科植物光叶菝葜 *Smilax glabra* Roxb. 的块茎。产于广东、湖南、湖北等地，夏、秋二季采挖。

【处方用名】土茯苓。

【药品归属】土茯苓为国家基本医疗保险药品、可用于保健食品的物品。

【主要药性】甘、淡，平。归肝、胃经。

【基本功效】解毒，除湿，通利关节。

【临床应用】

1. 梅毒及汞中毒　本品甘淡性平，长于"清湿热，利关节，止拘挛，除骨痛"（《本经逢原》），专"解杨梅疮毒，及轻粉留毒，溃烂疼痛诸证"（《本草正》），为治梅毒之要药。适用于梅毒或因梅毒服汞剂中毒而致肢体拘挛，筋骨疼痛者。因其"淡而无味，极其平和之物，断非少数所能奏绩"（《本草正义》）。故以单用大剂量水煎频服，如土萆薢汤（《景岳全书》）；或与白鲜皮、金银花、薏苡仁等同用，如搜风解毒汤（《本草纲目》）。

2. 湿淋带下，湿疹疥癣　本品平而偏凉，能利湿去热，"搜剔湿热之蕴毒"（《本草正义》）。适用于湿热下注或蕴结皮肤所致的多种病症。如治热淋，常与车前子、滑石、木通等同用。治湿热带下，常与黄柏、苦参等同用，如妇炎康片（《中国药典》）。治湿疹、疥癣瘙痒，常与白鲜皮、苦参等同用。

此外，本品解毒除湿，也用于痈疮红肿溃烂，瘰疬溃疡。

【临证备要】煎服，15~60g。

【古今研究】

1. 本草摘要　《本草纲目》："治拘挛骨痛，恶疮痈肿。解汞粉、银朱毒。"《本草正义》："土茯苓，利湿去热，能入络，搜剔湿热之蕴毒。其解水银、轻粉毒者，彼以升提收毒上行，而此以渗利下导为务，故专治杨梅毒疮，深入百络，关节疼痛，甚至腐烂，又毒火上行，咽喉痛溃，一切恶症。"

2. 现代研究　主含落新妇苷、土茯苓苷 A~E、阿魏酸，及挥发油、生物碱、鞣质、树脂、糖、淀粉等成分。《中国药典》规定：含落新妇苷不得少于 0.45%。本品有抗病原微生物、抗炎、抗肿瘤、解汞毒、拮抗棉酚中毒等作用。

鱼腥草

Yúxīngcǎo

首载于《名医别录》。为三白草科植物蕺菜 *Houttuynia cordata* Thunb. 的全草或地上部分。主产于长江以南各地，鲜品全年均可采割；干品夏季茎叶茂盛花穗多时采割。

【处方用名】鱼腥草、鲜鱼腥草、蕺菜。

【药品归属】鱼腥草为国家基本医疗保险药品（单味使用不予支付费用）、既是食品又是药品的物品。

【主要药性】辛，微寒。归肺经。

【基本功效】清热解毒，消痈排脓，利尿通淋。

【临床应用】

1. 肺痈吐脓，肺热咳嗽　本品味辛能散，性寒入肺，长于清解热毒，"散热消痈"（《药性切用》），为"治痰热蕴肺，发为肺痈吐脓血之要药"（《本草经疏》）。可单用捣汁饮用，或与天花粉、芦根、桔梗等同用。因其善清肺热，故也常用于肺热咳嗽，每与金荞麦、麻黄、紫菀等配伍，如急支糖浆（《中国药典》）。

2. 疮痈肿毒　本品清热解毒，消痈排脓，也常用于外痈。如治热毒疮肿，可单用鲜品捣烂外敷；或与连翘、野菊花、蒲公英等同用。

3. 热淋热痢　本品能清热利湿，可收通淋、止泻之效。如治湿热淋证，常与车前子、滑石、海金沙等同用。治湿热泻痢，常与白头翁、黄连等同用。

【临证备要】煎服，15～25g，不宜久煎。鲜品用量加倍，水煎或捣汁服。外用适量，捣敷或煎汤熏洗患处。虚寒证及阴性疮疡忌服。

【古今研究】

1. 本草摘要　《本草纲目》："散热毒痈肿，疮痔脱肛。"《本草经疏》："味辛气温，入手太阴肺经。能治痰热壅肺，发为肺痈吐脓血之要药。肺主气，肺与大肠为表里，大肠湿热盛，则为痔疮，得辛温之气，则大肠清宁，故又为痔疮必须之药。"

2. 现代研究　主含挥发油、阿福豆苷、金丝桃苷、生物碱、氯化钾等。本品有抗病原微生物、抗病毒、解热、抗炎、镇痛、镇咳、抗肿瘤、抗辐射、提高机体免疫力等作用。

金荞麦

Jīnqiáomài

首载于《新修本草》。为蓼科植物金荞麦 *Fagopyrum dibotrys*（D. Don）Hara 的根茎。产于江苏、江西、浙江等地，冬季采挖。

【处方用名】金荞麦、野荞麦、荞麦根。

【药品归属】金荞麦为国家基本医疗保险药品、可用于保健食品的物品。

【主要药性】微辛、涩，凉。归肺经。

【基本功效】清热解毒，排脓祛瘀。

【临床应用】

1. 肺痈吐脓，肺热咳嗽　本品微辛能散，凉能清热，专入肺经，能清热解毒，消痈排脓，功似鱼腥草而力稍逊，也为治肺痈咯吐脓痰腥臭之常用药物。可单用，如金荞麦片（《部颁标准》）；或配鱼腥草、芦根等同用。治疗肺热咳嗽，常与黄芩、枇杷叶等同用。

2. 乳蛾肿痛　本品清肺热，能利咽喉。治疗热毒蕴结之乳蛾肿痛，可单用醋磨漱口，或与射干、山豆根、马勃等同用。

【临证备要】15～45g，用水或黄酒隔水密闭炖服。

【古今研究】

1. 本草摘要　《新修本草》："赤白冷热诸痢，断血破血，带下赤白，生肌肉。"《本草拾遗》："主痈疽恶疮毒肿，赤白游疹，虫、蚕、蛇、犬咬，并醋摩敷疮上，亦捣茎叶敷之；恐毒入腹，煮汁饮。"《本草纲目拾遗》："治喉闭，喉风喉毒，用醋摩漱喉。"

2. 现代研究　主含表儿茶素、双聚原矢车菊素、香豆酸、阿魏酸、绿原酸等。《中国药典》规定：含表儿茶素不得少于 0.030%，饮片不得少于 0.020%。本品有抗病原生物、解热、抗炎、抗肿瘤、增强免疫、抗血小板聚集、抗突变等作用。

大血藤

Dàxuèténg

首载于《本草图经》。为木通科植物大血藤 *Sargentodoxa cuneata*（Oliv.）Rehd. et Wils. 的藤茎。产于江苏、江西、湖北等地，秋、冬二季采收。

【处方用名】大血藤、红藤、血藤。

【药品归属】大血藤为国家基本医疗保险药品。

【主要药性】苦，平。归大肠、肝经。

【基本功效】清热解毒，活血，祛风止痛。

【临床应用】

1. 肠痈腹痛，热毒疮疡　本品清热解毒，活血消痈。无论内外痈肿皆可选用。因其主入大肠经，以清肠中之热毒，行肠中之瘀滞见长，故为治肠痈腹痛之要药。常与败酱草、大黄、桃仁等同用，如阑尾消炎片（《部颁标准》）。若治热毒疮疡，常与连翘、当归尾、金银花等同用。

2. 经闭痛经，跌扑肿痛　本品能活血化瘀、消肿止痛。治疗瘀滞之经闭、痛经，常与桃仁、红花、当归等同用。治疗跌打损伤、瘀肿疼痛，常与续断、赤芍等同用。

3. 风湿痹痛　本品有活血化瘀、祛风止痛之功。治风湿痹痛，筋骨无力，屈伸不利，步履艰难，腰膝疼痛等，常与杜仲、独活、威灵仙等同用，如杜仲壮骨丸（《部颁标准》）。

【临证备要】煎服，10~15g。孕妇慎服。

【古今研究】

1. 本草摘要　《本草图经》："攻血，治血块。"《草木便方》："大血藤温入血分，疗扑损伤积血病，破瘀生新止痰血，膨胀鼻衄金疮药。"《中药志》："祛风通络，利尿杀虫。治肠痈，风湿痹痛，麻风，淋病，蛔虫腹痛。"

2. 现代研究　主含大黄素、大黄酚、大黄素甲醚、大血藤苷、毛柳苷、香草酸、原儿茶酸等。本品有抗病原微生物、抗炎、抗肿瘤、抑制血小板聚集、扩张冠状动脉、增加冠脉流量、抑制血栓形成等作用。

败酱草

Bàijiàngcǎo

首载于《神农本草经》。为败酱科植物黄花败酱 *Patrinia scabiosaefolia* Fisch.、白花败酱

Patrinia villose Juss. 的全草。全国大部分地区均产。夏季花开时采集。

【处方用名】败酱草、败酱。

【主要药性】辛、苦，微寒。归胃、大肠、肝经。

【基本功效】清热解毒，消痈排脓，祛瘀止痛。

【临床应用】

1. 肠痈肺痈，疮痈肿毒　本品辛苦微寒，能"泻热解毒，破血排脓，为外科专药"（《药性切用》）。凡内外痈肿，本品皆宜，尤善治内痈。因其主入大肠经，故为治肠痈之要药。常与薏苡仁、附子同用，如薏苡附子败酱散（《金匮要略》）。若治肺痈吐脓，可与鱼腥草、冬瓜子、桔梗等同用。治疮痈肿毒，可与野菊花、紫花地丁等同用。

2. 产后瘀阻腹痛　本品辛散行滞，"能破凝血，疗产后诸病"（《本草从新》）。适用于产后瘀阻腹痛，可单用煎服，或与当归、红花、川芎等同用。

此外，本品性寒，入肝经，尚用于肝热目赤肿痛。

【临证备要】煎服，6～15g。外用适量。脾胃虚弱，食少泄泻者忌服。

【古今研究】

1. 本草摘要　《名医别录》："主除痈肿，浮肿，结热，风痹，不足，产后疾痛。"《本草纲目》："善排脓破血，故仲景治痈，及古方妇人科皆用之。"《本草正义》："此草有陈腐气，故以败酱得名。能清热泄结，利水消肿，破瘀排脓。惟宜于实热之体。"

2. 现代研究　主含黄花败酱皂苷 A–F、常春藤、齐墩果酸、木犀草素、槲皮素、芦丁、异荭草苷、异牡荆苷、东莨菪内酯、七叶内酯，以及挥发油、环烯醚萜类、甾醇类等。本品有抗病原微生物、抗肿瘤、镇静、保肝、止血、抗缺氧等作用。

附：墓头回

为败酱科植物异叶败酱 *Patrinia hetrophylla* Bunge. 及糙叶败酱 *P. scabra* Bunge. 的根。产于山西、河南、河北等地。秋季采挖。辛、苦，微寒；归胃、大肠、肝经。其性能、功用、用法用量与败酱草相似。兼有止血、止带的功效，多用于治疗崩漏下血、赤白带下等证。

射　干

Shègān

首载于《神农本草经》。为鸢尾科植物射干 *Belamcanda chinensis*（L.）DC. 的根茎。产于河南、湖北、江苏等地，春初刚发芽或秋末茎叶枯萎时采挖。

【处方用名】射干。

【药品归属】射干为国家基本医疗保险药品。

【主要药性】苦，寒。归肺经。

【基本功效】清热解毒，祛痰，利咽。

【临床应用】

1. 咽喉肿痛　本品苦能泄降，寒能清热。善能清热解毒、利咽消肿，为"治喉痹咽痛要药"（《本经逢原》）。因其兼能祛痰，故对痰热壅盛之咽喉肿痛尤宜。可单用，或与升麻、桔梗等同用，如射干汤（《圣济总录》）。若治风热外袭、肺胃热盛所致的咽部红肿、咽痛失音、咳嗽痰多等，常与山豆根、桔梗、青果等同用，如清咽润喉片（《中国药典》）。

2. 痰壅咳喘　本品苦寒，能清肺热，降气消痰以平喘止咳，凡"热痰寒饮，喘逆上气，皆能治之"（《本草正义》）。主要用于痰热壅肺之咳嗽气喘，可与麻黄、胆南星、黄芩等同用。若治寒饮射肺之咳嗽气喘，痰多清稀者，常与麻黄、细辛、半夏等同用，如射干麻黄汤（《金匮要略》）。

【临证备要】　煎服，3~10g。脾虚便溏者慎用。

【古今研究】

1. 本草摘要　《神农本草经》："主咳逆上气，喉痹咽痛，不得消息，散结气，腹中邪逆，食饮大热。"《滇南本草》："治咽喉肿痛，咽闭喉风，乳蛾，疔腮红肿，牙根肿烂，疗咽喉热毒，攻散疮痈一切热毒等症。"《本草正》："治欬逆上气，喉痹咽疼，散结气不得息，除胸腹邪热胀满，清肝明目，消积痰结核，癥癖热疝，降实火，利大肠，消瘀血，通女人经闭。苦酒磨涂，可消肿毒。"

2. 现代研究　主含次野鸢尾黄素、鸢尾黄素、鸢尾苷，以及二苯乙烯类化合物、二环三萜类及其衍生物等。本品有抗病原微生物、抗真菌、解热、抗炎、镇痛、镇咳、祛痰、平喘、利尿、清除自由基等作用。

山豆根

Shāndòugēn

首载于《开宝本草》。为豆科植物越南槐 *Sophora tonkinensis* Gagnep. 的根和根茎。产于广西、广东、贵州等地，秋季采挖。

【处方用名】　山豆根、苦豆根、广豆根、南豆根。

【药品归属】　山豆根为国家基本医疗保险药品。

【主要药性】　苦，寒；有毒。归肺、胃经。

【基本功效】　清热解毒，消肿利咽。

【临床应用】

1. 咽喉肿痛　本品苦寒降泄，能直折火毒之上炎，"为解毒清热之上药"（《本草经疏》）。尤善利咽消肿，为"解咽喉肿痛第一要药"（《本草求真》）。凡"一切喉证之属于火者，得苦降之性，自然热除病退"（《本草便读》）。适用于乳蛾喉痹，咽喉肿痛属热毒蕴结者，可单用，或与天花粉、麦冬、玄参等同用，如鼻咽灵片（《中国药典》）。

2. 齿龈肿痛，口舌生疮　本品清热解毒，还可用于火热上攻之牙龈肿痛，口舌生疮。可单用煎汤漱口，或配伍黄连、升麻、生石膏等。

【临证备要】　煎服，3~6g。本品有毒，故用量不宜过大。脾胃虚寒者慎用。

【古今研究】

1. 本草摘要　《本草正》："解诸药热毒，消痈肿疮毒，杀寸白诸虫。含而咽汁，解咽喉痹痛。研末汤服五七分，解内热喘满腹胀。磨汁服，解热厥心痛。研汁涂诸热毒热疮肿痛，及诸虫热毒所伤。"《本草新编》："山豆根，味苦气寒，无毒。入肺经，止咽喉肿痛要药，亦治蛇伤虫咬。"

2. 现代研究 主含苦参碱、氧化苦参碱、槐果碱、氧化槐果碱、臭豆碱、甲基司巴丁、山豆根酮、山豆根皂苷等，还含咖啡酸及多糖类成分。《中国药典》规定：含苦参碱和氧化苦参碱的总量不得少于 0.70%，饮片不得少于 0.60%。本品有抗炎、解热、抗肿瘤、抗溃疡、抗菌、抗心律失常、保肝等作用。

附：北豆根

为防己科植物蝙蝠葛 *Menispermum dauricum* DC. 的根茎。为国家基本医疗保险药品。产于河北、山东、辽宁等地。春、秋二季采挖。苦，寒；有小毒。归肺、胃、大肠经。功能清热解毒，祛风止痛。用于咽喉肿痛，热毒泻痢，风湿痹痛。煎服，3~9g。

马 勃

Mǎbó

首载于《名医别录》。为灰包科真菌脱皮马勃 *Lasiosphaera fenzlii* Reich.、大马勃 *Calvatia gigantea* (Batsch ex Pers.) Lloyd 或紫色马勃 *Calvatia lilacina* (Mont. et Berk.) Lloyd 的子实体。产于辽宁、吉林、甘肃等地，夏、秋二季子实体成熟时采收。

【处方用名】 马勃。

【药品归属】 马勃为国家基本医疗保险药品。

【主要药性】 辛，平。归肺经。

【基本功效】 清肺利咽，止血。

【临床应用】

1. 咽喉肿痛 本品味辛能散，性平偏凉，轻虚入肺，"力能散肺中邪热"（《本经逢原》），"消肿解热，为咽喉肿痛要药"（《药性切用》）。因其药性平和，无论热毒、风热或虚火上炎所致的咽喉不利或肿痛，均可选用。尤宜于风热郁肺之咽喉肿痛，咳嗽失音。常与银花、连翘、射干等同用，如银翘马勃散（《温病条辨》）。若治热毒蕴结、气滞血瘀所致的声音嘶哑，咽喉肿痛，常与金银花、板蓝根、木蝴蝶等同用，如金嗓散结丸（《中国药典》）。

2. 出血 本品有止血之功，可用于吐血、衄血、外伤出血等多种出血。内服外用皆宜，尤以外用为佳。

【临证备要】 煎服，2~6g，布包煎。外用适量，研末撒，或调敷患处，或作吹药。风寒伏肺咳嗽、失音者禁服。

【古今研究】

1. 本草摘要 《名医别录》："主治恶疮，马疥。"《本草纲目》："清肺，散血热，解毒。能清肺热咳嗽，喉痹，衄血，失音诸病。"《本草正义》："寇宗奭谓以蜜拌揉，以水调呷，治喉痹咽疼，盖既散郁热，亦清肺胃，确是喉病良药。"

2. 现代研究 主含马勃素、蛋白质、氨基酸、紫颓马勃酸、麦角甾醇、尿素、类脂质、马勃素葡萄糖苷、磷酸钠等多种成分，尚含抗坏血酸成分等。本品有止血作用，对金黄色葡萄球菌、绿脓杆菌、肺炎球菌、真菌等有抑制作用。

青　果

Qīngguǒ

　　首载于《日华子本草》。为橄榄科植物橄榄 *Canarium album* Raeusch. 的成熟果实。产于福建、广东、广西等地，秋季果实成熟时采收。

　　【处方用名】青果、橄榄。

　　【药品归属】青果为国家基本医疗保险药品（单味使用不予支付费用）、既是食品又是药品的物品。

　　【主要药性】甘、酸，平。归肺、胃经。

　　【基本功效】清热解毒，利咽，生津。

　　【临床应用】

　　1. 咽喉肿痛　本品性平偏凉，能清热解毒、利咽消肿，"治一切喉火上炎"（《滇南本草》）。适用于风热上攻或热毒壅盛所致的咽部红肿疼痛、失音声哑，常与金银花、玄参、桔梗等同用，如青果丸（《中国药典》）。

　　2. 咳嗽痰黏，烦热口渴　本品主入肺胃经，性平偏凉以清热，甘酸化阴以生津，略兼化痰之功。用于肺热咳嗽痰黏，胃热津伤口渴。可单用，或与金银花、芦根、桔梗等同用。

　　此外，本品"能解一切鱼蟹毒"（《本草纲目》），可用于进食鱼蟹中毒。另有一定的醒酒作用。

　　【临证备要】煎服，5~10g。

　　【古今研究】

　　1. 本草摘要　《日华子本草》："开胃，下气，止泻。"《滇南本草》："治一切喉火上炎，大头瘟症。能解湿热、春温，生津止渴，利痰，解鱼毒、酒、积滞。"《本草纲目》："治咽喉痛，咀嚼咽汁，能解一切鱼蟹毒。"

　　2. 现代研究　主含挥发油、麝香草酚，没食子酸，以及三萜类、氨基酸、脂肪酸、鞣质等。本品有保肝、镇痛、抗炎及抗病原微生物等作用。

木蝴蝶

Mùhúdié

　　首载于《本草纲目拾遗》。为紫薇科植物木蝴蝶 *Oroxylum indicum* (L.) Vent. 的成熟种子。产于广西、云南、贵州等地，秋、冬二季采收。

　　【处方用名】木蝴蝶、千张纸。

　　【药品归属】木蝴蝶为国家基本医疗保险药品。

　　【主要药性】苦、甘，凉。归肺、肝、胃经。

　　【基本功效】清肺利咽，疏肝和胃。

　　【临床应用】

　　1. 喉痹音哑　本品苦凉清热，体轻善升，主入肺经。能清肺热，利咽喉，开音哑，为治疗咽喉肿痛的常用药。若治风热邪毒所致的咽喉肿痛，声音嘶哑，常与玄参、板蓝根、胖大海等同用，如金嗓开音丸（《中国药典》）。治痰湿内阻、肝郁气滞所致的咽部异物感、咽部不适、声音嘶哑，常与橘红、紫苏梗、枳实等同用，如金嗓利咽丸（《中国药典》）。本品清肺热，也可用于肺热咳嗽。

2. 肝胃气痛 本品味苦能泄，入肝胃经，能疏肝理气、和胃止痛。治疗肝胃不和之胁腹胀痛，可单用研末，酒调送服；或配柴胡、白芍等同用。

【临证备要】1~3g。

【古今研究】

1. 本草摘要 《本草纲目拾遗》："治心气痛，肝气痛，下部湿热。又项秋子云，凡痈毒不收口，以此贴之。"

2. 现代研究 主含白杨素，蝴蝶苷A、B，黄芩素，特土苷，芹菜素，高山黄芩素，高山黄芩苷，黄芩苷等黄酮类成分。本品有抗炎、抗变态反应、利尿、利胆、降胆固醇、抗癌等作用。

白头翁

Báitóuwēng

首载于《神农本草经》。为毛茛科植物白头翁 *Pulsatilla chinensis*（Bge.）Regel 的根。产于吉林、辽宁、河北等地，秋季采挖。

【处方用名】白头翁。

【药品归属】白头翁为国家基本医疗保险药品。

【主要药性】苦，寒。归胃、大肠经。

【基本功效】清热解毒，凉血止痢。

【临床应用】

热毒血痢 本品苦寒泄降，主入大肠经，能清热解毒，凉血止痢。"通治实热毒火之滞下赤白，日数十次者，颇见奇效"（《本草正义》），为治痢要药。无论热毒、湿热痢疾，症见便下脓血，里急后重，或休息痢，腹痛便血，屡发屡止，经久不愈者皆宜。前者常与黄连、黄柏、秦皮同用，如白头翁汤（《伤寒论》）。后者可与艾叶同用，即白头翁丸（《圣济总录》）。

此外，本品煎汤内服，外洗，可用于阴痒带下。

【临证备要】煎服，10~15g。虚寒泄痢忌服。

【古今研究】

1. 本草摘要 《神农本草经》："主温疟，狂易，寒热，癥瘕积聚，瘿气，逐血，止痛，疗金疮。"《药性论》："止腹痛及赤毒痢，治齿痛，主项下瘤疬。主百骨节痛。"《国药诠证》："白头翁之治痢，其效在燥而不在温或寒。凡利由肠必挟湿而失其收缩之力，故不问寒热，凡湿重皆当用燥湿收缩之药。白头翁以燥肠湿见长，故为治痢之要药。"

2. 现代研究 主含白头翁皂苷、白头翁素、白桦脂酸、原白头翁素、胡萝卜苷等。本品有抗阿米巴原虫、抗阴道滴虫、抗菌、抗病毒、抗癌、镇静、镇痛、抗痉挛等作用。

马齿苋

Mǎchǐxiàn

首载于《本草经集注》。为马齿苋科植物马齿苋 *Portulaca oleracea* L. 的地上部分。我国大部分地区均有出产，夏、秋二季采收。

【处方用名】马齿苋、鲜马齿苋。

【药品归属】马齿苋为国家基本医疗保险药品（单味使用不予支付费用）、既是食品又是药品的物品。

【主要药性】酸，寒。归肝、大肠经。

【基本功效】清热解毒，凉血止血，止痢。

【临床应用】

1. 热毒血痢　本品性寒滑利，入血分，善清大肠热毒，并能凉血止血，为治热毒痢疾，下痢脓血，里急后重之常用药。可单用，如马齿苋片（《部颁标准》），或与三颗针为伍，如清热治痢丸（《部颁标准》）。

2. 血热出血　本品性寒，入肝经血分，有凉血止血之功。主要用于血热妄行所致的崩漏、便血、痔血等下部出血。如治便血，痔血，可单用，或配地榆、槐花等同用。治崩漏下血，可用鲜品捣汁服，或配苎麻根、茜草炭等同用。

3. 疮痈肿毒，湿疹丹毒　本品性寒，"善解痈肿热毒"（《本草正义》）。既可内服，亦可外治。更"长于外治，故以之敷痈散肿，为尤贵耳"（《本草便读》）。如"治多年恶疮，用马齿苋捣烂，敷两三遍即瘥；治秃疮湿癣，用马齿苋烧灰，煎膏涂之；治小儿丹毒，用马齿苋捣汁饮，渣涂之"（《滇南本草》）。

【临证备要】煎服，10～15g，鲜品 30～60g。外用适量，捣敷患处。脾胃虚寒，肠滑作泄者慎用。

【古今研究】

1. 本草摘要　《新修本草》："主诸肿瘘疣目，捣揩之；饮汁主反胃，诸淋，金疮血流，破血癥瘕癖，小儿尤良；用汁洗紧唇、面疱、马汗、射工毒涂之瘥。"《滇南本草》："益气，清暑热，宽中下气，润肠，消积滞，杀虫。疗痔疮红肿疼痛。"《本草纲目》："散血消肿，利肠滑胎，解毒通淋，治产后虚汗。"

2. 现代研究　主含草酸、苹果酸、柠檬酸、β-香树脂醇、丁基帕迷醇、甜菜苷、异甜菜苷，以及多巴、多巴胺、不饱和脂肪酸、黄酮类、氨基酸、单糖及多糖等。本品对大肠杆菌、沙门氏菌、变形杆菌等多种细菌有抑制作用，能兴奋子宫，还有利尿、升高血钾、抗氧化、促溃疡愈合等作用。

鸦胆子

Yādǎnzǐ

首载于《本草纲目拾遗》。为苦木科植物鸦胆子 *Brucea javanica*（L.）Merr. 的成熟果实。主产于广西、广东。秋季采收。

【处方用名】鸦胆子、苦参子。

【药品归属】鸦胆子为国家基本医疗保险药品。

【主要药性】苦，寒；有小毒。归大肠、肝经。

【基本功效】清热解毒，止痢，截疟；外用腐蚀赘疣。

【临床应用】

1. 热毒血痢 本品味极苦，性寒凉，主入大肠经。善能清血分之热及肠中之热而止痢。"凡痢之偏于热者，用之皆有捷效，而以治下鲜血之痢，泻血水之痢则尤效"（《医学衷中参西录》）。如治热毒血痢，便下脓血，里急后重，可单用去壳取仁，以龙眼肉包裹吞服。治湿热久痢，休息痢，可与黄连、椿皮、木香等同用，如久痢丸（《部颁标准》）。

2. 疟疾 本品苦寒，入肝经，有较强的杀虫截疟之功，对各种类型的疟疾均可应用，尤以间日疟及三日疟效果较好。可单用去壳取仁，以龙眼肉包裹或装入胶囊服用。

3. 赘疣鸡眼 本品外用"能腐肉"（《本草求原》），有较强的腐蚀作用。治赘疣、鸡眼，可以鸦胆子仁捣烂涂敷患处，能使赘疣脱落，鸡眼腐烂。

【临证备要】内服，0.5~2g，以龙眼肉包裹或装入胶囊吞服，亦可压去油制成丸剂、片剂服，不宜入煎剂。外用适量。本品有毒，对胃肠道及肝肾均有损害，内服需严格控制剂量，不宜多用久服。外用注意用胶布保护好周围正常皮肤，以防止对正常皮肤的刺激。孕妇及小儿慎用。胃肠出血及肝肾病患者不宜使用。

【典型案例】鸦胆子治食管癌案。某男，48岁。因1年来进行性吞咽困难，自感食后停滞感，不刻食物又反流，流出物为食物伴泡沫样黏液，确诊为中段食管癌。嘱患者单服鸦胆子油，每日3次，每次20mL，经服1000mL后，自感明显好转，自述服药恶心，但不吐，能咽下食物，吞咽流畅，继服3000mL后，上述自觉症状基本消失，食量增多，体重增加。又继服3000mL，复查上述诸症完全消失，随访半年未见复发〔青海医药杂志，1992，（3）：41〕。

【古今研究】

1. 本草摘要 《生草药性备要》："治痢，痔。"《本草纲目拾遗》："治冷痢久泻……外无烦热躁扰，内无肚腹急痛，有赤白相兼，无里急后重，大便流利，小便清长。"《医学衷中参西录》："凉血解毒，善治热性赤痢，二便因热下血""治梅毒及花柳毒淋。捣烂醋调敷疔毒。善治疣。"

2. 现代研究 主含鸦胆子苷A~P，鸦胆子素、油酸，亚油酸，棕榈酸，以及蒽醌类及黄酮类等。《中国药典》规定：含油酸不得少于8.0%。本品有杀灭阿米巴原虫、驱杀绦虫、鞭虫、蛔虫、滴虫、抗疟原虫、抗肿瘤、抑制流感病毒、对赘疣细胞可使细胞核固缩，细胞坏死、脱落等作用。

地锦草

Dìjǐncǎo

首载于《嘉祐本草》。为大戟科植物地锦 *Euphorbia humifusa* Willd. 或斑地锦 *Euphorbia maculata* L. 的全草。全国大部分地区均产。夏、秋二季采收。

【处方用名】地锦草、血见愁。

【药品归属】地锦草为国家基本医疗保险药品。

【主要药性】辛，平。归肝、大肠经。

【基本功效】清热解毒，凉血止血，利湿退黄。

【临床应用】

1. 热毒泻痢　本品主入大肠经，为"解毒止痢之药"（《本草汇言》）。主要用于大肠湿热所致的泄泻、痢疾，症见大便泄泻，或大便脓血、里急后重、腹痛腹胀等。可单用，如地锦草片（《部颁标准》）；或与樟树根、香薷、枫树叶等同用，如肠炎宁片（《中国药典》）。

2. 血热出血　本品入血分，既能凉血止血，兼能活血散瘀，有止血而不留瘀的特点。故"凡血病而因热所使者用之合宜"（《本草汇言》）。诸如吐血，衄血，血痢血崩，产后流血不止，月经过多及外伤出血等多种出血，每与三七为伍，如三七止血片（《部颁标准》）。

3. 湿热黄疸　本品能通"利小便"（《本草纲目》），导湿热从小便而出，可收清热利湿退黄之效。用于湿热黄疸，可单用煎服，或与茵陈、栀子、黄柏等同用。

此外，本品解毒，还可用于热毒疮疡及蛇虫咬伤。

【临证备要】煎服，9~20g。外用适量。

【古今研究】

1. 本草摘要　《嘉祐本草》："主通流血脉，亦可用治气。"《本草纲目》："主痈肿恶疮，金刃外损出血，血痢，下血，崩中，能散血止血，利小便。"《本草汇言》："地锦，凉血散血，解毒止痢之药也。善通流血脉，专消解毒疮。凡血病而因热所使者用之合宜。"

2. 现代研究　主含槲皮素，芹菜素，木樨草素，木樨草苷、异多花独尾草烯醇、东莨菪素、乙酸蒲公英赛醇酯、棕榈酸，没食子酸，及老鹳草鞣质等。《中国药典》规定：含槲皮素不得少于0.10%。本品有抑菌、中和毒素、止血作、抗炎、止泻等作用。

半边莲

Bànbiānlián

首载于《本草纲目》。为桔梗科植物半边莲 *Lobelia chinensis* Lour. 的全草。产于安徽、江苏、浙江等地。夏季采收。

【处方用名】半边莲。

【药品归属】半边莲为国家基本医疗保险药品。

【主要药性】辛，平。归心、小肠、肺经。

【基本功效】清热解毒，利尿消肿。

【临床应用】

1. 痈肿疮毒。蛇虫咬伤　本品味辛能散，性平偏凉，能清解热毒，治疗热毒疮疡。内服外用均可，尤以鲜品捣烂外敷为佳。本品又能解蛇虫之毒。治蛇虫咬伤，可单用"捣汁饮，以渣围涂之"（《本草纲目》）；或与两面针、全蝎、雄黄等同用，如蛇咬丸（《部颁标准》）。

2. 鼓胀水肿，湿热黄疸　本品有利水除湿之功。治水湿停蓄，大腹水肿，小便不利，可与茯苓、泽泻、猪苓等同用；治湿热黄疸，小便短赤，可与茵陈、栀子、金钱草等配伍。

3. 湿疹湿疮　本品外用有解毒祛湿之功，以"枝叶熬水，洗诸毒疮癣，其效如神"（《滇南本草》）。也可配苦参、蛇床子、白鲜皮等同用，局部湿敷或外搽患处。

【临证备要】　煎服，9~15g，鲜品30~60g。外用适量。虚证水肿忌用。

【古今研究】

1. 本草摘要　《本草纲目》："蛇虺伤，捣汁饮，以滓围涂之。"《本草求原》："消肿散毒，治恶疮、蛇伤。"《岭南采药录》："治鱼口便毒，跌打伤瘀痛，恶疮，火疮，捣敷之。"

2. 现代研究　主含L-山梗菜碱、山梗菜酮碱、对羟基苯甲酸，延胡索酸，琥珀酸，及皂苷、氨基酸等。本品有利尿、扩张支气管、催吐、对神经系统先兴奋后抑制、抗蛇毒、轻泻，抑菌、利胆等作用。

附：半枝莲

为唇形科植物半枝莲 *Scutellaria barbata* D. Don 的全草。为国家基本医疗保险药品。产于河北、河南、山西等地。夏、秋二季茎叶茂盛时采挖。辛、苦，寒；归肺、肝、肾经。功能清热解毒，化瘀利尿。用于疗疮肿毒，咽喉肿痛，跌扑伤痛，水肿，黄疸，蛇虫咬伤。煎服，15~30g。

白花蛇舌草
Báihuāshéshécǎo

首载于《广西中药志》。为茜草科植物白花蛇舌草 *Oldenlandia diffusa*（willd.）Roxb. 的全草。产于云南、广东、广西等地。夏、秋二季采收。

【处方用名】　白花蛇舌草、蛇舌草。

【主要药性】　微苦、甘，寒。归胃、大肠、小肠经。

【基本功效】　清热解毒，散结消肿，利湿通淋。

【临床应用】

1. 痈肿疮毒，毒蛇咬伤　本品苦寒，既能解火热之毒，又能解蛇虫之毒。可用于多种热毒证及毒蛇咬伤，内服外用皆宜。如治痈肿疮毒，可单用鲜品捣烂外敷，或与金银花、连翘、野菊花等同用。治肠痈腹痛，常与红藤、败酱草、牡丹皮等同用。治毒蛇咬伤，可单用鲜品捣烂绞汁内服或水煎服，渣敷伤口；或与半边莲、夏枯草、杠板归等同用，如云南蛇药（《部颁标准》）。因其解毒散结力强，也可用于各种癌肿而热毒壅盛者。

2. 热淋涩痛，湿热黄疸　本品苦寒，有清热除湿，利尿通淋之功。用于下焦湿热所致的热淋，症见尿频、尿急、尿痛、腰痛、小腹坠胀等，可与泽泻、车前子、黄柏等同用，如癃清片（《中国药典》）。若配茵陈、金钱草等，也可用于湿热黄疸。

【临证备要】　煎服，6~30g。外用适量。阴疽及脾胃虚寒者忌用。

【古今研究】

1. 本草摘要　《广西中药志》："治小儿疳积，毒蛇咬伤，癌肿。外治白泡疮、蛇癞疮。"《闽南民间草药》："清热解毒，消炎止痛。"《泉州本草》："清热散瘀，消痈解毒。治痈疽疮疡，瘰疬。又能清肺火，泻肺热。治肺热喘促、嗽逆胸闷。"

2. 现代研究　主含车叶草苷酸，去乙酸基车叶草苷酸、熊果酸，齐墩果酸、甾醇、蒽醌、黄酮苷等。本品有抗肿瘤、抑菌、增强白细胞吞噬能力、抗炎、保肝利胆等作用。

山慈菇

Shāncígū

首载于《本草拾遗》。为兰科植物杜鹃兰 *Cremastra appendiculata*（D. Don）Makino、独蒜兰 *Pleione bulbocodioides*（Franch.）Rolfe 或云南独蒜兰 *Pleione yunnanens* Rolfe 的假鳞茎。前者习称"毛慈菇"，后二者习称"冰球子"。产于四川、贵州等地。夏、秋二季采挖。

【处方用名】山慈菇、山茨菇、毛慈菇、冰球子。

【药品归属】山慈菇为国家基本医疗保险药品。

【主要药性】甘、微辛，凉。归肝、脾经。

【基本功效】清热解毒，化痰散结。

【临床应用】

1. 痈肿疮毒，瘰疬痰核，蛇虫咬伤　本品味辛能散，寒能清热，"散坚消结，化痰解毒，其力颇峻"（《本草正义》）。"治毒疮，攻痈疽，敷诸疮肿毒，有脓者溃，无脓者消"（《滇南本草》）。若治热毒壅盛之疮痈肿毒，可与雄黄、朱砂、麝香等外用，醋磨调敷患处，如紫金锭（《中国药典》）。治痰火郁结之瘰疬痰核，可与玄参、浙贝母、夏枯草等同用。治蛇虫咬伤，可与白花蛇舌草同用。

2. 癥瘕痞块　本品解毒消疮，化痰散结，可用于多种肿瘤，癥瘕痞块。若治晚期胃癌、食管癌属痰湿瘀阻及气滞血瘀者，常与金银花、蒲公英、莪术等同用，如金蒲胶囊（《中国药典》）。

【临证备要】煎服，3~10g。外用适量。

【古今研究】

1. 本草摘要　《本草纲目》："主疔肿，攻毒破皮，解诸毒蛊毒、蛇、虫、狂犬伤。"《本草新编》："山慈菇，玉枢丹中为君，可治怪病。大约怪病多起于痰，山慈菇正消痰之药，治痰而怪病自除也。或疑山慈菇非消痰之药，乃散毒之药也。不知毒之未成者为痰，而痰之已结者为毒，是痰与毒，正未可二视也。"

2. 现代研究　主含独蒜兰属醇，独蒜兰素 C、D，独蒜兰醇，以及杜鹃兰素 I、II、黄烷酮-3-醇类等。本品有抗肿瘤、抑菌等作用。

熊胆粉

xióngdǎnfěn

首载于《药性论》。为脊椎动物熊科棕熊 *Ursus arctos* Linnaeus、黑熊 *Selenarctos thibetanus* Cuvier、或人工养殖熊的胆汁经干燥后入药。产于云南、西藏、新疆等地。

【处方用名】熊胆粉。

【主要药性】苦，寒。归肝、胆、心经。

【基本功效】清热解毒，息风止痉，清肝明目。

【临床应用】

1. 热毒疮痈，痔疮，咽喉肿痛　本品极苦而寒，清热解毒效佳，常用于热毒蕴结诸证。如治疮痈肿毒，可用水调化或加入少许冰片，涂于患部；或配牛黄、芦荟、麝香等制成软膏外用。治痔疮肿痛出血，痔漏，肠风下血，常与冰片、煅炉甘石、珍珠母共制成软膏，涂布于肛门内外，如熊胆痔灵膏（《中国药典》）。治喉痹肿痛，可与冰片、牛黄、硼砂共为末，吹喉中痛处，如熊胆冰黄散（《囊秘喉书》）。

2. 热极生风，惊痫抽搐　本品主入肝经，能"泻有余之热"（《本草经疏》），有凉肝息风止痉之功。适用于热盛风动之惊痫抽搐，单用有效，如熊胆胶囊（《中国药典》）。

3. 肝热目赤，目生翳膜　本品"性本苦寒，功归肝胆，退热邪而明目"（《本草便读》），"去目翳至效"（《本草征要》）。常用于肝火上炎之目赤肿痛、羞明流泪及目生障翳等，常与冰片外用点眼，如复方熊胆滴眼液（《中国药典》），或与龙胆草、泽泻、决明子等同用，如龙泽熊胆胶囊（《中国药典》）。

【临证备要】内服，0.25~0.5g，入丸、散，由于本品有腥苦味，口服易引起呕吐，故宜用胶囊剂。外用适量，调涂患处。脾胃虚寒者忌服。孕妇忌用。

【古今研究】

1. 本草摘要　《药性论》："主小儿五疳，杀虫，治恶疮。"《本草蒙筌》："治男、女时气热蒸，变为黄疸；疗小儿风痰壅塞，发为惊痫；驱五疳、杀虫，敷恶疮散毒；痔病久发不愈，涂之立见奇功。"《本草纲目》："退热，清心，平肝，明目去翳，杀蛔、蛲虫。"

2. 现代研究　主含熊去氧胆酸、鹅去氧胆酸、去氧胆酸、牛黄熊去氧胆酸、牛黄鹅脱氧胆酸、牛黄胆酸、胆固醇、胆红素、无机盐、脂肪、磷质及多种氨基酸等。本品有增加胆汁分泌、解痉、抑菌、促进脂肪消化吸收、溶石、降酯、降糖、促进角膜翳处上皮细胞新陈代谢等作用。

【备注】熊胆首载于《药性论》，在我国应用已有一千多年的历史。在古代主要采取"猎熊取胆"的方法。1988年《中华人民共和国野生动物保护法》颁布实施。棕熊、黑熊被列为"国家二级保护动物"和"濒危野生动植物种国际贸易公约"。因为数量稀少，禁止猎杀。目前，我国熊胆粉的来源主要依靠人工养殖，通过活体无管引流胆汁的方法获得。再经过滤、干燥等步骤处理方得熊胆粉。另有人工合成熊去氧胆酸不能替代熊胆粉。

千里光

Qiānlǐguāng

首载于《图经本草》。为菊科植物千里光 *Senecio scandens* Buch. -Ham. 的地上部分。产于江苏、浙江、广西等地。夏、秋二季采收。

【处方用名】千里光。

【药品归属】千里光为国家基本医疗保险药品。

【主要药性】苦，寒。归肺、肝经。

【基本功效】清热解毒，明目，利湿。

【临床应用】

1. 热毒证　本品"寒平清利，治一切热毒诸疾，咸需用之"（《本草汇言》）。若治热毒疮疡、咽喉肿痛、可单用，如清热散结片（《部颁标准》）。治水火烫伤，可与白及煎浓汁，外搽。治毒蛇咬伤，可与雄黄捣烂外敷。

2. 目赤肿痛　本品苦寒入肝，善清肝经之热邪而明目，用于风热上攻，或肝火上炎所致目赤肿痛，羞明多泪。可单用煎汤熏洗眼部，或与菊花、夏枯草、桑叶等同用。

3. 湿热泻痢，皮肤湿疹　本品苦寒，能清热利湿。用于大肠湿热，腹痛泄泻，或里急后重，下痢脓血等，可单用，或与穿心莲同用，如千喜片（《部颁标准》）。若治湿疹湿疮、阴囊湿痒，可单用，水煎熏洗患处；或与苦参、蛇床子等同用。

4. 表证发热　本品清热解毒，对于风热表证兼有目赤肿痛、咽喉肿痛者尤宜。常与蒲公英、臭灵丹同用，如感冒消炎片（《部颁标准》）。

【临证备要】煎服，15~30g。外用适量，煎水熏洗。

【古今研究】

1. 本草摘要　《本草拾遗》："主疫气，结黄，疟瘴，蛊毒，煮服之吐下，亦捣敷疮、虫蛇犬等咬伤处。"《本草图经》："与甘草煮作饮服，退热明目。"《本草纲目拾遗》："明目去星障。煎汤浴疮疡。狗咬以千里膏掺粉霜贴之。治蛇伤。"

2. 现代研究　主含千里光宁碱等生物碱、金丝桃苷、胡萝卜素类、有机酸类、挥发油、鞣质等。《中国药典》规定：含阿多尼弗林碱不得少于 0.004%，含金丝桃苷不得少于 0.030%。本品有明目、抑菌、杀滴虫、抗钩端螺旋体、解痉等作用。

白　蔹

Báiliǎn

首载于《神农本草经》。为葡萄科植物白蔹 *Ampelopsis japonica*（Thunb.）Makino 的块根。产于河南、湖北。春、秋二季采挖。

【处方用名】白蔹。

【药品归属】白蔹为国家基本医疗保险药品。

【主要药性】苦，微寒。归心、胃经。

【基本功效】清热解毒，消痈散结，敛疮生肌。

【临床应用】

1. 痈肿疮毒　本品苦寒，有清热解毒、消痈散结、敛疮生肌之功。大凡疮疡，"未脓可消，已脓可拔，脓尽可敛"（《本草汇言》）。内服外用皆宜，故"为疗肿痈疽要药"（《本草经疏》）。若治痈肿疮毒初起，红肿热毒者，可单用，或与金银花、连翘、蒲公英等同用。治痈疽肿毒，诸疮瘰疬，脓成未溃者，可与皂角、当归、赤芍等同用，如消痈提毒膏（《部颁标准》）。治溃疡不敛，可与白及、络石藤同用，如白蔹散（《鸡峰普济方》）。

2. 烧烫伤，手足皲裂　本品解毒敛疮生肌。治水、火、电灼烫伤，可单用研末，香油调敷患处，或与地榆、槐米、黄连等同用，如京万红膏（《部颁标准》）。治手足皲裂，可与紫草、当归、冰片等同用，如紫归治裂膏（《部颁标准》）。

【临证备要】5~10g。外用适量，煎汤洗或研成极细粉敷患处。不宜与川乌、制川乌、草乌、制草乌、附子同用。

【古今研究】

1. 本草摘要　《神农本草经》："主痈肿疽疮，散结气，止痛。除热，目中赤，小儿惊痫，温疟，女子阴中肿痛。"《本草经疏》："白蔹，苦则泄，辛则散，甘则缓，寒则除热，故主痈肿疽疮，散结止痛。……总之为疗肿痈疽家要药，乃确论也。"《本经逢原》："白蔹，性寒解毒，敷肿疡疮，有解散之功，以其味辛也。"

2. 现代研究　主含酒石酸、延胡索酸、没食子酸等有机酸类成分。本品有抑真菌、抑制金黄色葡萄球菌、抗肝毒素、抗脂质过氧化活性等作用。

四季青

Sìjìqīng

首载于《本草拾遗》。为冬青科植物冬青 *Ilex chinensis* Sims 的叶。产于安徽、贵州。秋、冬二季采收。

【处方用名】四季青。

【药品归属】四季青为国家基本医疗保险药品。

【主要药性】苦、涩，凉。归肺、大肠、膀胱经。

【基本功效】清热解毒，消肿祛瘀。

【临床应用】

1. 肺热咳嗽，咽喉肿痛　本品苦凉，入肺经。长于清肺止咳利咽。适用于肺热咳嗽，胸闷咽痛等，可与鱼腥草、金荞麦、麻黄等同用，如急支糖浆（《部颁标准》）。

2. 热毒泻痢，小便淋痛　本品苦凉，入大肠、膀胱经。能清二经之热毒而收止痢、通淋之效。适用于热毒所致的腹痛泻滞、下痢脓血、肛门灼热，小便频淋沥涩痛、短赤灼热等，可单用，如四季青片（《部颁标准》）。

3. 烧烫伤，皮肤溃疡　本品苦涩性寒，外用有清解热毒，敛疮生肌之功。若治烧烫伤、皮肤溃疡，可单用水煎浓缩，涂搽患处。

此外，本品尚有收敛止血之功，可用于外伤出血。

【临证备要】15～60g。外用适量，水煎外涂。

【古今研究】

1. 本草摘要　《本草纲目》："浸酒，去风虚，补益肌肤。皮之功同。"《本草图经》："烧灰，入面膏，治皯疱，灭瘢痕，殊效。"《全国中草药汇编》："清热解毒，活血止血。"

2. 现代研究　主含长梗冬青苷、熊果酸、冬青三萜苷 A、冬青三萜苷 B 甲酯、原儿茶酸，原儿茶醛，咖啡酸，龙胆酸，异香草酸，以及鞣质等。《中国药典》规定：含长梗冬青苷不得少于 1.35%。本品有抗菌、减少渗出、抗炎、抗肿瘤等作用。

绿　豆

Lùdòu

首载于《日华子本草》。为豆科植物绿豆 *Phaseolus radiatus* L. 的种子。全国大部分地区均产。秋季采收。

【处方用名】绿豆。

【药品归属】绿豆为国家基本医疗保险药品（单味使用不予支付费用）。

【主要药性】甘，寒。归心，胃经。

【基本功效】清热解暑，利水，解毒。

【临床应用】

1. 暑热烦渴　本品甘寒，能"清暑热，静烦渴"（《本草汇言》），为夏令常用清热祛暑之佳品。用治暑热烦渴，可单用本品煮汤饮或煮粥食。如《景岳全书》用绿豆煮汤饮用，治暑热烦渴，小便短赤。《普济方》用绿豆煮汁，或煮作粥，预防中暑。

2. 水肿，小便不利　本品有一定的利水作用，可用于水肿、小便不利。如《圣惠方》以本品与陈皮、冬麻子同用煮食，用于治疗小便不通，淋沥不畅，水肿等。《医级》以之与赤小豆、大豆黄卷等分，水煎服，或为末作散服，主治水肿胀满，小便不利，不堪行水者。

3. 痈肿疮毒　本品性寒，善"解毒热"（《本草汇言》）。"凡一切痈肿等症。无不用此奏效"（《本草求真》）。如《普济方》以绿豆、黑豆、赤小豆、川姜黄共研为末，以水调敷，治痈疽。

4. 药食中毒　本品不仅解热毒，"并解一切草木、金石、砒霜等毒"（《本草求真》），广泛用于各种药食中毒，可单用，或与甘草同用，故有"解毒须合甘草更验"（《医林纂要》）之说。

【临证备要】煎服，15～30g。外用适量。脾胃虚寒，肠滑泄泻者忌用。

【古今研究】

1. 本草摘要　《日华子本草》："益气，除热毒风，厚肠胃；作枕明目，治头风头痛。"《开宝本草》："主丹毒烦热，风疹，热气奔豚，生研绞汁服。亦煮食，消肿下气，压热解毒。"《随息居饮食谱》："绿豆甘凉，煮食清胆养胃，解暑止渴，利小便，已泻痢。"

2. 现代研究　主含蛋白质、脂肪、糖类、胡萝卜素、维生素 A 和 B、烟酸、磷脂等成分。本品有降低胆固醇、抗动脉粥样硬化等作用。

附：绿豆衣

为绿豆的种皮。将绿豆用清水浸泡后取皮晒干即成。甘，寒；归心、胃经。功同绿豆，但解暑之力不及绿豆，其清热解毒之功胜于绿豆；并能退目翳，治疗斑痘目翳。煎服，6～12g。

第四节　清热凉血药

本节药物多为苦寒、甘寒或咸寒，善入血分。以清解营、血分热邪为主要作用。适用于营分、血分证。营分证以营阴受损、心神被扰为特征，主要表现为身热夜甚、心烦不寐、斑疹隐隐、舌绛等。血分证以耗血、伤阴、动血、动风为特征，主要表现为身热夜甚、躁扰不宁，甚或神昏谵语，或见抽搐；斑疹显露、吐血衄血、尿血便血、舌深绛等。因能凉血，亦可用于其他疾病引起的血热出血。

生地黄

Shēngdìhuáng

首载于《神农本草经》。为玄参科植物地黄 *Rehmannia glutinosa* Libosch. 的块根。主产于河南。秋季采挖。

【处方用名】生地黄、生地、怀生地、干地黄、地黄。

【药品归属】生地黄为国家基本医疗保险药品、可用于保健食品的物品。

【主要药性】甘，寒。归心、肝、肾经。

【基本功效】清热凉血，养阴生津。

【临床应用】

1. 营血分证　本品甘寒，入心肝血分，为清热凉血之要药。治温热病热入营分，身热夜甚，心烦不寐，斑疹隐隐，舌绛脉数者，可与玄参、丹参、连翘等同用，如清营汤（《温病条辨》）。若治热入血分，身热发斑，各种出血，神昏谵语，舌深绛者，常与水牛角、赤芍、丹皮等同用。

2. 血热出血　本品寒凉入血，善"通彻诸经之血热"（《药品化义》），"凉血为最"（《本草约言》）。凡吐血、衄血等出血，"审其症果因于热成者，无不用此调治"（《本草求真》）。若治血热妄行之吐血、衄血，血色鲜红者，常与生侧柏叶、生荷叶、生艾叶同用，如四生丸（《妇人大全良方》）。治肠热便血，肛门灼热，痔疮肿痛，常与黄连、槐角、地榆炭等同用，如脏连丸（《中国药典》）。

3. 热病伤阴，口渴消渴，津伤便秘　本品滋润寒凉，能清热养阴，滋胃生津。治热病伤阴之口干咽燥，常与麦冬、沙参、玉竹等药同用，如益胃汤（《温病条辨》）。治阴虚燥热之消渴，常与葛根、天花粉、黄芪等同用，如玉泉丸（《杂病源流犀烛》）。本品又能润燥滑肠，对"老人津液枯绝，大肠燥结不润者，皆当用之"（《药鉴》）。可配玄参、麦冬同用，如增液汤（《温病条辨》）。

4. 阴虚发热　本品入肾经，"能滋阴清火"（《医学衷中参西录》）。大抵因真阴亏损，相火不能潜藏，"病人虚而有热者，宜加用之"（《本经逢原》）。适用于阴虚内热，潮热骨蒸。常与知母、地骨皮、丹皮等同用，如地黄膏（《古今医统》）。对于温病后期，余热未尽，阴津已伤，邪伏阴分，症见夜热早凉、舌红脉数者，常配青蒿、鳖甲、知母等同用，如青蒿鳖甲汤（《温病条辨》）。

【临证备要】煎服，10～15g。脾虚湿滞，腹满便溏者不宜使用。

【古今研究】

1. 本草摘要　《神农本草经》："主折跌绝筋，伤中，逐血痹，填骨髓，长肌肉，作汤除寒热积聚，除痹。生者尤良。"《珍珠囊》："凉血，生血，补肾水真阴。"《本经逢原》："干地黄，内专凉血滋阴，外润皮肤荣泽，病人虚而有热者宜加用之。戴元礼曰，阴微阳盛，相火炽强，来乘阴位，日渐煎熬，阴虚火旺之症，宜生地黄以滋阴退阳。浙产者，专于凉血润燥，病人元气本亏，因热邪闭结，而舌干焦黑，大小便秘，不胜攻下者，用此于清热药中，通其秘结最佳，以其有润燥之功，而无滋腻之患也。"

2. 现代研究　主含梓醇、益母草苷，桃叶珊瑚苷、毛蕊花糖苷、D-葡萄糖，D-半乳糖，

D-果糖，水苏糖、葡萄糖胺、D-甘露醇、腺苷及氨基酸等。《中国药典》规定生地黄含梓醇不得少于 0.20%，含毛蕊花糖苷不得少于 0.020%。本品有降压、镇静、抗炎、抗过敏、强心、利尿、增强免疫功能及缩短凝血时间等作用。

【备注】所谓地黄，1995 版以前《中国药典》均为鲜地黄、生地黄与熟地黄的统称。1995 版《中国药典》把熟地黄从地黄中分离出来，成为单独的品种，以后历版《中国药典》皆从之。因此，现今所称地黄，即为鲜地黄与生地黄的统称，不含熟地黄。因鲜地黄滋润多汁，不易保存，故临床所用地黄，实为生地黄。

附：鲜地黄

为地黄的新鲜块根。为国家基本医疗保险药品。甘、苦，寒；归心、肝、肾经。功能清热生津，凉血，止血。用于热病伤阴，舌绛烦渴，发斑发疹，吐血，衄血，咽喉肿痛。煎服，12～30g。

玄　参
Xuánshēn

首载于《神农本草经》。为玄参科植物玄参 *Scrophularia ningpoensis* Hemsl. 的根。产于长江流域及陕西、福建等地。冬季茎叶枯萎时采挖。

【处方用名】玄参、元参、黑参。

【药品归属】玄参为国家基本医疗保险药品、可用于保健食品的物品。

【主要药性】甘、苦、咸，微寒。归肺、胃、肾经。

【基本功效】清热凉血，滋阴降火，解毒散结。

【临床应用】

1. 营血分证　本品咸寒，入血分，"清泄血热，洵是专长"（《脏腑药式补正》）。主要用于温热病热入营分，身热夜甚，心烦不寐，斑疹隐隐，舌绛脉数者，可与生地黄、丹参、连翘等同用，如清营汤（《温病条辨》）。若治温热病气血两燔，发斑发疹者，可配水牛角、石膏、知母等同用，如化斑汤（《温病条辨》）。

2. 骨蒸劳嗽，津伤便秘　本品甘寒质润，苦寒清泄。"入肺以清肺家燥热，解毒消火，最宜于肺病结核、肺热咳嗽"（《医学衷中参西录》）。若治阴虚肺燥，咽喉干痛，干咳少痰或痰中带血者，常与麦冬、地黄、川贝母等同用，如养阴清肺膏（《中国药典》）。治肺肾阴虚，劳嗽骨蒸，可配百合、生地黄、贝母等同用，如百合固金汤（《慎斋遗书》）。本品质地滋润，能养阴增液，适用于肠燥津亏，水不足以行舟，而结粪不下者，每与生地黄、麦冬同用，如增液汤（《温病条辨》）。

3. 咽喉肿痛，瘰疬痰核，疮痈肿毒　本品既能清热解毒，又能滋阴降火，为治"咽喉肿痛之专药"（《本经逢原》）。大凡咽喉肿痛，无论热毒壅盛，还是虚火上炎所致者皆宜。前者可与黄芩、栀子、桔梗等同用，如玄参解毒汤（《外科正宗》）；后者常与麦冬、桔梗、甘草同用，如玄麦甘桔含片（《中国药典》）。本品苦寒泻火解毒，咸寒软坚散结。能"散周身痰结热痈"（《本草正》），"为治瘰疬结核之主药"（《本草正义》）。治痰火郁结之瘰疬痰核，常配浙贝母、牡蛎同用，如消瘰丸（《医学心悟》）。治热毒蕴结之痈肿疮毒，可配伍银花、连翘、蒲公英等同用。若治热毒脱疽，症见患肢暗红微热灼痛，疼痛剧烈者，可配银花、当归、甘草等同用，如四妙勇安汤（《验方新编》）。

此外，本品滋阴降火，也可用于肝火上炎之目赤肿痛。

【临证备要】　煎服，10~15g。脾胃虚寒，食少便溏者不宜服用。反藜芦。

【古今研究】

1. 本草摘要　《本草纲目》："滋阴降火，解斑毒，利咽喉，通小便血滞。"《本草正》："能退无根浮游之火，散周身痰结热痈。"《药品化义》："纵欲耗精，真阴亏损，致虚火上炎，以玄参滋阴抑火。凡头疼、热毒、耳鸣、咽痛、喉风、瘰疬、伤寒阳毒、心下懊侬，皆无根浮游之火为患，此有清上澈下之功。"

2. 现代研究　主含哈巴苷、哈巴俄苷，玄参苷、安格洛苷 C、阿克替苷等。《中国药典》规定：含哈巴苷和哈巴俄苷的总量不得少于 0.45%。本品有降血压、抗菌、抗炎、镇静、抑制血小板聚集、镇痛、保肝、脑保护、抗心室重构、解热、抗惊厥及增加心肌血流量等作用。

牡丹皮

Mǔdānpí

首载于《神农本草经》。为毛茛科植物牡丹 *Paeonia suffruticosa* Andr. 的根皮。产于安徽、山东等地。秋季采挖。

【处方用名】　牡丹皮、丹皮、粉丹皮。

【药品归属】　牡丹皮为国家基本医疗保险药品、可用于保健食品的物品。

【主要药性】　苦、辛，微寒。归心、肝、肾经。

【基本功效】　清热凉血，活血化瘀。

【临床应用】

1. 营血分证　本品苦寒清热，入血分，"专清血分之热"（《脏腑药式补正》），"为凉血热之要药"（《本草经疏》）。适用于温热病热入营血，迫血妄行所致的斑色紫暗，吐血衄血等。常与猪蹄甲、地黄、赤芍同用，如血美安胶囊（《中国药典》）。

2. 血瘀证　本品辛行苦泄，善通血脉中壅滞，且"行血滞而不峻"（《本草正》）。适用于经闭痛经，跌打损伤等多种血瘀证。前者可与桃仁、川芎、桂枝等同用，如桂枝茯苓丸（《金匮要略》）；后者可与血竭、当归、红花等配伍，如正骨紫金丹（《医宗金鉴》）。因其性寒，既能散瘀，又能凉血，故对血热瘀滞之证最为适宜。也可用于热毒壅滞之疮痈肿痛，常配金银花、蒲公英等。

3. 阴虚发热　本品辛寒入血，长于清透阴分之伏热。适用于温病后期，热伏阴分，阴液已伤，症见夜热早凉，热退无汗者，常与青蒿、鳖甲、生地黄等同用，如青蒿鳖甲汤（《温病条辨》）。本品又入肝肾经，能清相火，退虚热，为"治骨蒸之圣药"（《本草新编》）。适用于阴虚发热，骨蒸潮热，常与知母、黄柏、熟地等同用。

【临证备要】　煎服，6~12g。清热凉血宜生用，活血祛瘀宜酒炙用。血虚有寒、月经过多及孕妇不宜用。

【古今研究】

1. 本草摘要 《神农本草经》："主寒热，中风瘛疭、痉、惊痫邪气，除坚癥瘀血留舍肠间，安五脏，疗痈疮。"《珍珠囊》："治肠胃积血，衄血，吐血，无汗骨蒸。"《本草正》："其微凉辛，能和血、凉血、止血，除烦热，善行血滞，滞去而郁热自解。故亦退热。用此者，用其行血滞而不峻。"

2. 现代研究 主含丹皮酚、芍药苷、氧化芍药苷、苯甲酰芍药苷、牡丹酚苷、牡丹酚原苷、牡丹酚新苷、苯甲酰基氧化芍药苷、没食子酸等。《中国药典》规定：含丹皮酚不得少于1.2%。本品有抗菌、抗炎、镇静、降温、解热、镇痛、解痉、抗肿瘤、利尿、降压、抗血小板凝聚、抗动脉粥样硬化、增加冠脉血流量及抗溃疡等作用。

赤 芍

Chìsháo

首载于《神农本草经》。为毛茛科植物芍药 *Paeonia lactiflora* Pall. 或川赤芍 *Paeonia veitchii* Lynch 的根。全国大部分地区均产。春、秋二季采挖。

【处方用名】 赤芍、赤芍药、炒赤芍、京赤芍。

【药品归属】 赤芍为国家基本医疗保险药品、可用于保健食品的物品。

【主要药性】 苦，微寒。归肝经。

【基本功效】 清热凉血，散瘀止痛。

【临床应用】

1. 营血分证 本品苦寒清热，入血分，能清热凉血，其功用与牡丹皮相似而力稍逊。对于温热病热入营血，迫血妄行所致的斑色紫暗，吐血衄血等。二者常相须为用。

2. 血瘀证 本品"能于血中活滞"（《本草求真》），其活血散瘀功似牡丹皮相而力胜，尤善止痛。"故有瘀血留着作痛者宜之"（《本经逢原》）。因其"能凉血逐瘀"（《本草求真》），故尤宜于血热瘀滞之证。若治肝郁血滞之胁痛，可配柴胡、牡丹皮等同用，如赤芍药散（《博济方》）。治血滞经闭痛经，癥瘕腹痛，可配当归、川芎、延胡索等同用，如少腹逐瘀汤（《医林改错》），治跌打损伤，瘀肿疼痛，可与乳香、没药等同用。本品既能清解热毒，又能散瘀消痈，故可用于热毒痈肿疮疡，常配金银花、白芷、天花粉等，如仙方活命饮（《校注妇人良方》）。

3. 目赤肿痛 本品苦寒，入肝经，"专泻肝火"（《药品化义》），能"除热明眼目"（《药性解》）。适用于肝经热盛之目赤肿痛，羞明多眵，或目生翳障，常与菊花、决明子等配伍。

【临证备要】 煎服，6~12g。孕妇及月经过多者不宜用。不宜与藜芦同用。

【古今研究】

1. 本草摘要 《神农本草经》："主邪气腹痛，除血痹，破坚积，寒热疝瘕，止痛，利小便。"《滇南本草》："泄脾火，降气，行血，退血热。"《本草求真》："赤芍与白芍主治略同，但白则有敛阴益营之力，赤则止有散邪行血之意；白则能于土中泻木，赤则能于血中活滞。故凡腹痛坚积，血瘕疝痹，经闭目赤，因于积热而成者，用此则能凉血逐瘀，与白芍主补无泻，大相远耳。"

2. 现代研究　主含芍药苷、氧化芍药苷、苯甲酰芍药苷、白芍苷、芍药苷元酮、芍药新苷、丹皮酚，及其他醇类和酚类等。《中国药典》规定：含芍药苷不得少于1.8%，饮片不得少于1.5%。本品有抗菌、抗炎、镇静、抗惊厥、解痉、止痛、抗血栓及扩张冠状动脉、增加冠状动脉血流量等作用。

紫　草
Zǐcǎo

首载于《神农本草经》。为紫草科植物新疆紫草 *Arnebia euchroma*（Royle）Johnst. 或内蒙古紫草 *Arnebia guttata* Bunge 的根。产于辽宁、河北、新疆等地。春、秋季采挖。

【处方用名】　紫草、紫草根。

【药品归属】　紫草为国家基本医疗保险药品、国家重点保护野生药材物种（Ⅲ级）。

【主要药性】　甘、咸，寒。归心、肝经。

【基本功效】　清热凉血，活血解毒，透疹消斑。

【临床应用】

1. 血热毒盛，斑疹麻疹　本品咸寒入血分，善能"清理血分之热"（《本草正义》），并能行血解毒。主要适用于斑疹、麻疹属血热毒盛者。若治温毒发斑，斑疹紫暗者，可与芍药、蝉蜕等同用，如紫草快斑汤（《张氏医通》）。治麻疹不透，疹色紫暗，兼咽喉肿痛者，可配牛蒡子、山豆根、连翘等，如紫草消毒饮（《张氏医通》）。

> 紫草没有辛散之性，为什么能透疹？与薄荷、荆芥等药物的透疹有何区别？

2. 疮疡湿疹，水火烫伤　本品清热解毒，凉血活血，"凡外疡家血分实热者，皆可用之"（《本草正义》）。若治疮疡初起，红肿热痛者，可与金银花、连翘、蒲公英等同用。治溃疡疮面疼痛，疮色鲜活，脓腐将尽者，可与白芷、乳香、没药等同用，如紫草膏（《中国药典》）。治湿疹，可配黄连、黄柏等同用，如紫草膏（《直指方》）。治烧伤烫伤，可与冰片、黄连、甘草等同用，如紫花烧伤膏（《中国药典》）。

【临证备要】　煎服，5~10g。外用适量，熬膏或用植物油浸泡涂搽。本品性寒而滑利，脾虚便溏者忌服。

【古今研究】

1. 本草摘要　《神农本草经》："主心腹邪气，五疸，补中益气，利九窍，通水道。"《本草纲目》："紫草，其功长于凉血活血，利大小肠。故痘疹欲出未出，血热毒盛，大便闭涩者用之，已出而紫黑便闭者亦可用。若已出而红活，及白陷大便利者，切宜忌之。"《医林纂要》："补心，缓肝，散瘀，活血。"

2. 现代研究　主含β，β'-二甲基丙烯酰阿卡宁、乙酰紫草素、去氧紫草素、紫草素、异丁酰紫草素、紫草烷，二甲基戊烯酰紫草素等羟基萘醌类化合物。《中国药典》规定：含羟基蒽醌总色素以左旋紫草素计，不得少于0.80%，含β，β'-二甲基丙烯酰阿卡宁不得少于0.30%。本品有抗菌、抗炎、解热、抗肿瘤、抗生育、兴奋心脏等作用。

NOTE

水牛角

Shuǐniújiǎo

首载于《名医别录》。为牛科动物水牛 *Bubalus bubalis* Linnaeus 的角。主产于华南、华东地区。

【处方用名】水牛角、水牛角粉。

【药品归属】水牛角为国家基本医疗保险药品。

【主要药性】苦，寒。归心、肝经。

【基本功效】清热凉血，解毒，定惊。

【临床应用】

营血分证　本品苦寒，入心肝血分。长于凉血解毒，清心定惊。适用于温热病邪深入血分，内扰心神，迫血妄行以及动风所致的高热，躁扰不宁，甚或神昏谵语，斑疹紫暗，吐血衄血，或惊风抽搐等，可单用，如浓缩水牛角片（《部颁标准》），配石膏、玄参、羚羊角等同用，如紫雪散（《中国药典》）。

此外，本品苦寒，泻火解毒力强，也可用于热毒壅盛之疮痈肿毒，喉痹咽痛。

【临证备要】镑片或粗粉煎服，15～30g，宜先煎 3 小时以上。水牛角浓缩粉冲服，每次 1.5～3g，每日 2 次。脾胃虚寒者忌用。

【古今研究】

1. 本草摘要　《名医别录》："疗时气寒热头痛。"《日华子本草》："治热毒风并壮热。"《陆川本草》："凉血，解毒，止衄。治热病昏迷，麻痘斑疹，吐血衄血，血热溺赤。"

2. 现代研究　主含胆甾醇、肽类、角纤维及丝氨酸、甘氨酸、丙氨酸等多种氨基酸。本品有抗炎、解热、抗内毒素、镇惊、降压、强心、止血等作用。

【备注】关于取消犀牛角和虎骨的药用标准。犀牛和虎是国际上重点保护的濒危野生动物，被列为我国已签署了的《濒危野生动植物种国际贸易公约》附录一物种。《国务院关于禁止犀牛角和虎骨贸易的通知》（国发〔1993〕39 号）指出：从 1993 年起，国家严禁进出口犀牛角和虎骨，禁止出售、收购、运输、携带、邮寄犀牛角和虎骨，取消犀牛角和虎骨药用标准，今后不得再用犀牛角和虎骨制药。因此，凡古方中用犀角者，皆以水牛角代用之。

第五节　清虚热药

本节药物药性寒凉，主入肝肾经。以清退虚热主要作用，适用于肝肾阴虚，虚火内扰所致骨蒸潮热、手足心热、虚烦不眠、遗精盗汗、舌红少苔、脉细数，以及热病后期，余热未清，阴液已伤所导致的夜热早凉、热退无汗、舌红绛、脉细数等。

因其重在清退虚热以治标，宜与滋阴药配伍，以期标本兼治。若治热病后期的阴虚内热证，还应配伍清热凉血、解毒之品，以清除余邪。

青 蒿

Qīnghāo

首载于《神农本草经》。为菊科植物黄花蒿 *Artemisia annua* L. 的干燥地上部分。全国大部分地区均有分布。秋季花盛开时采割。

【处方用名】青蒿、黄花蒿。

【药品归属】青蒿为国家基本医疗保险药品。

【主要药性】苦、辛，寒。归肝、胆经。

【基本功效】清虚热，除骨蒸，解暑，截疟，退黄。

【临床应用】

1. 阴虚发热 本品苦寒清热，辛香透散，长于清透阴分伏热而退虚热。适用于温热病后期，阴液已伤，邪热未尽，深伏阴分之夜热早凉，热退无汗。常与鳖甲、知母、丹皮等药同用，如青蒿鳖甲汤（《温病条辨》）。又能清虚热，退骨蒸，以"治骨蒸劳热为最"（《本草图经》）。适用于肝肾阴虚，骨蒸潮热，或低热日久不退。常与银柴胡、胡黄连、知母等同用，如清骨散（《证治准绳》）。

2. 暑热证 本品辛香而散，苦寒清热，"尤能泄暑热之火"（《本草新编》）。适用于夏令外感暑热，发热烦渴，头痛、胸闷无汗等，常与藿香、香薷、野菊花等同用，如香菊感冒颗粒（《部颁标准》）。

> 青蒿与香薷均能解暑，有何异同？如何区别使用？

3. 疟疾寒热 本品主入肝胆经，有较好的退热与截疟之功。能缓解疟疾发作时的寒战壮热，为治疟疾寒热之要药。可用大量鲜品捣汁服用，或与草果、黄芩、柴胡等同用。若治湿热郁遏少阳，寒热如疟，寒轻热重者，可与黄芩、滑石、半夏等药同用，如蒿芩清胆汤（《通俗伤寒论》）。

4. 湿热黄疸 本品"苦寒清热，而又含芳香清冽之气，故能醒脾胃而理湿热"（《本草正义》）。可用于治湿热黄疸，常配茵陈、栀子等。

【临证备要】煎服，6~12g，不宜久煎；或鲜用绞汁服。脾胃虚弱，肠滑泄泻者忌服。

【典型案例】青蒿治疟疾案。某中年妇女，形体瘦弱，向有头晕作痛、心悸耳鸣等证。秋初病疟，先寒后热，已有一周，口渴呕恶，舌苔黄，脉细弦而滑。前医用小柴胡汤加减，疟疾不已，头晕头痛更甚。即将原方中柴胡一味改为青蒿，投剂即瘥（《金寿山医论选集》）。

【古今研究】

1. 本草摘要 《神农本草经》："主疥瘙痂痒，恶疮，杀虱，留热在骨节间，明目。"《本草纲目》："治疟疾寒热。"《本草新编》："青蒿，专解骨蒸劳热，尤能泄暑热之火，泄火热而不耗气血，用之以佐气血药，大建奇功，可君可臣，而又可佐可使。但必须多用，因其体既轻，而性兼补阴，少用转不得力。"

2. 现代研究 主含青蒿素、青蒿酸，以及挥发油、多糖等。本品有抗疟、抗血吸虫、抗菌、抗病毒、解热、镇痛、降压、抗肿瘤、抗辐射、抗矽肺、减慢心率等作用，还有明显的胚胎毒作用。

NOTE

白 薇

Báiwēi

首载于《神农本草经》。为萝藦科植物白薇 *Cynanchum atratum* Bge. 或蔓生白薇 *Cynanchum versicolor* Bge. 的根及根茎。全国大部分地区均有分布。春、秋二季采挖。

【处方用名】白薇、炒白薇。

【药品归属】白薇为国家基本医疗保险药品。

【主要药性】苦、咸，寒。归胃、肝、肾经。

【基本功效】清热凉血，利尿通淋，解毒疗疮。

【临床应用】

1. 阴虚发热，产后发热 本品苦寒，入血分。"于清热之中，已隐隐含有养阴性质"（《本草正义》）。既清实热，又退虚热，尤以退虚热见长。适用于热病后期，阴液未复而余热未清，夜热早凉，或阴虚发热，骨蒸潮热，常与青蒿、知母、生地等配伍。治产后血虚发热，低热不退等，可与当归、人参、甘草同用，如白薇汤（《全生指迷方》）。

2. 热淋血淋 本品既能清热凉血，又能利尿通淋。适用于膀胱湿热蕴结所致的热淋、血淋、小便涩痛。常与滑石、小蓟、白茅根等同用。

3. 疮痈肿毒，咽喉肿痛，毒蛇咬伤 本品能解毒疗疮，消肿散结。治血热毒盛的疮痈肿毒、毒蛇咬伤，常与天花粉、赤芍、甘草等同用，如白薇散（《证治准绳》）；若治咽喉红肿疼痛，常与金银花、桔梗等同用。

此外，本品益阴除热，无伤阴留邪之弊。尚可用于阴虚外感风热表证，症见发热，微恶风寒，咽干口燥等，常与玉竹、薄荷等配伍，如加减葳蕤汤（《通俗伤寒论》）。

【临证备要】煎服，5~10g。脾胃虚寒、食少便溏者不宜服用。

【典型案例】白薇解毒疗疮案。刘某，男，24岁。2天前劳动时，左足底被扎伤，至今日中午足底疼痛难忍，足背红肿，且有一条红丝迅速上走腘窝，腹股沟淋巴结红肿疼痛，行走不便，且感发热头痛，脉弦数。诊为红丝疔，予白薇30g，苍术10g，加水2碗，煎成1碗，一次顿服，药渣捣碎敷患处，每日1剂，连服2日。当晚痛止神安，第二天肿消热退（《名老中医用药心得》）。

【古今研究】

1. 本草摘要 《本草蒙筌》："主中风身热支满，忽忽人事不知。疗温疟寒热酸疼，洗洗有时发作。狂惑鬼邪堪却，伤中淋露可除。利气益精，下水渗湿。"《本草正义》："凡苦寒之药多偏于燥，惟白薇则虽亦属寒而不伤阴液精血，故其主治各病，多属血分之热邪，而不及湿热诸证。……凡阴虚有热者，自汗盗汗者，久疟伤津者，病后阴液未复而余热未清者，皆为必不可少之药，而妇女血热，又为恒用之品矣。"

2. 现代研究 主含直立白薇苷 A~F、直立白薇新苷 A~D、蔓生白薇苷 A~E、蔓生白薇新苷、前白苷 C 和 H、前白苷元等甾体类成分。本品有强心、抗菌、解热、利尿等作用。

地骨皮

Dìgǔpí

首载于《神农本草经》。为茄科植物枸杞 *Lycium chinense* Mill. 或宁夏枸杞 *Lycium barbarum* L. 的根皮。主产于宁夏。春初或秋后采挖。

【处方用名】地骨皮。

【药品归属】地骨皮为国家基本医疗保险药品、可用于保健食品的物品。

【主要药性】甘，寒。归肺、肝、肾经。

【基本功效】凉血除蒸，清肺降火。

【临床应用】

1. 阴虚发热　本品甘寒清润，"专清阴中之热"（《脏腑药式补正》）。"凡人真阴中有火，自相蒸烁，而见有汗骨蒸，宜此对待之"（《本草述钩元》）。适用于阴虚内热，骨蒸盗汗，可单用，如地骨皮露（《部颁标准》）；或与知母、鳖甲、银柴胡等配伍，如清骨散（《证治准绳》）。

2. 肺热咳嗽　本品性寒，入肺经。能清肺中之郁热，降肺中之伏火，"疗肺热有余咳嗽"（《药品化义》）。适用于邪热壅肺，气逆不降之咳嗽气喘。常与桑白皮、甘草等配伍，如泻白散（《小儿药证直诀》）。

3. 血热出血　本品甘寒入血分，善清泄血分之实热以凉血止血。适用于血热妄行所致的吐血、衄血、咯血等出血，可与大蓟、仙鹤草、侧柏叶等配伍。

此外，本品甘寒不燥，清热除蒸之中，兼能"解消渴"（《本草正》），可用于阴虚内热之消渴。

【临证备要】煎服，10~15g。外感风寒发热及脾虚便溏者不宜用。

【典型案例】地骨皮凉血止血案。王某，女，49 岁。近 2 个月以来，月经紊乱，崩漏不止，血色鲜红，质稠量多，且逐月加重。西医诊断为"更年期功能性子宫出血"，症见崩漏不止，伴头晕耳鸣，五心烦热，精神疲惫，舌淡、苔薄白，脉细数。证属肾阴亏虚。治拟滋肾养阴，凉血止血。用炒地骨皮 60g（以甜酒汁 100mL 拌炒至黑），干荔枝（连壳捣烂）10g，3 剂，水煎服，每日 1 剂。服药后出血量减少，再进 2 剂血止（《名老中医用药心得》）。

【古今研究】

1. 本草摘要　《珍珠囊》："解骨蒸肌热，消渴，风湿痹，坚筋骨，凉血。"《本草正》："此物凉而不峻，可理虚劳，气轻而辛，故亦清肺。"《本草述钩元》："地骨皮，能裕真阴之化源，而不伤元阳，故与苦寒者特殊。凡人真阴中有火，自相蒸烁，而见有汗骨蒸，宜此对待之。"

2. 现代研究　主含甜菜碱、苦可胺 A、莨菪亭、枸杞子酰胺、咖啡酰酪胺、二氢咖啡酰酪胺、阿托品、天仙子胺，以及有机酸、酚类及甾醇。本品有解热、抗菌、抗病毒、降压、降血糖、降血脂、止痛、免疫调节、兴奋子宫等作用。

银柴胡

Yíncháihú

首载于《本草纲目》。为石竹科植物银柴胡 *Stellaria dichotoma* L. var. *lanceolata* Bge. 的根。主产于西北地区。春、夏间植株萌发或秋后茎叶枯萎时采挖，栽培品于种植后第三年 9 月中旬或第四年 4 月中旬采挖。

【处方用名】银柴胡。

【药品归属】银柴胡为国家基本医疗保险药品。

【主要药性】甘，微寒。归肝、胃经。

【基本功效】清虚热，除疳热。

【临床应用】

阴虚发热，疳积发热　本品甘寒，长于清虚热，退骨蒸。因其"退热而不苦泄，理阴而不升腾，固虚热之良药"（《本草正义》）。适用于阴虚发热、骨蒸劳热、潮热盗汗，多与地骨皮、青蒿、鳖甲等配伍，如清骨散（《证治准绳》）。本品又为清疳热要药。适用于小儿食滞或虫积日久所致的疳积发热，腹部膨大、口渴消瘦、毛发焦枯等，常与胡黄连、鸡内金、使君子等配伍。

【临证备要】煎服，3~10g。外感风寒，血虚无热者忌用。

【古今研究】

1. 本草摘要　《本经逢原》："不独清热，兼能凉血。"《本草从新》："治虚劳肌热骨蒸，劳虐热从髓出，小儿五疳羸热。"《本草便读》："银柴胡，无解表之性。从来注《本草》者，皆言其能治小儿疳热，大人劳热，大抵有入肝胆凉血之功。"

2. 现代研究　主含 α-菠菜甾醇、豆甾-7-烯醇、α-菠菜甾醇葡萄糖苷、豆甾-7-烯醇葡萄糖苷、豆甾醇、棕榈酸豆甾-7-烯醇酯、棕榈酸 α-菠菜醇酯、汉黄芩素等。本品有解热、抗动脉粥样硬化及杀精子等作用。

胡黄连

Húhuánglián

首载于《新修本草》。为玄参科植物胡黄连 *Picrorhiza serophulariiflora* Pennell 的根茎。产于云南、西藏等地。秋季采挖。

【处方用名】胡黄连。

【药品归属】胡黄连为国家基本医疗保险药品、国家重点保护野生药材物种（Ⅲ级）。

【主要药性】苦，寒。归肝、胃、大肠经。

【基本功效】退虚热，除疳热，清湿热。

【临床应用】

1. 阴虚发热，疳积发热　本品苦寒，善除阴分伏热，有退虚热、除疳热，除骨蒸之效。适用于阴虚骨蒸潮热，及小儿疳积发热。前者常与银柴胡、地骨皮等同用，如清骨散（《证治准绳》）。后者常与白术、山楂、使君子等同用，如肥儿丸（《医宗金鉴》）。

2. 湿热泻痢，黄疸尿赤，痔疮肿痛 本品苦寒，能清热燥湿，功同黄连。"沉降之性尤速，故清导下焦湿热，其功愈专"（《本草正义》）。常用于湿热泻痢，黄疸尿赤，痔疮肿痛等下部湿热病证。如治湿热泻痢，可单用，或与黄芩、黄柏、白头翁等同用。治湿热黄疸，可与茵陈、栀子等同用。治痔疮肿痛，可与地榆、槐花等同用。

【古今研究】

1. 本草摘要 《药品化义》："独入血分而清热，主治血虚骨蒸，五心烦热，日晡肌热，脏毒痔疮。"《本经逢原》："胡黄连，苦寒而降，大伐脏腑骨髓邪热，除妇人胎蒸、小儿疳热积气之峻药。"《本草正义》："凡热痢脱肛，痔漏疮疡，血痢血淋，溲血泻血及梅毒疳疮等证，湿火结聚，非此不能直达病所，而小儿疳积腹膨之实证，亦可用之。"

2. 现代研究 主含胡黄连苷、梓醇、桃叶珊瑚苷、葫芦素，β-2-D-葡萄糖苷，云杉苷，以及有酚类及有机酸类等。《中国药典》规定：含胡黄连苷 I 与胡黄连苷 II 的总量不得少于9.0%。本品有利胆、抗病原微生物、抗炎、抗过敏、抗氧化、保肝、抗真菌、收缩平滑肌及拮抗平滑肌痉挛等作用。

第八章 泻下药

一、含义

凡以泻下通便为主要功效，常用以治疗里实积滞证的药物，称为泻下药。

泻下药一般分为攻下药、润下药和峻下逐水药三类。

二、性能特点

泻下药多为苦寒沉降之品，主入大肠经。能引起腹泻，或滑利大肠，以促使排便。本章药物的主要功效为泻下、攻下、润下、峻下逐水等。

所谓泻下，是指药物能通利大便，以排除体内有形实邪，治疗里实积滞证的作用。其中，泻下力强，以治疗胃肠积滞，大便秘结为主的作用，称为攻下，又称泻下攻积、攻积导滞。泻下力缓，以治疗肠燥津亏便秘为主的作用，称为润下，又称润肠通便、缓下通便。泻下力猛，服后能引起剧烈腹泻，以排除体内积水，治疗胸腹积水为主的作用，称为峻下、峻下逐水、攻逐水饮、泻水逐饮。

三、主治病证

适用于各种原因所致的胃肠积滞，大便秘结及水饮内停等里实证。

四、应用原则

泻下药以通为用，必须辨清证候，审查虚实，分别选用攻下药、润下药和峻下逐水药。同时应根据饮食、痰湿、瘀血、寄生虫等不同积滞，分别选择消食、化痰、祛湿、活血、驱虫等药物同用。因积滞内停，易壅塞气机；气机不畅，可加剧积滞。故运用泻下药常需配伍行气药，以消除气滞胀满，增强泻下通便作用。若里实兼表证者，当先解表后攻里，必要时可与解表药同用，表里双解；里实而正虚者，应与补虚药同用，攻补兼施。若属热积便秘，应配伍清热药；寒积便秘，应配伍温里药。

五、使用注意

本章药物以攻下药与峻下逐水药作用较峻猛，或具有毒性，易伤正气和脾胃，故年老体虚或脾胃虚弱者慎用，妇女胎前产后及月经期忌用。应用作用较强的泻下药时，以"得泻"为度，慎勿过剂，以免损伤正气，甚至造成虚脱。

六、现代研究

泻下药能促进肠蠕动，或升高肠腔渗透压，增加肠容积而致泻，有利于大便排出。此外，尚有利尿、保肝、利胆、降脂、改善血液流变性、促进血凝、抗菌、抗病毒、抗炎、抗肿瘤等多种药理作用。

第一节　攻下药

本节药物多为苦寒，其性沉降，主入胃、大肠经。既能攻下通便，又能荡涤积滞，作用较强。主要适用于实热积滞，大便秘结，以及多种胃肠积滞之证。

使用攻下药，常与行气药同用，以消除胀满，有助排便。还应根据胃肠积滞的不同类型，分别配伍相应的药物，以提高疗效。因本节药物泻下力强，故孕妇体虚无积滞者禁用。

大　黄
Dàhuáng

首载于《神农本草经》。为蓼科植物掌叶大黄 *Rheum palmatum* L.、唐古特大黄 *Rheum tangutium* Maxim. ex Balf. 或药用大黄 *Rheum officinale* Baill. 的根和根茎。前二者主产于青海、甘肃等地，后者主产于四川。秋末或次春采挖。

【处方用名】大黄、生大黄、制大黄、酒大黄、熟大黄、大黄炭。

【药品归属】大黄为国家基本医疗保险药品，制大黄与熟大黄为可用于保健食品的物品。

【主要药性】苦，寒。归脾、胃、大肠、肝、心包经。

【基本功效】泻下攻积，清热泻火，凉血解毒，活血逐瘀，利湿退黄。

【临床应用】

1. 积滞便秘　本品味苦通泄，"专入阳明胃府大肠"（《本草求真》）。能"荡涤肠胃，推陈致新"（《神农本草经》），有斩关夺门之力，为"除实热燥结，下有形积滞之要品"（《本草经疏》）。凡胃肠积滞，大便秘结，无论寒热虚实，皆可配伍使用。因其性寒，故尤宜于实热积滞便秘，常与芒硝、厚朴、枳实配伍，如大承气汤（《伤寒论》）。若治寒实积滞，腹痛便秘者，可与附子、细辛同用，如大黄附子汤（《金匮要略》）。治脾阳不足，冷积便秘者，可与附子、干姜等同用，如温脾汤（《千金要方》）。治热结便秘，兼有气血不足者，常与人参、当归、甘草等同用，如黄龙汤（《伤寒六书》）。治热结阴亏，肠燥便秘者，常与麦冬、生地、玄参等同用，如增液承气汤（《温病条辨》）。

2. 热毒证　本品苦寒沉降，既能直折上炎之火，又能导热下行，有釜底抽薪之妙。常用于目赤、咽喉肿痛等上部的火热病证，无论有无便秘皆宜，每与黄芩、栀子等同用，如凉膈散（《和剂局方》）。本品"又善解疮疡热毒"（《医学衷中参西录》）。外可治疮毒痈肿疔疮，常与金银花、蒲公英、连翘等同用；内可治肠痈腹痛，常与牡丹皮、桃仁、芒硝等同用，如大黄牡丹汤（《金匮要略》）。此外，本品单用，或配地榆粉，用麻油调敷，也可治水火烫伤。

3. 出血　本品寒凉入血分，既能止血，又能"大泻血分实热"（《要药分剂》），有凉血止血之功。兼能化瘀，"止血而不留瘀，尤为妙药"（《血证论》），可用于体内外多种出血。因其苦寒降泄，故对于吐血、衄血等上部血热出血尤宜，常与黄连、黄芩同用，如泻心汤（《金匮要略》)。

4. 血瘀证 本品入血分，善能活血逐瘀，为治疗瘀血证的常用药物。大凡血滞诸疾，无论新瘀、宿瘀皆宜。若治妇女产后瘀阻腹痛，或恶露不尽，及瘀血阻滞，经水不利等，常与桃仁、土鳖虫同用，如下瘀血汤（《金匮要略》）；治跌打损伤，瘀血肿痛，常与当归、红花、穿山甲等同用，如复元活血汤（《医学发明》）。

5. 湿热证 本品苦寒，沉而下行，能通畅肠腑，兼利小便，导湿热从二便分消，可用于湿热蕴结诸证。若治湿热泻痢，腹痛里急后重者，与黄连、木香等配伍，如芍药汤（《素问病机气宜保命集》）。治湿热黄疸，一身面目俱黄者，常配茵陈、栀子，如茵陈蒿汤（《伤寒论》）。治湿热淋证，小便淋沥不畅者，常配木通、车前子、栀子等，如八正散（《和剂局方》）。

大黄为泻下通便之品，何以用治泻痢？机理何在？

【临证备要】煎服，3~15g；外用适量，研末敷于患处。泻下攻积宜生用，入汤剂宜后下，或用开水泡服；活血宜酒炙用；止血多炒炭用。脾胃虚弱者慎用；孕妇及月经期、哺乳期慎用。

【典型案例】大黄泻热通便案。梁武帝因发热欲服大黄。姚僧坦曰：大黄乃是快药，至尊年高，不可轻用。常弗从，几至委顿。梁武帝常有心腹疾，诸医咸谓宜用平药，可渐宣通。僧坦曰：脉洪而实，此有宿妨，非用大黄无瘥理。帝从之遂愈（《本草纲目》）。

【古今研究】

1. 本草摘要 《神农本草经》："下瘀血，血闭，寒热，破癥瘕积聚，留饮宿食，荡涤肠胃，推陈致新，通利水谷，调中化食，安和五脏。"《本经逢原》："其功专于行瘀血，导血闭，通积滞，破癥瘕，消实热，泻痞满，润燥结，敷肿毒，总赖推陈致新之功。"

2. 现代研究 主含芦荟大黄素、大黄酸、大黄酚、大黄素甲醚、大黄素、大黄素甲醚-8-葡萄糖苷，芦荟大黄素-8-葡萄糖苷、番泻苷A、B、C、D；另外含有挥发油及鞣质等。《中国药典》规定：含芦荟大黄素、大黄酸、大黄素、大黄酚和大黄素甲醚的总量不得少于1.5%。本品有增加肠蠕动、促进排便、抗急性胰腺炎、抗病原微生物、抗肾衰、保肝、利胆、抗溃疡、抗纤维化、降脂、抗动脉粥样硬化、抗炎、抗肿瘤等作用。

【备注】

1. 关于大黄的用法。大黄为泻下攻积之要药，历代医药学家对其用法十分考究。如《本草正》云："大黄，欲速者生用，泡汤便吞；欲缓者熟用，和药煎服。"《本草新编》云："大黄过煮，则气味全散，攻毒不勇，攻邪不急，有用而化为无用矣。大黄之妙，全在生用为佳。将群药煎成，再投大黄，略煎一沸即服，功速而效大，正取其迅速之气而用之也。不可畏其猛烈，过煎煮以去其峻利也。"《医学衷中参西录》云："凡气味俱厚之药，皆忌久煎，而大黄尤甚，且其质经水泡即软，煎一两沸药力皆出，与他药同煎宜后入，若单用之开水浸服即可，若轧作散服之，一钱之力可抵煎汤者四钱。"提示本品生用、后下或泡服，攻下之力强，和药煎服则泻下力缓。

2. 根据"六腑以通为用"、"不通则痛、通则不痛"的理论，现常以大黄为主，配伍清热解毒药、活血化瘀药等，用于治疗急性胆囊炎、胰腺炎、胆石症、胆道蛔虫症、肠梗阻等急腹症，取得了较好的效果。归纳起来，大黄治疗急腹症不外乎五个方面的作用：一是调整胃肠功能；二是改善血液循环；三是清洁肠道，减少毒素吸收；四是保护肠屏障；五是调整免疫，保护器官。

芒　硝
Mángxiāo

首载于《名医别录》。为硫酸盐类矿物芒硝族芒硝精制而成的结晶体。主含含水硫酸钠（$Na_2SO_4 \cdot 10H_2O$）。产于河南、河北、山东等地。全年均可采集提炼。

【处方用名】　芒硝、朴硝、马牙硝、玄明粉、元明粉。

【药品归属】　芒硝为国家基本医疗保险药品。

【主要药性】　咸、苦，寒。归胃、大肠经。

【基本功效】　泻下通便，润燥软坚，清火消肿。

【临床应用】

1. 积滞便秘　本品苦寒泻热通便，味咸润燥软坚，能使燥结坚硬之大便软化而易于排泄，故为治实热积滞，大便燥结之要药。每与大黄相须为用，如大承气汤（《伤寒论》）。

芒硝与玄参均能"软坚"，如何区别运用？

2. 热毒证　本品外用清热消肿，可用于多种热毒证。若治咽喉肿痛、口舌生疮，可与硼砂、冰片等共研末吹患处，如冰硼散（《外科正宗》）。治目赤肿痛，可用本品化水点眼，或煎汤熏洗。治痔疮肿痛，可单用水煎局部熏洗。治肠痈初起，可与大黄、大蒜共捣烂外敷。

此外，本品外敷尚可回乳，用于乳痈初起。

【临证备要】　冲入药汁内或开水溶化后服，6~12g。外用适量。孕妇慎用；不宜与硫黄、三棱同用。

【古今研究】

1. 本草摘要　《神农本草经》："除寒热邪气，逐六腑积聚，结固，留癖。"《珍珠囊》："其用有三：去实热，一也；涤肠中宿垢，二也；破坚积热块，三也。"《本草经疏》："究其功用，无坚不磨，无结不散，无热不荡，无积不推，可谓直往无前，物无留碍之性。"

2. 现代研究　主含含水硫酸钠，尚含少量氯化钠、硫酸镁、硫酸钙等。《中国药典》规定：含硫酸钠不得少于99.0%。本品有阻止肠内水分的吸收、促进肠蠕动而致泻、抗炎、溶石、利尿等作用。

【备注】

1. 关于硝石与芒硝。硝石，原作"消石"，始载于《神农本草经》。云：消石"一名芒消"，即芒硝为硝石的异名。芒硝，原作"芒消"，始载于《名医别录》。云：芒消"生于朴消"。《雷公炮炙论》云："芒消是朴消中炼出形似麦芒者"，说明芒硝为朴硝的炼制品。二者同名异物，功用有别，不能混同一物。

2. 关于朴硝、芒硝与玄明粉。三者同出一物，因加工不同而有别。将天然产品用热水溶解，滤过，放冷析出结晶，通称"皮硝"。再取萝卜洗净切片，置锅内加水与皮硝共煮，取上层液，放冷析出结晶，即芒硝；下层的结晶称朴硝。芒硝经风化失去结晶水而成白色粉末称玄明粉（元明粉）。三者功相近似，但朴硝含杂质较多，多做外敷用；芒硝质地较纯，可内服；玄明粉质纯净，除内服外，常作口腔眼病外用药。

番泻叶
Fānxièyè

首载于《饮片新参》。为豆科植物狭叶番泻 *Cassia angustifolia* Vahl 或尖叶番泻 *Cassia acutifolia* Delile 的小叶。前者产于印度、埃及和苏丹，后者主产于埃及。我国广东、广西及云南亦有栽培。9 月采收。

【处方用名】番泻叶、泻叶。

【药品归属】番泻叶为国家基本医疗保险药品、可用于保健食品的物品。

【主要药性】甘、苦，寒。归大肠经。

【基本功效】泻热通便，利水。

【临床应用】

1. 热结便秘 本品苦寒，主入大肠经。功能荡涤积滞，泻热通便，功似大黄、芒硝而力稍逊，可用于多种积滞便秘，不论慢性或临时性便秘均有效，尤以治热结便秘最宜。可单用本品泡服，或配当归、肉苁蓉同用，如通便灵胶囊（《部颁标准》）。

2. 腹水肿胀 本品能泻下行水消胀，用于腹水肿胀，二便不利，可单味泡服，或与牵牛子、大腹皮同用。

【临证备要】煎服，2~6g，后下，或开水泡服。小剂量可起缓泻作用，大剂量则可攻下。妇女哺乳期、月经期及孕妇慎用。

【古今研究】

1. 本草摘要 《饮片新参》："苦，凉。泄热，利肠腑，通大便。中寒泄泻者忌用。"《现代实用中药》："治食物积滞，胸腹胀满，便秘不通，少用为苦味健胃药，能促进消化；服适量能起缓下作用；欲其大泻则服 4~6 分，作浸剂，约数小时即起效用而泄泻。"

2. 现代研究 主含番泻苷 A~D 等。《中国药典》规定：含番泻苷 A 和番泻苷 B 的总量不得少于 1.1%。本品有泻下、抗菌、止血等作用。

【备注】关于番泻叶的用法。本品的有效成分易溶于水，故一般不入汤剂，宜泡服。据报道，本品有效成分能溶出的最适宜水温为 95℃~100℃。若低于 95℃，泻下作用减弱；低于 70℃，几乎不导泻。因此，必须用沸水或开水泡服。

芦 荟
Lúhuì

首载于《药性论》。为百合科植物库拉索芦荟 *Aloe barbadensis* Miller 叶的汁液浓缩干燥物。主产于南美洲、非洲，我国广东、广西、云南等地有栽培。全年可采。

【处方用名】芦荟、老芦荟。

【药品归属】芦荟为国家基本医疗保险药品（单味使用不予支付费用）、可用于保健食品的物品。

【主要药性】苦，寒。归肝、胃、大肠经。

【基本功效】泻下通便，清肝泻火，杀虫疗疳。

【临床应用】

1. 热结便秘 本品苦寒降泄，能泻热通便，功似大黄，可用于实热积滞，大便秘结。因其"至苦至寒"（《本草经疏》），故一般少作泻下药用。

2. 肝经实热证 本品苦寒入肝，专主泻肝涤热，"凡属肝脏为病有热者，用之必无疑"（《本草汇言》）。主要用于肝经火盛之头晕头痛，烦躁易怒，甚至惊痫抽搐等。因其凉肝、通便兼容，故对于热结便秘，兼见肝经热甚者尤为适宜。常与朱砂为伍，如更衣片（《部颁标准》）。

3. 小儿疳积 本品"大苦大寒，功专杀虫除疳"（《本草求真》），兼能泻下导滞。凡"小儿疳热积滞非此不除"（《本经逢原》）。可与使君子等份为末，米饮调服；或与银柴胡、槟榔、山药等同用，如芦荟肥儿丸（《医宗金鉴》）。

此外，本品外用杀虫止痒，可用治癣疮。

【临证备要】入丸散服，2～5g。外用适量，研末敷患处。脾胃虚弱，食少便溏者及孕妇忌用。

【典型案例】芦荟泻下通便案。孔某，男，60岁。患者为一外科痔疮住院患者，手术后不大便已6日，曾多次服泻下药无效，继又灌肠2次，大便仍不通，甚以为苦。诊视病人大腹胀硬，面红气粗，欲大便不得。舌红少津，六脉沉涩。治以芦荟9g，朱砂4.5g（研细末），滴好酒为丸，每一丸重3g。每服1丸，日3次。服药2次，翌晨即下硬结大便一小盆，腹胀硬消失，药未服完而病愈（《中国现代名中医医案精华》）。

【古今研究】

1. 本草摘要 《药性论》："杀小儿疳蛔。主吹鼻杀脑疳，除鼻痒。"《开宝本草》："主热风烦闷，胸膈间热气，明目镇心，小儿癫痫惊风，疗五疳，杀三虫及痔病疮瘘。解巴豆毒。"《本草汇言》："芦荟，凉肝杀虫之药也。凡属肝脏为病，有热者，用之必无疑也。但味极苦，气极寒，诸苦药无出其右者。其功力主消不主补，因内热气强者可用，如内虚泄泻食少者禁之。"

2. 现代研究 主含芦荟苷、芦荟大黄素苷、异芦荟大黄素苷，以及多糖、甾醇、及脂肪酸类等。《中国药典》规定：含芦荟苷不得少于18.0%。本品有泻下、抗菌、抗炎、抗氧化、延缓衰老、保肝、促进伤口愈合、护肤美白等作用。

第二节 润下药

本节药物多为植物种子或种仁，富含油脂，味甘质润，药性平和，能润滑大肠，促进排便而不致峻泻。适用于年老津枯、产后血虚、热病伤津及失血等所致的肠燥便秘。

NOTE

火麻仁
Huǒmárén

首载于《神农本草经》。为桑科植物大麻 *Cannabis sativa* L. 的成熟种子。产于山东、河北、黑龙江等地。秋季采收。

【处方用名】火麻仁、麻子仁、麻仁、炒火麻仁。

【药品归属】火麻仁为国家基本医疗保险药品（单味使用不予支付费用）、既是食品又是药品的物品。

【主要药性】甘，平。归脾、胃、大肠经。

【基本功效】润肠通便。

【临床应用】

肠燥便秘　本品甘平，质润多脂，长于润燥滑肠，兼能滋养补虚。适用于老人、产后、病后体虚，津枯血少之肠燥便秘，可单用，或与大黄、枳实、厚朴等同用，如麻子仁丸（《伤寒论》）。

【临证备要】煎服，10~15g。打碎入煎。

【古今研究】

1. 本草摘要　《神农本草经》："主补中益气。"《药品化义》："麻仁，能润肠，体润能去燥，专利大肠气结便闭。凡年老血液枯燥，产后气血不顺，病后元气未复，或禀弱不能运行者皆治。"《本草经疏》："麻子，性最滑利。甘能补中，中得补则气自益，甘能益血，血脉复则积血破，乳妇产后余疾皆除矣。"

2. 现代研究　主含胡芦巴碱、甜菜碱、胆碱、木犀草素、牡荆素、荭草苷，以及酚类、蛋白质、多种脂肪酸等。本品有缓泻、降脂、抗动脉粥样硬化、抗氧化、延缓衰老、降血压等作用。

【备注】关于麻子与麻仁。麻子是大麻连壳果实，麻仁是大麻的果实经加工脱壳后的果仁。《本草纲目》指出："大麻壳有毒而仁无毒也。"2015 版《中国药典》在火麻仁【炮制】项中强调要"除去杂质及果皮"。说明火麻仁药用其脱壳后的果仁，而不是连壳的果实。

郁李仁
Yùlǐrén

首载于《神农本草经》。为蔷薇科植物欧李 *Prunus humilis* Bge. 、郁李 *Prunus japonica* Thunb. 或长柄扁桃 *Prunus pedunculata* Maxim. 的成熟种子。前二种习称"小李仁"，后一种习称"大李仁"，产于内蒙古、河北、辽宁等地。夏、秋二季采收。

【处方用名】郁李仁、炒郁李仁、蜜郁李仁。

【药品归属】郁李仁为国家基本医疗保险药品（单味使用不予支付费用）、既是食品又是药品的物品。

【主要药性】辛、苦、甘，平。归脾、大肠、小肠经。

【基本功效】润肠通便，下气利水。

【临床应用】

1. 肠燥便秘　本品甘平，质润多脂，能润肠通便，功似火麻仁而力强，无补虚之用。且辛行苦降，兼行大肠气滞。"专治大肠气滞，燥涩不通"（《本草纲目》），常与火麻仁、柏子仁、杏仁等同用，如五仁丸（《世医得效方》）。

2. 水肿腹满，脚气浮肿　本品其性主降，能利小便，通水道，可使"小便利则水气悉从之而出"（《本草经疏》）。适宜于水肿，脚气，小便不利等水气泛滥之证。每与桑白皮、赤小豆等同用，如郁李仁汤（《圣济总录》）。

【临证备要】　煎服，6~10g。打碎入煎。孕妇慎用。

【古今研究】

1. 本草摘要　《神农本草经》："主大腹水肿，面目四肢浮肿，利小便水道。"《用药法象》："专治大肠气滞，燥涩不通。"《本草经疏》："郁李仁性专降下，善导大肠燥结，利周身水气，然而下后多令人津液亏耗，燥结愈甚，乃治标救急之药。"

2. 现代研究　主含阿弗则林、郁李仁苷、山柰苷、营实苷、香草酸、原儿茶酸、熊果酸、苦杏仁苷，以及脂肪油、皂苷、纤维素等。《中国药典》规定：含苦杏仁苷不得少于2.20%。本品有促进肠蠕动、抗炎、镇痛、镇咳祛痰及降压等作用。

松子仁
Sōngzǐrén

首载于《开宝本草》。为松科植物红松 *Pinus koraiensis* Sieb. et Zucc 等的成熟种仁。主产于东北。于果实成熟后采收。

【处方用名】　松子仁、松子、海松子。

【主要药性】　甘，微温。归肝、肺、大肠经。

【基本功效】　润肠通便，润肺止咳。

【临床应用】

1. 肠燥便秘　本品味甘质润，入大肠经。能"滑肠通秘"（《玉楸药解》）。适用于津亏液少，大便虚秘，每与火麻仁、柏子仁、肉苁蓉等同用，如五仁润肠丸（《部颁标准》）。

2. 肺燥干咳　本品甘润入肺，有润肺止咳之功。适用于肺燥咳嗽，少痰或无痰，可单用，或与胡桃仁同用。

此外，本品气香可口，亦为药食两用佳品。

【临证备要】　煎服，5~10g。脾虚便溏，湿痰者禁用。

【古今研究】

1. 本草摘要　《本草纲目》："润肺，治燥结咳嗽。"《玉楸药解》："松子仁与柏子仁相同，收涩不及而滋润过之，润肺止咳，滑肠通秘，开关逐痹，泽肤荣毛，亦佳善之品。"

2. 现代研究　主含脂肪油74%，尚含掌叶防己碱、蛋白质、挥发油等。本品有抑制动脉粥样硬化、溶化胆固醇及含胆固醇量较多的混合型胆石等作用。

NOTE

第三节　峻下逐水药

本节药物大多苦寒有毒，药力峻猛，服药后能引起剧烈腹泻，使体内留滞的水湿从大便排出。部分药物兼能利尿。适用于全身水肿，胸腹积水及痰饮积聚、喘满壅实等形证俱实，或用一般利水消肿药难以奏效者。

因其攻伐力强，副作用大，易伤正气，临床应用当"中病即止"，不可久服。同时要应注意顾护正气。体虚者慎用，孕妇忌用。还要注意本节药物的炮制、剂量、用法及禁忌等，以确保用药安全、有效。

甘　遂

Gānsuí

首载于《神农本草经》。为大戟科植物甘遂 *Euphorbia kansui* T. N. Liou ex T. P. Wang 的块根。产于陕西、山西、河南等地。春季开花前或秋末茎叶枯萎后采挖。

【处方用名】甘遂、生甘遂、醋甘遂。

【药品归属】甘遂为国家基本医疗保险药品、保健食品禁用物品，生甘遂为毒性中药管理品种。

【主要药性】苦，寒；有毒。归肺、肾、大肠经。

【基本功效】泻水逐饮，消肿散结。

【临床应用】

1. 水肿胀满，胸腹积水，痰饮积聚　本品苦寒降泄，"专于行水，攻决为用"（《本草衍义》）。能"直达水气所结之处，乃泄水之圣药"（《本草汇言》）。作用迅猛，药后可连续泻下，使体内潴留水饮排泄体外。主要用于水肿、大腹鼓胀、胸胁停饮而正气未衰者。可单用研末服，或与大戟、芫花为末，枣汤送服，如十枣汤（《伤寒论》）。

此外，本品尚逐饮行痰，可用于顽痰凝结，癫痫发狂。常以本品为末，入猪心内煨过，与朱砂末为丸服，如遂心丹（《济生方》）。"服后，大便连泻七八次，降下痰涎若干，癫狂顿愈"（《医学衷中参西录》）。

2. 疮痈肿毒　本品外用消肿散结，治疮痈肿毒，可用甘遂末水调外敷。

【临证备要】多入丸散用，0.5~1.5g，内服醋炙以减轻毒性。外用适量，生用。体弱及孕妇禁用；不宜与甘草同用。

> 甘遂能否入汤剂煎服？为什么？

【古今研究】

1. 本草摘要　《本草衍义》："专于行水，攻决为用。"《本草求真》："能于肾经或隧道水气所结之处奔涌直决，使之尽从谷道而出，为下水湿第一要药。故凡因实邪，元气壮实而致隧道阻塞，见为水肿蛊胀，疝瘕腹痛，无不仗以迅利以为开决水谷之首。"

2. 现代研究 主含大戟二烯醇、甘遂醇、α-和 γ-大戟醇、巨大戟萜醇、甘遂萜酯 A 和 B；还含棕榈酸，枸橼酸，草酸等。《中国药典》规定：含大戟二烯醇不得少于 0.12%。本品有泻下、利尿、抗急性胰腺炎、镇痛、中止妊娠、免疫抑制等作用。

【备注】关于甘遂的用法与禁忌。《医学衷中参西录》指出："凡用甘遂，宜为末，水送服。或用其末，调药汤中服。若入汤剂煎服，必然吐出。又凡药中有甘遂，不可连日服之，必隔两三日方可再服，不然亦多吐出。又其性与甘草相犯，用者须切记。"提示甘遂不入汤剂，宜入散服；且中病即止，不可过服或久服；反甘草。

京大戟

Jīngdàjǐ

首载于《神农本草经》。为大戟科植物大戟 *Eughorbia pekinensis* Rupr. 的根。产于江西、四川、江西等地。秋、冬二季采挖。

【处方用名】京大戟、大戟、醋大戟。

【药品归属】京大戟为国家基本医疗保险药品、保健食品禁用物品。

【主要药性】苦，寒；有毒。归肺、脾、肾经。

【基本功效】泻水逐饮，消肿散结。

【临床应用】

1. 水肿胀满，胸腹积水，痰饮积聚 本品苦寒降泄，泻水逐饮，功似甘遂而稍逊，用于水肿、鼓胀、胸胁停饮而正气未衰者，每与甘遂、芫花同用，如十枣汤（《伤寒论》）。

2. 疮痈肿毒，瘰疬痰核 本品消肿散结，内服外用均可。适用于热毒壅滞之痈肿疮毒，痰火凝结之瘰疬痰核。前者可鲜用捣烂外敷，后者可与鸡蛋同煮，食鸡蛋。

【临证备要】煎服，1.5～3g。入丸散服，每次 1g。内服醋炙后用；外用适量，生用。体弱及孕妇禁用；不宜与甘草同用。

【古今研究】

1. 本草摘要 《神农本草经》："主蛊毒十二水，腹满急痛，积聚中风。"《本草汇言》："逐诸有余之水湿、湿热及留饮、伏饮在中下二焦，为蛊毒，为胀满，为大小便不通，用之立时奏效。"

2. 现代研究 主含京大戟素、大戟醇、大戟酸、大戟苷，以及生物碱、有机酸、鞣质、树脂胶、多糖等。本品有泻下、镇痛、镇静、抗肿瘤等作用。

附：红大戟

又名红芽大戟。为茜草科植物红大戟 *Knoxia valerianoides* Thorel et Pitard 的块根。为国家基本医疗保险药品、保健食品禁用物品。其性能、功用、用法用量与京大戟相似。但京大戟偏于泻水逐饮，红大戟偏于消肿散结。

芫　花
Yuánhuā

首载于《神农本草经》。为瑞香科植物芫花 *Daphne genkwa* Sieb. Et Zucc. 的花蕾。产于河南、安徽、江苏等地。春季花未开放时采收。

【处方用名】芫花、醋芫花。

【药品归属】芫花为国家基本医疗保险药品。

【主要药性】苦、辛，温；有毒。归肺、脾、肾经。

【基本功效】泻水逐饮，外用杀虫疗疮。

【临床应用】

1. 水肿胀满，胸腹积水，痰饮积聚　本品泻水逐饮，功似甘遂、京大戟而力稍逊，三者常相须为用。因其以泻胸胁水饮见长，兼能祛痰止咳，故以治胸胁停饮所致的喘咳痰多，胸胁引痛最为适宜，可单用或与大枣煎服。

2. 头疮，顽癣，痈肿　本品外用杀虫疗疮，治头疮、白秃、顽癣等皮肤病及痈肿，可研末单用，或加雄黄研末，猪脂调敷。

【临证备要】煎服，1.5~3g。入散剂，研末吞服，每次 0.6~0.9g，每日 1 次。内服醋炙以减轻毒性。外用适量，生用。体弱及孕妇禁用；不宜与甘草同用。

【古今研究】

1. 本草摘要　《本草正》："功用专在破泄积水"。《本草求真》："主治颇与大戟、甘遂，皆能达水饮窠囊隐僻之处。然此味苦而辛，苦则内泄，辛则外搜。故凡水饮痰癖，皮肤胀满，喘急痛引胸胁，咳嗽胀疟，里外水闭，危迫殆甚者，用此毒性至紧，无不立应。"

2. 现代研究　主含芫花素，3'-羟基芫花素，芹菜素，木犀草素，芫根苷，芫花酯甲、乙、丙、丁、戊，芫花瑞香宁，还含脂肪酸、挥发油等。《中国药典》规定：含芫花素不得少于 0.20%。本品有泻下、利尿、祛痰、镇咳、镇痛、抗炎、抗肿瘤、抗生育等作用。

附：狼毒

为大戟科植物月腺大戟 *Euphorbia ebracteolata* Hayata 或狼毒大戟 *Euphorbia fischeriana* Steud. 的根。为国家基本医疗保险药品、保健食品禁用物品，生狼毒为毒性中药管理品种。辛，平；有毒。归肝、脾经。功能散结，杀虫。外用于淋巴结结核、皮癣；灭蛆。熬膏外敷，内服宜慎。不宜与密陀僧同用。

商　陆
Shānglù

首载于《神农本草经》。为商陆科植物商陆 *Phytolacca acinosa* Roxb. 或垂序商陆 *Phytolacca Americana* L. 的根。前者产于河南、安徽、湖北等地；后者产于山东、浙江、江西等地。秋季至次春采挖。

【处方用名】商陆、醋商陆。

【药品归属】商陆为国家基本医疗保险药品。

【主要药性】苦，寒；有毒。归肺、脾、肾、大肠经。

【基本功效】逐水消肿，通利二便。外用解毒散结。

【临床应用】

1. 水肿胀满，二便不通 本品苦寒通降，"降者能行逆折横流之水，通者能行壅瘀停蓄之水"（《本经疏证》）。长于通利二便，功专行水，使水湿之邪从二便排除，善治水肿胀满之病。可单用，或与泽泻、赤小豆、茯苓皮等同用，如疏凿饮子（《济生方》）。或将本品捣烂，入麝香少许贴脐，亦可收外治消水肿之效。

2. 疮痈肿毒 本品外用解毒散结，"总敷无名肿毒"（《本草蒙筌》）。治疮痈肿毒初起，可用鲜品，酌加食盐，捣烂外敷。

【临证备要】煎服，3~9g，内服醋制。外用适量，生用。孕妇禁用。

【古今研究】

1. 本草摘要 《神农本草经》："主水胀，疝瘕，痹；熨除痈肿。"《日华子本草》："通大小肠，泻蛊毒，堕胎，熁肿毒，敷恶疮。"《本草纲目》："其性下行，专于行水，与大戟、甘遂盖异性而同功。"

2. 现代研究 主含商陆皂苷甲、商陆皂苷辛、商陆苷 A~N、美商陆皂苷元、商陆苷元等；尚含甾醇、萜类及多糖等。商陆皂苷甲是本品的毒性成分，也是有效成分。《中国药典》规定：含商陆皂苷甲不得少于0.15%，醋商陆不得少于0.20%。本品有泻下、利尿、抗肾损伤、抗炎、祛痰、抗肿瘤等作用。

牵牛子
Qiānniúzǐ

首载于《名医别录》。为旋花科植物裂叶牵牛 *Pharbitis nil*（L.）Choisy 或圆叶牵牛 *Pharbitis purpurea*（L.）Voigt 的成熟种子。全国大部分地区均产。秋末果实成熟、果壳未开裂时采收。

【处方用名】牵牛子、炒牵牛子、二丑、黑丑、白丑、黑白丑。

【药品归属】牵牛子为国家基本医疗保险药品、保健食品禁用物品。

【主要药性】苦，寒；有毒。归肺、肾、大肠经。

【基本功效】泻水通便，消痰涤饮，杀虫攻积。

【临床应用】

1. 水肿胀满，二便不通 本品苦寒降泄，能通利二便以排泄水湿。若"是真正水邪，用牵牛利之，始效验如响"（《本草新编》）。其逐水之力较甘遂、京大戟稍缓，但仍属峻下之品。故以治水肿胀满，二便不利，水湿壅盛而正气未衰者为宜。可单用研末服，或与甘遂、京大戟等同用，如舟车丸（《景岳全书》）。

2. 痰饮喘咳 本品苦降泄下，能泻降肺气，祛痰逐饮，使痰饮蠲除，肺气宣通，则喘咳自平。用于痰饮积聚，气逆喘咳。常与葶苈子、杏仁等配伍，如牵牛子散（《圣惠方》）。

3. 虫积腹痛 本品既能杀虫，"少则动大便"（《本草蒙筌》），有助虫体从大便排除。治蛔虫、绦虫及虫积腹痛者，每与槟榔同用。

【临证备要】煎服，3~6g。入丸散服，每次1.5~3g。炒用药性减缓。孕妇禁用；不宜与巴豆、巴豆霜同用。

【古今研究】

1. 本草摘要 《本草纲目》："牵牛治水气在肺，喘满肿胀，下焦郁遏，腰背胀肿，及大肠风秘。气秘、卓有殊功。"《本草新编》："是真正水邪（为患），用牵牛利之，始效验如响"。《本草正义》："善泄湿热，通利水道，亦走大便。"

2. 现代研究 主含牵牛子苷、裸麦角碱、野麦碱、田麦角碱、咖啡酸、咖啡酸乙酯、肉桂酸、阿魏酸、绿原酸、绿原酸甲酯等，还含有脂肪油及糖类等。本品有泻下、利尿、驱蛔等作用。

巴豆霜

Bādòushuāng

首载于《神农本草经》。为大戟科植物巴豆（*Groton tiglium* L.）的炮制加工品。

【处方用名】巴豆霜。

【药品归属】巴豆霜均为国家基本医疗保险药品。

【主要药性】辛，热；有大毒。归胃、大肠经。

【基本功效】峻下冷积，逐水退肿，祛痰利咽，外用蚀疮。

【临床应用】

1. 寒积便秘 本品辛热峻下，开通闭塞，"祛脏腑沉寒，通大便寒结"（《本草求真》），有"斩关夺门"之力。用于寒实冷积，病起急骤，气血未衰，形证俱实者。症见卒然腹满胀痛，大便不通，甚至气急口噤，每与大黄、干姜同用，如三物备急丸（《金匮要略》）。若小儿冷积，停乳停食，秘结腹胀，痰壅惊悸者，可用巴豆霜合六神曲、天南星、朱砂共为末，峻药轻投，如保赤散（《中国药典》）。

2. 腹水鼓胀 本品峻泻，又能逐水退肿。用治腹水鼓胀，二便不通之水湿实证，常与杏仁为丸服。

3. 喉痹痰阻 本品能祛痰利咽以利呼吸。常用于喉痹痰涎壅塞气道，呼吸困难，甚则窒息欲死者。可与朱砂、雄黄等同用，如缠喉散（《部颁标准》）。

4. 痈疮、疥癣 本品外用有较强的腐蚀性，能蚀腐肉、疗疮毒。用于痈疽成脓未溃，或溃后腐肉不脱，或疥癣恶疮等，可研末涂患处，或捣烂以纱布包擦患处。

【临证备要】0.1~0.3g，多入丸散用，外用适量。孕妇禁用，不宜与牵牛子同用。

【古今研究】

1. 本草摘要 《神农本草经》："破癥瘕结聚、坚积、留饮痰癖，大腹水胀，荡涤五脏六腑，开通闭塞，利水谷道，去恶肉。"《本草通玄》："巴豆禀阳刚雄猛之性，有斩关夺门之功，气血未衰，积邪坚固者，诚有神功，老羸衰弱之人，轻妄投之，祸不旋踵。巴豆、大黄，同为攻下之剂，但大黄性冷，腑病多热者宜之；巴豆性热，脏病多寒者宜之。故仲景治伤寒传里恶热者，多用大黄，东垣治五积属脏者，多用巴豆。"

2. 现代研究 主含脂肪油、巴豆苷，尚含巴豆毒素、巴豆异鸟嘌呤、β-谷甾醇及酶等。《中国药典》规定：含脂肪油18.0%～20.0%，含巴豆苷不得少于0.80%。本品有泻下、促进平滑肌运动、抗肿瘤、抗菌、抗炎等作用。

附：巴豆

为大戟科植物巴豆 *Croton tiglium* L. 的成熟果实。为国家基本医疗保险药品、保健食品禁用物品，生巴豆为毒性中药管理品种。产于四川、广西、云南等地。秋季采收。辛，热；有大毒。归胃、大肠经。外用蚀疮。用于恶疮疥癣，疣痣。本品专作外用，不作内服。外用适量，研末涂患处，或捣烂以纱布包擦患处。孕妇禁用；不宜与牵牛子同用。

千金子
Qiānjīnzǐ

首载于《蜀本草》。为大戟科植物续随子 *Euphorbia lathyris* L. 的成熟种子。产于河北、浙江、四川等地。夏、秋二季采收。

【处方用名】千金子、续随子、千金子霜。

【药品归属】千金子为国家基本医疗保险药品、保健食品禁用物品，生千金子为毒性中药管理品种。

【主要药性】辛，温；有毒。归肝、肾、大肠经。

【基本功效】泻下逐水，破血消癥，外用疗癣蚀疣。

【临床应用】

1. 水肿鼓胀 本品辛温，泻下力峻，功似甘遂、京大戟，兼能利尿，主要用于二便不利之水肿鼓胀实证，可单用本品压去油服，或与大黄末，酒水为丸服。

2. 血瘀证 本品辛散温通，长于破瘀血，消癥瘕，通月经。治瘀滞癥瘕痞块，常与轻粉、青黛、糯米为丸服，如续随子丸（《圣济总录》）；治瘀滞经闭，可与当归、川芎、丹参等同用。

此外，本品外用能疗癣蚀疣，可用治顽癣、赘疣、恶疮肿毒及毒蛇咬伤等。

【临证备要】千金子：1～2g，去壳，去油用，多入丸散服。外用适量，捣烂敷患处。千金子霜：0.5～1g，多入丸散服。外用适量。孕妇禁用。体弱便溏者忌服。

【古今研究】

1. 本草摘要 《蜀本草》："治积聚痰饮，不下食，呕逆及腹内诸疾。"《开宝本草》："主妇人血结月闭，癥瘕痃癖瘀血，蛊毒……心腹痛，冷气胀满。利大小肠。"《本草纲目》："续随子与大戟、泽漆、甘遂茎叶相似，主疗亦相似，其功皆长于利水，唯在用之得法，亦皆要药也。"

2. 现代研究 主含脂肪油，尚含白瑞香素、续随子素、马栗树皮苷等。本品有泻下、利尿、抗肿瘤、抗菌、抗炎、镇痛等作用。

NOTE

第九章　祛风湿药

一、含义

凡以祛除风湿之邪为主要功效，常用以治疗痹证的药物，称为祛风湿药。

祛风湿药一般分为祛风寒湿药、祛风湿热药、祛风湿强筋骨药三类。

二、性能特点

祛风湿药多为辛苦，药性或温或凉，主入肝、脾、肾经。能祛除留滞于肌肉、筋骨、关节的风寒湿邪或风湿热邪，以缓解经络闭阻，解除痹痛。本章药物的主要功效为祛风湿、舒筋、活络等。

所谓祛风湿，是指药物能祛除风湿以治疗各种痹证的作用。又称祛除风湿、蠲痹、除痹、祛风除痹、散风湿、胜湿。所谓舒筋，即舒缓筋急，以解除筋急拘挛、关节屈伸不利的治疗作用。又称伸筋。所谓活络，即通利脉络，以缓解肢体麻木和半身不遂的治疗作用。又称通络、通经络。舒筋与活络往往并称，又称舒筋通络、舒筋通脉、通筋活络等。

三、主治病证

适用于风、寒、湿、热等外邪侵袭人体，闭阻经络，气血运行不畅所致的痹证，症见肢体关节疼痛、酸楚、麻木、重着、屈伸不利，甚至关节肿大灼热等。

四、应用原则

应根据痹证的不同类型、病变部位、病程长短等选择和配伍用药。如治风邪偏盛的行痹，当选用以辛散祛风为主的祛风湿药，配以养血活血之品，所谓"治风先治血，血行风自灭"之意。治寒邪偏重的痛痹，当选用以温性较强的祛风湿药，配以温经止痛之品，使寒凝易散，气血流通，通则不痛。治湿邪偏重的着痹，当选用温燥的祛风湿药，配以健脾渗湿之品，使土旺则能胜湿。治关节红肿热痛的热痹，当选用寒凉的祛风湿药，配以清热之品。若痹证日久，累及肝肾，筋骨不健，或气血亏虚，筋骨失养，宜配伍补益肝肾或益气养血之品同用，以扶正祛邪，标本兼顾。若久病入络，病程迁延难愈者，可配全蝎、蜈蚣等虫类药物同用，以搜风通络。

五、使用注意

痹证属慢性疾患，多需要长期用药治疗。故祛风湿药一般多制成酒剂或丸剂服用。酒可增强祛风湿药的功效。丸者缓也，符合慢病缓治的需要。本类药物多辛香苦燥，易耗伤阴血，故阴虚血亏者应慎用。

六、现代研究

祛风湿药具有不同程度的抗炎、镇痛、抑制异常免疫反应等作用，此外，尚有扩张冠脉、抗心律失常、抗血小板聚集、抗肿瘤、抗生育等多种药理作用。

第一节　祛风寒湿药

本节药物多为辛苦温，以祛风、除湿、散寒、止痛为主要作用。适用于风寒湿痹。其中，痹痛游走不定者为行痹；痛势较甚，痛有定处，遇寒加剧者为痛痹；关节酸痛、重着者为着痹，皆属本节药物的运用范围。若配伍清热药，亦可用于风湿热痹。

因其偏于温燥，故精血亏虚或者阴虚内热者应慎用。

独　活
Dúhuó

首载于《神农本草经》。为伞形科植物重齿毛当归 Angelica pubescens Maxim. f. biserrata Shan et Yuan 的根。产于四川、湖北、安徽等地。春初或秋末采挖。

【处方用名】独活。

【药品归属】独活为国家基本医疗保险药品。

【主要药性】辛、苦，微温。归肾、膀胱经。

【基本功效】祛风湿，通痹止痛。

【临床应用】

1. 痹证　本品辛散苦燥，气香温通，功善祛风湿，通经络，止痹痛。凡风寒湿痹，无论新久，均可运用。因其主入肾经，性善下行，"专理下焦风湿"（《本草正》）。故以治下部的痹证，症见腰膝、腿足关节疼痛属寒湿者尤为适宜。常与桑寄生、防风、当归等同用，如独活寄生汤（《千金要方》）。

> 独活祛风湿有何特点？上部的风湿痹痛可否运用？

2. 风寒挟湿表证　本品辛能发散，苦能燥湿，温能祛寒，主入足太阳膀胱经，为"解散肌表风寒湿邪之药"（《本草便读》），功似羌活而力稍逊，适用于外感风寒夹湿之表证，症见恶寒发热，头痛身重，一身尽痛者。常与羌活、藁本、防风等同用，如羌活胜湿汤（《内外伤辨惑论》）。

此外，本品尚能祛风止痛、止痒，用于少阴头痛，皮肤瘙痒等。

【临证备要】煎服，3～10g。外用，适量。本品药性温燥，易耗伤阴液，故阴血亏虚者慎用。

【古今研究】

1. 本草摘要　《名医别录》："疗诸贼风，百节痛风无新久者。"《本草正》："专理下焦风湿，两足痛痹，湿痒拘挛。"《本草求真》："独活，辛苦微温，比之羌活，其性稍缓，凡因风干足少阴肾经，伏而不出，发为头痛，则能善搜而治矣，以故两足湿痹，不能动履，非此莫痊，风毒齿痛，头眩目晕，非此莫攻……羌有发表之功，独有助表之力。羌行上焦而上理，则游风头痛、风湿骨节疼痛可治，独行下焦而下理，则伏风头痛、两足湿痹可治。"

2. 现代研究　主含蛇床子素、东莨菪内酯、伞花内酯、东莨菪素、异欧前胡素、二氢欧山芹醇当归酸酯、当归醇等，还有甾醇类等。《中国药典》规定，本品含蛇床子素不得少于0.50%，含二氢欧山芹醇当归酸酯，不得少于0.080%。本品有抗炎、镇痛及镇静、抗心律失常、降压，以及对血小板聚集有抑制作用。

【备注】关于独活与羌活。独活始载于《神农本草经》。云："一名羌活。"《新修本草》分别记载羌活与独活的功用。云："疗风宜用独活，兼水宜用羌活。"《本草品汇精要》云："按旧本羌独不分，混而为一，然其形色、功用不同，表里行径亦异，故分为二则，各适其用也。"《本草纲目》云："独活、羌活乃一类二种。"可见独活、羌活在古本草中常出现分合混用的现象。《中国药典》将其作为两个品种单列，现多分开使用。

威灵仙

Wēilíngxiān

首载于《新修本草》。为毛茛科植物威灵仙 *Clematis chinensis* Osbeck、棉团铁线莲 *Clematis hexapetala* Pall. 或东北铁线莲 *Clematis manshurica* Rupr. 的根及根茎。前一种产于江苏、安徽、浙江等地，应用较广。后两种部分地区应用。秋季采挖。

【处方用名】威灵仙。

【药品归属】威灵仙为国家基本医疗保险药品。

【主要药性】辛、咸，温。归膀胱经。

【基本功效】祛风湿，通经络。

【临床应用】

痹证　本品辛温行散，走而不守。既能祛风湿，又能通经络而止痛，为治风湿痹痛之要药。因其性善走窜，长于"疏风邪，走络通经"（《本草便读》），故尤宜于风邪偏盛之行痹，症见肢体麻木，筋脉拘挛，屈伸不利，无论上下皆可应用。可单用为末服，或与羌活、防己、川芎等同用，如威灵丸（《丹溪心法》）。

此外，本品宣通经络止痛之功，可用于治跌打伤痛、头痛、牙痛、胃脘痛等多种痛证。若以本品单用，或与砂糖、醋煎后慢慢咽下，也可用诸骨哽咽。

【临证备要】煎服，6~10g。外用，适量。本品辛散走窜，气血虚弱者慎服。

【典型案例】威灵仙祛风通络案。先时，商州有人病手足不遂，不履地者数十年。良医殚技莫能疗。所亲置之道旁，以求救者。遇一新罗僧见之，告曰：此疾一药可活，但不知此土有否？因为之入山求索，果得，乃威灵仙也。使服之，数日能步履。其后山人邓思齐知之，遂传其事（《本草纲目》）。

【古今研究】

1. 本草摘要　《开宝本草》："主诸风，宣通五脏，去腹内冷滞，心膈痰水，久积癥瘕，痃癖气块，膀胱宿脓恶水，腰膝冷疼，及疗折伤。久服之，无温疫疟。"《本草汇言》："大抵此剂宣行五脏，通利经络，其性好走，亦可横行直往。追逐风湿邪气，荡除痰涎冷积，神功特奏。"《药品化义》："灵仙，其猛急，善走而不守，宣通十二经络。主治风、湿、痰壅滞经络中，致成痛风走注，骨节疼痛，或肿，或麻木。"

2. 现代研究　主含威灵仙皂苷 A、B，齐墩果酸、常春藤皂苷，以及挥发油等。《中国药典》规定：含齐墩果酸不得少于 0.30%，含常春藤皂苷元不得少于 0.30%。本品有镇痛、抗炎、保肝利胆、促尿酸排泄以及松弛平滑肌等作用。

徐长卿

Xúchángqīng

首载于《神农本草经》。为萝摩科植物 *Cynanchum paniculatum*（Bge.）Kitag. 的根和根茎。产于江苏、河北、安徽等地。秋季采挖。

【处方用名】徐长卿、逍遥竹。

【药品归属】徐长卿为国家基本医疗保险药品。

【主要药性】辛、温。归肝、胃经。

【基本功效】祛风，化湿，止痛，止痒。

【临床应用】

1. 多种痛证　本品辛散温通，具有良好的止痛作用，可用于多种痛证。如治风湿痹痛，可单用浸酒服，或与八角枫、白芷、甘草合用，即风湿定片（《中国药典》）。治肝胃气痛，胃脘胀痛，胸胁痛，月经痛，常与延胡索、香附、川楝子同用，复方元胡止痛片（《部颁标准》）。治牙痛，可与细辛、花椒同用。治腰痛，常配续断、杜仲、独活等同用。治外伤肿痛，可单用煎服，或与栀子捣烂外敷。

2. 风疹湿疹　本品能祛风止痒，善治风淫湿侵所致的瘙痒性皮肤病。如治风疹、湿疹、顽癣等皮肤瘙痒，可单用煎水外洗，或与苦参、硫黄、细辛等同用，如徐长卿散（《圣济总录》）。

此外，本品尚能解虫蛇之毒，用于蛇虫咬伤，可单用水煎服，渣捣烂外敷。

【临证备要】煎服，3~12g，后下。外用适量。

【典型医案】徐长卿止痒案。麻某，女，50 岁。患者外阴瘙痒 5 年，经西医妇科多次检查，无真菌及滴虫生长。服用西药和中药，疗效均不佳。予徐长卿 30g，煎 10 分钟，煎汁 250mL，50mL 口服，200mL 熏洗外阴。1 周后，自觉症状有所缓解，继续巩固治疗，1 个月后痊愈，随访 3 年未复发〔中医杂志，2001，（9）：521〕。

【古今研究】

1. 本草摘要　《神农本草经》："主蛊毒，疫疾邪恶气，温疟。"《生草药性备要》："浸酒，除风湿。"《常用中草药手册》："祛风止痛，解毒消肿，温经通络。治毒蛇咬伤，风湿骨痛，心胃气痛，跌打肿痛，带状疱疹，肝硬化腹水，月经不调，痛经。"

2. 现代研究 主含丹皮酚、异丹皮酚、丹皮酚原苷，丹皮酚苷、直立白薇苷、白前苷、多糖，以及徐长卿苷 A、B、C 等。《中国药典》规定：含丹皮酚不得少于 1.3%。本品有抗炎镇痛，松弛胃肠道平滑肌及改善心肌代谢等作用。

川 乌
Chuānwū

首载于《神农本草经》。为毛茛科植物乌头 *Aconitum carmichaeli* Debx. 的母根。主产于四川。6 月下旬至 8 月上旬采挖。

【处方用名】川乌、制川乌。

【药品归属】川乌为国家基本医疗保险药品、保健食品禁用物品；生川乌为毒性中药管理品种。

【主要药性】辛、苦，热；有大毒。归心、肝、肾、脾经。

【基本功效】祛风除湿，温经止痛。

【临床应用】

1. 痹证 本品辛苦性热，"猛劣有毒，其气锋锐且急，能通经络，利关节，寻蹊达径，而直抵病所"（《本草汇言》）。长于祛风除湿，温经止痛，为治风寒湿痹之佳品。因其"驱逐寒湿之力甚捷"（《长沙药解》），故对于寒邪偏胜之痛痹最宜。常与制马钱子、蜈蚣、全蝎等同用，如通痹片（《中国药典》）。若治寒湿闭阻经络所致的痹病，症见腰脊疼痛、四肢关节冷痛等，可与制草乌、红花、木瓜等同用，如风湿骨痛胶囊（《中国药典》）。

2. 心腹冷痛，寒疝作痛 本品辛散温通，功能温煦脏腑，散寒止痛之功著。"必须沉寒痼冷，足以相当"（《本草述钩元》），适用于多种疼痛属寒邪凝滞者。若治寒凝心脉，心痛彻背，背痛彻心，手足不温者，常与赤石脂、附子、干姜等同用，如乌头赤石脂丸（《金匮要略》）。治寒疝绕脐腹痛，手足厥冷者，每与蜂蜜同煎，如大乌头煎（《金匮要略》）。

此外，本品止痛，还用于跌打损伤，瘀肿疼痛。古方亦常以本品作为麻醉止痛药。

【临证备要】煎服，1.5~3g；宜先煎、久煎。内服一般应炮制用，生品内服宜慎；酒浸、酒煎服易致中毒，应慎用。孕妇禁用。不宜与半夏、瓜蒌、瓜蒌子、瓜蒌皮、天花粉、川贝母、浙贝母、平贝母、伊贝母、湖北贝母、白蔹、白及同用。

> 制川乌有毒吗？有哪些毒性反应？如何防治？

【古今研究】

1. 本草摘要 《神农本草经》："主中风恶风，洗洗出汗，除寒湿痹，咳逆上气，破积聚寒热。"《长沙药解》："乌头，温燥下行，其性疏利迅速，开通关腠，驱逐寒湿之力甚捷，凡历节、脚气、寒疝、冷积、心腹疼痛之类并有良功。"《本草正义》："乌头主治，温经散寒，虽与附子大略相近，而温中之力较为不如。且专为祛除外风外寒之响导者。"

2. 现代研究 主含苯甲酰乌头原碱，苯甲酰次乌头原碱，苯甲酰新乌头原碱，酯型生物碱等生物碱。其中，单酯型乌头生物碱的毒性，较双酯型生物碱小。《中国药典》规定：含双酯型生物碱以乌头碱、次乌头碱和新乌头碱的总量计不得超 0.040%，苯甲酰乌头原碱，苯甲酰次乌头原碱，苯甲酰新乌头原碱的总量应为 0.070%~0.15%。本品有抗炎、镇痛、免疫抑制等作用。

附：草乌

为毛茛科植物北乌头 *Aconitum kusnezoffii* Reichb. 的根。为国家基本医疗保险药品、保健食品禁用物品，生草乌为毒性中药管理品种。主产于东北、华北。秋季茎叶枯萎时采挖。其性能、功效及临床应用与川乌相似，而毒性更强。

蕲 蛇
Qíshé

首载于《雷公炮炙论》。为蝰科动物五步蛇 *Agkistrodon acutus*（Güenther）的全体。主产于湖北。多于夏、秋二季捕捉。

【处方用名】 蕲蛇、蕲蛇肉、酒蕲蛇。

【药品归属】 蕲蛇为国家基本医疗保险药品（单味使用不予支付费用）、国家重点保护野生药材物种（Ⅱ级）。

【主要药性】 甘、咸，温；有毒。归肝经。

【基本功效】 祛风，通络，止痉。

【临床应用】

1. 痹证 本品性善走窜，能内彻脏腑，外达皮毛，透骨搜风，大凡风湿痹痛无不相宜。因其以祛风通络见长，故尤其适用于风邪偏盛之行痹及日久难愈之顽痹。症见关节拘挛疼痛，肢体麻木不仁等，常与木瓜、大血藤、当归等同用，如蕲蛇风湿酒（《部颁标准》）。

2. 中风不遂，麻风疥癣 本品善能祛风，凡"因风所生之证，无不借其力以获瘥"（《本草经疏》）。若治风痰阻络所致的中风，症见半身不遂、口舌㖞斜、手足麻木、疼痛拘挛、言语謇涩者，常与全蝎、天麻、僵蚕等同用，如再造丸（《中国药典》）。治麻风，毛眉脱落，遍身疮疡，皮肤瘙痒，抓之成疮，及一切疥癣风疾，常与乌梢蛇、苦参等同用，如愈风散（《医学正传》）。治风癣疮，皮肤疮，痒久不愈者，常与黄芩、防风、白鲜皮等同用，如白花蛇丸（《圣惠方》）。

3. 小儿惊风，破伤风 本品入肝经，能祛风而定惊止痉，为治抽搐痉挛常用之药。若治小儿惊风，高热惊厥，四肢抽搐者，常与全蝎、牛黄、丹砂等同用，如白花蛇丸（《圣济总录》）。治破伤风，颈项紧硬，身体强直者，常与乌梢蛇、蜈蚣同用，如定命散（《圣济总录》）。

【临证备要】 煎汤，3~9g；研末吞服，1次1~1.5g，1日2~3次。或酒浸、熬膏、入丸散服。阴虚内热者忌服。

【古今研究】

1. 本草摘要 《雷公炮炙论》："治风。引药至于有风疾处。"《开宝本草》："主中风湿痹不仁，筋脉拘急，口面㖞斜，半身不遂，骨节疼痛，大风疥癞及暴风瘙痒，脚弱不能久立。"《本草纲目》："能透骨搜风，截惊定搐，为风痹、惊搐、癞癣、恶疮要药，取其内走脏腑，外彻皮肤，无处不到也。"

2. 现代研究　主含蛋白质及脂肪类成分，蕲蛇酶等蛇毒成分为蛋白质类成分。本品有抗血栓，降血压及抗肿瘤等作用；还有镇静、催眠及镇痛作用。

【备注】关于蕲蛇与白花蛇。本品原名"白花蛇"。以湖北蕲春所产者为最佳，故名蕲蛇。1963 年版《中国药典》始载本品，名"白花蛇（蕲蛇）"。1977 年版删去了"白花蛇"，以"蕲蛇"为正名，以后历版《中国药典》皆从之，将蕲蛇的基原定为蝰科动物五步蛇 *Agkistrodon acutus*（Güenther）的全体。但在早期的《中药学》教材（1977 年版）中，本品与金钱白花蛇曾一度均作为白花蛇药用。为了避免混淆，《中国药典》已将蕲蛇与金钱白花蛇作为两个品种单列，不再使用"白花蛇"这个名称。

附：金钱白花蛇

为眼镜蛇科动物银环蛇 *Bungarus multicinctus* Blyth 的幼蛇全体。为国家基本医疗保险药品（单味使用不予支付费用）、国家重点保护野生药材物种（Ⅱ级）。分布于长江以南各地。夏、秋二季捕捉。其性能、功用与蕲蛇相似而力较强。煎服，2~5g；研粉吞服 1~1.5g。

乌梢蛇

Wūshāoshé

首载于《药性论》。为游蛇科动物乌梢蛇 *Zaocys dhumnades*（Cantor）的全体。产于浙江、江苏、湖北等地。多于夏、秋二季捕捉。

【处方用名】乌梢蛇，乌蛇、乌梢蛇肉，酒乌梢蛇。

【药品归属】乌梢蛇为国家基本医疗保险药品（单味使用不予支付费用）、既是食品又是药品的物品、国家重点保护野生药材物种（Ⅱ级）。

【主要药性】甘，平。归肝经。

【基本功效】祛风，通络，止痉。

【临床应用】

本品"功用与蕲蛇同，无毒而力浅"（《本草分经》），可作为蕲蛇的代用品使用。

【临证备要】煎服，6~12g；研末，每次 2~3g；或入丸剂、酒浸服。外用适量。血虚生风者慎服。

【古今研究】

1. 本草摘要　《开宝本草》："主诸风瘙瘾疹，疥癣，皮肤不仁，顽痹。"《本草纲目》："功与白花蛇（即蕲蛇）同而性善无毒。"

2. 现代研究　主含蛋白质及脂肪类成分：如赖氨酸、亮氨酸、谷氨酸、丙氨酸、胱氨酸等 17 种氨基酸，并含果糖-1，6-二磷酸酶，原肌球蛋白等。本品有抗炎、镇痛、镇静及调节免疫等作用。

附：蛇蜕

为游蛇科动物黑眉锦蛇 *Elaphe taeniura* Cope、锦蛇 *Elaphe carinata*（Guenther）或乌梢蛇

Zaocys dhumnades（Cantor）等蜕下的表皮膜。为国家基本医疗保险药品。全国各地均产。春末夏初或冬初采集。咸、甘、平；归肝经。功能祛风，定惊，退翳，解毒。用于小儿惊风，抽搐痉挛，翳障，喉痹，疔肿，皮肤瘙痒。煎服，2～3g；研末吞服0.3～0.6g。

木　瓜

Mùguā

首载于《名医别录》。为蔷薇科植物贴梗海棠 *Chaenomeles speciosa*（Sweet）Nakai 的近成熟果实。主产于安徽宣城。夏、秋二季果实绿黄时采收。

【处方用名】木瓜、宣木瓜、皱皮木瓜。

【药品归属】木瓜为国家基本医疗保险药品（单味使用不予支付费用）、既是食品又是药品的物品。

【主要药性】酸，温。归肝、脾经。

【基本功效】祛风湿，舒筋活络，和胃化湿。

【临床应用】

1. 痹证　本品味酸性温，入肝经，善能舒筋活络，又能去湿除痹。凡"风寒痹湿之邪，服之能宣达"（《本草便读》）。故为治风湿痹痛所常用，尤为治湿痹，筋脉拘挛之要药。常与羌活、独活、千年健等同用，如木瓜酒（《部颁标准》）。

> 木瓜有没有"祛风湿"的作用？

2. 吐泻转筋　本品气香入脾，能芳化湿浊；味酸入肝，能舒筋缓急。凡"筋急者得之能舒，筋缓者得之能利"（《本草征要》），历来视为舒筋活络之要药。凡因吐泻过多而致转筋挛痛，无论属寒属热均可配伍使用。若属寒湿所致者，常与吴茱萸、小茴香、甘草同用，如木瓜汤（《三因方》）；属湿热所致者，常与蚕沙、山栀、黄芩等同用，如蚕矢汤（《霍乱论》）。

3. 脚气水肿　本品温能通肌肉之滞，驱寒湿之邪。凡"脚气湿肿得此能安"（《本草约言》）。用于寒湿伤于足络，脚气水肿，足胫肿痛不可忍者。每与吴茱萸、紫苏、槟榔等同用，如鸡鸣散《朱氏集验方》。

此外，本品尚能消食，生津止渴，用于消化不良，津伤口渴。

【临证备要】煎服，6～10g。胃酸过多者不宜用。内有郁热，小便短赤者忌服。

【典型案例】木瓜舒筋活络案。广德顾安中，患香港脚筋急腿肿。因附舟，以足搁一袋上，渐觉不痛，乃问舟子袋中何物？曰：宣州木瓜也。及归制木瓜袋用之顿愈（《本草纲目》）。

【古今研究】

1. 本草摘要　《名医别录》："主湿痹邪气，霍乱大吐下，转筋不止。"《本草经疏》："木瓜温能通肌肉之滞，酸能敛濡满之湿，则脚气湿痹自除也。霍乱大吐下、转筋不止者，脾胃病也，夏月暑湿饮食之邪，伤于脾胃则挥霍缭乱，上吐下泻，甚则肝木乘脾，而筋为之转也。酸温能和脾胃，固虚脱，兼入肝而养筋，所以能疗肝脾所生之病也。"

2. 现代研究　主含齐墩果酸、熊果酸、3-O-乙酰熊果酸、白桦脂酸、苹果酸、酒石酸、

NOTE

枸橼酸、琥珀酸、苯甲酸等。《中国药典》规定：含齐墩果酸和熊果酸的总量不得少于0.50%。本品有镇痛、抗炎、保肝、松弛胃肠道平滑肌及抑菌等作用。

【备注】关于木瓜祛风湿。木瓜首载于《名医别录》，并将其"主湿痹邪气"列为功用之首。《本草乘雅》对此给予了充分肯定，认为木瓜"主湿痹邪气，湿伤于下者，取效甚捷"。尽管历版《中药学》教材均无一例外的将木瓜置于"祛风湿药"一章中，也可用于风湿痹痛，却无"祛风湿"的功效表述。既然肯定木瓜是祛风湿药，理应有祛风湿的功效，否则就不是祛风湿药。因此，本教材在木瓜的【基本功效】中增加了"祛风湿"的内容。

蚕 沙
Cánshā

首载于《名医别录》。为蚕蛾科昆虫家蚕 *Bombyx mori* L. 幼虫的粪便。育蚕地区皆产。以江苏、浙江、四川等地产量最多。6~8 月收集。

【处方用名】蚕沙、蚕矢、晚蚕沙。

【主要药性】甘、辛，温。归肝、脾、胃经。

【基本功效】祛风湿，和胃化湿。

【临床应用】

1. 痹证　本品辛散温通，能祛风湿，舒筋活络，"专治风湿为病"（《本草撮要》）。因其作用缓和，可用于各种痹证，无论寒热新久皆可相机为用。如治风湿痹痛，肢体不遂者，可单用蒸热，更熨患处；或与羌活、独活、威灵仙、防己、薏苡仁、栀子等同用。治风湿热痹，肢节烦疼，常与防己、薏苡仁、连翘等同用，如宣痹汤（《温病条辨》）。

2. 吐泻转筋　本品既能化脾胃湿浊以止吐泻，又能入肝舒筋以缓解脚腓挛急之转筋。适宜于湿浊中阻之吐泻转筋，每与木瓜、薏苡仁等同用，如蚕矢汤（《霍乱论》）。

此外，本品能祛风止痒，用于风疹、湿疹瘙痒。可单用煎汤外洗，或与白鲜皮、地肤子、蝉蜕等同用。

【临证备要】煎服，5~15g；宜布包入煎。外用，适量。

【古今研究】

1. 本草摘要　《名医别录》："主肠鸣，热中，消渴，风痹，瘾疹。"《本草纲目》："治消渴，癥结，及妇人血崩，头风，风赤眼，去风除湿。"《本草求原》："原蚕沙，为风湿之专药，凡风湿瘫缓固宜，即血虚不能养经络者，亦宜加入滋补药中。"

2. 现代研究　主含叶绿素、植物醇、β-谷甾醇、胆甾醇、麦角甾醇、蛇麻脂醇、氨基酸、胡萝卜素、维生素 B 和 C 等成分。本品有抗炎、促生长、抑癌等作用。

伸筋草
Shēnjīncǎo

首载于《本草拾遗》。为石松科植物石松 *Lycopodium japonicum* Thunb. 的全草。产于湖北、浙江、贵州等地。夏、秋二季茎叶茂盛时采收。

【处方用名】伸筋草。

【药品归属】伸筋草为国家基本医疗保险药品。

【主要药性】微苦、辛,温。归肝、脾、肾经。

【基本功效】祛风湿,舒筋活络。

【临床应用】

痹证 本品辛温善行,主入肝经。能除风湿,舒筋活络。用于风湿痹痛,筋脉拘急,关节伸屈不利。可单用,煎服或泡酒服,或与豨莶草、秦艽、鸡血藤等同用,如关节风痛丸(《部颁标准》)。

取其舒筋活络之功,亦可用于跌打损伤,瘀肿疼痛。

【临证备要】煎服,3~12g。外用,适量。孕妇慎用。

【古今研究】

1. 本草摘要 《本草拾遗》:"主人久患风痹,脚膝疼冷,皮肤不仁,气力衰弱。"《滇南本草》:"石松,其性走而不守,其用沉而不浮,得槟榔良。"《生草药性备要》:"消肿,除风湿。浸酒饮,舒筋活络。其根治气结疼痛,损伤,金疮内伤,去痰止咳。"

2. 现代研究 主含石松碱、棒石松宁碱、棒石松毒、烟碱、石松三醇、石松四醇酮、千层塔烯二醇、二表千层塔烯二醇、香草酸,阿魏酸,壬二酸等,以及甾醇类成分。本品有抗炎、镇痛、调节免疫及镇静等作用。

油松节

Yóusōngjié

首载于《名医别录》。为松科植物油松 *Pinus tabulaeformis* Carr. 、马尾松 *Pinus massoniana* Lamb. 瘤状节或分枝节。全国大部分地区均产。全年均可采收。

【处方用名】油松节、松节。

【药品归属】油松节为国家基本医疗保险药品。

【主要药性】苦、辛,温。入肝、肾经。

【基本功效】祛风除湿,通络止痛。

【临床应用】

1. 痹证 本品气温性燥,主入肝肾经。善祛除筋骨间风寒湿邪而通络止痛,"故筋骨间风湿诸病宜之"(《本草纲目》)。适用于风湿痹痛,历节风痛,转筋挛急,可与糯米、细曲酿酒服,如松节酒(《圣惠方》);或与牛膝、当归、熟地等同用,如松节浸酒(《普济方》)。

2. 跌打损伤 本品通络止痛力优,用于跌打损伤,瘀肿疼痛。可单用炒为末服,如松节散(《圣惠方》);或与当归、续断、伸筋草等同用,如养血荣筋丸(《部颁标准》)。

【临证备要】煎服,9~15g。外用,适量。阴虚血燥者慎服。

【古今研究】

1. 本草摘要 《名医别录》:"主百节久风,风虚,脚痹,疼痛。"《本草纲目》:"松节,松之骨也。质坚气劲,久亦不朽,故筋骨间风湿诸病宜之。"《本草汇言》:"松节,气温性燥,如足膝筋骨有风有湿,作痛作酸,痿弱无力者,用之立痊。倘阴虚髓乏,血燥有火者,宜斟酌

NOTE

用之。"

2. 现代研究　主含有挥发油：α-蒎烯。尚含倍半萜烯类、萜醇类及萜类酮类等。《中国药典》规定：含挥发油不得少于 0.40%，含 α-蒎烯不得少于 0.10%。本品有镇痛、抗炎、抗肿瘤等作用。

附：松花粉

本品为松科植物马尾松 *Pinus massoniana* Lamb.、油松 *Pinus tabulae formis* Carr. 或同属数种植物的干燥花粉。为国家基本医疗保险药品。春季花刚开时采集。甘，温；归肝、脾经。功能收敛止血，燥湿敛疮。用于外伤出血，湿疹，黄水疮，皮肤糜烂，脓水淋漓。外用适量，撒敷患处。

海风藤

Hǎifēngténg

首载于《本草再新》。为胡椒科植物风藤 *Piper kadsura* (Choisy) Ohwi 的藤茎。产于福建、海南、浙江等地。夏、秋二季采割。

【处方用名】海风藤、风藤。

【药品归属】海风藤为国家基本医疗保险药品。

【主要药性】辛、苦，微温。归肝经。

【基本功效】祛风湿，通经络，止痹痛。

【临床应用】

痹证　本品辛苦微温，功专祛风湿，通经络，止痹痛，尤善通络。用于风寒湿痹，肢体关节疼痛，筋脉拘挛、屈伸不利。可与细辛、生川乌、桂枝等制膏贴于患处，如风伤止痛膏（《部颁标准》）；或与木瓜、络石藤、鸡血藤等同用，如祛风湿骨痛酒（《部颁标准》）。

此外，本品尚能通经络，和血脉，用于跌打损伤，瘀肿疼痛。

【临证备要】煎服，6~12g。外用，适量。

【古今研究】

1. 本草摘要　《滇南本草》："治寒湿痹伤筋，祛风，筋骨疼痛。"《本草再新》："行经络，和血脉，宽中理气，下湿除风，理腰脚气，治疝，安胎。"《浙江中药手册》："宣痹，化湿，通络舒筋。治腰膝痿痹，关节疼痛。"

2. 现代研究　主含海风藤酮、海风藤酚、甲基海风藤酚、海风藤素 A-L、风藤素 F、M，夫妥烯酮，以及挥发油等。本品有抗炎、镇痛、抑制血小板活化、抗脑缺血及抑制着床等作用。

青风藤

Qīngfēngténg

首载于《本草纲目》。为防己科植物青藤 *Sinomenium acutum* (Thunb.) Rehd. et Wils. 及毛

青藤 *Sinomenium acutum*（Thunb.）Rehd. et Wils. var. *cinereum* Rehd. et Wils. 的藤茎。产于浙江、湖北、江苏等地。秋末冬初采割。

【处方用名】青风藤、清风藤、青藤。

【药品归属】青风藤为国家基本医疗保险药品。

【主要药性】苦、辛，平。归肝、脾经。

【基本功效】祛风湿，通经络，利小便。

【临床应用】

1. 痹证 本品为藤蔓之属，可通经入络；"温达肝脾，用使搜风兼胜湿；味归辛苦，功能蠲痹并舒筋"（《本草便读》）。为散风寒湿痹之药。适用于风寒湿痹，症见关节疼痛、局部畏恶风寒、屈伸不利、四肢麻木、腰腿疼痛。可单用浸酒服，或与威灵仙、木瓜、秦艽等同用，如祛风舒筋丸（《中国药典》）。

2. 水肿，脚气 本品味苦降泄，能通利小便，治疗水肿，脚气湿肿。前者可与茯苓、车前子等同用，后者可与吴茱萸、木瓜等同用。

【临证备要】煎服，6～12g。

【古今研究】

1. 本草摘要 《本草纲目》："治风湿流注，历节鹤膝，麻痹瘙痒，损伤疮肿，入药酒中用。"《本草汇言》："清风藤，散风寒湿痹之药也，能舒筋活血，正骨利髓，故风病软弱无力，并劲强偏废之证，久服常服，大建奇功。"《浙江天目山药植志》："行水利尿，泻下焦血分湿热。治风水肿，脚气。"

2. 现代研究 主含青藤碱、异青藤碱、双青藤碱、四氢表小檗碱，还有脂类、甾醇类等。《中国药典》规定：含青藤碱不得少于 0.50%。本品有镇痛、抗炎、调节免疫、抑制胃肠收缩、促组胺释放、抑制中枢神经以及抗心律失常等作用。

丁公藤

Dīnggōngténg

首载于《中国药典》。为旋花科植物丁公藤 *Erycibe obtusfolia* Benth. 或光叶丁公藤 *Erycibe schmidtii* Craib 的藤茎。主产于广东。全年均可采收。

【处方用名】丁公藤。

【药品归属】丁公藤为国家基本医疗保险药品。

【主要药性】辛，温；有小毒。归肝、脾、胃经。

【基本功效】祛风除湿，消肿止痛。

【临床应用】

1. 痹证 本品辛可散风寒湿邪，温可通经络止痹痛。用于风寒湿痹，手足麻木，腰腿酸痛。常与桂枝、麻黄、当归等制成酒剂，擦于患处，如冯了性风湿跌打药酒（《中国药典》）。

2. 跌扑肿痛 本品有良好的消肿止痛之功，可用于跌打损伤，瘀肿疼痛。如冯了性风湿跌打药酒（《中国药典》）。

【临证备要】煎服，3～6g；或配制酒剂，内服或外搽。本品有强烈的发汗作用，虚弱者慎用, 孕妇忌服。

【古今研究】

1. 本草摘要　《常用中草药手册》:"解表发汗, 驱风湿, 除痹痛, 消肿止痛。治风湿痹痛, 半身不遂, 跌打肿痛。"

2. 现代研究　主含东莨菪内酯、东莨菪苷、丁公藤甲和丙素。《中国药典》规定: 含东莨菪内酯不得少于 0.050%。本品有抗炎、调节免疫、缩瞳和降眼压等作用。

昆明山海棠

Kūnmíngshānhǎitáng

首载于《植物名实图考》。为卫矛科植物昆明山海棠 *Tripterygium hypoglaucum* (Levl.) Hutch. 的根。产于云南、四川、贵州等地。9~10 月采挖。

【处方用名】昆明山海棠。

【主要药性】苦、辛, 温; 有大毒。归肝、脾、肾经。

【基本功效】祛风湿, 祛瘀通络, 续筋接骨。

【临床应用】

1. 痹证　本品辛散温通, 能祛风湿, 通经络而止痛, 适用于风寒湿痹, 筋骨疼痛, 麻木不仁等。可单用, 如昆明山海棠片(《部颁标准》), 或与当归、川牛膝、木瓜等酒浸服。

2. 跌打损伤　本品辛能行散, 善能祛瘀通络, 续筋接骨, 治跌打损伤, 骨折肿痛, 可单用外敷, 或与当归、川芎、刘寄奴等同用, 如紫金皮散(《世医得效方》)。

【临证备要】煎服, 6~15g, 宜先煎。或酒浸服。外用适量。孕妇及体弱者忌服。因其有大毒, 故不宜过量久服。

【古今研究】

1. 本草摘要　《滇南本草》:"治筋骨疼痛, 风湿寒痹, 麻木不仁, 瘫痪痿软, 湿气流痰。"《全国中草药汇编》:"祛风除湿, 活血散瘀, 续筋接骨。主治风湿性关节炎, 跌打损伤, 半身不遂, 腰肌劳损, 外用治骨折, 外伤出血。"

2. 现代研究　主含雷公藤碱、次碱、晋碱等生物碱, 以及雷公藤三萜酸 C、A, 山海棠萜酸, 齐墩果酸等成分。本品有免疫调节、抗炎、抗生育、抗癌等作用。

路路通

Lùlùtōng

首载于《本草纲目拾遗》。为金缕梅科植物枫香树 *Liquidambar formosana* Hance 的成熟果序。产于江苏、浙江、湖北。冬季果实成熟后采收。

【处方用名】路路通、枫香果。

【药品归属】路路通为国家基本医疗保险药品。

【主要药性】苦, 平。归肝、肾经。

【基本功效】祛风活络, 利水, 通经。

【临床应用】

1. 痹证　本品既能祛风除湿，又能舒筋络，通经脉。善治风寒湿痹，关节疼痛，麻木拘挛，常与鸡血藤、香加皮、毛冬青等同用，如抗风湿液（《部颁标准》）。

2. 水肿胀满　本品苦降下行，能通利小便。用治水肿、小便不利等，可与茯苓、泽泻、车前子等同用。

3. 血瘀证　本品能通行经脉而散瘀止痛，可用于多种血瘀痛证。因其力缓，常入复方或作辅助药用。若治跌打损伤，瘀肿疼痛，可与延胡索、当归、苏木等局部外用，如筋骨宁搽剂（《部颁标准》）。治妇女产后血虚体弱，瘀血不祛，下腹疼痛，可与阿胶、益母草、桃仁等同用，如阿胶生化膏（《部颁标准》）。治血瘀气滞之胸痹心痛，胸闷气短等，可与三七、冰片、蟾酥等同用，如心益好片（《部颁标准》）。

此外，本品尚能祛风止痒，可用于风疹瘙痒。

【临证备要】煎服，5~10g。外用适量。月经过多及孕妇忌服。

【古今研究】

1. 本草摘要　《本草纲目拾遗》：“辟瘴却瘟，明目，除湿，舒筋络拘挛，周身痹痛，手脚及腰痛，焚之嗅其烟气皆愈。”“其性大能通十二经穴，故《救生苦海》治水肿胀用之，以其能搜逐伏水也。”《岭南采药录》：“治风湿流注疼痛，及痈疽肿毒。”

2. 现代研究　主含路路通酸、路路通内脂、熊果酸、齐墩果酸等，以及挥发油、甾醇、黄酮类、环烯醚萜苷类成分。《中国药典》规定：含路路通酸不得少于0.15%。本品有抗炎、镇痛等作用。

穿山龙

Chuānshānlóng

首载于《东北药用植物志》。为薯蓣科植物穿龙薯蓣 *Dioscorea nipponica* Makino. 的干燥根茎。全国大部分地区有产。春、秋二季采挖。

【处方用名】穿山龙。

【药品归属】穿山龙为国家基本医疗保险药品。

【主要药性】甘、苦，温。归肝、肾、肺经。

【基本功效】祛风除湿，舒筋活络，活血止痛，止咳平喘。

【临床应用】

1. 痹证　本品入肝、肾经，能祛风湿，舒筋活络。常用于风湿痹痛，肩背酸沉、腰痛寒腿、四肢麻木、筋脉拘挛等。每与狗腿骨为伍，如骨龙胶囊（《部颁标准》）；或与乌梢蛇、木瓜、老鹳草等浸酒饮，如风湿关节酒（《部颁标准》）。

2. 跌打损伤，闪腰岔气　本品有活血止痛之功，常用于跌打损伤，瘀滞肿痛，闪腰岔气等，常与红花、马钱子、骨碎补等同用，如跌打止痛散（《部颁标准》）。

3. 咳嗽气喘　本品味苦降泄，入肺止咳平喘，常治咳嗽气喘，可与瓜蒌、苦杏仁、黄芩等同用。

【临证备要】煎服，9~15g；或酒浸服。外用，适量。

【古今研究】

1. 本草摘要　《东北药用植物志》："舒筋活血，治腰腿疼痛，筋骨麻木。"《湖北中草药志》："用于牙周疼痛。风湿热。"《陕西中草药》："治咳嗽，风湿性关节炎，大骨节病关节痛，消化不良，疟疾，跌打损伤，痈肿恶疮。"

2. 现代研究　主含薯蓣皂苷、纤细薯蓣皂苷，还含多糖等。《中国药典》规定：含薯蓣皂苷不得少于 1.3%。本品有抗炎、镇痛、调节免疫、镇咳、平喘、祛痰等作用。

第二节　祛风湿热药

本节药物多为辛苦寒，以祛风除湿、清热通络为主要作用。适用于风湿热痹。症见关节肿胀、皮肤㤠红、灼热疼痛等。若配伍散寒止痛药，亦可用于风寒湿痹。

秦 艽
Qínjiāo

首载于《神农本草经》。为龙胆科植物秦艽 *Gentiana macrophylla* Pall.、麻花秦艽 *Gentiana straminea* Maxim.、粗茎秦艽 *Gentiana crassicaulis* Duthie ex Burk. 或小秦艽 *Gentiana dahurica* Fisch. 的根。主产于陕西、甘肃、内蒙古等地。春、秋二季采挖。

【处方用名】秦艽、炒秦艽、酒秦艽。

【药品归属】秦艽为国家基本医疗保险药品、国家重点保护野生药材物种（Ⅲ级）。

【主要药性】辛、苦，平。归胃、肝、胆经。

【基本功效】祛风湿，清湿热，止痹痛，退虚热。

【临床应用】

1. 痹证　本品辛能散风，苦能燥湿，既可祛风湿之邪，又能通利关节，流通脉络，为治风湿痹痛之要药。"然散风湿之药多燥，此独偏润，故又为风药中润剂"（《本草便读》）。大凡风湿痹痛，无问寒热新久均可配伍应用。因其性平偏凉，兼能清热，故尤宜于热痹，关节红肿热痛者。常配黄柏、延胡索、川牛膝等，如痛风定胶囊（《中国药典》）。若治风寒湿痹，可与天麻、羌活、川芎等同用，如秦艽天麻汤（《医学心悟》）。

本品祛风通络之功，还可用于风邪初中经络，手足不能运动，舌强不能言语；或半身不遂，口眼㖞斜。常与当归、白芍、防风等同用，如大秦艽汤《素问病机气宜保命集》。

2. 湿热黄疸　本品苦平偏凉，入肝胆经，能清除肝胆之湿热而退黄。主要用于湿热黄疸，可单用为末服；亦可与茵陈、栀子、大黄等同用，如急肝退黄胶囊（《部颁标准》）。

3. 骨蒸潮热，疳积发热　本品尚能清虚热，除骨蒸，退疳热，为治虚热证之常用药物。若治骨蒸盗汗，肌肉消瘦，唇红颊赤者，常与鳖甲、地骨皮、知母等同用，如秦艽鳖甲散（《卫生宝鉴》）。治小儿疳积发热，形体消瘦，食欲减退者，可与薄荷、炙甘草同用，如秦艽散（《小儿药证直诀》）。

【临证备要】煎服，3~10g。

【典型案例】秦艽清湿热退黄疸案。一患者，男，43 岁。患慢性乙肝伴胆汁淤积，以清化湿热瘀毒、清热利湿等法治疗后黄疸明显下降，谷丙转氨酶亦恢复正常，但黄疸指数仍难控制，遂在原方基础上加秦艽，2 周后黄疸消退，恢复正常〔新中医，2007，(3)：72〕。

【古今研究】

1. 本草摘要 《神农本草经》："主寒热邪气，寒湿风痹，肢节痛，下水，利小便。"《药类法象》："主寒热邪气，寒湿风痹，肢节痛，下水，利小便，疗黄病骨蒸。"《本草备要》："益肝胆之气养血荣筋。风药中润剂，散药中补剂。"

2. 现代研究 主含龙胆苦苷、獐牙菜苦苷、秦艽苷、当归苷、马钱苷酸、龙胆碱，龙胆次碱，有机酸类、糖类及挥发油等。《中国药典》规定：含龙胆苦苷和马钱子酸的总量不得少于 2.5%。本品有镇静、镇痛、解热、抗炎、抗菌、抗病毒、保肝、降血压等作用。

防 己
Fángjǐ

首载于《神农本草经》。为防己科植物粉防己 *Stephania tetrandra* S. Moore 的根。产于广东、广西、云南等地。秋季采挖。

【处方用名】防己、粉防己、汉防己。

【药品归属】防己为国家基本医疗保险药品。

【主要药性】苦，寒。归膀胱、肺经。

【基本功效】祛风止痛，利水消肿。

【临床应用】

1. 痹证 本品既能祛风湿，又能止痹痛，为治风湿痹痛之常用药。因其性寒清热，故对风湿热邪壅滞经络，关节红肿热痛之热痹尤宜。常与忍冬藤、海桐皮、木瓜等同用，如风痛安胶囊（《中国药典》）。若治风寒湿痹，关节疼痛，可与制川乌、肉桂、白术等同用，如防己关节丸（《部颁标准》）。

2. 水肿脚气 本品苦寒降泄，入膀胱经，功专行水决渎，"清利湿热是其专职"（《本草正义》）。因其善走下焦，故以治下部水湿停留之证尤宜。若治水饮停积，走于肠道，辘辘有声，腹满便秘者，可与椒目、葶苈子、大黄配伍，如己椒苈黄丸（《金匮要略》）。治表虚不固，风水客搏，腿脚浮肿，上轻下重，不能屈伸者，可与黄芪、白术、甘草同用，如防己黄芪汤（《金匮要略》）。治脚气肿满，小便不利，喘促不食者，常与赤茯苓、槟榔、桑白皮等同用，如汉防己散《圣惠方》。

此外，本品苦以燥湿，寒以清热，可用于治疗湿热为患之湿疹、疮毒，常与苦参、黄连、金银花等同用。

【临证备要】煎服，5～10g。本品苦寒，易伤胃耗阴，胃纳不佳及阴虚体弱者慎服。

【古今研究】

1. 本草摘要 《名医别录》："主治水肿，风肿，去膀胱热，伤寒，寒热邪气，中风，手足挛急，止泄，散痈肿，恶结，诸蜗疥癣，虫疮，通腠理，利九窍。"《本草备要》："泻下焦血分湿热，为疗风水之要药。"《本草求真》："防己，辛苦大寒，性险而健，善走下行，长于除湿通窍利道，能泻下焦血分湿热，及疗风水要药。"

2. 现代研究　主含粉防己碱、防己诺林碱、轮环藤酚碱、氧防己碱、防己斯任碱、小檗胺等。《中国药典》规定：含粉防己碱、防己诺林碱的总量不得小于 1.6%，饮片不得小于 1.4%。本品有利尿、镇痛、抗炎、抗菌、免疫抑制、降压、降血糖、抗肿瘤等作用。

【备注】关于取消广防己药用标准。广防己为马兜铃科植物广防己 *Aristolochia fangji* Y. C. Wu ex L. D. Chow et S. M. Hwang 的根，又称"木防己"，过去曾作为"防己"药用。因广防己含有马兜铃酸，用量过大可致肾衰竭。故国家食品药品监督管理局《关于加强广防己等 6 种药材及其制剂监督管理的通知》（国食药监注［2004］379 号）明确指出：取消广防己药用标准，凡国家药品标准处方中含有广防己的中成药品种应于 2004 年 9 月 30 日前将处方中的广防己替换为《中国药典》2000 年版一部收载的防己。

桑　枝
Sāngzhī

首载于《本草图经》。为桑科植物桑 *Morus alba* L. 的嫩枝。全国各地均产。春末夏初采收。

【处方用名】桑枝、炒桑枝、酒桑枝。

【药品归属】桑枝为国家基本医疗保险药品、可用于保健食品的物品。

【主要药性】微苦，平。归肝经。

【基本功效】祛风湿，利关节。

【临床应用】

痹证　本品药性平和，能"达四肢，行经络，利关节"（《本草便读》），"除风寒湿痹诸痛"（《本草纲目》）。大凡痹证，无问新久、寒热均可应用。因其性上行，偏走上肢，故尤宜于上肢之痹痛，肩臂关节疼痛麻木者。可单用，如桑枝膏（《部颁标准》）。也可随证配伍使用。若痹证偏寒者，多与独活、桂枝、防风等同用；偏热者，多与络石藤、忍冬藤等同用。

此外，本品尚能利水，可用于水肿，小便不利。

【临证备要】煎服，9~15g。

【古今研究】

1. 本草摘要　《本草崇原》："主治遍体风痒干燥，水气，脚气，风气，四肢拘挛。"《本草述》："祛风养筋，治关节湿痹诸痛。"《得配本草》："治风湿，通关节，除肺咳，利小便，散寒消食。"

2. 现代研究　主含鞣质、蔗糖、果糖、水苏糖、葡萄糖、麦芽糖、棉子糖、阿拉伯糖、木糖、γ-氨基丁酸和 L-天门冬氨酸等。本品有抗炎、增强免疫、抗氧化、降血脂的作用。

豨莶草
Xīxiāncǎo

首载于《新修本草》。为菊科植物豨莶 *Siegesbeckia orientalis* L、腺梗豨莶 *Siegesbeckia pu-*

bescens Makino 或毛梗豨莶 *Siegesbeckia glabrescens* Makino 的地上部分。产于湖南、湖北、江苏等地。夏、秋二季花开前及花期均可采割。

【处方用名】豨莶草、酒豨莶草、制豨莶草。

【药品归属】豨莶草为国家基本医疗保险药品。

【主要药性】辛、苦，寒。归肝、肾经。

【基本功效】祛风湿，利关节，解毒。

【临床应用】

1. 痹证　本品辛散苦燥，"祛风除湿，是其本功"（《本草便读》）。兼能"通利机关，和调血脉，尤为纯粹，凡风寒湿热诸痹，多服均获其效"（《本草正义》）。因其性寒，故以治风湿热痹，症见关节红肿热痛者为宜。可单用，如豨莶丸（《中国药典》）；或与防己、威灵仙、桑枝等同用，如豨莶风湿片（《部颁标准》）。

2. 风疹，湿疮，疮痈　本品辛能散风邪，苦寒能解热毒，清湿热。可用于风疹、湿疮瘙痒及热毒疮痈。治风疹、湿疮，可单用本品内服或外洗，亦可与白蒺藜、地肤子、白鲜皮等配用；治疮痈肿毒，红肿热痛，可与蒲公英、野菊花等同用。

此外，本品祛风，通利关节，尚可用于风中经络之口眼㖞斜，半身不遂，每与蕲蛇、黄芪、当归等同用。

【临证备要】煎服，9~12g。外用，适量。治风湿痹痛、半身不遂宜酒制用，治风疹湿疮、疮痈宜生用。

【古今研究】

1. 本草摘要　《本草图经》："治肝肾风气，四肢麻痹，骨间疼，腰膝无力者，亦能行大肠气……兼主风湿疮，肌肉顽痹。"《本草蒙筌》："疗暴中风邪，口眼㖞斜者立效；治久渗湿痹，腰脚酸痛者殊功。"《本草纲目》："治肝肾风气，四肢麻痹，骨痛膝弱，风湿诸疮。"

2. 现代研究　主含奇壬醇、豨莶精醇、豨莶酸、豨莶糖苷等，尚有内酯类，甾醇类等。本品有抗炎、镇痛、免疫抑制、抗血栓、抗菌、抗病毒、降压等作用。

臭梧桐叶

Chòuwútóngyè

首载于《本草图经》。为马鞭草科植物海州常山 *Clerodendrum trichotomum* Thunb. 的叶。产于江苏、安徽、浙江等地。夏季采收。

【处方用名】臭梧桐叶、臭梧桐。

【主要药性】辛、苦、平。归肝经。

【基本功效】祛风除湿，平肝。

【临床应用】

1. 痹证　本品辛散苦燥，能祛风湿，通经络，止痹痛。因其性平和缓，大凡痹证，无论偏寒偏热均可选用。可单用，或与豨莶草相须为用，如豨桐胶囊（《部颁标准》）。

2. 风疹，湿疮　本品辛苦偏凉，能祛肌肤风热或湿热之邪。用于风疹，湿疮，皮肤瘙痒。可单用煎汤外洗。

3. 肝阳上亢证　本品性平偏凉，主入肝经，能凉肝热，平肝阳，适用于肝阳上亢之眩晕头痛，可单用，或与决明子、黄芩、山楂等同用，如降压片（《部颁标准》）。

此外，本品祛风，通经活络，尚可用于风中经络之口眼㖞斜，半身不遂，每与豨莶草同用。

【临证备要】　煎服，10~15g；不宜久煎。外用，适量。

【古今研究】

1. 本草摘要　《本草纲目拾遗》："洗鹅掌风、一切疮疥；煎汤洗汗斑；湿火腿肿，久不愈者，同菴䕡子浸酒服。并能治一切风湿，止痔肿，煎酒服；贴臁疮，捣烂作饼，加桐油贴。"《质问本草》："其叶醋浸，贴烂脚臁疮，外科要药。"《岭南采药录》："治一切痈疽，捣烂罨之。"

2. 现代研究　主含海州常山黄酮苷、臭梧桐素 A 和 B、海州常山苦素 A 和 B、内消旋肌醇、刺槐素-7-双葡萄糖醛酸苷、洋丁香酚苷、植物血凝素等。本品有镇痛、镇静、抗炎、降血压等作用。

海桐皮

Hǎitóngpí

首载于《海药本草》。为豆科植物刺桐 *Erythrina variegata* L. 或乔木刺桐 *Erythrina arborescens* Roxb. 的干皮或根皮。刺桐产于广东、广西、云南等地；乔木刺桐产于云南、四川、贵州。夏、秋采集。

【处方用名】　海桐皮、刺桐皮。

【主要药性】　苦、辛，平。归肝、脾经。

【基本功效】　祛风除湿，舒筋通络，杀虫止痒。

【临床应用】

1. 痹证　本品辛能散风，苦能燥湿，"专去风湿"（《本经逢原》）。能行经络，达病所，缓拘挛，止疼痛。尤善蠲除下焦风寒湿痹，理腰膝之疼。治风湿四肢酸痛，伸展不利，百节拘挛疼痛者，常与川乌、薏苡仁、片姜黄等同用，如关节克痹丸（《部颁标准》）。治腰脚风冷疼痛，行立无力者，常与桂心、牛膝、杜仲等同用，如海桐皮丸（《圣惠方》）。

2. 疥癣，湿疹　本品外能祛除肌肤间风湿之邪而杀虫止痒，用于风湿之邪郁积肌肤或湿邪浸淫肌肤，发为疥癣及湿疹瘙痒，可单用，或与蛇床子、苦参、土茯苓等同用，煎汤外洗或内服均可。

【临证备要】　煎服，6~12g；或酒浸服。外用，适量。血虚者慎服。

【古今研究】

1. 本草摘要　《海药本草》："主腰脚不遂，顽痹，腿膝疼痛，霍乱，赤白泻痢，血痢，疥癣。"《日华子本草》："治血脉麻痹疼痛及目赤，煎洗。"《本草纲目》："海桐皮能行经络，达病所，又入血分及去风杀虫。"

2. 现代研究　主含刺桐文碱、水苏碱、β-谷甾醇等。本品有抗炎、镇痛、镇静、降压、抗菌等作用。

络石藤

Luòshíténg

首载于《神农本草经》。为夹竹桃科植物络石 *Trachelospermum jasminoides*（Lindl.）Lem. 的带叶藤茎。产于江苏、湖北、山东等地。冬季至次春采割。

【处方用名】络石藤。

【药品归属】络石藤为国家基本医疗保险药品。

【主要药性】苦，微寒。归心、肝、肾经。

【基本功效】祛风通络，凉血消肿。

【临床应用】

1. 痹证　本品善走经脉，通达肢节，祛风通络。"凡病筋脉拘挛，不易屈伸者，服之无不获效"（《要药分剂》）。故可用于风湿痹痛，腰膝酸痛，筋脉拘挛，屈伸不利者。因其性微寒清热，以治热痹最为适宜。可单用酒浸服，或与五加皮、牛膝等同用。

2. 咽喉肿痛，痈肿疮毒　本品味苦微寒，入血分而凉血清热，利咽消肿。适用于热毒壅盛之咽喉肿痛、痈肿疮毒。前者可单用本品水煎，慢慢含咽；后者可与皂角刺、乳香、没药等同用，如止痛灵宝散（《外科精要》）。

此外，取其通经络，消肿止痛之功，又可用治跌扑损伤，瘀滞肿痛，可与三七、红花、透骨草等同用。

【临证备要】煎服，6~12g。外用，适量，鲜品捣敷。

【古今研究】

1. 本草摘要　《神农本草经》："主风热死肌，痈伤，口干舌焦，痈肿不消，喉舌肿，水浆不下。久服轻身明目，润泽好颜色，不老延年。"《本草纲目》："络石，气味平和……其功主筋骨关节风热痈肿。"《要药分剂》："络石之功，专于舒筋活络，凡病人筋脉拘挛不易伸屈者，服之无不获效。"

2. 现代研究　主含牛蒡苷、络石苷等，还含有二苯丁酸内酯类木质素、三萜及紫罗兰酮衍生物等。《中国药典》规定：含络石苷不得少于0.45%，饮片不得少于0.4%，本品有抗炎、镇痛、降血压等作用。

雷公藤

Léigōngténg

首载于《本草纲目拾遗》。为卫矛科植物雷公藤 *Tripterygium wilfordii* Hook. f. 的根的木质部。产于浙江、江苏、安徽等地。春、秋二季采挖。

【处方用名】雷公藤。

【药品归属】雷公藤为保健食品禁用物品。

【主要药性】苦，寒；有毒。归肝、肾经。

【基本功效】祛风湿，活血通络，消肿定痛。

【临床应用】

1. 痹证   本品性猛毒大，长于祛风活络，为治风湿顽痹之要药。因苦寒清热力强，消肿止痛功著，故尤宜于关节红肿热痛、肿胀难消、晨僵、功能受限，甚至关节变形之顽痹。单用有效，如雷公藤片（《部颁标准》）；或单用捣烂局部外敷，配羌活、当归、威灵仙等同用。

2. 麻风、顽癣、湿疹、疥疮   本品苦寒有毒，善能以毒攻毒，除湿杀虫止痒，可用于多种皮肤疾患。如治麻风病，可单用炖服，或与金银花、黄柏、玄参等同用。治头癣、疥疮，可单用研成细粉，醋调外敷。

【临证备要】   煎汤，1~3g，先煎。外用适量。心、肝、肾功能不全及白细胞减少者慎服；孕妇忌用。

【古今研究】

1. 本草摘要   《本草纲目拾遗》引《汪连仕方》曰："蒸龙草即震龙根，山人呼为雷公藤，蒸酒服，治风气，合巴山虎为龙虎丹，入水药鱼，人多服即昏。……（治）发背疔疮乳痈，产后遍身浮肿。"《中国药用植物志》："舒筋活络、祛风除湿。主治风湿性关节炎，跌打损伤。"

2. 现代研究   主含雷公藤碱、雷公藤次碱、雷公藤戊碱、雷公藤新碱、雷公藤碱乙、雷公藤碱丁、雷公藤碱戊、雷公藤甲素、雷公藤乙素、雷公藤酮、雷酮内酯、雷酚萜、雷公藤内酯甲、雷公藤内酯乙、雷公藤三萜酸等，还含有脂肪油、挥发油、蒽醌及多糖等。本品毒性很大，其毒性成分也是有效成分，主要为二萜类和生物碱类成分。有免疫抑制、抗炎、改善血液流变学、抗肿瘤及抗生育、抗凝等作用。

【备注】   关于雷公藤药用部位。目前主要有用"根皮""根的木质部"，或"带皮入药"等不同。《中华本草》和《中药大辞典》指出，皮部的毒性太大，常刮去之。因此，本品药用部位当以根的木质部为宜。

老鹳草
Lǎoguàncǎo

首载于《救荒本草》。为牻牛儿苗科植物牻牛儿苗 *Erodium stephanianum* Willd.、老鹳草 *Geranium wilfordii* Maxim. 或野老鹳草 *Geranium carolinianum* L. 的地上部分。全国大部分地区有产。夏、秋二季果实近成熟时采割。

【处方用名】   老鹳草。

【药品归属】   老鹳草为国家基本医疗保险药品。

【主要药性】   辛、苦，平。归肝、肾、脾经。

【基本功效】   祛风湿，通经络，止泻痢。

【临床应用】

1. 痹证   本品辛行且散，苦燥除湿，性善疏通。长于祛风湿，通经络。用于风湿痹痛，麻木拘挛，筋骨酸痛，可单用浸酒常饮，或与槲寄生、威灵仙、独活等同用，如祛风止痛片（《中国药典》）。

2. 泄泻，痢疾 本品味苦能燥湿，平而偏凉能清热，有清热止泻之功。用于湿热泄泻及热毒痢疾，可单用煎服，或与黄连、白头翁、秦皮等同用。

【临证备要】煎服，9~15g；或熬膏、酒浸服。外用适量。

【古今研究】

1. 本草摘要 《滇南本草》："祛诸风皮肤发痒，通行十二经络。治筋骨疼痛，风痰痿软，手足筋挛麻木，利小便，泻膀胱积热，攻散诸疮肿毒，退痨热发烧，治风火牙疼，疥癞痘疹等症。"《本草纲目拾遗》："去风、疏经、活血、健筋骨、通络脉。治损伤、痹证麻木、皮风，浸酒常饮，大有效。"

2. 现代研究 主含金丝桃苷等，还含鞣质。本品有抗炎、镇痛、抗溃疡、止泻、抗癌、抗氧化等作用。

丝瓜络
Sīguāluò

首载于《本草纲目》。为葫芦科植物丝瓜 *Luffa cylindrical*（L.）Roem. 成熟果实的维管束。我国各地均有栽培。夏、秋二季果实成熟、果皮变黄、内部干枯时采摘。

【处方用名】丝瓜络。

【药品归属】丝瓜络为国家基本医疗保险药品。

【主要药性】甘，平。归肺、胃、肝经。

【基本功效】祛风，通络，活血，下乳。

【临床应用】

1. 痹证 本品甘缓性平，体轻通利，善能祛风通络，用于风湿痹痛，筋脉拘挛，多入复方，或作辅助药用。

2. 胸胁胀痛 本品入肝经，能通经络，和血脉，常用于气血瘀滞之胸胁胀痛，可与柴胡、香附、郁金等配伍使用。

3. 乳汁不通，乳痈肿痛 本品入肝、胃二经，能通经下乳，促进乳汁分泌。治产后气血亏损，乳少，乳汁不通等，常与王不留行、路路通、穿山甲等同用，如生乳片（《部颁标准》）。治乳痈肿痛，或经期乳胀痛有块等，可与浙贝母、橘核、郁金等同用，如乳核内消液（《部颁标准》）。

【临证备要】煎服，5~12g。

【古今研究】

1. 本草摘要 《本草纲目》：引震亨言"老者烧存性服，去风化痰，凉血解毒，杀虫，通经络，行血脉，下乳汁……（治）血气作痛，痈疽疮肿。"《医林纂要》："凉血渗血，通经络，托痘毒。"《药性考》："快痘，疏风行痰，下乳，消痈肿骤，解毒杀虫，便血痔漏。"

2. 现代研究 主含木聚糖、甘露聚糖、半乳聚糖等，还含齐墩果酸等。本品有抗炎、镇痛、止咳、降血酯及抑菌等作用。

第三节　祛风湿强筋骨药

本节药物性温或平，主入肝肾经。以祛风湿，补肝肾，强筋骨主要作用。适用于风湿日久，肝肾虚损，腰膝酸软，脚弱无力等。亦可用于肾虚腰痛，骨痿，软弱无力者。

本节药物虽有补益祛邪、标本兼顾之长，但补益力不强，若治肝肾不足，久病体虚者，宜配伍补肝肾药物。

桑寄生
Sāngjìshēng

首载于《神农本草经》。为桑寄生科植物桑寄生 *Taxillus chinensis*（DC.）Danser 的带叶茎枝。产于广东、广西、云南等地。冬季至次春采割。

【处方用名】桑寄生、桑上寄生。

【药品归属】桑寄生为国家基本医疗保险药品。

【主要药性】苦、甘，平。归肝、肾经。

【基本功效】祛风湿，补肝肾，强筋骨，安胎元。

【临床应用】

1. 痹证　本品味甘性平，苦而不燥，能祛风湿，作用缓和。长于补益肝肾，强筋健骨，为强壮性祛风湿药。对痹证日久，伤及肝肾，腰膝酸软，筋骨无力者尤宜。常与独活、杜仲、牛膝等同用，如独活寄生汤（《千金要方》）。

2. 妊娠漏血，胎动不安　本品味甘能补，入肝肾经。能补益肝肾，兼能养血，"为补肾补血要剂"（《本草求真》）。故可固冲任，安胎元。适用于肝肾亏虚，冲任不固之妊娠下血，胎动不安。常与阿胶、续断、菟丝子等同用，如寿胎丸（《医学衷中参西录》）。

【临证备要】煎服，9~15g。

【古今研究】

1. 本草摘要　《神农本草经》："主腰痛，小儿背强，痈肿，安胎，充肌肤。"《本草崇原》："主治腰痛者，腰乃肾之外候，男子以藏精，女子以系胞，寄生得桑精之气，虚系而生，故治腰痛。"《本草求真》："味苦而甘，性平而和，不寒不热，号为补肾补血要剂。缘肾主骨，发主血，苦入肾，肾得补则筋骨有力，不致痿痹而酸痛矣；甘补血，血得补则发受其灌荫，而不枯脱落矣。"

2. 现代研究　主含广寄生苷、槲皮素、金丝桃苷、槲皮苷，以及挥发油等。本品有镇痛、抗炎、降血酯、抗肿瘤，降压、利尿、抗菌、抗病毒等作用。

附：槲寄生

为桑寄生科植物槲寄生 *Viscum coloratura*（Komar.）Nakai 的带叶茎枝。为国家基本医疗保险药品。苦，平；归肝、肾经。功能祛风湿，补肝肾，强筋骨，安胎元。用于风湿痹痛，腰膝酸软，筋骨无力，崩漏经多，妊娠漏血，胎动不安，头晕目眩。煎服，9~15g。

五加皮
Wǔjiāpí

首载于《神农本草经》。为五加科植物细柱五加 *Acanthopanax gracilistylus* W. W. Smith 的根皮。习称"南五加皮"。产于湖北、河南、安徽等地。夏、秋二季采挖。

【处方用名】五加皮、南五加皮。

【药品归属】五加皮为国家基本医疗保险药品、可用于保健食品的物品。

【主要药性】辛、苦，温。归肝、肾经。

【基本功效】祛风除湿，补益肝肾，强筋壮骨，利水消肿。

【临床应用】

1. 痹证　本品辛能散风，温能除寒，苦能燥湿，入肝肾二经。"功专壮筋骨，除风湿"（《本草撮要》），与桑寄生相似，亦为强壮性祛风湿药。对于对痹证兼有肝肾亏损，腰膝酸软，筋骨无力者尤为适宜。可单用浸酒饮，如五加皮酒（《本草纲目》）；或与女贞子为伍，如追风强肾酒（《部颁标准》）。

2. 筋骨痿软，小儿行迟　本品补肝肾，强筋骨，又常用于肝肾不足之筋骨痿软，以及小儿坐立行走迟缓。前者常与杜仲、牛膝等同用，如五加皮散（《卫生家宝》）；后者可单用为末，粥饮调服，如五加皮散（《三因方》）。

3. 水肿　本品尚能利水消肿。可用于水湿内停之水肿，小便不利，常与茯苓皮、大腹皮、生姜皮同用，如五皮饮（《和剂局方》）。

【临证备要】煎服，5~10g；或酒浸、入丸散服。

【古今研究】

1. 本草摘要　《本草纲目》："五加治风湿痿痹，壮筋骨，其功良深。"《本草经疏》："轻身者，除风湿之效也。耐老者，补肝肾之功也。"《本草再新》："去风消水，理脚气腰痛。"

2. 现代研究　主含紫丁香苷、刺五加苷 B1、无梗五加苷 A-D、K2、K3，还有多糖、脂肪酸及挥发油等。本品有抗炎、调节免疫、抗疲劳、镇静、抗应激、降低血糖、抗肿瘤、抗诱变、抗溃疡、抗排异、性激素样作用等。

狗　脊
Gǒujǐ

首载于《神农本草经》。为蚌壳蕨科植物金毛狗脊 *Cibotium barometz*（L.）J. Sm. 的根茎。产于云南、广西、浙江等地。秋、冬二季采挖。

【处方用名】狗脊、金毛狗脊、烫狗脊。

【药品归属】狗脊为国家基本医疗保险药品。

【主要药性】苦、甘，温。归肝、肾经。

【基本功效】祛风湿，补肝肾，强腰膝。

【临床应用】

1. 痹证　本品主入肝肾经，既能祛风湿，又能补肝肾，健腰膝，利关节。对于"肝肾虚而有风寒湿邪痹着关节者，最为相宜"（《本草便读》）。适用于风寒湿痹，或兼有肝肾不足，症见腰膝酸软，下肢无力，或腰痛脊强，不能俯仰者，可单用，如金毛狗脊丸（《部颁标准》）；或与牛膝、海风藤、杜仲等同用，如狗脊饮（《易简方便》）。

2. 遗尿，带下　本品甘温，入肾经，又有温补固摄之功，可用于肾虚不固之尿频遗尿，及冲任虚寒之带下清稀。前者可与桑螵蛸、益智仁等同用；后者宜与鹿茸、白蔹、艾叶同用，如白蔹丸（《普济方》）。

此外，本品的绒毛有止血作用，外敷可用于金疮出血。

【临证备要】　煎服，6~12g。肾虚有热，小便不利，或短涩黄赤者慎服。

【古今研究】

1. 本草摘要　《神农本草经》："主腰背强，关机缓急，周痹，寒湿膝痛，颇利老人。"《本草纲目》："强肝肾，健骨，治风虚。"《本草正义》："能温养肝肾，通调百脉，强腰膝，坚脊骨，利关节，而驱痹着，起痿废；又能固摄冲带，坚强督任，疗治女子经带淋露，功效甚宏，诚虚弱衰老恒用之品。"

2. 现代研究　主含挥发油，及原儿茶酸等，尚有大量的淀粉及绵马酚等。《中国药典》规定烫狗脊含原儿茶酸不得少于0.020%。本品有防治骨质疏松、抗炎、抗风湿、镇痛、抗氧化、抑菌、保肝、抗癌、止血、增加心肌血流量等作用。

千年健

Qiānniánjiàn

首载于《本草纲目拾遗》。为天南星科植物千年健 *Homalomena occulta*（Lour.）Schott 的根茎。产于云南、广西等地。春、秋二季采挖。

【处方用名】　千年健。

【药品归属】　千年健为国家基本医疗保险药品。

【主要药性】　苦、辛，温。归肝、肾经。

【基本功效】　祛风湿，健筋骨。

【临床应用】

痹证　本品辛温苦燥，能宣通经络，祛风逐痹；又入肝肾经，能强筋健骨。尤以"老人最宜食此药"（《本草纲目拾遗》）。适用于风寒湿痹，四肢麻木，筋骨疼痛，行步艰难。常与羌活、牛膝、木瓜等同用，如舒筋丸（《中国药典》）。

【临证备要】　煎服，5~10g；或酒浸服。阴虚内热者慎服。

【古今研究】

1. 本草摘要　《本草纲目拾遗》："气极香烈，可入药酒，风气痛老人最宜食此药。忌莱菔。壮筋骨。"《本草求原》："祛风，壮筋骨，已劳倦。"《本草正义》："治风气痛，壮筋骨。今恒用之于宣通经络，祛风逐痹，颇有应验。"

2. 现代研究　主含挥发油：α-蒎烯、β-蒎烯、柠檬烯、芳樟醇、α-松香醇、橙花醇、香叶醇、丁香油酚、香叶醛、异龙脑、广藿香醇等。《中国药典》规定：含芳樟醇不得少于0.20%。本品有抗炎、镇痛、抗组胺、抗凝血及抗菌等作用。

雪莲花

Xuěliánhuā

首载于《本草纲目拾遗》。为菊科植物绵头雪莲花 *Saussurea laniceps* Hand.-Mazz. 、鼠曲雪莲花 *Saussurea gnaphaloides*（Royle）Sch.-Bip. 、水母雪莲花 *Saussurea medusa* Maxim. 三指雪莲花 *Saussurea tridactyla* Sch.-Bip. ex Hook. f. 、槲叶雪莲花 *Saussureae quercifoliae* W. W. Smith 的带根全草。产于四川、云南、西藏等地。6~7月间花开时拔取全株。

【处方用名】雪莲花、雪莲。

【主要药性】甘、微苦，温。归肝、肾经。

【基本功效】祛风湿，强筋骨，补肾阳，调经止血。

【临床应用】

1. 痹证 本品味甘微苦性温，入肝、肾经。既能补肝肾、强筋骨，又能除筋骨间之风湿。适用风寒湿痹，筋骨疼痛，四肢麻木等，可与秦艽、肉苁蓉、羌活等同用，如雪莲药酒（《部颁标准》）。

2. 肾虚阳痿，月经不调 本品甘温，能温肾阳，调冲任，壮阳起痿，调经止带。用于肾虚阳痿，腰膝酸软等，可单用，亦可与冬虫夏草、仙茅、枸杞浸酒服用。用于下元虚冷，冲任失调所致的月经不调，如崩漏、闭经、痛经及带下量多，可单用蒸服，或与党参等炖鸡食用。

此外，本品外敷，可用于外伤出血。

【临证备要】煎服，6~12g。外用适量。孕妇禁服。

【古今研究】

1. 本草摘要 《本草纲目拾遗》："为助阳要药……能补阳益阴，老年阳绝者，浸酒服，能令八十者皆有子……治一切寒症。"《修订增补天宝本草》："治虚劳吐血，腰膝软，红崩白带，能调经种子。"

2. 现代研究 主含东莨菪素、伞形花内酯、芹菜素、芹菜素-6-甲氧基黄酮、木樨草素、山奈素、槲皮素、芦丁等。本品有抗炎、镇痛、抗氧化、降压、强心及兴奋子宫等作用。

附：天山雪莲

为菊科植物天山雪莲 *Saussurea involucrate*（Kar. et Kir.）Sch. Bip. 的地上部分。为国家基本医疗保险药品、维吾尔族习用药材。主产于新疆。夏、秋二季花开时采收。微苦，温。功能温肾助阳，祛风胜湿，通经活血。用于风寒湿痹痛，小腹冷痛，月经不调。水煎或酒浸服，3~6g。外用适量。孕妇忌用。

NOTE

第十章　化湿药

一、含义

凡以化湿运脾为主要功效，常用以治疗湿阻中焦证的药物，称为化湿药。因其气味芳香，又称芳香化湿药。

二、性能特点

化湿药多气味芳香，性偏温燥，主入脾胃经。能祛除停聚于中焦之湿邪，恢复脾胃的健运功能。本章药物的主要功效为化湿、燥湿等。

所谓化湿，是指气味芳香的药物能祛除湿浊，治疗湿阻中焦证的作用。又称芳香化湿、化湿运脾、化湿健脾、化湿和中等。所谓燥湿，多指苦味的药物能祛除湿邪的作用。根据其药性的寒温不同，又有苦寒燥湿与苦温燥湿之分。另有芳香温燥的药物，虽无苦味，但化湿力强，主要用于寒湿中阻证的作用，也称燥湿，如草豆蔻、草果等。

> 祛湿包括燥湿、胜湿、化湿、渗湿等，如何区别使用？

三、主治病证

适用于脾为湿困，运化失常之湿阻中焦证。症见脘腹痞满、呕吐泛酸、大便溏薄、食少体倦、口甘多涎、舌苔白腻等。也可用于湿温和暑湿。

四、应用原则

湿为阴邪，易阻遏气机，影响脾的运化功能；脾主运化水液，若健运失常，则水液易聚而生湿，故应用化湿药常需配伍健脾药和行气药同用。湿有寒湿与湿热之分。若寒湿偏甚者，宜配伍温中祛寒药；湿热偏甚者，宜配清热燥湿药。《医学正传》云："治湿不利小便，非其治也"。故运用化湿药常与利湿药配伍，使邪有去路。

五、使用注意

本类药物多辛香温燥，易耗气伤阴，对阴虚津亏及气虚者慎用。又因芳香辛烈，多含挥发油，故入汤剂宜后下。

六、现代研究

本类药物所含挥发油，能刺激嗅觉、味觉及胃黏膜，促进胃液分泌，增强食欲；能双向调节胃肠兴奋和抑制，促进肠道的吸收功能。此外，尚有抗溃疡、抑制肠道病原微生物等多种药理作用。

广藿香

Guǎnghuòxiāng

首载于《名医别录》。为唇形科植物广藿香 *Pogostemon cablin*（Blanco）Benth. 的地上部分。主产于广东。夏秋季枝叶茂盛时采割。

【处方用名】广藿香、藿香。

【药品归属】广藿香为国家基本医疗保险药品（单味使用不予支付费用）、既是食品又是药品的物品。

【主要性能】辛，微温。归脾、胃、肺经。

【基本功效】芳香化浊，和中止呕，发表解暑。

【临床应用】

1. 湿阻中焦证 本品气味芳香，能芳化湿浊，醒脾开胃。且"芳香而不嫌其猛烈，温煦而不偏于燥烈"（《本草正义》），为芳香化浊之要药。适用于湿阻中焦，脾失健运之脘腹痞闷，少食作呕，神疲体倦，舌苔厚腻等，常与苍术、厚朴、半夏等同用，如不换金正气散（《和剂局方》）。

2. 呕吐 本品化湿浊，畅中焦，"止呕吐尤效"（《本草新编》）。"治脾胃吐逆，为最要之药"（《图经本草》）。可用于治疗多种呕吐，以湿浊中阻之呕吐最为适宜。单用有效，若与半夏为伍，则止呕效果更佳。对于其他呕吐，也可相机为用。若偏湿热者，配黄连、竹茹等；脾胃虚弱者，配党参、白术、陈皮等；妊娠呕吐者，配砂仁、苏梗等。

3. 暑湿表证，湿温初起 本品辛温能发散风寒，芳香能化湿和中，为暑湿时令要药。常用于暑月外感风寒，内伤湿浊所致之恶寒发热，头痛脘闷，呕恶吐泻，舌苔白腻等。常与紫苏、厚朴、半夏等同用，如藿香正气散（《和剂局方》）。若湿温初起，湿热并重，症见身热肢酸，口渴尿赤，舌苔白腻或微黄等，多与黄芩、滑石、石菖蒲等同用，如甘露消毒丹（《温热经纬》）。

【临证备要】水煎服，3～10g。鲜品加倍。阴虚血燥者不宜用。

【古今研究】

1. 本草摘要 《名医别录》："主治风水毒肿，去恶气，止霍乱，心腹痛。"《本草求真》："藿香专入脾、胃、肺。辛香微温，香甜不峻。但馨香气正能助脾醒胃以辟诸恶。故凡外来恶气内侵，而见霍乱呕吐不止者，须用此投服。"《本草正义》："藿香芳香而不嫌其猛烈，温煦而不偏于燥烈，能祛除阴霾湿邪，而助脾胃正气，为湿困脾阳，倦怠无力，饮食不好，舌苔浊垢者最捷之药。"

2. 现代研究 主含百秋李醇、广藿香醇、广藿香酮、广藿香二醇、藿香黄酮醇、商陆黄素、芹菜素、鼠李素等。《中国药典》规定：含百秋李醇不得少于 0.10%。本品有调节胃肠道功能、止咳、祛痰、平喘、抗病原微生物、抗炎、镇痛、防腐、抗菌、收敛止泻、扩张微血管而略有发汗等作用。

【备注】关于广藿香与藿香。据《中华本草》考："明代以前所称的'藿香'，必系今日《中国药典》收载之'广藿香'无疑"。《滇南本草》所载之"土藿香"即今之"藿香"。二者过去均作"藿香"药用。《中华本草》则将广藿香与藿香分作二个药物单列。2015 年版《中国药典》仅收载了广藿香。

佩　兰
Pèilán

首载于《神农本草经》。为菊科植物佩兰 *Eupatorium fortunei* Turcz. 的地上部分。产于江苏、浙江、河北等地。夏、秋二季分两次采割。

【处方用名】佩兰、兰草。

【药品归属】佩兰为国家基本医疗保险药品、可用于保健食品的物品。

【主要药性】辛，平。归脾、胃、肺经。

【基本功效】芳香化湿，醒脾开胃，发表解暑。

【临床应用】

1. 湿阻中焦证　本品气味芳香，化湿和中，"与藿香同为夏令治理中焦之要药"（《本草正义》）。治湿阻中焦证，二者每相须为用，或与苍术、厚朴、白豆蔻等同用。因其性平而不温燥，以化湿浊、去陈腐见长。用于脾经湿热，口中甜腻、多涎、口臭、舌苔垢腻之脾瘅证，可单用煎服，如兰草汤（《素问》），或与黄芩、白芍、甘草等同用。

2. 暑湿表证，湿温初起　本品既能化湿，又能发表解暑。功似广藿香而发表之力不及，也用于暑湿表证或湿温初起。前者常配广藿香、陈皮、厚朴等，如芳香化浊法（《时病论》）；后者常与藿香叶、薄荷叶、芦根等同用，如五叶芦根汤（《重订广温热论》）。

【临证备要】煎服，3~10g。鲜品加倍。

【古今研究】

1. 本草摘要　《神农本草经》："主利水道，杀蛊毒，辟不祥。久服益气，轻身不老，通神明。"《本草经疏》："开胃除恶，清肺消痰，散郁结。"《本草正义》："凡胃有陈腐之物，及湿热蕴结于胸膈，皆能荡涤而使之宣散，故口中时时溢出甜水者，非此不除。"

2. 现代研究　主含挥发油，以及生物碱、有机酸、甾醇及其酯类成分。《中国药典》规定：含挥发油不得少于 0.30%，饮片不得少于 0.25%。本品有促消化、抗炎、抗病原微生物、祛痰等作用。

苍　术
Cāngzhú

首载于《神农本草经》。为菊科植物茅苍术 *Atractylodes lancea*（Thunb.）DC. 或北苍术 *Atractylodes chinensis*（DC.）Koidz. 的根茎。前者主产于江苏茅山一带，质量最好，故名茅苍术；后者产于内蒙古、山西、辽宁等地。春、秋二季采挖。

【处方用名】苍术、茅苍术、北苍术、麸炒苍术。

【药品归属】苍术为国家基本医疗保险药品、可用于保健食品的物品。

【主要药性】辛、苦，温。归脾、胃、肝经。

【基本功效】燥湿健脾，祛风散寒，明目。

【临床应用】

1. 湿阻中焦证 本品苦温燥湿，辛香运脾，气味浓厚，最能燥脾健胃，"为湿家要药"（《本草征要》）。主要用于湿滞中焦，脾失健运而致脘腹胀满，恶心呕吐，食欲不振，舌苔白腻等，常与厚朴、陈皮、甘草等配伍，如平胃散（《和剂局方》）。若脾虚湿聚，水湿内停的痰饮或外溢肌肤之水肿，可与茯苓、泽泻、猪苓等同用，如胃苓汤（《世医得效方》）。

2. 痹证 本品味辛主散，性温而燥，燥可去湿，故以治湿盛之着痹尤宜。常与薏苡仁、独活、羌活等同用，如薏苡仁汤（《类证治裁》）。若湿热下注之痿痹，症见两足麻木或肿痛，痿软无力等，常与黄柏、川牛膝同用，如三妙丸（《医学正传》）。

3. 风寒夹湿表证 本品辛温，"性专开腠，故能发汗而去风寒湿气"（《本经逢原》）。适宜于恶寒发热，头身重疼，无汗鼻塞等风寒夹湿之表证。常与麻黄、白芷、荆芥等同用，如感冒解痛散（《部颁标准》）。

此外，本品尚能明目，用于夜盲症及眼目昏涩。可单用，或与羊肝、猪肝蒸煮同食。

苍术为什么能明目？其机理何在？

【临证备要】煎服，3~9g。阴虚内热，气虚多汗者忌用。

【古今研究】

1. 本草摘要 《神农本草经》："主风寒湿痹，止汗，除热，消食，死肌痉疸。作煎饵久服，轻身延年不饥。"《名医别录》："消痰水，逐皮间风水结肿，除心下急满，霍乱吐下不止。"《本经逢原》："疏泄阳明之湿而安太阴，辟时行恶气。"

2. 现代研究 主含挥发油，油中的主要成分为苍术素、丁香烯等。尚含白术内酯、苍术烯内酯丙等。《中国药典》规定：含苍术素不得少于 0.30%，麸炒苍术含苍术素不得少于 0.20%。佩兰水煎剂能抑菌，挥发油有抑制病毒有调节胃肠道功能、抑制子宫平滑肌、抗病原微生物、镇静、使脊髓反射亢进、降血糖、排钠、排钾等作用；可治疗夜盲及角膜软化症。

厚 朴

Hòupò

首载于《神农本草经》。为木兰科植物厚朴 *Magnolia officinalis* Rehd. et Wils. 或凹叶厚朴 *Magnolia officinalis* Rehd. et Wils. var. *biloba* Rehd. et Wils. 的干燥干皮、根皮及枝皮。4~6月剥取。

【处方用名】厚朴、川厚朴、姜厚朴。

【药品归属】厚朴为国家基本医疗保险药品、国家重点保护野生药材物种（Ⅱ级）。

【主要药性】苦、辛，温。归脾、胃、肺、大肠经。

【基本功效】燥湿消痰，下气除满。

【临床应用】

1. 湿阻气滞证 本品苦燥辛散，既能燥湿，又能行气。"主治多在中焦"（《本草思辨录》），"善破壅塞而消胀满"（《长沙药解》），为消胀除满之要药。凡湿阻中焦，或胃肠积滞，气机失畅之脘腹胀满皆可应用，尤以去实满擅长。若治湿滞中焦之脘腹胀满，舌苔白腻者，常与苍术、陈皮、甘草等同用，如平胃散（《和剂局方》）。治胃肠积滞之便秘腹胀，常与大黄、枳实同用，如厚朴三物汤（《伤寒论》）。

2. 痰饮喘咳 本品苦燥而降，能燥湿化痰，下气平喘。适用于痰湿内阻，肺气壅逆之喘咳胸闷，每与苏子、陈皮、半夏等同用，如苏子降气汤（《和剂局方》）。若治寒饮化热，咳嗽喘逆，胸满烦躁，咽喉不利，痰声辘辘者，常与麻黄、石膏、杏仁等同用，如厚朴麻黄汤（《金匮要略》）。治宿有喘病，复感风寒，表证未解而微喘者，可与桂枝、杏仁、生姜等同用，如桂枝加厚朴杏子汤（《伤寒论》）。

此外，本品燥湿消痰，下气宽中，与半夏、茯苓、苏叶等配伍，可用治痰气搏结于咽喉所致的梅核气。

【临证备要】煎服，3~10g。或入丸、散。本品辛苦温燥湿，易耗气伤津，故气虚津亏者慎用。

【典型案例】厚朴消除胀满案。愚二十余岁时，于中秋之月，每至申酉时腹中作胀。后于将作胀时，但嚼服厚朴六、七分许，如此二日，胀遂不作（《医学衷中参西录》）。

【古今研究】

1. 本草摘要 《神农本草经》："主中风伤寒，头痛，寒热惊悸，气血痹，死肌，去三虫。"《本草经疏》："其功长于泄结散满，温暖脾胃。一切饮食停积，气壅暴胀，与夫冷气逆气，积年冷气入腹，肠鸣虚吼，痰饮吐沫，胃冷呕逆，腹痛泄泻，及脾胃壮实之人偶感风寒，气实人误服参芪致成喘胀，诚为要药。"

2. 现代研究 主含厚朴酚、和厚朴酚等，尚含有挥发油及生物碱等。《中国药典》规定：含厚朴酚与和厚朴酚的总量不得少于2.0%，姜厚朴不得少于1.6%。本品有调节胃肠道功能、抗病原微生物、抗炎、镇痛、兴奋呼吸、抗溃疡、降压、松弛肌肉、抑制皮肤肿瘤等作用。

附：厚朴花

为厚朴或凹叶厚朴的花蕾。为国家基本医疗保险药品、可用于保健食品的物品。于春季花未开放时采摘。苦，微温；归脾、胃经。功能芳香化湿，理气宽中。其功似厚朴而力缓，用于脾胃湿阻气滞之胸腹胀满疼痛，纳少苔腻等证。煎服，3~9g。

砂　仁

Shārén

首载于《药性论》。为姜科植物阳春砂 *Amomum villosum* Lour.、绿壳砂 *Amomum villosum* Lour. Var. *xanthioides* T. L. Wu et Senjen 或海南砂 *Amomum longiligulare* T. L. Wu 的成熟果实。产于广东、广西、云南等地。夏、秋二季果实成熟时采收。

【处方用名】砂仁、缩砂仁、阳春砂、春砂仁。

【药品归属】砂仁为国家基本医疗保险药品（单味使用不予支付费用）、既是食品又是药品的物品。

【主要药性】辛，温。归脾、胃、肾经。

【基本功效】化湿开胃，温脾止泻，理气安胎。

【临床应用】

1. 湿阻气滞证　本品辛温气香，主入脾胃二经，既能芳化中焦之湿浊，又能温行脾胃之滞气，为醒脾调胃要药。对于"中焦之气凝聚而不舒，用砂仁治之奏效最捷"（《本草汇言》）。凡湿阻中焦，或脾胃气滞之证皆宜，尤宜于寒湿气滞之证。若治湿阻中焦，脘腹胀满，食欲不振者，常与厚朴、白豆蔻等同用。治脾虚气滞，脘腹痞闷，食欲不振，大便溏软者，可与木香、枳实、白术等同用，如香砂枳术丸（《景岳全书》）。

2. 呕吐泄泻　本品性温，长于温暖中焦而止呕止泻。"若呕吐恶心，寒湿冷泻，腹中虚痛，以此温中调气"（《药品化义》）。用于脾胃虚寒之呕吐，泄泻。常与附子、干姜等配伍。若食伤胃寒，呕吐而泻者，宜与陈皮、丁香、木香等同用，如砂仁益黄散（《医方考》）。

3. 胎动不安　本品能行气和中，"安气滞之胎"（《本草正》）。适用于妊娠气滞，呕逆不能食或胎动不安。可单用为散服，或与苏梗、白术等同用。若气血不足，胎动不安者，可与人参、白术、熟地等配伍，如泰山磐石散（《古今医统》）。

此外，本品常与补益药同用，"以苏其脾胃之气，则补药尤能消化"（《本草新编》），可使之补而不滞。

【临证备要】　煎服，3～6g。阴虚血燥者慎用。

【古今研究】

1. 本草摘要　《药性论》："主冷气腹痛，止休息气痢，劳损，消化水谷，温暖脾胃。"《开宝本草》："治虚劳冷痢，宿食不消，赤白泻痢，腹中虚痛，下气。"《本草汇言》："砂仁，温中和气之药也。若上焦之气梗逆而不下，下焦之气抑遏而不上，中焦之气凝聚而不舒，用砂仁治之，奏效最捷。"

2. 现代研究　主含挥发油，还含有黄酮类等。《中国药典》规定阳春砂、绿壳砂种子团含挥发油不得少于 3.0%，海南砂种子团含挥发油不得少于 1.0%；含乙酸龙脑酯不得少于 0.90%。本品有调节胃肠功能、抗炎、镇痛、抑制血小板聚集、降糖等作用。

附：砂仁壳

为阳春砂、绿壳砂或海南砂砂仁的果壳。辛，温；归脾、胃、肾经。其性能、功用与砂仁相似，但温性略减，药力稍逊。煎服，3～6g。宜后下。

豆　蔻
Dòukòu

首载于《名医别录》。为姜科植物白豆蔻 *Amomum kravanh* Pierre ex Gagnep. 或瓜哇白豆蔻 *Amomum compactum* Soland ex Maton 的成熟果实。主产于泰国、柬埔寨、印度尼西亚等地，我国云南、广东、广西等地亦有栽培。秋季果实由绿色转成黄绿色时采收。

【处方用名】　豆蔻、白豆蔻、白蔻仁。

【药品归属】　豆蔻为国家基本医疗保险药品、可用于保健食品的物品。

【主要药性】　辛，温。归肺、脾、胃经。

【基本功效】　化湿行气，温中止呕，开胃消食。

【临床应用】

1. 湿阻气滞证　本品性温气香，善化湿浊，行气滞，畅中焦，适用于湿阻中焦、脾胃气滞，脘腹胀满，食欲不振等。常与砂仁、厚朴、广藿香等配伍。

2. 湿温初起　本品芳香之气上行，善能驱膈上郁浊，适用于湿温初起，头痛恶寒，身重疼痛，胸闷不饥等。若湿重于热者，每与薏苡仁、杏仁等同用，如三仁汤（《温病条辨》）；热重于湿者，常与黄芩、滑石、茯苓皮等同用，如黄芩滑石汤（《温病条辨》）。

3. 呕吐　本品性温，主入中焦，能温暖脾胃，和胃降逆，开胃消食。"凡呕吐呃逆等证，因于寒滞者皆可用之"（《本草便读》）。尤以胃寒湿阻气滞之呕吐最为适宜，常与广藿香、半夏、生姜等同用，如白豆蔻汤（《杂病源流犀烛》）。若胃虚气寒，饮食无味，呕吐冷痰者，常与半夏、丁香、青皮等同用，如白豆蔻汤（《圣济总录》）。

【临证备要】煎服，3~6g。阴虚血燥者慎用。

【古今研究】

1. 本草摘要　《名医别录》："主温中，心腹痛，呕吐，去口臭气。"《开宝本草》："主积冷气，止吐逆反胃，消谷下气。"《本草通玄》："白豆蔻，其功全在芳香之气，一经火炒，便减功力；即入汤液，但当研细，乘沸点服尤妙。"

2. 现代研究　主含桉油精，β-蒎烯，α-蒎烯，丁香烯，乙酸龙脑酯等挥发油成分。《中国药典》规定原豆蔻仁含挥发油不得少于5.0%，印尼豆蔻仁不得少于4.0%，豆蔻仁含桉油精不得少于3.0%。本品能促进胃液分泌、增进胃肠蠕动、制止肠内异常发酵、祛除胃肠积气，有良好的芳香健胃、止呕作用。挥发油对豚鼠实验性结核，能增强小剂量链霉素作用。

【备注】关于豆蔻之名。《中华本草》指出：古时豆蔻有两种，一为进口者，即今之白豆蔻；一为国产者，即今之草豆蔻。《中国药典》（2015年版）将其作为二种药物单列，符合临床用药实际。但将白豆蔻命名为"豆蔻"，容易造成混淆。

附：豆蔻壳

为白豆或瓜哇白豆蔻的果壳。辛，温；归肺、脾、胃经。其性能、功用与豆蔻相似，惟性温、药力不及。煎服，3~6g。宜后下。

草豆蔻
Cǎodòukòu

首载于《雷公炮炙论》。为姜科植物草豆蔻 *Alpinia katsumadai* Hayata 的近成熟种子。产于云南、广西、广东等地。夏、秋二季采收。

【处方用名】草豆蔻、草蔻、草蔻仁。

【药品归属】草豆蔻为国家基本医疗保险药品。

【主要药性】辛，温。归脾、胃经。

【基本功效】燥湿行气，温中止呕。

【临床应用】

1. 寒湿中阻证　本品芳香温燥，功用与豆蔻相似，但温中燥湿之力强，而行气之力稍逊。主要用于寒湿困脾，气机不畅，脘腹胀满冷痛，不思饮食，舌苔白腻。常与干姜、厚朴、木香等同用，如厚朴温中汤（《内外伤辨惑论》）。

2. 呕吐 本品香能入脾，能祛脾胃之寒凝湿滞，降逆止呕。主要用于寒湿内盛，胃气上逆的呕吐。常与高良姜、白术、陈皮等同用，如草豆蔻散（《圣惠方》）。

【临证备要】 煎服，3~6g。阴虚血燥者慎用。

【古今研究】

1. 本草摘要 《名医别录》："主温中，心腹痛，呕吐，去口臭气。"《开宝本草》："下气，止霍乱。"《本草纲目》："治瘴疠寒疟，伤暑吐下泄痢，噎膈反胃，痞满吐酸，痰饮积聚，妇人恶阻带下，除寒燥湿，开郁破气，杀鱼肉毒。"

2. 现代研究 主含挥发油：桉油精，蛇麻烯，反-麝子油醇，樟脑等；黄酮类成分：山姜素，乔松素，小豆蔻明等；二苯基庚烃类成分：桤木酮；还含有皂苷等。《中国药典》规定：含挥发油不得少于 1.0%；含山姜素、乔松素和小豆蔻明的总量不得少于 1.35%。含桤木酮不得少于 0.50%。本品有调节胃肠功能、抗病原微生物和抗氧化等作用，煎剂有抑菌、兴奋肠管，挥发油有抑制肠管作用。

草 果
Cǎoguǒ

首载于《饮膳正要》。为姜科植物草果 *Amomum tsao-ko* Crevost et Lemaire 的成熟果实。产于云南、广西、贵州等地。秋季果实成熟时采收。

【处方用名】 草果、草果仁。

【药品归属】 草果为国家基本医疗保险药品。

【主要药性】 辛，温。归脾、胃经。

【基本功效】 燥湿温中，截疟除痰。

【临床应用】

1. 寒湿中阻证 本品气浓味厚，"辛温燥烈，善除寒湿而温燥中宫，故为脾胃寒湿之主药"（《本草正义》）。其燥湿、温中之力强于草豆蔻，适用于寒湿偏盛之脘腹冷痛，呕吐泄泻，舌苔浊腻等。常与吴茱萸、干姜、砂仁等药同用。

2. 疟疾 本品芳香辟浊，温脾燥湿，除痰截疟，用治疟疾以寒湿偏盛者为宜。多与常山、槟榔等同用，如草果饮（《普济方》）。

【临证备要】 煎服，3~6g。阴虚血燥者慎用。

【古今研究】

1. 本草摘要 《饮膳正要》："治心腹痛，止呕，补胃，下气。"《本草纲目》引李杲语："温脾胃，止呕吐，治脾寒湿、寒痰；益真气，消一切冷气膨胀，化疟母，消宿食，解酒毒、果积。兼辟瘴解瘟。"《本草从新》："辛热破气，除痰消食化积，治瘴疠寒疟。"

2. 现代研究 主含挥发油：桉油精、2-癸烯醛、香叶醇、2-异丙基苯甲醛、柠檬醛等。《中国药典》规定：种子团含挥发油不得少于 1.4%，炒草果仁不得少于 1.0%，姜草果仁不得少于 0.7%。本品有调节胃肠功能、镇痛、抗病原微生物、镇咳祛痰、解热、平喘、抗炎、抗真菌、利尿等作用。

第十一章　利水渗湿药

一、含义

凡以通利水道，渗除水湿为主要功效，常用以治疗水湿内停病证的药物，称为利水渗湿药，简称利湿药。因服用本类药物，能使小便畅利，尿量增多，故又称为利尿药。

利水渗湿药一般分为利水消肿药、利尿通淋药及利湿退黄药三类。

二、性能特点

利水渗湿药多为甘淡，性平或偏凉，多入膀胱、小肠、肾、脾经。能渗利水湿，畅通小便，增加尿量，使体内蓄积的水湿从小便排泄。本章药物的主要功效为利水渗湿、利水消肿、利尿通淋和利湿退黄等。

所谓利水渗湿，是指甘淡渗湿的药物能通利小便，排除体内积水或湿浊，以治疗水湿内停病证的作用。又称利湿、利尿、利小便。其中，以治疗水肿为主的作用，称为利水消肿；以治疗淋证为主的作用，称为利尿通淋；以治疗黄疸为主的作用，称为利湿退黄。

三、主治病证

适用于水湿内停所致的病证，如水肿、小便不利、淋证、黄疸及痰饮、泄泻、带下、湿疮、湿疹等。

> 利水渗湿药与峻下逐水药均可用于水湿内停的病证，如何区别使用？

四、应用原则

本章药物均可用于水湿内停病证，但具体运用则各有偏重，临证选择用药应有针对性。如治水肿、小便不利，宜选用利水消肿药为主；治小便频数短涩，宜选用利尿通淋药为主；治黄疸尿赤，以选用利湿退黄药为主，并相机配伍运用。因水不自行，赖以气动。气行则水行，气滞则水停，故运用本章药物常与行气药配伍使用。至于水湿内停所致的泄泻、痰饮、带下等，也可选用本章药物治疗，并与化湿健脾、燥湿化痰、祛湿止带等药配伍。

五、使用注意

本章药物为渗利之品，易耗伤津液，故对阴虚津亏、肾虚遗精、遗尿者，宜慎用或忌用。有些药物有较强的通利作用，孕妇应慎用。

六、现代研究

本类药物能抑制肾小管电解质及水的重吸收，并与钾离子排出、醛固酮受体拮抗等有关，具有不同程度的利尿作用。尚有抗病原体、利胆保肝、抗炎、抗肿瘤、降血脂等多种药理作用。

第一节　利水消肿药

本节药物多为甘淡，性平或微寒。以利水渗湿、消除水肿为主要功效，适用于水湿潴留，泛滥肌肤所致的水肿、小便不利等，也可用于其他水湿内停的病症。

水肿的形成与肺的通调、脾的转输、肾的开合密切相关。故使用本节药物治疗水肿时，常须与开宣肺气、补气健脾，或温补肾阳药配伍使用。

茯　苓
Fúlíng

首载于《神农本草经》。为多孔菌科真菌茯苓 *Poria cocos*（Schw.）Wolf 的菌核。主产于云南。多于 7~9 月采挖。

【处方用名】茯苓、云苓、云茯苓、白茯苓、赤茯苓。

【药品归属】茯苓为国家基本医疗保险药品（单味使用不予支付费用）、既是食品又是药品的物品。

【主要药性】甘、淡，平。归心、肺、脾、肾经。

【基本功效】利水渗湿，健脾，宁心。

【临床应用】

1. 水肿　本品甘淡渗湿，"功专行水"（《本草分经》）。且药性平和，尤寒热之偏，利水而不伤阴，"最为利水除湿要药"（《本草求真》）。凡水肿、小便不利，无论寒热虚实，均可用之。若治水湿内停之水肿，小便不利者，常与猪苓、泽泻、白术等同用，如五苓散（《伤寒论》）。治脾肾阳虚之水肿，常与附子、白术等同用，如真武汤（《伤寒论》）。治水热互结，阴虚小便不利，水肿者，常与滑石、阿胶、泽泻等同用，如猪苓汤（《伤寒论》）。

2. 脾虚泄泻　本品主入脾经，"味独甘淡，甘则能补，淡则能渗"（《药品化义》）。既能健脾补中，又能渗利水湿而止泻，"为补利兼优之品"（《要药分剂》）。适宜于脾虚湿盛之食少倦怠，便溏泄泻。常与白术、山药、薏苡仁等同用，如参苓白术散（《和剂局方》）。若治脾胃虚弱，脘腹胀满，呕吐泄泻，不思饮食等，常与党参、白扁豆、木香等同用，如小儿健脾散（《部颁标准》）。

3. 痰饮眩悸　本品渗湿健脾，使湿无所聚，痰无由生，"为渗湿利痰之主药"（《医学衷中参西录》）。适宜于脾失健运，湿聚成痰所致的咳嗽痰多，色白易咯者，常与半夏、陈皮等同用，如二陈汤（《和剂局方》）。若治中阳不足，饮停胸胁，症见胸胁胀满，目眩心悸，短气而

NOTE

咳者，常与桂枝、白术、甘草同用，如苓桂术甘汤（《金匮要略》）。

4. 心悸失眠　本品味甘，能益心脾，安心神。适用于心脾两虚，气血不足之心悸怔忡，健忘失眠，常与人参、当归、酸枣仁等同用，如归脾汤（《济生方》）。若治心肾不交之神志不宁，惊悸健忘，失眠等，可与党参、远志、石菖蒲同用，如宁神定志丸（《部颁标准》）。

【临证备要】煎服，10~15g。

【典型案例】茯苓治痰饮眩晕案。李夫人，头目眩晕、心中怔忡、呕吐涎沫，有时觉气上冲，昏愦不省人事。他医治以安神之药无效，继又延医十余人皆服药无效，危险已至极点。……遂俾单用茯苓一两煎汤服之，服后甫五分钟，病即轻减，旋即煎渣再服，益神清气爽，连服数剂，病即痊愈。后每遇类此证者，投此方皆可奏效（《医学衷中参西录》）。

【古今研究】

1. 本草摘要　《神农本草经》：“味甘，平。主胸胁逆气，忧恚惊邪恐悸，心下结痛，寒热，烦满，咳逆，口焦舌干，利小便。”《本草衍义》：“此物行水之功多，益心脾不可阙也。”《本草求真》：“茯苓专入脾、胃，兼入肺、肝。色白入肺，味甘入脾，味淡渗湿。”

2. 现代研究　主含β-茯苓聚糖、茯苓酸、麦角甾醇等，还含有蛋白质、脂肪、卵磷脂、腺嘌呤及钙、镁、磷、铁、钠、钾、锰等无机元素。本品有调节免疫、利尿、化石、保肝、抗白血病、抗肿瘤、抗菌、降血糖、抗寒、抗疲劳、改善大脑记忆功及抗衰老等作用。

【备注】关于茯苓的用法。《医学衷中参西录》云：“茯苓若作煎剂，其切作块者，终日煎之不透。必须切薄片，或捣为末，方能煎透。”提示茯苓当切片或捣末入煎，方有利于提高临床疗效。

附：茯苓皮、茯神

1. 茯苓皮　为茯苓菌核的外皮。为国家基本医疗保险药品。甘、淡，平；归肺、脾、肾经。功能利水消肿。用于水肿，小便不利。煎服，15~30g。

2. 茯神　为茯苓菌核中间带有松根的部分。甘、淡，平；归心、肺、脾、肾经。功能宁心安神。用于心神不安、惊悸、健忘等。煎服，9~15g。

薏苡仁

Yìyǐrén

首载于《神农本草经》。为禾本科植物薏苡 *Coix lacryma-jobi* L. var. *mayuen*（Roman.）Stapf 的成熟种仁。产于福建、河北、辽宁等地。秋季采收。

【处方用名】薏苡仁、苡仁米、苡仁、苡米、麸炒薏苡仁。

【药品归属】薏苡仁为国家基本医疗保险药品（单味使用不予支付费用）、既是食品又是药品的物品。

【主要药性】甘、淡，凉。归脾、胃、肺经。

【基本功效】利水渗湿，健脾止泻，除痹，排脓，解毒散结。

【临床应用】

1. 水肿，脚气浮肿　本品甘淡渗湿，最善利水，又不损耗真阴之气。“凡遇水湿之症，用薏仁一、二两为君，而佐之健脾去湿之味，未有不速于奏效者"（《本草新编》）。如治脾虚湿盛之水肿，常与黄芪、白术、茯苓等同用；治脚气浮肿，可与防己、木瓜、苍术同用。

2. 脾虚泄泻　本品渗利水湿，健脾止泻，功似茯苓。主治脾虚泄泻，每常相须为用，如参苓白术散（《和剂局方》）。若治脾虚久泻，便溏腹胀，腹痛肠鸣等，常与白术、肉豆蔻、诃子等同用，如温脾固肠散（《部颁标准》）。因"此药力和缓，凡用之时，须当倍于他药尔"（《本草蒙筌》），非量大难以奏效。

3. 湿痹拘挛　本品长于祛肌肉筋骨间之湿邪而除痹。可使"湿去则脾胃健而筋骨利，痹愈则拘挛退而脚膝安"（《本经逢原》）。对于湿痹，"筋急拘挛，屈伸不便者最效"（《本草蒙筌》）。常与羌活、威灵仙、香加皮等同用，如祛风胜湿酒（《部颁标准》）。若治风湿热痹，症见关节红肿热痛、肌肉酸楚者，则须配防己、忍冬藤、石膏等同用，如风痛安胶囊（《中国药典》）。

4. 肺痈，肠痈　本品上清肺金之热，下利肠胃之湿，有清热排脓之效。治肺痈咳吐脓痰者，常与苇茎、冬瓜仁、桃仁同用，如苇茎汤（《千金方》）；治肠痈腹痛，可与附子、败酱草同用，如薏苡附子败酱散（《金匮要略》）。

此外，本品"煎服之破毒肿"（《药性论》），可用于赘疣、癌肿等。又因其甘淡性凉，能清热利湿，可用于湿温初起或暑温夹湿之湿重于热证，症见头痛恶寒，胸闷身重者，常配杏仁、白豆蔻等，如三仁汤（《温病条辨》）。

【临证备要】煎服，9~30g。

【古今研究】

1. 本草摘要　《神农本草经》："主筋急拘挛，不可屈伸，风湿痹，下气。久服轻身益气。"《名医别录》："主除筋骨中邪气不仁，利肠胃，消水肿，令人能食。"《药品化义》："主治脾虚泻，致成水肿，风湿盘缓，致成手足无力，不能屈伸。盖因湿胜则土败，土胜则气复，肿自消而力自生。取其入肺，滋养化源，用治上焦消渴，肺痈肠痈。"

2. 现代研究　主含甘油三油酸酯、α-单油酸甘油酯、α-单亚麻酯、薏苡素等，还含薏苡仁多糖。《中国药典》规定：含甘油三油酸酯（$C_{57}H_{104}O_6$），不得少于 0.50%。麸炒薏苡仁不得少于 0.40%。本品有调节胃肠道、抗肿瘤、降糖、镇痛、抑制溃疡、免疫调节、抗肥胖、抗癌等作用。

猪　苓
Zhūlíng

首载于《神农本草经》。为多孔菌科真菌猪苓 *Polyporus umbellatus*（pers.）Fries 的菌核。产于陕西、河北、云南等地。春、秋二季采挖。

【处方用名】猪苓。

【药品归属】猪苓为国家基本医疗保险药品、国家重点保护野生药材物种（Ⅲ级）。

【主要药性】甘、淡，平。归肾、膀胱经。

【基本功效】利水渗湿。

【临床应用】

水肿，泄泻，淋浊，带下　本品甘淡性平，其性沉降，主入肾与膀胱经。"功专于行水，凡水湿在肠胃、膀胱、肢体、皮肤者，必须猪苓以利之"（《本草新编》）。"渗利泻水，较之茯苓更捷"（《长沙药解》）。广泛用于上述水湿滞留或湿浊下注之证，可单用，或与茯苓相须为用。

【临证备要】煎服，6~12g。

【古今研究】

1. 本草摘要　《药性论》："解伤寒温疫大热，发汗，主肿胀，满腹急痛。"《本草衍义》："猪苓引水之功多，久服必损肾气，昏人目。"《本草纲目》："开腠理，治淋肿脚气，白浊带下，妊娠子淋胎肿，小便不利。"

2. 现代研究　主含猪苓多糖、麦角甾醇，还含有机酸、蛋白质等。《中国药典》规定：含麦角甾醇（$C_{28}H_{14}O$）不得少于0.070%，饮片不得少于0.050%。本品有抗肾结石形成、抗肿瘤、利尿、护肝、调节免疫等作用。

泽　泻
Zéxiè

首载于《神农本草经》。为泽泻科植物泽泻 *Alisma orientalis*（Sam.）Juzep. 的块茎。主产于福建、四川。多为栽培。冬季采挖。

【处方用名】泽泻、盐泽泻、建泽泻、川泽泻。

【药品归属】泽泻为国家基本医疗保险药品、可用于保健食品的物品。

【主要药性】甘、淡，寒。归肾、膀胱经。

【基本功效】利水渗湿，泄热，化浊降脂。

【临床应用】

1. 水肿，泄泻，痰饮眩晕　本品性味甘淡，主入肾与膀胱经。"最善渗泄水道，专能通行小便"（《本草正义》）。利水作用较茯苓强，素有"利水第一良品"（《药品化义》）之称。通过利尿，可收消水肿、实大便、行痰饮之效。凡水湿内停之水肿、小便不利；湿盛之水泻，以及痰饮停聚，清阳不升之头晕目眩等，"皆用泽泻行利停水为最要药"（《本草求真》）。每与猪苓、茯苓等同用，如五苓散（《伤寒论》）。

2. 热淋涩痛，遗精　本品甘淡性寒，长于"泻膀胱及肾经火邪"（《本草分经》）而利湿泄热。凡"因湿热所生之病，靡不除矣"（《本草经疏》）。如治湿热蕴于下焦之小便淋涩，常与木通、车前子等药同用。治肾阴不足，相火妄动之梦遗滑精、潮热盗汗等，可与熟地黄、知母、黄柏等同用，如知柏地黄丸（《医方考》）。

此外，本品利水渗湿，又化浊降脂，可用于高脂血症，常与决明子、山楂、制何首乌配伍，如血脂灵片（《中国药典》）。

【临证备要】煎服，6~10g。

【典型案例】泽泻去饮冒眩案。朱某某，男，50岁。头目冒眩，终日昏昏沉沉，如在云之中。两眼懒睁，双手颤抖，不能握笔写字，迭经中西医治疗，病无起色，颇以为苦，视其舌肥大异常，苔呈白滑而根部略腻，切其脉弦软，辨为"心下有支饮其人苦冒眩"之证。方用泽泻24g，白术12g。服第一煎，未见有效，患者有疑。孰料第二煎后，覆杯未久，顿觉周身与前胸后背溅溅汗出，以手拭汗而黏，自觉头轻目爽身觉轻快之至。又服三剂，继出微汗少许，久困之疾从此而愈（《刘渡舟临证验案精选》）。

【古今研究】

1. 本草摘要　《神农本草经》："主风寒湿痹，乳难，消水，养五脏，益气力，肥健。"《名医别录》："补虚损，五劳，除五脏痞满，起阴气，止泄精、消渴、淋沥，逐膀胱三焦停水。"《本草求真》："甘淡微寒，能入膀胱气分，以泻肾经火邪。功专利水除湿，故五苓散用此以除湿热，张仲景治伤寒，有大小泽泻汤、五苓散辈，皆用泽泻行利停水为最要药。"

2. 现代研究　主含泽泻醇 A、B、C，泽泻醇 A 乙酸脂，泽泻醇 B 单乙酸脂，23-乙酰泽泻醇 B 等四环三萜酮醇类成分，还含少量挥发油、生物碱、黄酮、磷脂、蛋白质及淀粉等。《中国药典》规定：含 23-乙酰泽泻醇 B（$C_{32}H_{50}O_5$）不得少于 0.050%，盐泽泻不得少于 0.040%。本品有抗肾结石形成、降血脂、抗动脉粥样硬化、降血糖、保肝、肾保护等作用。

冬瓜皮

Dōngguāpí

首载于《开宝本草》。为葫芦科植物冬瓜 *Benincasa hispida*（Thunb.）Cogn. 的外层果皮。全国大部分地区均产。夏末初秋果实成熟时采收。

【处方用名】冬瓜皮。

【药品归属】冬瓜皮为国家基本医疗保险药品。

【主要药性】甘，凉。归脾、小肠经。

【基本功效】利尿消肿。

【临床应用】

水肿，小便不利　本品甘淡渗湿，药性平和。能"行皮间水湿，善消肤肿"（《药性切用》）。适用于水肿胀满，小便不利之轻证，可与赤小豆、猪苓、泽泻等同用。

此外，本品性凉，有清热解暑之功。治疗暑热口渴，小便短赤，可与西瓜皮等量，煎水代茶饮。

【临证备要】煎服，9~30g。

【古今研究】

1. 本草摘要　《开宝本草》："味甘，微寒。主除小腹水胀，利小便，止渴。"《滇南本草》："止渴，消痰，利小便。"《本草再新》："走皮肤，去湿追风，补脾泻火。"

2. 现代研究　主含 E-2-己烯醛，正己烯醛，甲酸正己醇酯，2，5-二甲基吡嗪等挥发性成分，尚含三萜类化合物、维生素、烟酸、胡萝卜素、葡萄糖、果糖、蔗糖、有机酸、淀粉等。本品有利尿、清热解暑等作用。

附：冬瓜子

为冬瓜的种子。甘，微寒；归肺、脾、小肠经。功能清热化痰，排脓，利湿。用于痰热咳嗽、肺痈、肠痈、带下、淋证、水肿。煎服，10~30g。

玉米须
Yùmǐxū

首载于《滇南本草》。为禾本科植物玉蜀黍 *Zea mays* L. 的花柱及柱头。全国大部分地区均产。夏、秋二季果实成熟时采集。

【处方用名】玉米须。

【主要药性】甘，平。归膀胱、肝、胆经。

【基本功效】利水消肿，利湿退黄。

【临床应用】

1. 水肿 本品甘淡渗泄，利水消肿。用于水肿，小便不利或小便短赤，淋沥涩痛。可单用大剂量煎汤服，或与其他利水消肿、利尿通淋药配伍使用。

2. 湿热黄疸 本品能利湿退黄，治疗湿热黄疸，可单用大剂量煎汤服，或与茵陈、郁金、栀子等同用。

此外，本品兼能平抑肝阳，尚可用于肝阳上亢之眩晕头痛。

【临证备要】煎服，30~60g。鲜者加倍。

【古今研究】

1. 本草摘要 《滇南本草》："宽肠下气，治妇人乳结，乳汁不通，红肿疼痛，怕冷发热，头痛体困。"《岭南采药录》："和猪肉煎汤治糖尿病，又治小便淋沥砂石，苦痛不可忍，煎汤频服。"

2. 现代研究 主含二十一烷、二十九烷、三十六烷、亚油酸乙酯、豆甾-5-烯-3-醇等，还含有皂苷、生物碱、氨基酸、多糖等。本品有利尿、降糖、抗肿瘤、抗菌、抗氧化、解热、抑制蛋白质的排泄、促进胆汁分泌、降低胆汁黏稠度及胆红素含量、增加血中凝血酶原含量及血小板数、加速血液凝固、降压等作用。

葫 芦
Húlú

首载于《日华子本草》。为葫芦科植物瓢瓜 *Lagenaria siceraria*（Molina）Standl. var. *depressa*（Ser.）Hara 的果皮。全国大部分地区均产。秋季采收。

【处方用名】葫芦。

【主要药性】甘，平。归肺、脾、肾经。

【基本功效】利水消肿。

【临床应用】

水肿 本品味淡气薄，功专利水道而消水肿，适宜于面目浮肿，大腹水肿，小便不利，可单用，亦可与猪苓、茯苓、泽泻等同用。

此外，本品尚可利水通淋，利湿退黄，用于小便涩痛，湿热黄疸。

【临证备要】煎服，15~30g。鲜者加倍。

【古今研究】

1. 本草摘要 《滇南本草》："利水道，通淋，除心肺烦热。"《本草再新》："利水，治腹胀，黄疸。"

2. 现代研究 主含葫芦素B、葡萄糖、戊聚糖、木质素等。本品有抗肿瘤、肝损伤、抗菌、止泻、引吐、利尿等作用。

香加皮
Xiāngjiāpí

首载于《中药志》。为萝藦科植物杠柳 *Periploca sepium* Bge. 的根皮。产于山西、河南、河北等地。春、秋二季采挖。

【处方用名】香加皮、北五加皮。

【药品归属】香加皮为国家基本医疗保险药品、保健食品禁用物品。

【主要药性】辛、苦，温；有毒。归肝、肾、心经。

【基本功效】利水消肿，祛风湿，强筋骨。

【临床应用】

1. 下肢浮肿，心悸气短 本品性温，主入心、肾二经，有温助心肾，利水消肿之效。用于水肿、小便不利，尤多用于下肢水肿，心悸气短者，可与葶苈子、黄芪等药同用。

2. 风寒湿痹，腰膝酸软 本品辛散苦燥，能祛风湿，壮筋骨，强腰膝。治风寒湿痹，腰膝酸软，筋骨疼痛，常与怀牛膝、木瓜、巴戟天等同用。

【临证备要】煎服，3~6g。本品有毒，服用不宜过量。

【古今研究】

1. 本草摘要 《四川中药志》："镇痛，除风湿，治风湿痹，脚膝拘挛，筋骨疼痛。"《陕甘宁青中草药选》："祛风湿，壮筋骨，强腰膝。"

2. 现代研究 主含杠柳毒苷，杠柳皂苷等强心苷类成分，另含挥发油、萜类、甾类及葡萄糖苷等。《中国药典》规定：含4-甲氧基水杨醛（$C_8H_8O_3$）不得少于0.20%。本品有抗肿瘤、抗炎、强心、镇静、利尿等作用。

【备注】关于五加皮与香加皮。香加皮曾一度作五加皮药用，名北五加皮。自1963年版《中国药典》始，五加皮与香加皮分别作为两个品种单列，以后历版《中国药典》均从之。二者性能、功效及临床应用基本相似，均能祛风湿，强筋骨，利水消肿。然五加皮长于祛风湿，补肝肾，强筋骨，无毒；香加皮偏于利水消肿，有毒。临证应注意区别使用。

枳椇子
Zhǐjǔzǐ

首载于《新修本草》。为鼠李科植物枳椇 *Hovenia dulcis* Thunb. 的成熟种子。产于陕西、广东、湖北等地。秋季果实成熟时采收。

【处方用名】枳椇子。

NOTE

【主要药性】甘，平。归胃经。

【基本功效】利水消肿，解酒毒。

【临床应用】

1. 水肿　本品能通利水道，促进尿液排泄，以消除水肿，用于水湿停蓄所致的水肿，小便不利，可与猪苓、泽泻、茯苓等配伍。

2. 醉酒　本品"能解酒毒"（《滇南本草》）。适宜于饮酒过多，烦热口渴，可与麝香共为末，面糊为丸，盐水送服，如枳椇子丸（《世医得效方》）。

【临证备要】煎服，6~15g。或泡酒服。

【古今研究】

1. 本草摘要　《新修本草》："主头风，小腹拘急。"《本草拾遗》："止渴除烦，去膈上热，润五脏，利大小便，功用如蜜。"《滇南本草》："治一切左瘫右痪，风湿麻木，能解酒毒；或泡酒服之，亦能舒筋络。"

2. 现代研究　主含异欧鼠李碱，枳椇 A、B，黑麦草碱、北枳椇苷 A$_1$、A$_2$北枳椇皂苷元 A、B，北拐枣苷 I-V、双氢山奈酚，槲皮素，落叶黄素，杨梅黄素等。本品有保肝、解酒、抗肝纤维化、中枢抑制、降压、抗脂质过氧化、健脾等作用。

第二节　利尿通淋药

本节药物多为苦或甘淡，药性偏凉，善走下焦。长于清利湿热，利尿通淋，主要适用于各种淋证。症见小便频数短涩，滴沥刺痛，欲出未尽，小腹拘急，或痛引腰腹等。其中，热淋以小便灼热刺痛为主症；石淋以小便排出砂石为主症；血淋以尿血而痛为主症；膏淋以小便浑浊如米泔水为主症；气淋以小腹胀满明显，小便艰涩疼痛，尿有余沥不尽为主症；劳淋以小便淋沥不已，遇劳即发为主症。以上诸淋，均可选用本节药物治疗，也可用于其他水湿内停的病症。

使用本节药物，应根据不同的淋证分别选用适宜的药物进行治疗。淋证初起多实，治宜清热利尿通淋，佐以行气。病久脾肾两亏，当配伍补益脾肾药物同用。

车前子
Chēqiánzǐ

首载于《神农本草经》。为车前科植物车前 *Plantago asiatica* L. 或平车前 *Plantago depressa* Willd. 的成熟种子。全国各地均产。夏、秋二季种子成熟时采收。

【处方用名】车前子、车前仁、盐车前子。

【药品归属】车前子为国家基本医疗保险药品、可用于保健食品的物品。

【主要药性】甘，寒。归肝、肾、肺、小肠经。

【基本功效】清热利尿通淋，渗湿止泻，明目，祛痰。

【临床应用】

1. 淋证，水肿　本品甘寒滑利，性专降泄，善通利水道，清膀胱热结，导湿热下行从小便而出。且"祛秽浊而澄清，利小便而不泄精气"（《本草汇言》），"为利水第一良品"（《药品化义》）。凡湿热下注之淋证及水湿停蓄之水肿皆可运用。因其尤善"通尿管热淋涩痛"（《本草正》），故为治热淋，小便淋沥涩痛之要药。常与木通、滑石、瞿麦等同用，如八正散（《和剂局方》）。若治水肿胀满，小便不利，可配猪苓、泽泻、茯苓等同用。

2. 泄泻　本品入小肠经，能通水道而分清浊，"利小水而实大便"（《药鉴》）。以治湿盛之水泻为宜，可单用研末，米饮送服；或与白术、茯苓、泽泻等同用。

3. 目赤肿痛　本品性寒清热，主入肝经，能清肝经之热邪而明目。用于肝火上炎之目赤肿痛，羞明多泪，常配菊花、夏枯草、决明子等同用。若治肝肾阴虚，目暗昏花者，常配熟地黄、菟丝子等同用，如驻景丸（《和剂局方》）。

4. 痰热咳嗽　本品性寒入肺，能清肺化痰止咳。对肺热咳嗽痰黄稠者尤宜，常与瓜蒌、贝母、黄芩等同用。

【临证备要】煎服，9~15g。宜布包。肾虚遗滑者慎用。

【典型案例】车前子治湿盛水泻案。欧阳公常得暴下病，国医不能治。夫人买市人药一帖，进之而愈。力叩其方，则车前子一味为末，米饮服二钱匕。云：此药利水道而不动气，水道利则清浊分，而谷藏自止矣（《本草纲目》）。

【古今研究】

1. 本草摘要　《神农本草经》："主气癃，止痛，利水道小便，除湿痹。"《药性论》："去风毒，肝中风热，毒风冲眼，目赤痛障翳，脑痛泪出，压丹石毒，去心胸烦热。"《本经逢原》："凡泻利暴下病，小便不利而痛者，用车前子为末，米饮服二钱，利水道，分清浊，而谷脏止矣。"

2. 现代研究　主含桃叶珊瑚苷、京尼平苷酸、都桷子苷酸、毛蕊花糖苷，还含消旋-车前子苷，车前子酸，琥珀酸，车前粘多糖 A 及甾醇等。《中国药典》规定：含京尼平苷酸（$C_{16}H_{22}O_{10}$）不得少于 0.50%，毛蕊花糖苷（$C_{29}H_{36}O_{15}$）不得少于 0.40%。盐车前子含京尼平苷酸不得少于 0.40%，毛蕊花糖苷不得少于 0.30%。本品有利尿排石，通便，抗炎，镇咳祛痰、平喘等作用。

附：车前草

为车前的全草。为国家基本医疗保险药品、可用于保健食品的物品。甘，寒；归肝、肾、肺、小肠经。功能清热利尿，祛痰，凉血，解毒。用于热淋涩痛，水肿尿少，暑湿泻痢，痰热咳嗽，吐血衄血，痈肿疮毒。煎服，9~30g。

滑　石
Huáshí

首载于《神农本草经》。为硅酸盐类矿物滑石族滑石，主含含水硅酸镁 $[Mg_3(Si_4O_{10})(OH)_2]$。产于江西、山东、辽宁等地。全年可采。

【处方用名】滑石、滑石粉。

【药品归属】滑石为国家基本医疗保险药品。

【主要药性】甘、淡，寒。归膀胱、肺、胃经。

【基本功效】利尿通淋，清热解暑；外用祛湿敛疮。

【临床应用】

1. 淋证　本品"体滑主利窍，味淡主渗利"（《药品化义》），性寒能清热。善清膀胱之热结，"通水道之淋涩"（《长沙药解》）。故"淋家多用"（《本草衍义》）。主要用于热淋，石淋，尿热涩痛，尤为治石淋之要药。若治热淋，小便淋沥涩痛者，常与木通、车前子、瞿麦等同用，如八正散（《和剂局方》）。治石淋，腰腹疼痛，排尿不畅或伴有血尿者，可与连钱草、车前子、石韦等同用，如排石颗粒（《中国药典》）。

2. 暑湿，湿温　本品能"利窍去湿，消暑除热"（《本草经疏》），使内壅之暑热从下而泄，则热可止，渴可解，利可止，故为治暑湿、湿温之常用药。若治暑湿，症见身热烦渴，小便不利，或泄泻，常与甘草同用，如六一散（《宣明论方》）。治湿温初起或暑温夹湿，头痛恶寒，身重胸闷，苔白不渴者，常配杏仁、白蔻仁、生苡仁等，如三仁汤（《温病条辨》）。

3. 湿疹、湿疮、痱子　本品外用有清热祛湿敛疮作用。用治湿疹、湿疮尤宜，以之与甘草等份为末，或加绿豆末外用，如金黄散（《景岳全书》）；或与石膏、枯矾、大黄等份为末外用。用于热痱子，以之与白矾、枣叶为末外用，如滑石散（《圣惠方》）；亦可与薄荷、甘草等配制成痱子粉外用。

【临证备要】煎服，10~20g，先煎。滑石粉宜布包先煎。外用适量。脾虚、热病伤津及孕妇禁用。

【古今研究】

1. 本草摘要　《神农本草经》："主身热泄澼，女子乳难，癃闭，利小便，荡胃中积聚寒热。"《本草衍义补遗》："燥湿，分水道，实大肠，化食毒，行积滞，逐瘀血，解烦渴，补脾胃，降心火，偏主石淋为要药。"《本草纲目》："疗黄疸水肿脚气，吐血衄血，金疮出血，诸疮肿毒。"

2. 现代研究　主含含水硅酸镁，还含氧化铝、氧化镍等。本品有吸附和收敛作用。内服能保护发炎的胃肠道黏膜，止泻而不引起鼓肠。滑石粉撒布创面形成被膜，有保护创面，吸收分泌物，促进结痂的作用。

木 通
Mùtōng

首载于《神农本草经》。为木通科植物木通 *Akebia quinata*（Thunb.）Decne.、三叶木通 *Akebia trifoliata*（Thunb.）Koidz. 或白木通 *Akebia trifoliata*（Thunb.）Koidz. var. *australis*（Diels）Rehd. 的藤茎。产于江苏、湖南、湖北等地。秋季采收。

【处方用名】木通。

【药品归属】木通为国家基本医疗保险药品。

【主要药性】苦，寒。归心、小肠、膀胱经。

【基本功效】利尿通淋，清心除烦，通经下乳。

【临床应用】

1. 淋证，水肿　本品苦寒，"善泄降祛湿，而专治湿热之蕴结不通"（《本草正义》），清热利尿力强，"为热淋尿痛专药"（《药性切用》）。常与瞿麦、车前子、滑石等同用，如八正散（《和剂局方》）。也可治疗水肿脚气，小便不利者。常配猪苓、泽泻、桑白皮等。

2. 心烦尿赤，口舌生疮　本品上清心经之热以除烦，下导小肠之火以利尿，"为心与小肠要剂"（《本草汇言》）。常用于心火上炎，口舌生疮或心火下移于小肠之心烦、尿赤，多与生地黄、竹叶、甘草同用，如导赤散（《小儿药证直诀》）。

3. 经闭乳少　本品入血分，能"行经下乳"（《药品化义》），用于血瘀经闭、产后乳少或乳汁不通，每与猪蹄煎汤服之。如"以猪前蹄一只，浓煮清汤，去浮面之油，和入木通汁饮之，于行血之中，隐寓养阴之法，通乳而不致伤阴，堪为良法"（《本草正义》）。

此外，本品能清湿热，"通利九窍血脉关节"（《神农本草经》）；"又能治周身拘挛，肢体痹疼"（《医学衷中参西录》）。尤善治湿热痹证，可配黄柏、牛膝、薏苡仁等同用。

【临证备要】煎服，3~6g。孕妇慎用。

【古今研究】

1. 本草摘要　《神农本草经》："去恶虫，除脾胃寒热，通利九窍、血脉关节。"《名医别录》："主治脾疸，常欲眠，心烦，哕出音声，治耳聋，散痈肿、诸结不消，及金疮恶疮，鼠瘘，踒折，齆鼻，息肉，堕胎，去三虫。"《药性论》："主治五淋，利小便，开关格，治人多睡，主水肿浮大，除烦热。"

2. 现代研究　主含常春藤皂苷元、齐墩果酸、木通皂苷、白桦脂醇、木通苯乙醇苷 B，还含甾醇类等成分。《中国药典》规定：含木通苯乙醇苷（$C_{23}H_{26}O_{11}$）不得少于 0.15%。本品有抗炎、抗菌、利尿等作用。

【备注】关于取消关木通药用标准。国家药品监督管理局《关于取消关木通药用标准的通知》（国药监注［2003］121 号）指出：决定取消关木通（马兜铃科）药用标准。凡生产龙胆泻肝丸（含浓缩丸、水丸）、龙胆泻肝胶囊（含软胶囊）、龙胆泻肝颗粒、龙胆泻肝片的企业务必于 2003 年 4 月 30 日前将处方中的关木通替换为《中国药典》2000 年版 2002 年增补本中收载的木通（木通科）。

附：川木通

为毛茛科植物小木通 Clematis armandii Franch. 或绣球藤 Clematis montana Buch. -Ham. 的藤茎。为国家基本医疗保险药品。淡、苦，寒；归心、小肠、膀胱经。功能利尿通淋，清心除烦，通经下乳。用于淋证，水肿，心烦尿赤，口舌生疮，经闭乳少，湿热痹痛。煎服，3~6g。孕妇慎用。

通　草
Tōngcǎo

首载于《本草拾遗》。为五加科植物通脱木 Tetrapanax papyrifer（Hook.）K. Koch 的茎髓。主产于广西、四川。秋季采收。

NOTE

【处方用名】通草。

【药品归属】通草为国家基本医疗保险药品。

【主要药性】甘、淡，微寒。归肺、胃经。

【基本功效】清热利尿，通气下乳。

【临床应用】

1. 淋证，水肿　本品色白而气寒，味淡而体轻。"清热利水，性与木通相似，但无其苦，则泄降之力缓而无峻厉之弊"（《本草正义》）。"凡阴窍涩而不利，水肿闭而不行，用此立通"（《本草汇言》）。适用于淋证、水肿之轻证。若治热淋之小便不利，淋沥涩痛，常配滑石、石韦、冬葵子同用，如通草饮子（《普济方》）。治水湿停蓄之水肿，小便不利，可与猪苓、地龙、麝香为末，米汤送服，如通草散（《小儿卫生总微论方》）。

2. 乳汁不下　本品"入阳明胃经，通气上达而下乳汁"（《本草纲目》），适宜于产后乳少，无乳，乳汁不通。常与黄芪、当归、路路通等同用，如通乳颗粒（《中国药典》）。

【临证备要】煎服，3~5g。孕妇慎用。

【古今研究】

1. 本草摘要　《本草拾遗》："利大小便，宣通，去烦热。食之令人心宽，止渴，下气。"《日华子本草》："明目，退热，催生，下胞，下乳。"《本草备要》："白色气寒，体轻味淡。气寒则降，故入肺经，引热下行而利小便；味淡则升，故入胃经，通气上达而下乳汁。"

2. 现代研究　主含竹节参皂苷、通脱木皂苷等，还含有多糖和氨基酸等。本品有利尿、增加尿钾排出量、促进乳汁分泌、调节免疫、抗氧化、抗炎、解热等作用。

【备注】关于木通与通草的古今称谓。通草之名，始于《神农本草经》，为木通科之木通。通脱木为通草，始于《本草拾遗》，为五加科植物通脱木。《本草纲目》云："今之通草，乃古之通脱木也。"由此可见，今之"木通"，古称"通草"；今之"通草"，古称"通脱木"，在阅读古代医籍和本草著作时应予以注意。

瞿 麦
Qúmài

首载于《神农本草经》。为石竹科植物瞿麦 *Dianthus superbus* L. 或石竹 *Dianthus chinensis* L. 的地上部分。全国大部分地区均产。夏、秋二季花果期采收。

【处方用名】瞿麦。

【药品归属】瞿麦为国家基本医疗保险药品。

【主要药性】苦，寒。归心、小肠经。

【基本功效】利尿通淋，活血通经。

【临床应用】

1. 淋证　本品苦寒，主入心与小肠经。长于"利小肠而降心火，逐膀胱湿热，为通淋要药"（《药性切用》）。对于热淋，血淋，石淋等诸淋小便不通，淋沥涩痛，"必实有湿热壅滞者为宜"（《本草正义》）。常与萹蓄、车前子、滑石等同用，如清淋颗粒（《中国药典》）。

2. 经闭瘀阻　本品苦泄下行，有活血通经之功，对于血热瘀阻之经闭或月经不调，可配益母草、赤芍、丹参等同用。

【临证备要】煎服，9~15g。孕妇慎用。

【古今研究】

1. 本草摘要　《神农本草经》："主关格诸癃结，小便不通，出刺，决痈肿，明目退翳，破胎堕子，下闭血。"《日华子本草》："其子催生治月经不通，破血块，排脓；其叶治痔漏并泻血，作汤粥食。又治小儿蛔虫，并丹石药发。及眼目肿痛及肿毒。捣敷，治浸淫疮并妇人阴疮。"《本草备要》："降心火，利小便，逐膀胱邪热，为治淋要药。"

2. 现代研究　主含丁香酚、苯乙醇、苯甲酸苄酯、水杨酸苄酯等挥发油，及石竹皂苷等。本品有利尿、抗衣原体、抗过氧化、抗癌、抑菌、兴奋肠管、影响肾血容积、抑制心脏及降压等作用。

萹　蓄

Biǎnxù

首载于《神农本草经》。为蓼科植物萹蓄 *Polygonum aviculare* L. 的地上部分。全国大部分地区均产。夏季叶茂盛时采收。

【处方用名】萹蓄。

【药品归属】萹蓄为国家基本医疗保险药品。

【主要药性】苦，微寒。归膀胱经。

【基本功效】利尿通淋，杀虫，止痒。

【临床应用】

1. 淋证　本品微寒清热，沉降下行，主入膀胱经，长于"清利膀胱，渗泻湿热"（《玉楸药解》），而有利尿通淋之功。可用于湿热下注膀胱诸淋，尤宜于热淋。常与黄柏、甘草、柴胡等同用，如泌尿宁颗粒（《部颁标准》）。

2. 虫积腹痛，皮肤湿疹，阴痒带下　本品苦寒降泄，能"除湿热杀虫"（《本草求真》），对于"湿热疮疡，浸淫痛痒，红肿四溢，脓水淋漓等证，尤其专职"（《本草正义》）。用于湿疹湿疮、阴痒带下，可单用煎水外洗，亦可配伍地肤子、蛇床子、荆芥等煎汤外洗。若"煮汁饮之，疗小儿蛔虫上攻心腹作痛大效"（《本草正》）。

【临证备要】煎服，9~15g。外用适量，煎洗患处。

【古今研究】

1. 本草摘要　《神农本草经》："主浸淫疥疮，疽痔，杀三虫。"《滇南本草》："利小便，治五淋白浊，热淋，瘀精涩闭关窍，并治妇人气郁，胃中湿热，或白带之症。"《本草备要》："杀虫疥，利小便。治黄疸热淋，蛾咬腹痛，虫蚀下部。"

2. 现代研究　主含萹蓄苷、槲皮苷、杨梅苷、木犀草素、金丝桃苷、伞形花内酯、东莨菪素等，还有多糖及酸性成分。《中国药典》规定：含杨梅苷（$C_{21}H_{20}O_{12}$）不得少于 0.030%。本品有利尿、降压、止血、抗菌、影响肾血容积、抑制心脏增强子宫张力，降压，驱蛔虫、蛲虫及缓下等作用。

地肤子
Dìfūzǐ

首载于《神农本草经》。为藜科植物地肤 *Kochia scoparia*（L.）Schrad. 的成熟果实。产于河北、山西、山东等地。秋季果实成熟时采收。

【处方用名】地肤子。

【药品归属】地肤子为国家基本医疗保险药品。

【主要药性】辛、苦，寒。归肾、膀胱经。

【基本功效】清热利湿，祛风止痒。

【临床应用】

1. 淋证 本品苦寒降泄，"入膀胱而除浮肿，利小便而通淋闭"（《药性切用》）。"凡小便因热而见频数及或不禁，用此苦以入阴，寒以胜热，而使湿热尽从小便而出"（《本草求真》）。用于膀胱湿热，小便不利、淋沥涩痛，可与木通、瞿麦、冬葵子等同用，如地肤子汤（《济生方》）。

2. 风疹湿疹，阴痒带下 本品苦寒能清热祛湿，味辛能散肌肤之风，具有良好的止痒之功，为治疗瘙痒性皮肤病的常用药。若治湿热蕴结肌肤所致之风疹、湿疹，皮肤瘙痒，可与苍耳子、川芎、红花等同用，如肤痒冲剂（《部颁标准》）。治湿热下注之阴部瘙痒，带下量多，可与苦参、土荆皮、蛇床子等煎水外洗。

【临证备要】煎服，9~15g。外用适量，煎汤熏洗。

【古今研究】

1. 本草摘要 《神农本草经》："主膀胱热，利小便，补中益精气。"《名医别录》："去皮肤中热，散恶疮疝瘕，强阴，使人润泽。"《滇南本草》："利膀胱小便积热，洗皮肤之风，疗妇人诸经客热，清利胎热，湿热带下。"

2. 现代研究 主含地肤子皂苷 I c、地肤子皂苷 B $_2$、20-羟基蜕皮素、齐墩果酸等。《中国药典》规定：含地肤子皂苷 I c（$C_{41}H_{64}O_{13}$）不得少于 1.8%。本品有利尿、抗过敏、抗菌、降糖、调节胃肠运动等作用。

海金沙
Hǎijīnshā

首载于《嘉祐本草》。为海金沙科植物海金沙 *Lygodium japonicum*（Thunb.）Sw. 的成熟孢子。产于湖北、浙江、湖南等地。秋季采收。

【处方用名】海金沙。

【药品归属】海金沙为国家基本医疗保险药品。

【主要药性】甘、咸，寒。归膀胱、小肠经。

【基本功效】清热利湿，通淋止痛。

【临床应用】

诸淋涩痛 本品性寒清热，主入膀胱、小肠经。"专于利水通淋"（《本草正义》）。尤以止尿道疼痛擅长，凡"五淋疼痛不止者，服之使热尽从小便而出"（《本草求真》）。故为治诸淋尿道涩痛之要药。可单味为末服，或与瞿麦、车前子、猪苓等同用，如金砂五淋丸（《部颁标准》）。

此外，本品通利水道，也可用于水肿、小便不利。

【临证备要】　煎服，6~15g。宜包煎。肾阴亏虚者慎服。

【古今研究】

1. 本草摘要　《本草纲目》："治湿热肿满，小便热淋，膏淋、血淋、石淋、茎痛，解热毒气。"《本经逢原》："小肠、膀胱血分药也，热伏二经血分者宜之，故小便热淋茎痛为要药"。《本草求真》："味甘而淡，气寒无毒，为主通利小肠血分要药。凡小肠热闭而见五淋疼痛不止者，服之使热尽从小便而出。"

2. 现代研究　主含棕榈酸、油酸、亚油酸等，还有金沙素等。本品有抑菌、利胆、增加输尿管蠕动频率作用。

附：海金沙藤

为海金沙的地上部分。其性能、功用与海金沙相似，而更长于清热解毒，尚可用于痈肿疮毒。煎服，15~30g。外用适量，煎汤外洗或捣敷。

石　韦

Shíwéi

首载于《神农本草经》。为水龙骨科植物庐山石韦 *Pyrrosia sheareri*（Bak.）Ching、石韦 *Pyrrosia lingua*（Thunb.）Farwell 或有柄石韦 *Pyrrosia petiolosa*（Christ）Ching 的叶。全国大部分地区均产。四季均可采收。

【处方用名】　石韦。

【药品归属】　石韦为国家基本医疗保险药品。

【主要药性】　甘、苦，微寒。归肺、膀胱经。

【基本功效】　利尿通淋，清肺止咳，凉血止血。

【临床应用】

1. 淋证　本品苦寒下行，长于"通膀胱而利水湿，善能通淋"（《本草分经》）。为治湿热诸淋，小便不利之常用药物，可与苦参、萹蓄、黄芪同用，如复方石韦散（《中国药典》）。因其兼能凉血止血，故对于热伤血络之血淋用之尤佳。常与当归、蒲黄、芍药等同用，如石韦散（《千金方》）。

2. 肺热咳喘　本品药性寒凉，归肺经而能清肺热，止咳喘。用于肺热咳喘，可配鱼腥草、黄芩、芦根等同用。

3. 血热出血　本品性寒清热，入血分，能凉血止血，适用于血热妄行之吐血、衄血、尿血、崩漏等多种出血。可单用，或随证配伍侧柏叶、生地黄、生艾叶等同用。

【临证备要】　煎服，6~12g。

【古今研究】

1. 本草摘要　《神农本草经》："主劳热邪气，五癃闭不通，利小便水道。"《名医别录》：

"止烦下气，通膀胱满，补五劳，安五脏，去恶风，益精气。"《本草备要》："甘苦微寒。清肺金以滋化源，凡行水之药，必皆能先清肺火。通膀胱而利水道，益精气，补五劳，利湿清热之功。"

2. 现代研究 主含绿原酸、山柰酚、槲皮素、异槲皮素、三叶豆苷、紫云英苷、甘草苷、芒果苷、异芒果苷等。《中国药典》规定：含绿原酸（$C_{16}H_{18}O_9$）不得少于 0.20%。本品有保护肾脏、镇咳去痰、降血糖、抗 I 型单纯疱疹病毒、增强免疫、升高白细胞、降血糖、抑制血小板聚集等作用。

冬葵子
Dōngkuízǐ

首载于《神农本草经》。为锦葵科植物冬葵 *Malva verticillata* L. 的成熟种子。全国各地均产。夏、秋季种子成熟时采收。

【处方用名】冬葵子。

【主要药性】甘，寒。归大肠、小肠、膀胱经。

【基本功效】清热利尿，下乳，润肠。

【临床应用】

1. 淋证，水肿 本品甘寒滑利通窍，主入小肠、膀胱经，能"滑窍而开癃闭，利水而泻膀胱"（《长沙药解》），可用于热淋涩痛、水肿尿少。前者可与石韦、瞿麦、滑石等同用，后者可与猪苓、泽泻、茯苓等同用。

2. 乳汁不通，乳房胀痛 本品"性最滑利，能宣积壅"（《药性解》），通乳汁。常用于产后乳汁不通、乳房胀痛，可单炒香为末，热酒调服；或配通草。王不留行等同用。

3. 肠燥便秘 本品质润滑利，能润大便，有缓泻之功。适用于肠燥津亏，大便秘结。可单用，或与郁李仁、杏仁、桃仁等同用。

【临证备要】煎服，10~15g。本品寒润滑利，脾虚便溏者及孕妇慎用。

【古今研究】

1. 本草摘要 《神农本草经》："主五脏六腑寒热，羸瘦，五癃，利小便。"《药性论》："治五淋，主奶肿，能下乳汁。"《本草纲目》："通大便，消水气，滑胎，治痢。"

2. 现代研究 含中性多糖、酸性多糖、肽聚糖、脂肪油及蛋白质等。

灯心草
Dēngxīncǎo

首载于《开宝本草》。为灯心草科植物灯心草 *Juncus effusus* L. 的茎髓。产于江苏、四川、云南等地。夏末至秋季采收。

【处方用名】灯心草。

【药品归属】灯心草为国家基本医疗保险药品。

【主要药性】甘、淡，微寒。归心、肺、小肠经。

【基本功效】利小便，清心火。

【临床应用】

尿少涩痛，心烦失眠　本品甘淡渗湿，微寒清热。入心与小肠经。"既通水道，则小便无壅滞之苦，小肠既通利，而心中之热随之下行，入于膀胱，从前阴而出"（《本草新编》）。故可用于心火上炎之口舌生疮，热扰心神之心烦失眠，以及心火移热于小肠之热淋涩痛。因其质轻力薄，常作辅助药用。如治心烦失眠，可单味煎服，或配淡竹叶、栀子等同用。治热淋涩痛，可配车前子、木通、瞿麦等同用，用灯心草水煎送服，如八正散（《和剂局方》）。

此外，本品"火烧为灰，取少许吹喉中，治急喉痹甚捷"（《本草衍义补遗》）。"烧灰涂乳上，饲小儿，止夜啼"（《本经逢原》）。

【临证备要】煎服，1~3g。

【古今研究】

1. 本草摘要　《开宝本草》："五淋，生煮服用。"《医学启源》："通阴窍涩不利，利小便，除水肿、癃闭。"《本草纲目》："降心火，止血通气，消肿止渴。"

2. 现代研究　主含灯心草二酚、去氢灯心草二酚、去氢灯心草醛、去氢-6-甲基灯心草二酚等，还含有木犀草及有机酸等。本品有镇痛、抗菌、抗氧化、利尿、止血等作用。

萆　薢

Bìxiè

首载于《神农本草经》。为薯蓣科植物绵萆薢 *Dioscorea septemloba* Thunb. 或福州薯蓣 *Dioscorea futschauensis* Uline ex R. kunth 和粉背薯蓣 *Dioscorea hypoglauca* Palibin 的根茎。前两者称"绵萆薢"，产于浙江、湖北等地；后者称"粉萆薢"，产于安徽、浙江、江西等地。秋、冬二季采挖。

【处方用名】萆薢、绵萆薢、粉萆薢。

【药品归属】绵萆薢、粉萆薢均为国家基本医疗保险药品。

【主要药性】苦，平。归肾、胃经。

【基本功效】利湿去浊，祛风除痹。

【临床应用】

1. 膏淋，白浊，带下　本品性味淡薄，主入胃经。善"治阳明之湿而固下焦，故能去浊分清"（《本草纲目》），凡"男子白浊，茎中作痛，女子白带，病由胃中浊气下流所致，以此入胃驱湿，其症自愈"（《药品化义》）。尤为治小便混浊，白如米泔之膏淋要药。常与益智仁、石菖蒲、乌药同用，如萆薢分清饮（《杨氏家藏方》）；若治妇女湿盛白带过多者，可与薏苡仁、白术、泽泻等同用。

2. 痹证　本品能祛风湿，舒筋络而止痹痛，用于风湿痹痛，关节不利，腰膝疼痛。因其性平，以"治湿为长，治风次之，治寒则尤其次也"（《本草便读》）。故以治湿邪偏盛之着痹最为适宜，可与独活、蚕砂、木瓜等同用。若治风湿热痹，则须与黄柏、忍冬藤、防己等同用。

【临证备要】煎服，10~15g。肾阴亏虚遗精、滑精者慎用。

【古今研究】

1. 本草摘要　《神农本草经》："主腰脊痛强，骨节风寒湿周痹，恶疮不瘳，热气。"《本草经疏》："此药祛阳明之湿热以固下焦，故能去浊分清，而疗下元虚冷湿邪为病也。"《本草备要》："治风寒湿痹，腰痛久冷，关节老血，膀胱宿水，阴痿失溺，茎痛遗浊，痔瘘恶疮。诸病皆阳明湿热流入下焦，萆薢能除浊分清，古方有萆薢分清饮。"

2. 现代研究　主含薯蓣皂苷、粉草皂苷 A、原粉草皂苷 A、纤细薯蓣皂苷、原纤细薯蓣皂苷、雅姆纤细皂苷元等，还含鞣质、淀粉、蛋白质等。本品有抗痛风、抗骨质疏松、抗心肌缺血、抗肿瘤、抗菌等作用。

第三节　利湿退黄药

本节药物多为苦寒，以清泄湿热，利胆退黄为主要功效。适用于湿热黄疸（阳黄），症见目黄、身黄、小便黄等，其中以目睛黄染为主要特征。通过配伍，也可用于寒湿郁滞之黄疸（阴黄）及其他水湿内停的病症。

茵　陈
Yīnchén

首载于《神农本草经》。为菊科植物滨蒿 *Artemisia scoparia* Waldst. et Kit. 或茵陈蒿 *Artemisia capillaris* Thunb. 的地上部分。产于陕西、山西、河北等地。春、秋二季采收。其中，春季采收者习称"绵茵陈"，秋季采收者习称"花茵陈"。

【处方用名】茵陈、茵陈蒿、绵茵陈。

【药品归属】茵陈为国家基本医疗保险药品。

【主要药性】苦、辛，微寒。归脾、胃、肝、胆经。

【基本功效】清利湿热，利胆退黄。

【临床应用】

黄疸　本品苦寒，能"利水道而泻湿淫，消瘀热而退黄疸"（《长沙药解》）。"为治湿病黄疸之要药"（《本草便读》）。无论湿热郁蒸之阳黄，或寒湿郁滞之阴黄，"总以茵陈为君，随佐使之寒热，而理黄症之阴阳也"（《本草通玄》）。因其苦寒，以清利湿热见长，故以身目发黄，小便短赤之阳黄最宜。常与栀子、大黄为伍，如茵陈蒿汤（《伤寒论》）。若治阴黄，多与附子、干姜等同用，如茵陈四逆汤（《卫生宝鉴》）。

此外，本品"行水最捷，故凡下焦湿热痒瘙，及足胫跗肿，湿疮流水，并皆治之"（《本草正义》）。可单味煎汤外洗，或与黄柏、苦参、地肤子等同用。本品清热利湿，亦可用于湿温或暑湿。

【临证备要】煎服，6~15g。外用适量，煎汤熏洗。蓄血发黄者及血虚萎黄者慎用。

【典型案例】茵陈利湿退黄案。张某，自觉全身酸软无力，恶寒发热，胸胁胀满，恶心，厌油腻，小便深黄似浓茶，白睛及皮肤呈橘黄色。舌苔薄黄，脉弦略数。诊为急性黄疸型肝炎，治以清热解毒，健脾利湿。处方：茵陈 60g（布包），大枣 250g，绿豆 125g，加水煎煮，至枣及豆稀烂为止，去茵陈，吃枣及豆，并取汤频饮。三剂后，小便增多，身黄及睛黄明显消退。又服四剂，黄疸全消，饮食恢复正常（《刘惠民医案》）。

【古今研究】

1. 本草摘要　《神农本草经》："主风湿寒热邪气，热结黄疸。"《本草经疏》："其味苦平，微寒无毒。故主风湿寒热邪气，热结黄疸，通身发黄，小便不利，及头热，皆湿热在阳明、太阴所生病也。苦寒能燥湿除热，湿热去则诸证自退矣。"

2. 现代研究　主含滨蒿内酯、东莨菪素、茵陈黄酮、异茵陈黄酮、绿原酸、水杨酸、香豆酸等，还含有挥发油、三萜、甾体。《中国药典》规定：绵茵陈含绿原酸（$C_{16}H_{18}O_9$）不得少于 0.50%。花茵陈含滨蒿内酯（$C_{11}H_{10}O_4$）不得少于 0.20%。本品有抗肝损伤、利胆、抗病原微生物、抗肿瘤、改善微循环、降血压、降血脂、抗凝血、利尿、解热、平喘、抗菌、消炎、驱除蛔虫及抑制多种致病性皮肤真菌与细菌等作用。

金钱草
Jīnqiáncǎo

首载于《本草纲目拾遗》。为报春花科植物过路黄 *Lysimachia christinae* Hance 的全草。主产于四川。夏、秋二季采收。

【处方用名】金钱草、大金钱草。

【药品归属】金钱草为国家基本医疗保险药品。

【主要药性】甘、咸，微寒。归肝、胆、肾、膀胱经。

【基本功效】利湿退黄，利尿通淋，解毒消肿。

【临床应用】

1. 湿热黄疸，胆胀胁痛　本品甘淡渗湿，微寒清热，主入肝胆经，善能清湿热，退黄疸，利胆排石。治湿热黄疸，常与茵陈、栀子、虎杖等同用。治肝胆结石，胆胀胁痛，可单用，或与茵陈、大黄、郁金等同用，如利胆排石片（《中国药典》）。

2. 石淋，热淋　本品其性通利，有清热利尿、通淋排石之功，为治热淋，沙淋，尿涩作痛之要药。可单用大剂量煎汤代茶饮，或制片服用，如金钱草片（《部颁标准》）；或与琥珀、海金沙、鸡内金等同用，如琥珀消石颗粒（《部颁标准》）。

3. 痈肿疔疮，毒蛇咬伤　本品既解热毒，又解蛇毒，内服外敷皆效。如治热毒疮疡，可用鲜品捣汁内服或捣烂外敷，或配蒲公英、野菊花等同用。治"毒蛇咬，捣此草汁饮，以渣罨伤口，立愈"（《本草纲目拾遗》）。

【临证备要】煎服，15～60g。鲜品加倍。外用适量。

【典型案例】金钱草通淋排石案。徐某，男，38岁。一年前突发肾绞痛，经检查为右肾输尿管结石引起。刻诊：右侧腰腹部绞痛甚剧，汗出肢冷，尿赤不爽。急予乌药 30g，金钱草 90g，煎服。药后 30 分钟绞痛即缓解，4 小时后又继服 2 煎，绞痛即定，次日排除如绿豆结石 2 枚（《朱良春用药经验集》）。

NOTE

【古今研究】

1. 本草摘要　《采药志》："治反胃噎膈，水肿鼓胀，黄白火疸，疝气，阴症伤寒。"《草木便方》："除风毒。癫狗咬伤，捣酒服。疬风，丹毒，生服、涂。"

2. 现代研究　主含槲皮素、山柰素，还含有苷类、鞣质、挥发油、氨基酸、胆碱、甾醇等。《中国药典》规定：含槲皮素（$C_{15}H_{11}O_7$）和山柰素（$C_{15}H_{10}O_6$）的总量不得少于 0.10%。本品有抗尿路结石、促进胆汁分泌、排石、溶解结石、利尿、抑菌、免疫抑制、抗炎、抗氧化等作用。

【备注】关于金钱草的品种。全国各地作金钱草药用的植物品种较多。如唇形科植物活血丹（连钱草），为江苏、浙江一带习用，称"江苏金钱草"；豆科植物广金钱草，为广东、广西一带习用，称"广金钱草"；伞形科植物白毛天胡荽，为江西一带习用，称"江西金钱草"；旋花科植物马蹄金，为四川部分地区习用，称"小金钱草"。在诸多品种中，以产于四川的报春花科植物过路黄的全草使用较多，《中国药典》将其定为"金钱草"正品。

虎 杖

Hǔzhàng

首载于《名医别录》。为蓼科植物虎杖 *Polygonum cuspidatum* Sieb. et. Zucc. 的根茎和根。主产于华东、西南地区。春、秋二季采挖。

【处方用名】虎杖。

【药品归属】虎杖为国家基本医疗保险药品。

【主要药性】微苦，微寒。归肝、胆、肺经。

【基本功效】利湿退黄，清热解毒，散瘀止痛，止咳化痰。

【临床应用】

1. 湿热证　本品苦寒，长于走下焦，利小便，使湿热从小便而出，有清热利湿之功。常用于黄疸，淋浊，带下等下焦湿热证。若治湿热黄疸，可单用本品煎服，或与金银花、黄连、蒲公英等同用，如双虎清肝颗粒（《中国药典》）。治湿热蕴结下焦之小便涩痛，淋浊带下，可单用为末，米饮送下，或配黄柏、车前子、草薢等同用。

2. 痈肿疮毒，水火烫伤，毒蛇咬伤　本品苦寒，有清热解毒之效。若治热毒疮疡，可用鲜品捣烂外敷，或配连翘、紫花地丁、蒲公英等同用。治水火烫伤，可单用研末，水调敷，或与黄柏、冰片同用，如烧伤灵酊（《中国药典》）。治毒蛇咬伤，则可鲜品捣烂外敷，或配半枝莲、蚤休等同用。

3. 血瘀证　本品善入肝经血分，能活血散瘀。凡瘀血阻滞之经闭痛经，癥瘕积聚，跌打损伤等皆可运用。若治血瘀经闭、痛经，常与红花、牛膝、当归等同用，如虎杖散（《圣惠方》）。治癥瘕积聚，可与三棱、莪术等同用。治跌打损伤，瘀肿疼痛，每与赤芍共为末，温酒送服，如虎杖散（《圣济总录》）。

4. 肺热咳嗽　本品苦寒，入肺经，能清肺热，降肺气，有止咳化痰之功，用于肺热咳嗽。可单用，如复方虎杖片（《部颁标准》），也可与鱼腥草、黄芩等配伍。

此外，本品尚有泻热通便作用，可用于热结便秘。

【临证备要】煎服，9~15g。外用适量，制成煎液或油膏涂敷。孕妇慎用。

【典型案例】虎杖治石淋案。某女患砂石淋者十三年矣。每漩痛楚不可忍。溺器中小便下砂石，剥剥有声，百方不效，偶得此方（以虎杖一合，用水五盏，煎一盏，去滓。用麝香、乳香少许，研调下）啜之，一夕而愈，目所见也（《普济方》）。

【古今研究】

1. 本草摘要 《名医别录》："主通利月水，破留血癥结。"《日华子本草》："治产后恶血不下，心腹胀满，排脓，主疮疖痈毒，妇人血晕，扑损瘀血，破风毒结气。"《岭南采药录》："治蛇伤，脓疱疮，止损伤痛。"

2. 现代研究 主含大黄素、大黄素甲醚、大黄酚、虎杖苷、白藜芦醇苷、白藜芦醇等，还含多糖、氨基酸、鞣质等。《中国药典》规定：含大黄素（$C_{15}H_{10}O_5$）不得少于 0.60%，含虎杖苷（$C_{20}H_{22}O_8$）不得少于 0.15%。本品有抗肝损伤、调脂、改善微循环、降血压、降血糖、祛痰镇咳平喘、止血、抑菌消炎、抗病毒、泻下、镇痛、抗氧化、抗病原微生物、抗肿瘤等作用。

地耳草

Dìěrcǎo

首载于《植物名实图考》。为藤黄科植物地耳草 *Hyptericum japonicum* Thunb. 的全草。产于广东、广西、四川等地。春、夏二季采挖。

【处方用名】地耳草、田基黄。

【主要药性】苦，凉。归肝、胆经。

【基本功效】利湿退黄，清热解毒，活血消肿。

【临床应用】

1. 湿热黄疸 本品苦凉，入肝胆经，能清热利湿退黄，治湿热黄疸，可单用大剂量煎汤服，或配金钱草、茵陈、蒲公英等同用，如肝康颗粒（《部颁标准》）。

2. 痈肿疮毒 本品又能清热解毒，善"消阳症结疽"（《质问本草》），无论外疡、内痈用之皆可。如治乳痈，可与蒲公英、穿山甲等同用。治肺痈，常配鱼腥草、薏苡仁、芦根等。治肠痈，多与败酱草、冬瓜仁、红藤等合用。

3. 跌打损伤 本品入肝经血分，能活血消肿，治跌打损伤，瘀肿疼痛，可单用或配骨碎补、乳香、没药等煎服，亦可同时用鲜品捣烂外敷。

【临证备要】煎服，15~30g。外用适量。

【古今研究】

1. 本草摘要 《生草药性备要》："治酒病，消肿胀，解蛊毒，敷大恶疮，理疳疮肿。"《分类草药性》："解一切蛇虫毒，清火，止泄泻，刀伤用良。"《岭南采药录》："去硝、黄火毒，敷虾箝疮，理跌打、蛇伤。"

2. 现代研究 主含槲皮苷、异槲皮苷、田基黄苷，还含香豆素、蒽醌等。本品有抗肝损伤、调节免疫、抗肿瘤、抗菌、抗病毒等作用。

垂盆草
Chuípéncǎo

首载于《本草纲目拾遗》。为景天科植物垂盆草 *Sedum sarmentosum* Bunge 的全草。主产于浙江、江苏。夏、秋二季采收。

【处方用名】垂盆草。

【药品归属】垂盆草为国家基本医疗保险药品。

【主要药性】甘、淡，凉。归肝、胆、小肠经。

【基本功效】利湿退黄，清热解毒。

【临床应用】

1. 湿热黄疸　本品甘淡利湿，微寒清热，有清热利湿，利胆退黄之功，常用于湿热黄疸，可单用，如垂盆草颗粒（《中国药典》）。或与虎杖、丹参、灵芝同用，如护肝宁片（《部颁标准》）。

2. 痈肿疮毒，水火烫伤，毒蛇咬伤　本品甘凉，既能解火热之毒而消痈，又能解虫蛇之毒而疗伤。治疗上述病症，内服外用均可，尤以鲜品为佳。

【临证备要】煎服，15~30g。

【古今研究】

1. 本草摘要　《本草纲目拾遗》："消痈肿，治湿郁水肿。""治诸毒及汤烙伤，疗痈，虫蛇螫咬。"《天宝本草》："利小便，敷火疮肿毒，汤火症；退湿热，兼治淋症。"

2. 现代研究　主含槲皮素、山柰素、异鼠李素、苜蓿素、苜蓿苷、木犀草素等，还含三萜、甾醇、生物碱、氰苷、多糖等。《中国药典》规定：含槲皮素（$C_{15}H_{16}O_7$）、山柰素（$C_{15}H_{10}O_6$）、异鼠李素（$C_{16}H_{12}O_7$）的总量不得少于 0.10%。本品有保护肝脏、免疫调节、降低血清转氨酶等作用。

鸡骨草
Jīgǔcǎo

首载于《岭南采药录》。为豆科植物广州相思子 *Abrus cantoniensis* Hance 的全株。主产于广东、广西。全年均可采挖。

【处方用名】鸡骨草。

【药品归属】鸡骨草为国家基本医疗保险药品。

【主要药性】甘、微苦，凉。归肝、胃经。

【基本功效】利湿退黄，清热解毒，疏肝止痛。

【临床应用】

1. 湿热黄疸　本品甘苦而凉，具清热利湿退黄之功，治湿热黄疸，可单用，或与茵陈、栀子等配伍，如鸡骨草胶囊（《部颁标准》）。

2. 胁肋不舒，胃脘胀痛，乳痈肿痛　本品微苦能泄，性凉清热，主入肝胃经。长于清郁热，舒肝和胃止痛。治肝气郁结，横逆犯胃之胁肋不舒，胃脘胀痛，常与香附、佛手等同用。

治乳痈肿痛，可单用本品鲜叶捣烂外敷。

【临证备要】煎服，15~30g。

【古今研究】

1. 本草摘要　《中国药用植物图鉴》："治风湿骨痛，跌打瘀血内伤，并作清凉解热药。"《岭南草药志》："清郁热，舒肝，和脾，续折伤。"

2. 现代研究　主含相思子皂醇 A-G 及 L、大豆皂醇、葛根皂醇、相思子皂苷、大黄酚等，还含黄酮类、相思子碱、胆碱等。本品有抗肝损伤、抗炎、抗菌、免疫增强、抗氧化等作用。

珍珠草

Zhēnzhūcǎo

首载于《生草药性备要》。为大戟科植物叶下珠 *Phyllanthus urinarya* L. 的全草或带根全草。产于广东、广西、四川。夏、秋二季采收。

【处方用名】珍珠草。

【主要药性】甘、苦，凉。归肝、肺经。

【基本功效】利湿退黄，清热解毒，明目，消积。

【临床应用】

1. 湿热黄疸，泄痢，淋证　本品甘苦而凉，主入肝经，功能清利湿热，而收退黄、止痢、通淋之效。如治湿热蕴结肝胆之黄疸尿赤，常与茵陈、栀子同用；治膀胱湿热下注膀胱之小便淋痛，常与车前子、金钱草等同用；治湿热泄痢，则配黄连、木香等。

2. 疮疡肿毒，蛇犬咬伤　本品苦凉，既能解火热之毒，又能解虫蛇之毒。用于热毒蕴结之疮疡肿毒，以及毒蛇或狂犬咬伤，内服外敷均可。

3. 目赤肿痛　本品入肝经，能清热明目。治疗肝火上炎，或风热上攻之目赤肿痛，羞明多泪，可单用或配菊花内服外洗。

4. 小儿疳积　本品甘可健脾，善能消积，治疗小儿疳积，可单用水炖服，亦可配使君子、芦荟等同用。

【临证备要】煎服，15~30g。外用适量。

【古今研究】

1. 本草摘要　《生草药性备要》："治小儿疳眼，疳积，煲肉食或煎水洗。"《临证指南》："治小儿诸疳瘦弱，眼欲盲。"

2. 现代研究　主含酚性成分、三萜成分及没食子鞣质。本品有抑菌、抗病毒、抗癌等作用。

第十二章　温里药

一、含义

凡以温里祛寒为主要功效，常用于治疗里寒证的药物，称为温里药，又称祛寒药。

二、性能特点

温里药多味辛而性温热，长于走脏腑而温散在里之寒邪，温煦脏腑阳气之不足，使里寒得散，阳气得复，则诸恙悉平。即所谓"疗寒以热药"（《神农本草经》）之意。本章药物的主要功效为温里，部分药物尚有助阳、回阳的作用。

所谓温里，即温热药物能祛除寒邪，以减轻或消除里寒证的治疗作用，又称温里祛寒。根据其归经不同，温里作用又分别有温中、温肺、暖肝、温肾、温心阳等不同表述。所谓助阳，即补助阳气之不足，主要针对阳虚证发挥治疗作用的功效，又称补火助阳。所谓回阳，即收回散失的阳气，主要针对四肢厥逆、脉微欲绝之亡阳证发挥治疗作用的功效，又称回阳救逆。

三、主治病证

适用于寒邪直中脏腑或阳气不足，阴寒内生，以冷、凉为主的里寒证。由于里寒证有部位之分，虚实之别，轻重之异，故里寒证又表现出不同的证候特点。诸如脾胃寒证，症见脘腹冷痛、呕吐泻利、食欲不振等。寒饮停肺证，症见咳喘、痰多色白易咯等。寒凝肝脉证，症见少腹、前阴、巅顶等肝经循行部位冷痛等。肾阳虚证，症见腰膝冷痛、性欲减退、夜尿多等。亡阳证，症见四肢厥逆、脉微欲绝等。

四、应用原则

应根据寒邪的致病特点，及里寒证的虚实、轻重、部位等不同分别选择并配伍用药。如寒为阴邪，易伤阳气，且里寒证的形成多与素体阳气不足有关，故运用温里药时常配伍温补助阳药同用。寒主凝滞、收引，容易壅滞气血，故寒凝经脉、气滞血瘀者，常须配伍温通经脉或理气活血药同用。若亡阳气脱者，宜配大补元气药同用；若外寒内侵，表寒未解者，可与辛温解表药同用。

五、使用注意

本类药物多辛热燥烈，易耗阴助火，凡实热、阴虚火旺、津血亏虚者忌用；孕妇及气候炎热时慎用。部分药物有毒，应注意炮制、剂量及用法等，确保用药安全。

六、现代研究

温里药主要有强心作用，可使心肌收缩力增强，心率加快，心输出量增加。部分药物尚有扩张心脑血管、改善微血管、抗心肌缺血、抗休克、抗溃疡、兴奋垂体-肾上腺皮质系统、抗炎、镇痛、镇吐等多种药理作用。

附 子
Fùzǐ

首载于《神农本草经》。为毛茛科植物乌头 *Aconitum carmichaelii* Debx. 的子根的加工品。主产于四川。6 月下旬至 8 月上旬采收。

【处方用名】黑顺片、白附片、淡附片、炮附片。

【药品归属】附子为国家基本医疗保险药品，生附子为毒性中药管理品种。

【主要药性】辛、甘，大热；有毒。归心、肾、脾经。

【基本功效】回阳救逆，补火助阳，散寒止痛。

【临床应用】

1. 亡阳证 本品辛甘大热，为纯阳燥烈之品，能逐退在内之阴寒，急回外越之阳气，素有"回阳救逆第一品药"（《神农本草经读》）之称。凡属阳虚阴极之候，服之有起死之殊功。适用于阳气衰微，阴寒内盛之亡阳证，症见大汗淋漓，四肢厥冷，脉微欲绝。常与干姜、甘草同用，如四逆汤（《伤寒论》）。若亡阳兼气脱者，常与人参同用，如参附汤（《正体类要》）。

2. 阳虚证 本品辛甘助阳，能益火消阴。上助心阳以通脉，中温脾阳以散寒，下补肾阳以益火，外达皮毛除表寒。"凡三焦经络、诸脏诸腑，果有真寒，无不可治"（《本草正义》）。故为补火助阳之要药。大凡心、脾、肾诸脏阳气衰弱诸证均可应用。治肾阳不足，命门火衰，症见腰膝酸软，畏寒肢冷，神疲乏力者，常与肉桂、山茱萸、熟地等同用，如右归丸（《景岳全书》）。治脾胃虚寒较甚，或脾肾阳虚，脘腹冷痛，呕吐泄泻，畏寒肢冷者，常与干姜、党参、白术等同用，如附子理中丸（《和剂局方》）。治脾肾阳虚，水肿，小便不利者，常与茯苓、白术、生姜等同用，如真武汤（《伤寒论》）。治心阳衰弱，胸痹心痛，心悸气短，可与人参、红花、三七等同用，如益心丸（《中国药典》）。若素体阳虚，复感风寒，症见恶寒发热，脉反沉者，常与麻黄、细辛同用，如麻黄细辛附子汤（《伤寒论》）。

3. 痹证 本品气雄性悍，走而不守，能温通经络，散寒止痛。凡风寒湿痹、周身骨节疼痛者皆可运用。因其性大热，故尤善治寒痹痛剧者。常与桂枝、白术、甘草同用，如甘草附子汤（《伤寒论》）。

【临证备要】 煎服，3～15g。先煎，久煎。阴虚阳亢及孕妇忌用；不宜与半夏、瓜蒌、瓜蒌子、瓜蒌皮、天花粉、川贝母、浙贝母、平贝母、伊贝母、湖北贝母、白蔹、白及同用。

【典型案例】附子散寒止痛案。陈某，男，61 岁。3 日来恶寒肢冷，周身骨节疼痛，腰部酸重，面色苍白，头不痛，口不渴，略有腹痛，溲清便溏，舌苔薄润，脉沉细。此寒邪侵入少阴，阳气不布所致。方用熟附子块 15g，党参 9g，生白术、生白芍各 12g，2 剂，每日 1 剂，水煎服。药后恶寒大减，腹痛、骨节疼痛均痊，腰部酸痛未减，脉转有力，上方白术改 15g，再服 2 剂而愈（《国医大师经方验案精选》）。

【古今研究】

1. 本草摘要　《本草汇言》："附子，回阳气，散阴寒，逐冷痰，通关节之猛药也。诸病真阳不足，虚火上升，咽喉不利，饮食不入，服寒药愈甚者，附子乃命门主药，能入其窟穴而招之，引火归原，则浮游之火自熄矣。凡属阳虚阴极之候，肺肾无热证者，服之有起死之殊功。"《本草求真》："为补先天命门真火第一要剂。凡一切沉寒痼冷之症，用此无不奏效。"

2. 现代研究　主含乌头碱、新乌头碱、次乌头碱、去甲乌头碱等双酯型生物碱，还含有苯甲酰新乌头原碱、苯甲酰乌头原碱、苯甲酰次乌头原碱等单酯型生物碱。双酯型生物碱是附子的主要活性和毒性成分。《中国药典》规定：含双酯型生物碱以乌头碱、新乌头碱和次乌头碱的总量计不得超过 0.020%，淡附片不得过 0.010%；含苯甲酰新乌头原碱、苯甲酰乌头原碱、苯甲酰次乌头原碱的总量不得超过 0.010%。本品有强心、扩血管、镇痛、抗炎、抗溃疡等作用。

干　姜
Gānjiāng

首载于《神农本草经》。为姜科植物姜 *Zingiber officinale* Rosc. 的根茎。产于四川、湖北、贵州等地。冬季采收。

【处方用名】　干姜、干姜片、淡干姜。

【药品归属】　干姜为国家基本医疗保险药品（单味使用不予支付费用）、既是食品又是药品的物品。

【主要药性】　辛，热。归脾、胃、肾、心、肺经。

【基本功效】　温中散寒，回阳通脉，温肺化饮。

【临床应用】

1. 脾胃寒证　本品辛热燥烈，主入中焦，专散里寒，"为暖中散冷专药"（《药性切用》）。凡中焦寒证，无论外寒内侵的寒实证，抑或阳气不足、寒从内生的虚寒证均可使用。若治脾胃虚寒，腹痛吐泻，畏寒肢冷，常与党参、甘草、白术同用，如理中丸（《伤寒论》）。治脾胃实寒之腹痛吐泻，单用研末服有效，或与高良姜同用，如二姜丸（《和剂局方》）。

2. 亡阳证　本品辛热，入心、肾经，有回阳通脉之功。用于心肾阳虚，阴寒内盛之亡阳厥逆，脉微欲绝者，"合以附子同投，则能回阳立效，故书则有附子无姜不热之句"（《本草求真》），如四逆汤（《伤寒论》）。

如何理解"附子无姜不热"的内涵？

3. 寒饮喘咳　本品辛热，入肺、脾经，上能温肺以散寒化饮，中能温脾以行水消痰。常用于寒饮伏肺，咳嗽喘满，形寒背冷，痰多清稀者。每与蛇胆汁为伍，如蛇胆姜粒（《部颁标准》）。

【临证备要】　煎服，3~10g。本品辛热燥烈，阴虚内热，血热妄行者忌用；孕妇慎用。

【典型案例】　干姜温脾案。王某，男，40 岁，久患溏泄，日三四行，纳食日减，脘闷腹鸣，其舌淡瘦，脉沉细弱，知病来自中阳衰微，治以温脾益气之法。方药用干姜 60g，生黄芪 15g，升麻 10g。服上方药五剂，纳增，便虽仍溏，但已减为日仅一行，守方连服月余，诸证悉皆痊愈（《北京市老中医经验选编》）。

【古今研究】

1. 本草摘要 《神农本草经》："主胸满咳逆上气，温中，止血，出汗，逐风湿痹，肠澼下利。"《珍珠囊》："干姜其用有四：通心助阳，去脏腑沉寒痼冷，发诸经之寒气，治感寒腹痛。"《本草求真》："干姜，大热无毒，守而不走，凡胃中虚冷，元阳欲绝，合以附子同投，则能回阳立效；凡因寒入，而见脏腑痼蔽，关节不通，经络阻塞，冷痹寒痢，反胃隔绝者，无不籍此以为拯救除寒。"

2. 现代研究 主含挥发油：6-姜辣素、α-姜烯、牻牛儿醇、β-甜没药烯，6-姜辣素是其辛辣成分；姜炭中含有姜酮等。《中国药典》规定：含挥发油不得少于0.8%；6-姜辣素不得少于0.60%，姜炭不得少于0.50%。本品有抗胃溃疡、调节胃肠运动、利胆、镇吐、镇痛、抗炎等作用。

肉 桂

Ròuguì

首载于《神农本草经》。为樟科植物肉桂 *Cinnamomum cassia* Presl 的树皮。产于广东、广西、云南等地。多于秋季剥取。

【处方用名】肉桂、官桂。

【药品归属】肉桂为国家基本医疗保险药品（单味使用不予支付费用）、既是食品又是药品的物品。

【主要药性】辛、甘，大热。归肾、脾、心、肝经。

【基本功效】补火助阳，引火归元，散寒止痛，温通经脉。

【临床应用】

1. 肾阳虚证 本品辛甘大热，纯阳温散，入肾经。能"益火消阴，大补阳气，下焦火不足者宜之"（《本经逢原》），为治命门火衰之要药。若治肾阳不足，命门火衰之腰膝冷痛，阳痿宫冷，夜尿频多，滑精遗尿等，常与附子、熟地、山茱萸等同用，如肾气丸（《金匮要略》）。

2. 虚阳上浮诸证 本品大热入肾，能引下元虚衰所致上浮无根之火回归于肾中。"若下焦虚寒，法当引火归原者，则此为要药"（《本草正》）。用于元阳亏虚，虚阳上浮之眩晕、面赤、虚喘、脉微弱等，每与辨治方中少佐以本品即可。

> 何谓"引火归原"？如何理解肉桂引火归元？

3. 寒凝诸痛 本品辛热温散，能温通经脉之寒凝而止痛，凡诸痛"因寒因滞而得者，用此治无不效"（《本草求真》），故为治寒凝诸痛之要药。若治胸阳不振，寒邪内侵之胸痹心痛，常与附子、干姜、川椒等同用。治胃寒脘腹冷痛，常与丁香为伍，如丁桂温胃散（《部颁标准》）。治寒疝腹痛，常与小茴香、沉香、乌药等同用，如暖肝煎（《景岳全书》）。治寒凝气滞血瘀之妇女痛经，少腹冷痛，月经不调，经色暗淡者，常与当归、丹参、红花等同用，如痛经宝颗粒（《中国药典》）。

此外，对于久病体虚，气血不足者，在补益气血方中少量加入本品，能鼓舞气血生长，增

NOTE

强或提高补益药的效果。如十全大补汤（《和剂局方》）中肉桂之用，即是此义。

> 肉桂有补益气血的作用吗？如何理解肉桂"鼓舞气血生长"？

【临证备要】煎服，1~5g。本品辛热耗阴动血，故阴虚火旺者忌服，有出血倾向者及孕妇慎用，不宜与赤石脂同用。

【典型案例】肉桂引火归原案。叶某，男，42岁，工人。1999年10月21日就诊。咳嗽2年，近一月来痰中带血，曾于外院用抗生素、止血剂等治疗效微。来时咳嗽痰中带血，时咳鲜血，1天咳血量约50~100mL，口干苦，精神欠佳，舌红，苔黄，脉细滑。中医诊断为咯血，拟用肉桂末、冰片、硫黄末各3g，大蒜粉9g。蜂蜜调敷贴于双侧涌泉穴。连用3天，咯血好转。复用3天，咯血消失，半年后随访未见复发〔江苏中医药，2003，（10）：6〕。

【古今研究】

1. 本草摘要　《汤液本草》："补命门不足，益火消阴。"《本草汇》："散寒邪而利气，下行而补肾，能导火归原以通其气，达子宫而破血堕胎，其性剽悍，能走能守之剂也。"《本草求真》："大补命门相火，益阳治阴。凡沉寒痼冷、营卫风寒、阳虚自汗、腹中冷痛、咳逆结气、脾虚恶食、湿盛泄泻、血脉不通、胎衣不下、目赤肿痛，因寒因滞而得者，用此治无不效。"

2. 现代研究　主含挥发油：桂皮醛、乙酸桂皮脂、桂皮酸乙酯、肉桂酸等；还含有甲基羟基查耳酮、黏液质、鞣质等。《中国药典》规定：含桂皮醛（C_9H_8O）不得少于1.5%。本品有抗消化性溃疡、止泻、利胆、镇痛、降血糖、抗血小板聚集、抗菌等作用。

吴茱萸
Wúzhūyú

首载于《神农本草经》。为芸香科植物吴茱萸 *Euodia rutaecarpa*（Juss.）Benth. 石虎 *Euodia rutaecarpa*（Juss.）Benth. var. *officinalis*（Dode）Huang 或疏毛吴茱萸 *Euodia rutaecarpa*（Juss.）Benth. var. *bodinieri*（Dode）Huang 的近成熟果实。产于贵州、广西、湖南等地。8~11月果实尚未开裂时采收。

【处方用名】吴茱萸、吴萸、制吴茱萸。

【药品归属】吴茱萸为国家基本医疗保险药品、可用于保健食品的物品。

【主要药性】辛、苦，热；有小毒。归肝、脾、胃、肾经。

【基本功效】散寒止痛，降逆止呕，助阳止泻。

【临床应用】

1. 寒滞肝脉诸痛　本品辛散苦泄，性热温通，主入肝经。善"散厥阴之寒"（《本草便读》），"疏肝气有偏长"（《本草征要》），为治寒凝肝脉诸痛之要药。因足厥阴肝经上达巅顶，下绕阴器。故本品主要用于厥阴头痛，寒疝腹痛。前者每与生姜、大枣、人参同用，如吴茱萸汤（《伤寒论》）。后者常与川楝子、木香、小茴香等同用，如疝气丸（《部颁标准》）。若治冲任虚寒，瘀血阻滞之月经不调，小腹冷痛，可与桂枝、当归、川芎等配伍，如温经汤（《金匮要略》）。治寒湿外侵，脚气肿痛，配木瓜、槟榔、苏叶等，如鸡鸣散（《类编朱氏集验医方》）。

> 吴茱萸能散寒止痛，请结合归经阐述其运用特点。

2. 呕吐吞酸　本品"辛温暖脾胃而散寒邪"（《本草经疏》），"下气最速"（《本草衍义》），长于降逆止呕，可用于外寒内侵，胃失和降之呕吐。因其"顺折肝木之性，治吞吐酸水如神"（《药鉴》）。故尤宜于肝寒犯胃之呕吐吞酸，常与生姜、半夏等同用。若治肝火犯胃，胁肋疼痛，嘈杂吞酸，呕吐口苦者，则与黄连配伍，即左金丸（《丹溪心法》）。

3. 五更泄泻　本品性热能温脾肾而散阴寒，味苦能"燥肠胃而止久滑之泻"（《本草征要》）。用于脾肾虚寒之五更泄泻。如"四神丸中用吴茱萸者，非尽去寒也，亦借其性燥以去湿耳"（《本草新编》）。

【临证备要】　煎服，2~5g；外用适量。本品辛热燥烈，易耗气动火，故不宜多用、久服。阴虚有热者忌用。孕妇慎用。

【古今研究】

1. 本草摘要　《神农本草经》："主温中下气，止痛。"《本草纲目》："开郁化滞。治吞酸，厥阴痰涎头痛，阴毒腹痛，疝气。"《本草经疏》："凡脾胃之气，喜温而恶寒，寒则中气不能运化，或为冷实不消，或为腹内绞痛，或寒痰停积，以致气逆发咳，五脏不利。吴茱萸辛温暖脾胃而散寒邪，则中自温，气自下，而诸证悉除。"

2. 现代研究　主含吴茱萸碱、吴茱萸次碱、吴茱萸新碱等。尚含吴茱萸酸、柠檬苦素、吴茱萸啶酮及挥发油等。《中国药典》规定：含吴茱萸碱和吴茱萸次碱的总量不得少于0.15%，含柠檬苦素不得少于0.20%；制吴茱萸不得少于0.90%。本品有抑制胃肠运动、抗溃疡、止泻、抗心肌损伤、降血压、抗炎、镇痛、抗肿瘤、抗血栓等作用。

小茴香
Xiǎohuíxiāng

首载于《药性论》。为伞形科植物茴香 *Foeniculum vulgare* Mill. 的成熟果实。全国各地均有栽培。秋季果实成熟时采收。

【处方用名】　小茴香、盐小茴香。

【药品归属】　小茴香为国家基本医疗保险药品（单味使用不予支付费用）、既是食品又是药品的物品。

【主要药性】　辛，温。归肝、肾、脾、胃经。

【基本功效】　散寒止痛，理气和胃。

【临床应用】

1. 寒疝腹痛，痛经，少腹冷痛　本品辛温，能温肾暖肝，行气止痛，为治寒凝气滞之小肠疝气，症见少腹痛引睾丸，偏坠肿胀的要药。常与乌药、木香、川楝子等同用，如天台乌药散（《圣济总录》）。若治肝经受寒所致少腹冷痛，或冲任虚寒、寒凝气滞血瘀之痛经，多与当归、川芎、肉桂等同用。

2. 脘腹胀痛，食少吐泻　本品辛能行气，温能散寒，入脾胃经。能温中散寒止痛，理气和胃止呕。为"温中快气之药"（《本草汇言》）。适宜于胃寒气滞之脘腹胀痛，食少吐泻，可与高良姜、香附、白术等同用。

【临证备要】煎服，3~6g。阴虚火旺者慎用。

【古今研究】

1. 本草摘要 《日华子本草》："开胃下食，治膀胱痛、阴疼。"《开宝本草》："主膀胱肾间冷气及盲肠气，调中止痛，呕吐。"《医林纂要》："茴香，大补命门，而升达于膻中之上，命门火固，则脾胃能化水谷而气血生，诸寒皆散矣。肝胆亦行命门之火，肝木气行，则水湿不留，虚风不作，故其功亚于附子，但力稍缓耳。"

2. 现代研究 主含挥发油：反式茴香脑、茴香醛、柠檬烯、小茴香酮、爱草脑、γ-松油烯、α-蒎烯、月桂烯、β-蒎烯、樟脑、甲氧苯基丙酮等。《中国药典》规定：含挥发油不得少于 1.5%，含反式茴香脑不得少于 1.4%，盐小茴香不得少于 1.3%。本品有镇痛、抗菌、保肝、调节胃肠运动等作用。

附：八角茴香

为木兰科植物八角茴香 *Illicium verum* Hook. F. 的成熟果实。又名大茴香。为国家基本医疗保险药品（单味使用不予支付费用）、既是食品又是药品的物品。其性能、功用与小茴香相似，惟其力稍逊，主要用作食物调味品。用法用量与小茴香同。

丁 香
Dīngxiāng

首载于《药性论》。为桃金娘科植物丁香 *Eugenia caryophyllata* Thunb. 的花蕾，习称公丁香。主产于坦桑尼亚、马来西亚、印度尼西亚；我国广东、海南有栽培。通常在 9 月至次年 3 月，花蕾由绿转红时采收。

【处方用名】丁香、公丁香。

【药品归属】丁香为国家基本医疗保险药品（单味使用不予支付费用）、既是食品又是药品的物品。

【主要药性】辛，温。归脾、胃、肺、肾经。

【基本功效】温中降逆，补肾助阳。

【临床应用】

1. 胃寒呕吐、呃逆 本品辛温气香，长于温中健胃。因其性下行，尤善降逆，"最止呕哕"（《玉楸药解》），为治胃寒呕逆之要药。若治小儿胃寒呕吐，常与吴茱萸、干姜、白术等同用，如丁萸理中汤（《医宗金鉴》）。治虚寒呃逆，常配伍人参、生姜、柿蒂等，如丁香柿蒂汤（《症因脉治》）。

2. 肾虚阳痿 本品性温，入肾经。能"暖下焦腰膝寒疼，壮阳道，抑阴邪"（《本草正》），有温肾助阳起痿之功。可用于肾虚阳痿，腰膝酸痛。因其单用力弱，每与淫羊藿、巴戟天、杜仲等同用。

【临证备要】煎服，1~3g。外用适量。热证及阴虚内热者忌用；不宜与郁金同用。

【古今研究】

1. 本草摘要 《药性论》："治冷气腹痛。"《日华子本草》："治口气，反胃，壮阳，暖腰膝。"《本草正》："温中快气。治上焦呃逆，除胃寒泻痢、七情五郁。"

2. 现代研究　主含挥发油：丁香酚、乙酰丁香酚、β-丁香烯、甲基正戊基酮、水杨酸甲酯等；尚含齐墩果酸、鼠李素、山柰素等。《中国药典》规定：含丁香酚不得少于11.0%。本品有调节胃肠功能、抗溃疡、镇痛、抗炎、抗菌、抗血栓、抗血小板聚集等作用。

附：母丁香

为丁香的近成熟果实。为国家基本医疗保险药品。辛，温。归脾、胃、肺、肾经。温中降逆，补肾助阳。用于脾胃虚寒，呃逆呕吐，食少吐泻，心腹冷痛，肾虚阳痿。1~3g。内服或研末外敷。不宜与郁金同用。其性能、功用与丁香相似，惟其力稍逊。

高良姜
Gāoliángjiāng

首载于《名医别录》。为姜科植物高良姜 *Alpinia officinarum* Hance 的根茎。产于广东、广西、海南等地。夏末秋初采挖。

【处方用名】　高良姜、良姜。

【药品归属】　高良姜为国家基本医疗保险药品（单味使用不予支付费用）、既是食品又是药品的物品。

【主要药性】　辛，热。归脾、胃经。

【基本功效】　温胃止呕，散寒止痛。

【临床应用】

胃寒冷痛，呕吐　本品性热，主入中焦。善能温散中焦之寒邪而止痛、止呕。若治胃寒脘腹冷痛者，可单用为末服，或与炮姜相须为用，即二姜丸（《和剂局方》）。治寒凝胃痛，脘腹胀满，呕吐酸水或清水者，常与延胡索、白芍、甘草等同用，如仲景胃灵丸（《中国药典》）。治阳虚胃寒，胃痛绵绵，畏寒喜暖，泛吐清水，神疲肢冷者，常与桂枝、延胡索、小茴香等同用，如安中片（《中国药典》）。治肝胃寒凝气滞之脘腹疼痛，胸胁胀闷者，每与香附同用，即良附丸（《良方集腋》）。

【临证备要】　煎服，3~6g。

【古今研究】

1. 本草摘要　《名医别录》："主暴冷，胃中冷逆，霍乱腹痛。"《药性论》："治腹内久冷，胃气逆，呕吐。"《本草汇言》："高良姜，祛寒湿、温脾胃之药也。若老人脾肾虚寒，泄泻自利……此药辛热纯阳，除一切沉寒痼冷，功与桂、附同等。苟非客寒犯胃，胃冷呕逆，及伤生冷饮食，致成霍乱吐泻者，不可轻用。"

2. 现代研究　主含桉油精、高良姜酚、高良姜素、山柰酚、槲皮素、异鼠李素、槲皮素-5-甲醚、高良姜素-3-甲醚等。《中国药典》规定：含高良姜素不得少于0.70%。本品有调节胃肠运动、抗胃溃疡、镇痛、抗炎、抗凝血、抗血小板聚集、抗真菌等作用。

胡　椒

Hújiāo

首载于《新修本草》。为胡椒科植物胡椒 *Piper nigrum* L. 的近成熟或成熟果实。产于海南、广东、广西等地。秋末至次春采收。

【处方用名】胡椒、黑胡椒、白胡椒。

【药品归属】胡椒为国家基本医疗保险药品（单味使用不予支付费用）、既是食品又是药品的物品。

【主要药性】辛，热。归胃、大肠经。

【基本功效】温中散寒，下气，消痰。

【临床应用】

脾胃寒证　本品辛热，主入中焦。既能温散脾胃之寒，又能降上逆之气。凡胃寒呕吐，腹痛泄泻诸症皆宜，内服外用均可。若治胃寒冷痛，反胃呕吐者，可与丁香、高良姜、肉桂同用，如丁胡三建汤（《古今医鉴》）。治脾胃虚寒所致的脘腹疼痛，大便溏泻者，可与吴茱萸、丁香、肉桂共为细粉，用食醋调成糊状，敷于脐部，如小儿腹泻外敷散（《中国药典》）。

此外，本品"能宣能散，开豁胸中寒痰冷气"（《本草便读》）。可用于癫痫痰多。若用作调味品，有开胃进食之功。

【临证备要】研粉吞服，每次 0.6g～1.5g。外用适量。本品辛热，易伤阴动火，阴虚内热者慎用。

【古今研究】

1. 本草摘要　《新修本草》："主下气，温中，去痰，除脏腑中风冷。"《本草衍义》："胡椒，去胃中寒痰，吐水，食已即吐，甚验。过剂则走气。大肠寒滑亦用，须各以它药佐之。"《本草经疏》："其主下气、温中、去痰，除脏腑中风冷者，总因肠胃为寒冷所乘，以致脏腑不调，痰气逆上，辛温暖肠胃而散风冷，则痰气降，脏腑和，诸证悉瘳矣。"

2. 现代研究　主含胡椒碱、胡椒林碱、辣椒碱、胡椒油碱 A、B、C 等生物碱，尚含挥发油、有机酸及木脂素类等。《中国药典》规定：含胡椒碱不得少于 3.3%。本品有镇静、催眠、抗惊厥、骨骼肌松弛和抗抑郁等作用。

花　椒

Huājiāo

首载于《神农本草经》。为芸香科植物青椒 *Zanthoxylum schinifolium* Sieb. *et* Zucc. 或花椒 *Zanthoxylum bungeanum* Maxim. 的成熟果皮。主产于四川。秋季采收。

【处方用名】花椒、蜀椒、川椒、炒花椒。

【药品归属】花椒为国家基本医疗保险药品（单味使用不予支付费用）、既是食品又是药品的物品。

【主要药性】辛，温。归脾、胃、肾经。

【基本功效】　温中止痛，杀虫止痒。

【临床应用】

1. 脾胃寒证　本品辛散温燥，入脾胃经，长于"行中道以能温中"（《本经疏证》），散寒凝以能止痛。凡脘腹冷痛，呕吐泄泻，"证属寒凝，诚为要剂"（《药性解》）。若治寒邪凝滞之脘腹冷痛，可单用研末，酒送服；或与高良姜、荜茇等同用。治胃寒呕吐，可与生姜、半夏同用。治脾胃虚寒之泄泻，可与白术、肉豆蔻同用。

2. 虫积腹痛　本品辛温，有驱蛔之功。若与乌梅、干姜、黄连等配伍，可用于腹痛时作，常自吐蛔，或手足厥冷之蛔厥证，如乌梅丸（《伤寒论》）。

3. 湿疹，阴痒　本品外用，有燥湿杀虫止痒之功，常用于妇人阴痒，湿疹瘙痒。可单用煎汤熏洗，或与苦参、蛇床子、地肤子等同用。

【临证备要】　煎服，3~6g。外用适量，煎汤熏洗。本品辛热，易伤阴动火，阴虚内热者慎用。

【古今研究】

1. 本草摘要　《神农本草经》："主邪气咳逆，温中，逐骨节皮肤死肌，寒湿痹痛，下气。"《本草纲目》："椒，纯阳之物，其味辛而麻，其气温以热。入肺散寒，治咳嗽；入脾除湿，治风寒湿痹，水肿泻痢；入右肾补火，治阳虚溲数，足弱，久痢诸证。"《本经逢原》："秦椒，味辛气烈，其温中去痹，除风邪气，治吐逆疝瘕，下肿湿气，皆取辛烈以散邪，乃从治之法也。"

2. 现代研究　主含挥发油：柠檬烯、1，8-桉叶素、月桂烯、α-蒎烯、β-蒎烯、香桧烯、芳樟醇等。《中国药典》规定：含挥发油不得少于 1.5%。本品有调节胃肠运动、抗溃疡、抗炎、镇痛、抗菌、杀虫、降血脂、抗肿瘤等作用。

附：椒目

为青椒或花椒的种子。苦，寒；归肺、肾、膀胱经。功能利水消肿、降气平喘。用于水肿胀满、痰饮喘咳等。煎服，3~10g。

荜 茇

Bìbá

首载于《新修本草》。为胡椒科植物荜茇 *Piper longum* L. 的近成熟或成熟果穗。产于海南、云南、广东等地。9~10 月间果穗由绿变黑时采收。

【处方用名】　荜茇。

【药品归属】　荜茇为国家基本医疗保险药品、可用于保健食品的物品。

【主要药性】　辛，热。归胃、大肠经。

【基本功效】　温中散寒，下气止痛。

【临床应用】

1. 脾胃寒证　本品辛热，主入胃经。能温中下气，散寒止痛。凡脾胃"病属寒起，皆可以投"（《本草求真》）。若治胃寒积冷，脘腹冷痛，泄泻肠鸣者，常与肉桂、炮姜、高良姜同用，如大已寒丸（《和剂局方》）。治脾胃虚冷，饮食不消，呕吐酸水者，常与木香、炮姜、炮附子等同用，如木香散（《圣惠方》）。

2. 头痛，牙痛 本品辛香走窜，能温散止痛，"为头痛、鼻渊、牙痛要药"（《本草纲目》）。多作外用，如"研末嗅鼻，随左右，治偏头痛，及鼻流清涕"（《得配本草》）。若细辛、冰片、白芷等共为末，撒于龋齿或病牙之牙龈上，可用于各种牙痛，如齿痛宁（《部颁标准》）。

【临证备要】 煎服，1~3g。外用适量。

【古今研究】

1. 本草摘要 《本草拾遗》："温中下气，补腰脚，杀腥气，消食，除胃冷，阴疝，痃癖。"《本草纲目》："为头痛、鼻渊、牙痛要药。"《本草便读》："荜茇，大辛大热，入胃与大肠。温中散寒，破滞气，开郁结。"

2. 现代研究 主含胡椒碱、四氢胡椒酸、胡椒次碱、胡椒新碱，及挥发油等。《中国药典》规定：含胡椒碱不得少于 2.5%。本品有调节胃肠运动、抗胃溃疡、降血脂、抗动脉粥样硬化等作用。

荜澄茄

Bìchéngqié

首载于《雷公炮炙论》。为樟科植物山鸡椒 *Litsea cubeba* (Lour.) Pers. 的成熟果实。产于广西、四川、湖北等地。秋季果实成熟时采收。

【处方用名】 荜澄茄、山鸡椒。

【药品归属】 荜澄茄为国家基本医疗保险药品。

【主要药性】 辛，温。归脾、胃、肾、膀胱经。

【基本功效】 温中散寒，行气止痛。

【临床应用】

1. 脾胃寒证 本品辛散温通，能温中焦，散寒凝止痛；"暖脾胃，止呕吐哕逆"（《本草纲目》）。常用于胃寒脘腹冷痛、呕吐、呃逆等，可单用，或与高良姜、丁香、肉桂等同用。因其又能行气止痛，也可用于气滞血瘀所致的胃脘痛，常与川楝子、延胡索等同用，如荜铃胃痛颗粒（《中国药典》）。

2. 寒疝腹痛，小便浑浊 本品入下焦，"能暖肾与膀胱之气"（《本草述》）。用于寒疝腹痛，以及下焦虚寒之小便不利或寒湿郁滞之小便浑浊。前者可与金铃子、砂仁、木香配伍，如金铃子散（《圣惠方》）；后者可配乌药、萆薢、茯苓等同用。

【临证备要】 煎服，1~3g。

【古今研究】

1. 本草摘要 《日华子本草》："治一切气，并肾气膀胱冷。"《开宝本草》："主下气消食，皮肤风，心腹间气胀，令人能食。"《本草纲目》："暖脾胃，止呕吐哕逆。"

2. 现代研究 主含挥发油：α-蒎烯、β-蒎烯、崁烯、对伞花烃、甲基庚烯酮、丁香酚等；脂肪酸类成分：月桂酸、癸酸、油酸、十碳烯酸、棕榈酸等。本品有调节胃肠运动、抗胃溃疡、镇痛、镇静、抗菌等作用。

第十三章　行气药

一、含义

凡以疏理气机为主要功效，常用以治疗气滞证的药物，称为行气药，又称理气药。其中行气力强者，又称破气药。

二、性能特点

行气药多为辛苦温、气味芳香之品，主归脾胃肺肝经。能调理气机，疏通郁滞，促使气的运行通畅。本章药物主要功效为行气。

所谓行气，是指药物能疏畅气机，治疗气滞证的作用。又称理气。其中，行气力强者，又称破气。根据其作用部位的不同，本章药物功效又有不同的表述。如能行肝经之郁滞，主要用于肝气郁滞证者，又称疏肝解郁、疏肝理气、疏肝行气、疏肝行滞、舒肝等。能行中焦之滞气，主要用于脾胃气滞证者，又称行气健脾、理气和中、行气宽中等。能行胸中之滞气，主要用于肺气壅滞证者，又称行气宽胸、理气宽胸等。

三、主治病证

适用于气机阻滞，运行不畅，以胀闷疼痛为主的气滞证。根据其病变部位的不同，气滞证又表现出不同的证候特点。如脾胃气滞证，症见脘腹胀满、嗳气吞酸、恶心呕吐、腹泻或便秘等；肺气壅滞证，症见呼吸不畅、胸闷胸痛、咳嗽气喘等。肝郁气滞证，症见胁肋胀痛、情志抑郁、乳房胀痛、月经不调、疝气痛等。若气机失畅，气的上升太过或下降不及则表现为以呕逆、咳喘为主的气逆证，也可用本类药物治疗。

四、应用原则

应根据气滞所在的部位、证情的轻重，以及引起气机运行不畅的病因等有针对性选择或配伍用药。如治脾胃气滞证，宜选用行气健脾药。若因饮食停积所致者，可配消食药；因湿浊中阻所致者，可配化湿药；因脾虚运行乏力而致者，当配补虚药同用。又如治肝气郁滞证，宜选用疏肝解郁药。若因血虚肝脉失养所致者，可配养血柔肝药；因寒邪凝滞肝脉所致者，宜配暖肝散寒药。再如肺气壅滞证，宜选用行气宽胸药。若属风寒束肺所致者，当配宣肺解表药；因痰饮阻肺所致者，当配温肺化饮药。

五、使用注意

本类药物多辛温香燥，易耗气伤阴，故气阴不足者慎用。

NOTE

六、现代研究

行气药具有兴奋或抑制胃肠平滑肌作用，能不同程度提高胆汁分泌能力，使胆汁流量明显增加。部分药物具有升高血压、抗休克、兴奋心肌、增加冠状动脉血流量、舒张支气管平滑肌等多种药理作用。

陈　皮
Chénpí

首载于《神农本草经》。为芸香科植物橘 *Citrus reticulata* Blanco 及其栽培变种的成熟果皮。主产于广东。秋季采收。

【处方用名】陈皮、橘皮、陈橘皮、广陈皮、新会皮。

【药品归属】陈皮为国家基本医疗保险药品（单味使用不予支付费用）、既是食品又是药品的物品。

【主要药性】苦、辛，温。归脾、肺经。

【基本功效】理气健脾，燥湿化痰。

> "理气燥湿"是对陈皮功用的高度概括，请结合陈皮的具体内容阐述之。

【临床应用】

1. 脾胃气滞证　本品辛温气香，主入中焦。长于"理气散寒，宽中行滞，健运肠胃，畅利脏腑，为脾胃之圣药"（《本草汇言》）。且性温而不峻烈，适用于各种原因所致的脾胃气滞证。因其味苦，又"能燥脾家之湿"（《本草经疏》）。故对于脘腹胀满，不思饮食，口淡乏味，舌苔白腻等寒湿阻滞中焦者最为适宜。常与苍术、厚朴等同用，如平胃散（《和剂局方》）。若治脾虚气滞，胃脘闷胀，食欲不振，大便溏薄，或呕吐、泄泻等，常与党参、白术、茯苓等同用，如异功散（《小儿药证直诀》）。治食积气滞，脘腹痞满胀痛，嗳腐厌食等，常与山楂、神曲、莱菔子等同用，如保和丸（《丹溪心法》）。

2. 咳嗽痰多　本品苦温燥湿，能祛已生之痰；味辛行气，可使气顺则痰消。故"消痰饮极有殊功"（《本草纲目》），凡"痰实气壅服妙"（《本草蒙筌》）。可用于各种痰证，尤以治湿痰、寒痰为宜。若治湿痰咳嗽，痰多易咯者，多与半夏、茯苓等同用，如二陈汤（《和剂局方》）。治寒痰咳嗽，痰多清稀者，可与干姜、细辛、五味子等同用。

此外，本品行气，常与补益药同用，可使之补而不滞。

【临证备要】煎服，3~10g。

【古今研究】

1. 本草摘要　《神农本草经》："主胸中瘕热，逆气，利水谷，久服去臭下气。"《本草纲目》："橘皮，苦能泄，能燥，辛能散，温能和。其治百病，总是取其理气燥湿之功。同补药则补，同泻药则泻，同升药则升，同降药则降。脾乃元气之母，肺乃摄气之仓，故橘皮为二经气分之药，但随所配而补泻升降也。"

2. 现代研究　主含橙皮苷、川陈皮素、新橙皮苷、橙皮素等，还含有辛弗林、挥发油等成分。《中国药典》规定：含橙皮苷（$C_{28}H_{34}O_{15}$）不得少于 3.5%；饮片不得少于 2.5%。本品有调节胃肠运动、抗过敏、平喘、抗肿瘤、升高血压、抗脂质过氧化、扩张支气管、祛痰、利胆、降低血清胆固醇等作用。

【备注】关于陈皮诸名。本品原名"橘皮"。习惯认为新鲜橘皮味较辛辣，气烈而燥。《本草纲目》指出："他药贵新，惟此（橘皮）贵陈"。经放置陈久后，气味缓和，行而不峻，温而不燥烈，其质量为优，故名"陈橘皮"，简称"陈皮"。本品以广东新会所产者为佳品，奉为道地药材，又称"广陈皮"或"新会皮"。

附：橘叶、橘核、橘络、橘红、化橘红

1. 橘叶 为橘及其栽培变种的叶。辛、苦，平；归肝经。功能疏肝理气，散结消肿。用于乳痈、乳房结块、胁肋疼痛等。煎服，6~10g。

2. 橘核 为橘及其栽培变种的成熟种子。为国家基本医疗保险药品。苦，平；归肝经。功能理气，散结，止痛。用于疝气疼痛，睾丸肿痛，乳痈肿痛。煎服，3~9g。

3. 橘络 为橘及其栽培变种的中果皮与内果皮之间的纤维束群。甘、苦，平；归肝、肺经。功能祛痰止咳，行气通络。用于痰滞经络之胸痛、咳嗽痰多等。煎服，3~5g。

4. 橘红 为橘及其栽培变种的外层果皮。为国家基本医疗保险药品（单味使用不予支付费用）、既是食品又是药品的物品。辛、苦，温；归肺、脾经。功能利气宽中，燥湿化痰。用于喉痒痰多，食积伤酒，呕恶痞闷。煎服，3~10g。

5. 化橘红 本品为芸香科植物化州柚 *Citrus grandis* 'Tomentosa' 或柚 *Citrus grandis*（L.）Osbeek 的未成熟或近成熟的外层果皮。为国家基本医疗保险药品。辛、苦，温；归肺、脾经。功能理气宽中，燥湿化痰。用于咳嗽痰多，食积伤酒，呕恶痞闷。煎服，3~6g。

青　皮
Qīngpí

本品首载于《本草图经》。为芸香科植物橘 *Citrus reticulata* Blanco 及其栽培变种的干燥幼果或未成熟果实的果皮。5~6 月收集自落的幼果，习称"个青皮"；7~8 月采收未成熟的果实，将果实纵剖四瓣至基部，除去果瓤，晒干，称为"四花青皮"。

【处方用名】青皮、青橘皮、醋青皮。

【药品归属】青皮为国家基本医疗保险药品、可用于保健食品的物品。

【主要药性】苦、辛，温。归肝、胆、胃经。

【基本功效】疏肝破气，消积化滞。

【临床应用】

1. 肝郁气滞证 本品辛散温通，苦泄下行，药性较峻。主入肝经，长于疏肝郁，破滞气，为肝胆二经气分之药。适用于肝气郁结所致的胸胁胀痛、乳房肿痛、疝气疼痛等。若治肝郁气滞、胸胁胀痛者，常配柴胡、郁金、香附等同用。治乳痈初起，肿胀疼痛者，常与瓜蒌仁、牛蒡子、柴胡等同用，如瓜蒌牛蒡汤（《医宗金鉴》）。治乳癖，症见乳房肿块或结节者，常与柴胡、王不留行、海藻等同用，如乳疾灵颗粒（《中国药典》）。治疗寒疝，少腹痛引睾丸者，则

与乌药、小茴香、川楝子等同用，如天台乌药散（《圣济总录》）。

2. 食积气滞，脘腹胀痛 本品行散苦降，入胃经，有较强的破气、消食、止痛之功。适宜于食积气滞，脘腹胀痛，常与山楂、神曲、麦芽等同用，如青皮丸（《沈氏尊生书》）；若气滞甚而脘腹胀痛重者，可与枳实、大黄、槟榔等同用。

此外，取其破气散结之功，与莪术、三棱、丹参等配伍，亦可用于气滞血瘀之癥瘕积聚，久疟痞块。

【临证备要】煎服，3~10g。醋炙后疏肝止痛力增强。本品性烈耗气，故孕妇及气虚者慎用。

【古今研究】

1. 本草摘要 《本草图经》："主气滞，下食，破积结及膈气。"《本草经疏》："青皮性最酷烈，削坚破滞是其所长，然误服之，立损人真气，为害不浅。凡欲使用，必与人参、术、芍药等补脾药同用，庶免遗患，必不可单行也。肝脾气虚者，概勿施用。"

2. 现代研究 主含挥发油、橙皮苷，另含有多种氨基酸等。《中国药典》规定：含橙皮苷（$C_{28}H_{34}O_{15}$）不得少于 5.0%，饮片不得少于 4.0%，醋青皮不得少于 3.0%。本品有调节胃肠运动功能、保肝利胆、升压、祛痰、平喘、扩张支气管、保护缺血性脑损伤等作用。

枳　实
Zhǐshí

首载于《神农本草经》。为芸香科植物酸橙 *Citrus aurantium* L. 及其栽培变种或甜橙 *Citrus sinensis* Osbeck 的幼果。产于江西、四川、福建等地。5~6 月采收。

【处方用名】枳实、麸炒枳实。

【药品归属】枳实为国家基本医疗保险药品、可用于保健食品的物品。

【主要药性】苦、辛、酸，微寒。归脾、胃经。

【基本功效】破气消积，化痰散痞。

【临床应用】

1. 胃肠气滞证 本品辛行苦降，善破胃肠之气结，"荡涤郁陈，功力峻猛，一切腐败壅阻之物，非此不消"（《长沙药解》）。故凡食积、湿热、热结等胃肠积结气滞，痞满胀痛，泻痢后重，大便不通者皆可运用。若治饮食积滞，湿热蕴结之脘腹胀满，泻痢或便秘，可与神曲、大黄、白术等同用，如枳实导滞丸（《内外伤辨惑论》）。治热结便秘，腹满胀痛者，则与大黄、芒硝、厚朴同用，如大承气汤（《伤寒论》）。

2. 胸痹结胸 本品辛行苦泄，性烈而速。善于"化日久之稠痰，削坚年之坚积"（《药鉴》）。"破积有雷厉风行之势，泻痰有推墙倒壁之威。解伤寒结胸，除心下急痞"（《本草害利》）。适用于痰浊痹阻，气结在胸之胸痹，结胸。前者可与桂枝、薤白、瓜蒌等配伍，如枳实薤白桂枝汤（《金匮要略》）；后者则与半夏、瓜蒌、黄连配伍，如小陷胸加枳实汤（《温病条辨》）。

此外，本品与补气、升阳药同用，也可用于胃下垂、子宫脱垂、脱肛等脏器下垂。

> 枳实有破气之功，易耗气，为何用来治疗脏器脱垂？其作用机理是什么？

【临证备要】煎服，3~10g。孕妇及脾胃虚弱者慎用。

【典型案例】枳实行气消痞案。患者谢某，男，48 岁，农民。1990 年 10 月就诊。近年脘腹胀满，食后较甚，自觉心窝下按之有坚实感，有时肠鸣，大便或稀或艰，舌苔白，脉细涩。当地医院诊断为慢性浅表性胃炎、胃下垂。此属脾胃虚弱，水饮痞结。治宜行气消痞，健脾化饮。方用枳实 15g，土炒白术 20g，服药 7 剂症状减轻。28 剂后，基本痊愈，原方加补中益气丸 30g（包煎），继服半月痊愈（《国医大师经方验案精选》）。

【古今研究】

1. 本草摘要　《药鉴》："气寒，味苦酸，气厚味薄，无毒，沉也，阴也。能消胃中之虚痞，逐心下之停水。化日久之稠痰，削年深之坚积。仲景加承气汤内，取疏通破结之功。丹溪入泻痰药中，有推墙倒壁之能。"

2. 现代研究　主含橙皮苷、新橙皮苷、柚皮苷、挥发油、辛弗林等，还含有蛋白质、脂肪、碳水化合物、胡萝卜素、微量元素等。《中国药典》规定：含辛弗林（$C_9H_{13}NO_2$）不得少于 0.30%。本品有调节胃肠道运动、增强心肌收缩力、镇痛、升高血压、抗溃疡、抑制血栓形成等作用。

附：枳壳

本品为酸橙及其栽培变种的未成熟果实。为国家基本医疗保险药品、可用于保健食品的物品。苦、辛、酸，温；归脾、胃经。功能理气宽中，行滞消胀。用于胸胁气滞，胀满疼痛，食积不化，痰饮内停；脏器下垂。性能、功用与枳实相似，但作用较缓和，长于行气宽胸、消痞除满。煎服，3~10g。孕妇慎用。

木　香

Mùxiāng

首载于《神农本草经》。为菊科植物木香 *Aucklandia lappa* Decne. 的根。原产于印度、缅甸、巴基斯坦，从广州进口，称"广木香"。我国云南有大量引种，又称"云木香"。秋、冬二季采挖。

【处方用名】木香、广木香、云木香、煨木香。

【药品归属】木香为国家基本医疗保险药品、可用于保健食品的物品。

【主要药性】辛、苦，温。归脾、胃、大肠、三焦、胆经。

【功效应用】行气止痛，健脾消食。

【临床应用】

1. 脾胃气滞证　本品辛散温行，气味芳香，"是运行气滞最为灵通之妙药"（《脏腑药式补正》）。尤擅行脾胃之气滞而止痛，健运脾胃而消食化积。为治脾胃气滞，脘腹胀痛之要药，每与砂仁为伍，如木香调气散（《张氏医通》）。若治脾虚气滞，脘腹胀痛、食少呕吐者，常与党参、白术、陈皮等同用，如香砂六君子汤（《古今名医方论》）。治食滞中焦，脘腹痞闷，不

NOTE

思饮食者，常与枳实、陈皮、半夏等同用，如木香化滞汤（《内外伤辨惑论》）。治湿浊中阻，胸膈痞闷，脘腹胀痛、呕吐恶心，嗳气纳呆者，常与苍术、厚朴、砂仁等同用，如木香顺气丸（《中国药典》）。

本品又入三焦和胆经，"为三焦宣滞要剂"（《本草求真》）。能疏肝利胆，"止心腹胁气痛甚捷"（《本草正》），可与郁金、香附等合用。

2. 大肠气滞，泻痢后重　本品善行大肠之滞气，为治湿热痢疾，里急后重必用之品。可使肠道气机通畅，大便通调，则后重自除。常与黄连为伍，如香连丸（《和剂局方》）。然木香虽为治痢必需，"亦止可少用之为佐使"（《本草新编》）。因其不在止痢，重在行滞，故用量不宜过大。

此外，本品行气，"入于滋补队中，可无窒滞碍化之弊"（《脏腑药式补正》）。故常与滋补药同用，使之补而不滞。

【临证备要】煎服，3~6g。宜后下。"凡入理气药，只生用之。若欲实大肠药，须以面裹煨，面熟为度"（《本草通玄》）。故本品行气宜生用，实肠止泻宜煨用。

【古今研究】

1. 本草摘要　《日华子本草》："治心腹一切气，膀胱冷痛，呕逆反胃，霍乱泄泻痢疾，安胎，健脾消食。"《本草纲目》："凡入理气药，只生用，不见火。若实大肠，宜面煨熟用。"《本草发明》："木香苦辛，调诸气之要药也。故凡胸腹中壅滞及冷气，经络中气滞痰结，皆用之，正谓调诸气也。惟寒气滞气为宜。"

2. 现代研究　主含木香烃内酯、去氢木香内酯、愈创内酯等；还含有木香烯、单紫杉烯、有机酸、氨基酸、胆胺、木香碱等。《中国药典》规定：含香烃内酯（$C_{15}H_{20}O_2$）和去氢木香内酯（$C_{15}H_{18}O_2$）的总量不得少于1.8%；饮片不得少于1.5%。本品有促进消化液分泌、促进胃肠蠕动、促进胃排空、抗消化性溃疡、促进胆囊收缩、松弛气管平滑肌、利尿、抑菌等作用。

【备注】关于木香与青木香。木香始载于《神农本草经》，列为上品。《名医别录》云："一名蜜香。生永昌山谷。"永昌：即云南保山地区。故木香又名"云木香"。梁·《本草经集注》云："此即青木香也。永昌不复贡，今皆从外国舶上来。"说明陶弘景时代，木香主要靠进口。一名"青木香"，实为优质木香，因颜色乌黑而得名。经海上由广州输入而行销内地，故又名"广木香"，为菊科植物。马兜铃科植物青木香，《新修本草》以"独行根"为正名，又名"土青木香""兜零根"。《本草蒙筌》则称马兜铃根名"青木香"。由此出现了"青木香"同名异物。一为菊科植物木香的别名，一为马兜铃科植物马兜铃根的别名。前者为临床所习用，后者已取消其药用标准。

沉　香

Chénxiāng

首载于《名医别录》。为瑞香科植物白木香 *Aquilaria sinensis*（Lour.）Gilg 含有树脂的木材。前者主产于印度尼西亚、马来西亚，后者主产于广东、广西。全年均可采收。

【处方用名】沉香、沉水香。

【药品归属】沉香为国家基本医疗保险药品。

【主要药性】辛、苦、微温。归脾、胃、肾经。

【基本功效】行气止痛，温胃止呕，纳气平喘。

【临床应用】

1. 寒凝气滞证 本品辛温香窜，长于温散胸腹之寒凝而行气止痛。且"温而不燥，行而不泄"（《本草通玄》）。"治诸冷气逆气，气郁气结，殊为专功"（《本草汇言》）。适宜于寒凝气滞之胸腹胀痛，常与木香、乌药、槟榔等配伍，如沉香四磨汤（《卫生家宝》）。若治肝胃气滞，脘腹胀痛，胸膈痞满，不思饮食，嗳气泛酸者，常与木香、香附、砂仁等同用，如沉香化气丸（《中国药典》）。

2. 胃寒呕吐 本品味苦质重沉降，微温入胃散寒，善能温胃降逆而"安呕逆之气"（《本草新编》）。适用于寒邪犯胃，或脾胃虚寒之呕吐、呃逆，可与丁香、白豆蔻、柿蒂等同用。

3. 肾虚喘息 本品质重沉降，入肾经，既能温肾纳气，又能降逆平喘。"凡下焦虚寒，以致气不归元，上逆而为喘急者，皆宜用耳"（《本草便读》）。适用于下元虚冷、肾不纳气之虚喘，常与附子、肉桂、补骨脂等同用，如黑锡丹（《和剂局方》）。若治痰涎壅肺，肾不纳气，上盛下虚之喘嗽，则与苏子、半夏、肉桂等同用，如苏子降气汤（《和剂局方》）。

【临证备要】煎服，1~5g，宜后下。本品性温，阴虚火旺或气虚下陷者慎用。

【古今研究】

1. 本草摘要 《本草经疏》："沉香治冷气、逆气、气郁、气结，殊为要药。然而中气虚，气不归元者忌之。心经实邪者忌之。非命门真火衰者，不宜入下焦药用。"《本草通玄》："沉香温而不燥，行而不泄，扶脾而运行不倦，达肾而导火归元，有降气之功，无破气之害，洵为良品。"

2. 现代研究 主含挥发油、树脂等。本品有促进消化液与胆汁分泌、麻醉、止痛、肌松、抗菌等作用。

檀 香
Tánxiāng

首载于《名医别录》。为檀香科植物檀香 *Santalum album* L. 树干的心材。主产于印度、澳大利亚、印度尼西亚，我国海南、广东、云南等地亦产。全年均可采伐。

【处方用名】檀香。

【药品归属】檀香为国家基本医疗保险药品。

【主要药性】辛，温。归脾、胃、心、肺经。

【基本功效】行气调中，开胃止痛。

【临床应用】

寒凝气滞证 本品辛散温通，气味芳香，善"调脾肺，利胸膈，为理气要药"（《本草备要》）。若治寒凝气滞、心脉不通所致的胸痹，症见胸闷、心前区疼痛者，常与苏合香、冰片、土木香等同用，如冠心苏合丸（《中国药典》）。治气滞胃寒，胸胃刺痛，腹胀疼痛等，常与木香、香附、乳香等同用，如温中镇痛丸（《部颁标准》）。

【临证备要】煎服，2~5g。

【古今研究】

1. 本草摘要 《本草经疏》："辟恶散结除冷之药也。"《本草通玄》："温中下气，理噎嗝吐食，消风热肿毒，引胃气上升，以进饮食。"《本经逢原》："善调膈上诸气……兼通阳明之经，郁抑不舒、呕逆吐食宜之。"

2. 现代研究 主含挥发油。《中国药典》规定：含挥发油不得少于 3.0%（mL/g）。本品有抗心律失常、利尿、抑菌、镇静、调节胃肠运动、促进肠道蠕动等作用。

川楝子

Chuānliànzǐ

首载于《神农本草经》。为楝科植物川楝 Melia toosendan Sieb. et Zuee. 的成熟果实。主产于四川。冬季采收。

【处方用名】川楝子、金铃子、炒川楝子。

【药品归属】川楝子为国家基本医疗保险药品。

【主要药性】苦，寒；有小毒。归肝、小肠、膀胱经。

【基本功效】疏肝泄热，行气止痛，杀虫。

【临床应用】

1. 肝郁化火证 本品苦寒降泄，主入肝经，能调肝气之横逆，泄肝经之郁热，"最为柔驯刚木之良将"（《藏腑药式补正》），尤能"荡热止痛"（《本经逢原》）。适用于肝郁气滞或肝郁化火所致的胸腹胁肋疼痛，每与延胡索配伍，如金铃子散（《圣惠方》）。本品又"为治疝要药"（《本草思辨录》）。凡疝因热所致者为宜，可与延胡索、香附、橘核等同用。若治寒疝腹痛，则宜配小茴香、木香、吴茱萸等同用，如疝气丸（《部颁标准》）。

2. 虫积腹痛，疥癣瘙痒 本品苦寒有毒，内服能驱蛔止痛，外用能杀虫止痒。功似苦楝皮而力稍逊。若治蛔虫等引起的虫积腹痛，常与使君子、槟榔等同用。治疥癣瘙痒，可单用研末，以油调膏外涂。

【临证备要】煎服，5~10g。外用适量。行气止痛多炒用，杀虫宜生用。本品苦寒有毒，脾胃虚寒者不宜用，亦不宜过量或持续服用。孕妇慎用。

【古今研究】

1. 本草摘要 《本草纲目》："导小肠膀胱之热，因引心胞相火下行，故心腹痛及疝气为要药。"《本草经疏》："主温疾、伤寒大热烦狂，杀三虫，疗疡，利小便水道。"《本草通玄》："导小肠膀胱之气，因引心包络相火下行，故疗心及下部疝气腹痛，杀虫利水也。"

2. 现代研究 主含川楝素、苦楝子酮、川楝苷 A、B 等。《中国药典》规定：含川楝素（$C_{30}H_{38}O_{11}$）应为 0.060%~0.20%，炒川楝子应为 0.040%~0.20%。本品有促进胆汁排泄、镇痛、抑菌、抗炎、抗癌、抗生育等作用。川楝子提取物对肝脏、肾脏及造血系统均产生毒性，且随着剂量增加，毒性增强。

【备注】关于苦楝子与川楝子。苦楝子为川楝子同科属不同种植物楝树 Melia azedarach L. 的成熟果实。其性能、功用与川楝子相似，但苦楝子的毒性较川楝子大，应区别用药，不能混淆。

乌　药

Wūyào

首载于《本草拾遗》。为樟科植物乌药 *LindeRa aggregata*（*Sims*）Kosterm. 的块根。主产于浙江、安徽、湖北等地。全年均可采挖。

【处方用名】乌药、天台乌药、天台乌、台乌。

【药品归属】乌药为国家基本医疗保险药品。

【主要药性】辛，温。归肺、脾、肾、膀胱经。

【基本功效】行气止痛，温肾散寒。

【临床应用】

1. 寒凝气滞证　本品味辛行散，性温祛寒。"诸冷能除，凡气堪顺"（《本草蒙筌》）。"凡病之属气而涉寒者皆可治"（《本草思辨录》）。尤为治寒凝气滞，胸腹诸痛之要药，每与沉香相须为用。若治寒凝气滞，少腹冷痛，脘腹痞满者，常与沉香、肉桂、香附等同用，如暖脐膏（《中国药典》）。治肝经寒凝气滞，少腹痛引睾丸，偏坠肿胀者，常与小茴香、青皮、高良姜等同用，如天台乌药散（《圣济总录》）。治疗经寒腹痛，常与香附、木香、当归等配伍，如乌药汤（《济阴纲目》）。

2. 尿频，遗尿　本品性温，下达肾与膀胱，能温下元，散冷气，缩尿止遗。适用于肾阳不足，膀胱虚冷之小便频数，遗尿不止。常与益智、山药配伍，如缩泉丸（《魏氏家藏方》）。

【临证备要】煎服，6~10g。

【古今研究】

1. 本草摘要　《本草经疏》："乌药辛温散气，病属气虚者忌之。……一切阴虚内热之病，皆不宜服。"《本草发明》："专治妇人一切诸气，用于风药则疏风，用于胀满则降气，用于气阻则能发散，且疏寒气冷痛。"《本草求真》："凡一切病之属于气逆，而见胸腹不快者，皆宜用此。"

2. 现代研究　主含乌药醚内酯、伪新乌药醚内酯、乌药醇、乌药根烯，以及生物碱、脂肪酸类成分等。《中国药典》规定：含乌药醚内酯（$C_{15}H_{16}O_4$）不得少于 0.030%，含去甲异波尔定（$C_{18}H_{19}NO_4$）不得少于 0.40%。本品有调节胃肠运动、镇痛、抗炎、抗疲劳等作用。

荔枝核

Lìzhīhé

首载于《本草衍义》。为无患子科植物荔枝 *Litchi chinensis* Sonn. 的成熟种子。产于广东、广西、福建等地。夏季采收。

【处方用名】荔枝核、盐荔枝核。

【药品归属】荔枝核为国家基本医疗保险药品。

【主要药性】甘、微苦，温。归肝、胃经。

【基本功效】行气散结，散寒止痛。

NOTE

【临床应用】

寒疝腹痛，睾丸肿痛　本品味苦能泄，性温散寒，主入肝经，"功专散滞祛寒"（《本草便读》）。尤善行散厥阴肝经之寒凝气滞而散结止痛，"为疝囊肿专药"（《药性切用》）。主要用于寒凝气滞之疝气痛、睾丸肿痛，可与大茴香为伍，如荔核散（《景岳全书》）。若治睾丸偏坠属湿热者，可配龙胆草、川楝子、大黄等同用。

此外，本品温行散滞，入肝、胃经。能疏肝和胃，理气止痛。尚可用于肝郁气滞，胃脘久痛，以及气滞血瘀之痛经及产后腹痛。

【临证备要】煎服，5~10g。

【古今研究】

1. 本草摘要　《本草发明》："煅存性，酒调治卒心痛、疝痛。"《本草通玄》："荔枝性热，主散无形质之滞气，其核温通行肝肾，其结实必双而核肖睾丸，故治颓疝卵肿，类象形之意也。"《本草备要》："入肝肾，散滞气，辟寒邪，治胃脘痛，妇人血气痛。"

2. 现代研究　主含棕榈酸、油酸、亚油酸，及挥发油、黄酮、皂苷、有机酸、多糖等。本品有降血糖、调血脂、抗氧化、抗肝损伤、抗肿瘤、抑制乙型肝炎病毒表面抗原等作用。

香　附

Xiāngfù

首载于《名医别录》。为莎草科植物莎草 *Cyperus rotundus* L. 的根茎。产于河南、山东、广东等地。秋季采挖。

【处方用名】香附、香附子、醋香附。

【药品归属】香附为国家基本医疗保险药品、可用于保健食品的物品。

【主要药性】辛、微苦、微甘，平。归肝、脾、三焦经。

【基本功效】疏肝解郁，调经止痛，理气宽中。

【临床应用】

1. 肝郁气滞证　本品"辛香甚烈，香气颇浓，皆以气用事，故专治气结为病。气结诸症，因肝胆横逆肆虐为多，此药最能调气"（《本草正义》）。故为疏肝解郁之要药。若治肝气郁结之胁肋胀痛，常与柴胡、川芎、枳壳等同用，如柴胡疏肝散（《景岳全书》）。治肝胃寒凝气滞之脘腹疼痛，胸胁胀闷，每与香附同用，即良附丸（《良方集腋》）。治寒疝腹痛，多与小茴香、乌药、吴茱萸等同用。

2. 月经不调，经闭痛经　本品辛行苦泄，善于疏畅气机，调经止痛，为调经之要药，"女科之主帅"（《本草纲目》）。适用于肝郁气滞之月经不调，经闭痛经。可单用，如四制香附丸（《女科万金方》）。若治肝郁血虚所致的月经不调，经前胸闷，双乳胀痛，食欲不振者，常与川芎、当归、白芍等同用，如香附丸（《中国药典》）。

3. 脾胃气滞证　本品味辛入脾，能行气宽中，消胀除满。适用于脾胃气滞之脘腹胀痛，常与砂仁、木香等同用。若治脾虚气滞所致的胃脘不舒、胀满疼痛、嗳气食少者，常与黄芪、党参、陈皮等同用，如养胃颗粒（《中国药典》）。

【临证备要】煎服，6~10g。醋制后能增强疏肝止痛作用。

【古今研究】

1. 本草摘要 《本草纲目》："香附之气平而不寒，香能走窜，其味多辛能散，微苦能降，微甘能和。乃足厥阴肝、手少阳三焦气分主药，而兼通十二经气分。……乃气病之总司，女科之主帅也。"《本草经疏》："香附香燥，苦温带辛。凡月事先期者，血热也，法当凉血，禁用此药。误犯则愈先期矣。"《本草正义》："香附，辛味甚烈，香气颇浓，皆以气用事，故专治气结为病。"

> 如何理解香附为"气病之总司，女科之主帅"？

2. 现代研究 主含挥发油，还含有生物碱类、黄酮类及三萜类等。《中国药典》规定：含挥发油不得少于 1.0%（mL/g），醋香附不得少于 0.8%（mL/g）。本品有镇痛、抗炎、解热、强心、降低血压、抑菌、调节消化系统、保肝等作用；还具有减弱未孕子宫平滑肌收缩和缓解痛经的作用。

佛 手

Fóshǒu

首载于《滇南本草》。为芸香科植物佛手 *Citrus medica* L. var. *sarcodactylis* Swingle 的果实。主产于四川、广东。秋季果实尚未变黄或变黄时采收。

【处方用名】佛手、佛手柑。

【药品归属】佛手为国家基本医疗保险药品（单味使用不予支付费用）、既是食品又是药品的物品。

【主要药性】辛、苦、酸，温。归肝、脾、胃、肺经。

【基本功效】疏肝理气，和胃止痛，燥湿化痰。

【临床应用】

1. 肝胃气滞证 本品辛行温通，气味芳香，入肝、脾经。"功专理气快膈，惟肝脾气滞者宜之"（《本草便读》）。适用于肝气郁滞，或肝胃气滞所致的两胁胀满，胃脘疼痛，食欲不振，呃逆呕吐，大便失调，常与香附、郁金、柴胡等同用，如舒肝和胃丸（《中国药典》）。

2. 咳嗽痰多 本品辛香温燥，入肺经，能燥湿化痰，"理气止嗽"（《药性切用》），用于痰湿壅肺，咳嗽痰多，胸闷气急，或胸胁作痛者。常与陈皮、半夏等配伍。

【临证备要】煎服，3~10g。

【古今研究】

1. 本草摘要 《本草纲目》："煮酒饮，治痰气咳嗽。煎汤，治心下气痛。"《本草便读》："佛手，味辛酸，性温气香，入肝脾，功专理气快膈，惟肝脾气滞者宜之，阴血不足者，亦嫌其燥耳。"《本草再新》："治气舒肝，和胃化痰，破积，治噎嗝反胃，消癥瘕瘰疬。"

2. 现代研究 主含挥发油、橙皮苷、佛手内酯、柠檬内酯，以及萜类成分、多糖、有机酸等。《中国药典》规定：含橙皮苷（$C_{28}H_{34}O_{15}$）不得少于 0.030%。本品有调节胃肠道、平喘、祛痰、抗炎、增强免疫功能、促进毛发生长等作用。

NOTE

香　橼

Xiāngyuán

首载于《本草拾遗》。为芸香科植物枸橼 *Citrus medica* L. 或香圆 *Citrus wilsonii* Tanaka 的成熟果实。产于四川、云南、福建等地。秋季采收。

【处方用名】香橼。

【药品归属】香橼为国家基本医疗保险药品（单味使用不予支付费用）、既是食品又是药品的物品。

【主要药性】辛、苦、酸，温。归肝、脾、肺经。

【基本功效】疏肝理气，宽中，化痰。

【临床应用】

本品药性、功效、应用与佛手相似。凡肝胃气滞，胸胁胀痛，脘腹痞满，痰多咳嗽等，二药常相须为用，为临床常用的对药。然佛手略偏于疏肝理气，香橼略偏于燥湿化痰。

【临证备要】煎服，3～10g。

【古今研究】

1. 本草摘要　《本草通玄》："理上焦之气，止呕逆，进食健脾。……单用多用亦损正气，与参、术同行，则无弊也。"《本草从新》："理上焦之气而止呕，进中州之食而健脾，除心头痰水。"《本草便读》："下气消痰，宽中快膈。"

2. 现代研究　主含挥发油、橙皮苷、柚皮苷，还含二萜内酯类及鞣质等。《中国药典》规定：含柚皮苷（$C_{27}H_{32}O_{14}$）不得少于 2.5%。本品有抗病毒、促进胃肠蠕动、健胃、祛痰、抗炎等作用。

玫瑰花

Méiguihuā

首载于《食物本草》。为蔷薇科植物玫瑰 *Rosa rugosa* Thunb. 的花蕾。主产于浙江、江苏。春末夏初花将开放时分批采收。

【处方用名】玫瑰花。

【药品归属】玫瑰花为国家基本医疗保险药品、可用于保健食品的物品。

【主要药性】甘，微苦，温。归肝、脾经。

【基本功效】行气解郁，和血，止痛。

【临床应用】

1. 肝胃气滞证　本品芳香行气，苦能疏泄，主归肝、脾经。既能"舒肝胆之郁气"（《本草再新》），又能醒脾开胃，行气止痛。且作用和缓，"宣通窒滞而绝无辛温刚燥之弊"（《本草正义》）。适用于肝胃气痛，胸胁胀满，不思饮食等，常与郁金、香附、佛手等同用，如制金柑丸（《部颁标准》）。

2. 月经不调，跌扑伤痛　本品能疏通气血，行气解郁，和血止痛。治肝气郁滞之月经不调，经前乳房胀痛，可与当归、香附、柴胡等同用。治损伤瘀痛，可单用浸酒饮服。

【临证备要】 煎服，3~6g。

【古今研究】

1. 本草摘要 《药性考》："行血破积，损伤瘀痛，浸酒饮益。"《本草分经》："气味甘平，香而不散。肝病用之多效。"《本草正义》："玫瑰花香气最浓，清而不浊，和而不猛，柔肝醒胃，疏气活血，宣通窒滞，而绝无辛温刚燥之弊，断推气分药之中，最有捷效，而最为驯良者，芳香诸品，殆无其匹。"

2. 现代研究 主含挥发油、黄酮类化合物、氨基酸、酚类、生物碱类、糖类、鞣质、蛋白质、有机酸等。本品有抗心肌缺血、改善微循环、调节血管平滑肌、抗肿瘤、抗氧化、利胆、解毒、抗菌、抗病毒等作用。

梅 花
Méihuā

首载于《本草纲目》。为蔷薇科植物梅 *Prunus mume*（Sieb.）Sieb. et Zucc. 的花蕾。主产于浙江、江苏。初春花未开放时采摘。

【处方用名】 梅花。

【药品归属】 梅花为国家基本医疗保险药品。

【主要药性】 微酸、涩，平。归肝、胃、肺经。

【基本功效】 疏肝和中，化痰散结。

【临床应用】

1. 肝胃气滞证 本品气味芳香，入肝胃经。能疏肝解郁，开胃醒脾，理气和中。治疗肝胃气滞之胁肋脘腹痞满胀痛，嗳气纳呆等，常与佛手、香橼、香附等配伍，如复方制金柑冲剂（《部颁标准》）。

2. 梅核气，瘰疬疮毒 本品芳香行气，化痰散结。治疗痰气互结之梅核气，常与半夏、厚朴、紫苏等配伍。治疗瘰疬痰核，疮痈肿毒，可与连翘、夏枯草、浙贝母等同用。

【临证备要】 煎服，3~5g。

【古今研究】

1. 本草摘要 《药性纂要》："助胃中生发之气，清肝经郁结之热。"《饮片新参》："平肝和胃，止脘痛、头晕，进饮食。"《浙江药用植物志》："疏肝解郁，治肝胃不和，胸闷纳减，梅核气，妊娠呕吐。"

2. 现代研究 主含挥发油、芦丁、槲皮素等。

娑罗子
Suōluózǐ

首载于《本草纲目》。为七叶树科植物七叶树 *Aesculus chinensis* Bge.、浙江七叶树 *Aesculus chinensis* Bge. var. *chekiangensis*（Hu et Fang）Fang 或天师栗 *Aesculus wilsonii* Rehd. 的成熟种子。产于浙江、江苏、河南等地。秋季果实成熟时采收。

【处方用名】娑罗子。

【药品归属】娑罗子为国家基本医疗保险药品。

【主要药性】甘，温。归肝、胃经。

【基本功效】疏肝理气，和胃止痛。

【临床应用】

肝胃气滞证 本品甘温，入肝胃经。能疏肝解郁，理气宽中，和胃止痛。治疗肝胃气滞，胸腹胀闷，胃脘疼痛。常与佛手、木香、香附等配伍。治疗经前乳房胀痛，则与柴胡、郁金、香附等配伍。

【临证备要】煎服，3~9g。

【古今研究】

1. 本草摘要 《本草纲目》："气味甘，温，无毒。主治久食，已风挛。"《本草纲目拾遗》："宽中行气，治胃脘肝膈鼓胀，痞积疟痢，吐血劳伤，平胃通络。"

2. 现代研究 主含七叶皂苷 A～D、异七叶皂苷、隐七叶皂苷、七叶苷等。还含黄酮类、香豆素类、有机酸类、甾醇类、脂肪油、淀粉、纤维素、粗蛋白等。《中国药典》规定：含七叶皂苷 A（$C_{55}H_{86}O_{24}$）不得少于 0.70%。本品有抗溃疡、抗缺血损伤、抗炎、抑制胃酸分泌、体外杀精等作用。

薤 白
Xièbái

首载于《神农本草经》。为百合科植物小根蒜 *Allium macrostemon* Bge. 或薤 *Allium chinense* G. Don 的鳞茎。产于东北、河南、湖北等地。夏、秋二季采挖。

【处方用名】薤白。

【药品归属】薤白为国家基本医疗保险药品（单味使用不予支付费用）、既是食品又是药品的物品。

【主要药性】辛、苦，温。归心、胃、大肠经。

【基本功效】通阳散结，行气导滞。

【临床应用】

1. 胸痹心痛 本品辛散温通，"最能通胸中之阳"（《本草思辨录》），散阴寒之凝滞，为治胸痹之要药。适用于胸阳不振，寒痰湿浊凝滞于胸中之胸痹心痛。常与瓜蒌、半夏、白酒等同用，如瓜蒌薤白白酒汤、瓜蒌薤白半夏汤（《金匮要略》）。

> 薤白为治胸痹之要药，是否有活血化瘀的作用？

2. 脘腹胀痛，泄痢后重 本品归胃、大肠经。其"气温则散，散则能使在中寒滞立除"（《本草求真》）；味辛能行，行则能使胃肠滞气得调。适用于胃寒气滞，脘腹痞满胀痛，以及泻痢腹痛，里急后重。前者可与高良姜、陈皮等同用，后者可配木香、砂仁等。

【临证备要】煎服，5~10g。胃弱纳呆及不耐蒜味者慎用。

【古今研究】

1. 本草摘要　《本草求真》："味辛则散，散则能使在上寒滞立消；味苦则降，降则能使在下寒滞立下；气温则散，散则能使在中寒滞立除；体滑则通，通则能使久痼寒滞立解。"《本草思辨录》："药之辛温而滑泽者，惟薤白为然。最能通胸中之阳与散大肠之结。故仲圣治胸痹用薤白，治泄利下重亦用薤白。"

2. 现代研究　主含薤白苷 A～K 等，还含有大蒜氨酸、甲基大蒜氨酸、大蒜糖、前列腺素、生物碱及含氮化合物。本品有扩张血管、抗心肌缺血、抗氧化、抗血栓形成、调节脂肪、预防实验性动脉粥样硬化，保护心肌及平喘等作用。

大腹皮

Dàfùpí

首载于《开宝本草》。为棕榈科植物槟榔 *Areca catechu* L. 的果皮。产于云南、广西、海南等地。冬季至次春采收。

【处方用名】大腹皮、大腹毛。

【药品归属】大腹皮为国家基本医疗保险药品。

【主要药性】辛，微温。归脾、胃、大肠、小肠经。

【基本功效】行气宽中，利水消肿。

【临床应用】

1. 胃肠气滞证　本品主入中焦，味辛能"散无形之滞气"（《本经逢原》），为行气宽中之常用药。如治食积气滞之脘腹胀满，嗳气吞酸，便秘或泻而不畅者，常与枳实、山楂、麦芽等同用。治湿阻气滞之脘腹胀满，恶心呕吐者，可与苍术、厚朴、藿香等同用。

2. 水肿，脚气　本品"能疏通下泄，为畅达脏腑之剂"（《本草汇言》）。善"消肌肤中水气浮肿，脚气壅逆"（《本草纲目》）。若治皮肤水肿，小便不利者，可与茯苓皮、生姜皮、桑白皮等同用，如五皮散（《华氏中藏经》）。治脚气浮肿，可与桑白皮、槟榔、紫苏叶等同用。

【临证备要】煎服，5～10g。

【古今研究】

1. 本草摘要　《本草发明》："下气疏脾胃有余之气，消腹胀满及浮肿。"《本经逢原》："腹皮性轻浮，散无形之滞气。故痞满胀，水气浮肿，脚气壅逆者宜之。惟虚胀禁用，以其能泄真气也。"《本草新编》："大腹皮之功，尤专消肿，然亦必与白术、薏苡、茯苓、车前、桑白皮、人参同用，始有功耳。"

2. 现代研究　主含槟榔碱、去甲基槟榔碱、α-儿茶素等。本品有促进纤维蛋白溶解、促进胃肠动力、兴奋胃肠道平滑肌等作用。

土木香

Tǔmùxiāng

本品首载于《本草图经》。为菊科植物土木香 *Inula helenium* L. 的根。产于河北、新疆、甘肃等地。秋季采挖。

【处方用名】土木香。

【药品归属】土木香为国家基本医疗保险药品。

【主要药性】辛、苦，温。归肝、脾经。

【基本功效】健脾和胃，行气止痛，安胎。

肝胃气滞证 本品辛香行散，主入肝、脾经。能疏肝行气，宽中和胃。治肝胃气滞，胸胁、脘腹胀痛者，可与藿香、枳壳、陈皮水煎服。治胸胁挫伤，岔气作痛者，可与郁金同用。治湿热痢疾，里急后重者，可与黄连为伍。

此外，本品能行气和中以安胎，可用于气滞所致的妊娠恶阻，胎动不安。

【临证备要】煎汤，3~9g；或入丸、散。

【古今研究】

1. 本草摘要 《陕西中药志》："行气化滞，健脾和胃。治胸满腹胀，呕吐泄泻，痢疾。"《东北常用中草药手册》："健胃，行气，止痛。治胃痛，气滞胸腹胀满、疼痛。"

2. 现代研究 主含土木香内酯、异土木香内酯、二氢异土木香内酯等。本品有镇静、驱虫、抗菌等作用，可作为消炎药、抗微生物制剂。此外，本品对金黄色葡萄球菌、痢疾杆菌、绿脓杆菌、皮肤真菌也有抑制作用。

【备注】关于取消青木香药用标准。国家食品药品监督管理局《关于加强广防己等6种药材及其制剂监督管理的通知》（国食药监注［2004］379号）指出：取消青木香（马兜铃科植物马兜铃 *Aristolochia debilis* Sieb. et Zucc. 的干燥根）药用标准，凡国家药品标准处方中含有青木香的中成药品种应于2004年9月30日前将处方中的青木香替换为《中国药典》2000年版一部收载的土木香（仅限于以菊科植物土木香 *Inula helenium* L. 的干燥根替换）。

甘　松
Gānsōng

首载于《本草拾遗》。为败酱科植物甘松 *Nardostachys jatamansi* DC. 的根及根茎。产于甘肃、青海、四川等地。春、秋二季采挖。

【处方用名】甘松。

【药品归属】甘松为国家基本医疗保险药品。

【主要药性】辛、甘，温。归脾、胃经。

【基本功效】理气止痛，开郁醒脾；外用祛湿消肿。

【临床应用】

1. 脾胃气滞证 本品温香行散，主入脾胃经。"功专调气解郁，开胃醒脾"（《药性切用》）。且温而不热，香而不燥，甘而不滞，为"醒脾畅胃之药"（《本草汇言》）。适用于脾胃气滞之脘腹胀满，食欲不振，恶心呕吐等，常与木香、香附、厚朴等同用。

2. 脚气肿毒，牙痛 本品外用能祛湿消肿止痛。如煎汤外洗，可"治脚气膝肿"（《本草纲目》）；若与硫黄为末，泡汤漱口，可治齿痛。

此外，本品"虽无补养之力，却有醒运之功。加入补脾药中，甚为得力"（《本草便读》）。

可与补益药同用，使之补而不滞。

【临证备要】 煎服，3~6g。外用适量。

【古今研究】

1. 本草摘要 《开宝本草》："主恶气，卒心腹痛满，下气。"《本草纲目》："甘松芳香能开脾郁，少加入脾胃药中，甚醒脾气。"《本草汇言》："甘松醒脾畅胃之药也，《开宝》方主心腹卒痛，散满下气，皆取温香行散之意。其气芳香，入脾胃药中，大有扶脾顺气，开胃消食之功。"

2. 现代研究 主含挥发油、宽叶甘松酮、甘松新酮、齐墩果酸、熊果酸等。《中国药典》规定：挥发油不得少于2.0%（mL/g）；饮片不得少于1.8%（mL/g）。本品有强心或减慢心律、抗菌、抗血小板聚集、抗高血脂和高血糖、抗动脉粥样硬化、镇静、解痉等药理作用。

九香虫

Jiǔxiāngchóng

首载于《本草纲目》。为蝽科昆虫九香虫 *Aspongopus chinensis* Dallas 的干燥体。产于云南、贵州、四川等地。11月至次年3月间捕捉。

【处方用名】 九香虫、炒九香虫。

【药品归属】 九香虫为国家基本医疗保险药品。

【主要药性】 咸，温。归肝、脾、肾经。

【基本功效】 理气止痛，温肾助阳。

【临床应用】

1. 肝胃气滞证 本品气香行散，入肝脾经。善行胁腹之滞气而止痛。适用于肝气郁滞之胸胁胀痛或肝气犯胃之脘腹疼痛，常与柴胡、薄荷、郁金等同用。若治食积气滞所致的脘腹胀痛，嗳腐吞酸疼痛，食欲不振等，常与山楂、六神曲、枳壳等同用，如小儿进食片（《部颁标准》）。

2. 肾阳虚证 本品咸温入肾，"专兴阳益精"（《本草新编》）。适用于肾阳不足，命门火衰之阳痿早泄、腰膝冷痛、夜尿频多等，常与淫羊藿、巴戟天、补骨脂等配伍。

【临证备要】 煎服，3~9g。

【古今研究】

1. 本草摘要 《本草纲目》："主治膈脘滞气，脾肾亏损，壮元阳。"《本草新编》："专兴阳益精，且能安神魄，亦虫中之至佳者。入丸散中，以扶衰弱最宜，但不宜入于汤剂，以其性温，恐动大便耳。"

2. 现代研究 主含油酸、棕榈酸等；还含有蛋白质、甲壳质、维生素、黄嘌呤、次黄嘌呤、尿嘧啶、锰和镁等微量元素。本品有抗菌、抗凝血、抗癌等药理作用。

刀 豆

Dāodòu

　　首载于《救荒本草》。本品为豆科植物刀豆 *Canavalia gladiata*（Jacq.）DC. 的干燥成熟种子。产于安徽、湖北、江苏等地。秋季采收。

　　【处方用名】刀豆、炒刀豆、盐刀豆。

　　【药品归属】刀豆为国家基本医疗保险药品（单味使用不予支付费用）、既是食品又是药品的物品。

　　【主要药性】甘，温。归胃、肾经。

　　【基本功效】下气止呃，温肾助阳。

　　【临床应用】

　　1. 呃逆呕吐　本品性温沉降，长于温中下气，尤善止呃。可用于多种原因所致的呃逆、呕吐，尤以治脾胃虚寒之呃逆为佳，可单用烧存性，研末服之。若治气滞呃逆，胸闷不舒等，也可单炒研末服，如刀豆散（《医级》）。

　　2. 肾虚腰痛　本品甘温，入肾经。能温肾助阳，善治腰痛。如治肾虚腰痛，常与吴茱萸、小茴香、补骨脂等同用。若治气血不和之腰痛，可单用煨酒服；治扭伤腰痛，可与泽兰、杜仲、牛膝等同用。

　　【用法与用量】6~9g。

　　【古今研究】

　　1. 本草摘要　《本草纲目》："温中下气，利肠胃，止呃逆，益肾补元。"《本草备要》："甘平，温中止呃，胜于柿蒂。"《本草从新》："温中行气，利肠胃，益肾归元，止呃逆。"

　　2. 现代研究　主含刀豆四胺、γ-胍氧基丙胺、刀豆赤霉素Ⅰ、刀豆赤霉素Ⅱ、刀豆皂苷、没食子酸、没食子酸甲酯及蛋白质等。本品有抗代谢和抗肿瘤、抑制流感病毒繁殖等作用。

柿 蒂

Shìdì

　　首载于《名医别录》。为柿树科植物柿 *Diospyros kaki* Thunb. 的宿萼。产于河北、河南、山东等地。冬季果实成熟时采摘，食用时收集。

　　【处方用名】柿蒂。

　　【药品归属】柿蒂为国家基本医疗保险药品。

　　【主要药性】苦、涩，平。归胃经。

　　【基本功效】降气止呃。

　　【临床应用】

　　呃逆　本品味苦降泄，专入胃经，善能降胃气，"疗呃逆灵"（《本草蒙筌》），为止呃之要药。因其性平和，凡胃气上逆之呃逆，无论寒热虚实均可选用。若治胃寒呃逆，常配丁香、生姜，如柿蒂汤（《济生方》）。治胃热呃逆，可与竹茹、陈皮、姜汁合用，新制橘皮竹茹汤（《温病条辨》）。治脾胃虚寒呃逆，常与丁香、人参、生姜同用，如丁香柿蒂汤（《症因脉治》)。

【临证备要】煎服，5~10g。

【古今研究】

1. 本草摘要 《本草拾遗》："煮服之，止哕气。"《本草纲目》："古人单用柿蒂煮汁饮之，取其苦温能降逆气也。"《本草求真》："柿蒂味苦气平，虽与丁香同为止呃之味，然一辛热而一苦平，合用深得寒热兼济之妙。"

2. 现代研究 主含三叶豆苷、金丝桃苷、槲皮素、齐墩果酸、熊果酸、没食子酸、白桦脂酸、丁香酸、香草酸等。本品有镇静、抗惊厥、抗心律失常、抗生育等药理作用。

第十四章　消食药

一、含义

凡以消化食积为主要功效，常用以治疗饮食积滞证的药物，称为消食药。又称助消化药。

> 消食药物都需要炒用吗？

二、性能特点

消食药多为甘平，主入脾、胃二经，能帮助饮食消化，消除胃中宿积，使中焦调和，脾胃健运复常。本章药物的主要功效为消化食积。

所谓消化食积，是指药物能够帮助消化，减轻或消除宿食积滞证的作用。又称消食化积、消食积、消食、消食和中、消食和胃、消食化滞、消食健脾、消食健胃、消食运脾、消食开胃等。

三、主治病证

适用于饮食不节，暴食暴饮，或素体脾胃虚弱，饮食难消所致的饮食积滞证，症见脘腹胀满，不思饮食，嗳腐吞酸，恶心呕吐，大便失常，矢气臭秽等。

四、应用原则

因食积内停，易壅塞气机，气机不畅，又可导致或加重积滞，故运用本章药物常配行气宽中药同用，使气行则食积易化。若正气素虚，或积滞日久，脾胃虚弱者，当配补气健脾药同用，以标本兼顾，消补结合，消食而不伤正。食积腹泻，大便不爽者，可配伍少量泻下药以缓下导滞。若食积日久，又有化热、兼寒之别，可相机配伍清热药和温里药。

五、使用注意

本类药物多药效缓和，但部分药物仍有耗气之弊，故对于气虚而无饮食积滞者慎用。

六、现代研究

消食药大多含有脂肪酶、淀粉酶及维生素等，有不同程度的助消化作用，部分药物尚有降血脂、抗动脉粥样硬化、强心、增加冠脉血流量、抗心肌缺血、降压、抗氧化等多种药理作用。

山　楂

Shānzhā

首载于《本草经集注》。为蔷薇科植物山里红 *Crataegus pinnatifida* Bge. var. *major* N. E. Br. 或山楂 *Crataegus pinnatifida* Bge. 的成熟果实。产于山东、河南、河北等地，秋季采收。

【处方用名】山楂、炒山楂、焦山楂、山楂炭。

【药品归属】山楂为国家基本医疗保险药品（单味使用不予支付费用）、既是食品又是药品的物品。

【主要药性】酸、甘，微温。归脾、胃、肝经。

【基本功效】消食健胃，行气散瘀，化浊降脂。

【临床应用】

1. 饮食积滞证　本品酸甘微温，"消食理滞，是其所长"（《本草新编》）。且"消食积而不伤于刻，行气滞而不伤于荡"（《药性解》），故可用于各种饮食积滞之证。每与麦芽、六神曲、莱菔子等同用，如山楂化滞丸（《中国药典》）。因其善"消肉食之积"（《本草征要》），凡"伤诸肉者，必用之药"（《本草新编》）。故为治油腻肉食积滞之要药，可单用，如山楂丸（《部颁标准》），或与其他消食药相须为用。

2. 血瘀证　本品"善入血分，为化瘀血之要药"（《医学衷中参西录》）。若治妇女血瘀积聚，月经闭止，经期紊乱，行经腹痛，常与香附、三棱、当归等同用，如调经至宝丸（《部颁标准》）。治气滞血瘀所致的胸痹心痛，常与丹参、葛根、三七等同用，如心可舒片（《中国药典》）。

此外，本品能化浊降脂，用于高脂血症，可单用，如山楂精降脂片（《部颁标准》）；或与制何首乌、决明子、葛根等同用，如脂降宁片（《部颁标准》）。

【临证备要】煎服，9～12g。生山楂长于消食散瘀；炒山楂缓和对胃的刺激，长于消食健胃；焦山楂长于止泻，食滞而腹泻者多用；山楂炭偏于收涩，长于止泻，脾虚腹泄多用。胃酸分泌过多者慎用。

【古今研究】

1. 本草摘要　《本草图经》："治痢疾及腰疼。"《本草纲目》："化饮食，消肉积，癥瘕，痰饮痞满吞酸，滞血痛胀。"《本草新编》："健脾胃，祛膨胀，煮肉少加，须臾即烂，故尤化肉食。此伤诸肉者，必用之药也，佐使为良。"

2. 现代研究　主含枸橼酸、绿原酸、咖啡酸、枸橼酸单甲酯、枸橼酸二甲酯、枸橼酸三甲酯、槲皮素、金丝桃苷、牡荆素、熊果酸、白桦脂醇等；还含胡萝卜素、维生素 C、维生素 B_1、胡萝卜素、脂肪酶、无机盐等。《中国药典》规定：含有机酸以枸橼酸（$C_6H_8O_7$）计，不得少于 5.0%；炒山楂、焦山楂不得少于 4.0%。本品有促进脂肪消化，增加胃消化酶分泌，扩张冠状动脉，增加冠脉血流量，降低血清胆固醇及甘油三酯，强心、降血压、抗心律失常，抗血小板聚集，抗氧化，增强免疫，收缩子宫，抑菌等作用。

六神曲

Liùshénqǔ

首载于《药性论》。为面粉或麸皮与杏仁泥、赤小豆粉，以及鲜青蒿、鲜苍耳、鲜辣蓼自然汁混合后经发酵而成的加工品。全国各地均有生产。

【处方用名】神曲、六曲、六神曲、麸炒六神曲、焦六神曲。

【主要药性】甘、辛，温。归脾、胃经。

【基本功效】消食化积，健脾和胃。

【临床应用】

饮食积滞证 本品辛以行散消食，甘温健胃和中。能"扶脾胃以进饮食，消隔宿停留胃内之食"（《滇南本草》）。适用于饮食积滞，脘腹胀满，嗳腐吞酸，恶食呕逆等，常配山楂、莱菔子、陈皮等，如保和丸（《丹溪心法》）。

此外，本品又能助金石药物之消化，凡丸剂中有金石、贝壳类药物难以消化者，可以之为赋型剂糊丸，以助消化。

【临证备要】煎服，6~15g。消食宜炒焦用。

【古今研究】

1. 本草摘要 《药性论》："化水谷宿食，癥结积滞，健脾暖胃。"《本草图经》："治痢疾及腰疼。"《本草纲目》："消食下气，除痰逆霍乱泄痢胀满诸气。"

2. 现代研究 主含酵母菌，还含挥发油、苷类、淀粉酶、维生素 B 复合体、麦角甾醇、蛋白质及脂肪等。本品促进消化液分泌而助消化。

附：建神曲

简称建曲。为山楂、麦芽、荆芥等数十种中药与面粉、麸皮经混合发酵而成的曲剂。辛、甘，性温；归脾、胃经。功能消食化积，健脾和胃，发散风寒。用于风寒感冒，饮食积滞，脘腹胀满，脾虚泄泻等。其性能、功用与六神曲相似，对风寒表证兼有食滞者尤宜。由于各地方药品标准所载处方药味不甚相同，故用时应加以注意。

麦 芽
Màiyá

首载于《名医别录》。为禾本科植物大麦 *Hordeum vulgare* L. 的成熟果实经发芽干燥的炮制加工品。全国大部分地区均产。

【处方用名】麦芽、炒麦芽、焦麦芽。

【药品归属】麦芽为国家基本医疗保险药品（单味使用不予支付费用）、既是食品又是药品的物品。

【主要药性】甘，平。归脾、胃、肝经。

【基本功效】行气消食，健脾开胃，回乳消胀。

【临床应用】

1. 饮食积滞证 本品性味甘平，"功专入胃消食"（《本草求真》），作用平和。"凡一切米面食积，服之立消"（《本草汇言》）。主要用于米、面、薯、芋等淀粉类食积不消，可单用，如麦芽片（《部颁标准》）。若治脾虚食积，不思饮食，嗳腐酸臭，脘腹胀满者，可与太子参、山药、山楂等同用，如健胃消食片（《中国药典》）。

2. 断乳，乳房胀痛 本品能减少乳汁分泌，有回乳消胀之功。适宜于哺乳期妇女断乳，或乳汁郁积之乳房胀痛。可单用炒麦芽煎服，如麦芽煎（《妇人大全良方》）。

此外，本品"善舒肝气"（《医学衷中参西录》）。可用于肝气郁滞或肝胃不和之胁痛、脘腹胀痛等。因其力缓，常作辅助药用。

【临证备要】煎服，10~15g；回乳炒用60g。生麦芽健脾和胃、疏肝行气，用于脾虚食少，乳汁郁积；炒麦芽行气消食回乳，用于食积不消，妇女断乳；焦麦芽消食化滞，用于食积不消，脘腹胀痛。哺乳期妇女不宜使用。

【典型案例】麦芽行气消食案。一妇人年三十余，气分素弱，一日忽觉有气结于上脘，不能上达亦不下降，俾单用生麦芽一两，煎汤饮之，顿觉气息通顺（《医学衷中参西录》）。

【古今研究】

1. 本草摘要 《药性论》："消化宿食，破冷气，去心腹胀满。"《滇南本草》："宽中，下气，止呕吐，消宿食，止吞酸吐酸，止泻，消食宽膈，并治妇人奶乳不收，乳汁不止。"《本草纲目》："消化一切米面诸果食积。"

2. 现代研究 主含大麦芽碱、大麦芽新碱A、B，还含腺嘌呤、胆碱、蛋白质、蛋白水解酶、淀粉水解酶、氨基酸、转化糖酶、维生素B、D、E、糊精、麦芽糖、α-生育三烯酚、大麦黄苷等。本品有促进胃酸、胃蛋白酶分泌，助消化，小剂量催乳，大剂量回乳，降血糖，抗真菌等作用。

稻 芽
Dàoyá

首载于《名医别录》。为禾本科植物稻 *Oryza sativa* L. 的成熟果实经发芽干燥的炮制加工品。全国大部分地区均产。

【处方用名】稻芽、炒稻芽、焦稻芽。

【药品归属】稻芽为国家基本医疗保险药品。

【主要药性】甘，温。归脾、胃经。

【基本功效】消食和中，健脾开胃。

【临床应用】

饮食积滞证 本品消食和中之功似麦芽而力稍逊。适用于米、面、薯、芋等淀粉类食积不消，常与麦芽相须为用。

【临证备要】煎服，9~15g。炒稻芽偏于消食，用于不饥食少；焦稻芽善化积滞，用于积滞不消。

【古今研究】

1. 本草摘要 《名医别录》："主寒中，下气，除热。"《本草纲目》："健脾开胃，下气，和中，消食化积。"《本草经疏》："具生化之性，故为消食健脾，开胃和中之要药，脾胃和则中自温，气自下，热自除也。"

2. 现代研究 主含有效成分为淀粉酶，含量较麦芽低。还含蛋白质、脂肪油、淀粉、麦芽糖、腺嘌呤、胆碱及18种氨基酸等。本品有促进消化，促进激素分泌、调节肠道菌群、增进食欲、通过抑制肥大细胞组织胺释放而具有抗过敏等作用。

附：谷芽

为禾本科植物粟 Setaria italica（L.）Beauv. 的成熟果实经发芽干燥而得。为国家基本医疗保险药品。甘，温。归脾、胃经。功能消食和中，健脾开胃。用于食积不消，腹胀口臭，脾胃虚弱，不饥食少。其性能、功用与稻芽相似。煎服，9~15g。炒谷芽偏于消食，用于不饥食少。焦谷芽善化积滞，用于积滞不消。

过去曾以稻、粟、黍等植物的果实发芽作谷芽入药，认为药效亦相近。《中国药典》（1985 年版）始将粟芽以谷芽为正名收载，并同时收载且单列稻芽。

莱菔子
Láifúzǐ

首载于《日华子本草》。为十字花科植物萝卜 Raphanus sativus L. 的成熟种子。全国各地均产。夏季采收。

【处方用名】莱菔子、炒莱菔子。

【药品归属】莱菔子为国家基本医疗保险药品（单味使用不予支付费用）、既是食品又是药品的物品。

【主要药性】辛、甘，平。归肺、脾、胃经。

【基本功效】消食除胀，降气化痰。

【临床应用】

1. 食积气滞证　本品味辛行散，入脾胃经。既能消食和中，尤能行气消胀，为消食除胀之要药。凡"胃有气食停滞致成鼓胀者，非此不除"（《本草正》）。适用于食积气滞之脘腹痞满胀痛，大便秘结或积滞泻痢，常与山楂、神曲、陈皮等同用，如保和丸（《丹溪心法》）。

2. 痰壅喘咳　本品入肺经，"消痰下气更速"（《本草经疏》）。凡"一切喘嗽因痰者，皆可用之"（《本草便读》）。适用于痰涎壅肺之咳喘，每与白芥子、紫苏子同用，如三子养亲汤（《韩氏医通》）。

【临证备要】煎服，5~12g。本品辛散耗气，故气虚及无食积、痰滞者慎用。不宜与人参同用。

【古今研究】

1. 本草摘要　《滇南本草》："下气宽中，消膨胀，降痰，定吼喘，攻肠胃积滞，治痞块，单腹疼。"《本草纲目》："下气定喘，治痰，消食，除胀，利大小便，止气痛，下痢后重。"《医林纂要》："生用，吐风痰，宽胸膈，托疮疹；熟用，下气消痰，攻坚积，疗后重。"

2. 现代研究　主含芥酸、亚油酸、亚麻酸、菜子甾醇、22-去氢菜油甾醇、挥发油，还含莱菔素、芥子碱、脂肪油及氨基酸等。《中国药典》规定：含芥子碱以芥子碱硫氰酸盐（$C_{16}H_{24}NO_5 \cdot SCN$）计，不得少于 0.40%。本品有祛痰、镇咳、平喘、降压、抑菌、调节胃肠道运动，促进肠道蠕动等作用。

鸡内金

Jīnèijīn

首载于《神农本草经》。为雉科动物家鸡 *Gallus gallus domesticus* Brisson 的沙囊内壁。全国各地均产。

【处方用名】鸡内金、炒鸡内金、醋鸡内金。

【药品归属】鸡内金为国家基本医疗保险药品、既是食品又是药品的物品。

【主要药性】甘，平。归脾、胃、小肠、膀胱经。

【基本功效】健胃消食，涩精止遗，通淋化石。

【临床应用】

1. 饮食积滞，小儿疳积　本品"善化有形郁积"（《医学衷中参西录》）。消食作用较强，又能健运脾胃。可用于多种食积不化之证，对脾虚食积者尤为多用，可单用研末服，或与六神曲为伍，如复方鸡内金片（《部颁标准》）。若治食滞脾胃所致的疳证，症见不思乳食，面黄肌瘦，腹部膨胀，消化不良等，可与使君子、茯苓、谷精草等同用，如疳积散（《中国药典》）。

2. 遗尿，遗精　本品有固精止遗之功。治肾虚固摄无力而遗尿、遗精者，可单用炒焦研末以黄酒送服，或配伍菟丝子、桑螵蛸、鹿茸等，如鸡肶胵散（《圣惠方》）。

3. 石淋涩痛，胆胀胁痛　本品"不但能消脾胃之积，无论脏腑何处有积，鸡内金皆能消之"。尤善"消化砂石"（《医学衷中参西录》），有化坚消石之功。可用于石淋涩痛，胆胀胁痛。前者常与金钱草、海金沙、瞿麦等同用，如肾石通冲剂（《部颁标准》）。后者可与郁金、金钱草等同用。

【临证备要】煎服，3~10g；研末服，每次 1.5~3g。研末服效果优于煎剂。脾虚无积滞者慎用。

【典型案例】鸡内金健胃消食案。龚某，年三十岁，胃脘有硬物堵塞，已数年矣。饮食减少，不能下行，来院求为之诊治。其脉象沉而微弦，右部尤甚，为疏方，用鸡内金一两，生酒曲五钱，服数剂硬物全消（《医学衷中参西录》）。

【古今研究】

1. 本草摘要　《名医别录》："主小便利，遗溺，除热止烦。"《滇南本草》："宽中健脾，消食磨胃。"《医学衷中参西录》："鸡内金，鸡之脾胃也，其中原含有稀盐酸，故其味酸而性微温，中有瓷、石、铜、铁皆能消化，其善化瘀积可知……无论脏腑何处有积，鸡内金皆能消之，是以男子痃癖、女子癥瘕，久久服之，皆能治愈。"

2. 现代研究　主含胃激素（胃液素）、角蛋白、淀粉酶、微量胃蛋白酶、多种维生素与微量元素；还含赖氨酸、丝氨酸等 18 种氨基酸。本品有提高胃液分泌量、调节胃肠功能、增强胃运动机能、加快胃排空速率、抗凝血、调节血脂、降低血糖、减少尿量等作用。

第十五章　驱虫药

一、含义

凡以驱虫或杀虫为主要功效，常用以治疗肠道寄生虫病的药物，称为驱虫药。

二、性能特点

驱虫药的药性或寒或温，主入大肠、脾、胃经，部分药物有毒。能对人体肠道寄生虫产生麻痹或毒杀作用，促使其排出体外。本章药物的主要功效为驱虫，或杀虫。

所谓驱虫，专指药物能够麻痹或毒杀肠道寄生虫，使之无力附着肠内而被驱除体外的作用。所谓杀虫，既指药物驱杀肠道寄生虫的作用，又指药物杀灭体表寄生虫的作用。

三、主治病证

适用于蛔虫、蛲虫、绦虫、钩虫等多种肠道寄生虫病。不同的虫病具有不同的临床特征。如蛔虫病主要表现为脐腹疼痛，时作时止等。蛲虫病主要表现为肛门奇痒，夜间尤甚等。绦虫病主要表现为腹痛腹胀，便下白色节片等。钩虫病主要表现为善饥多食，倦怠乏力，皮色萎黄，面肢浮肿等。部分患者可无明显症状，可通过大便检测以明确诊断。

四、应用原则

应根据不同的虫病，参照化验结果，选择相应的驱虫药。应用驱虫药需常配伍泻下药，有助虫体从大便排除，从而提高驱虫药的治疗效果。若有积滞内停者，当配消积导滞药；体质虚弱者，可先补后攻，或先攻后补。

五、使用注意

本类药物一般宜空腹服用，使药物充分作用于虫体而保证疗效。应用毒性较大的驱虫药要注意用量、用法，以免中毒或损伤正气；孕妇、年老体弱者亦当慎用。腹痛剧烈或发热者，不宜急于驱虫，待症状缓解后，再施用驱虫药。

六、现代研究

驱虫药主要通过麻痹虫体神经系统，或使虫体瘫痪麻痹、弛缓伸长而被排除体外；或兴奋虫体头部神经，导致肌肉痉挛性收缩，使虫体不能附着于肠壁而随粪便排出。某些药物可使虫体节片溶解、破坏而直接杀死虫体。部分驱虫药有促进胃肠蠕动、抗真菌、抗病毒、抗肿瘤、兴奋子宫、减慢心率、扩张血管、降低血压等多种药理作用。

使君子
Shǐjūnzǐ

首载于《开宝本草》。为使君子科植物使君子 *Quisqualis indica* L. 的成熟果实。主产于四川。秋季采收。

【处方用名】使君子、使君子仁、炒使君子仁。

【药品归属】使君子为国家基本医疗保险药品。

【主要药性】甘，温。归脾、胃经。

【基本功效】杀虫消积。

【临床应用】

1. 蛔虫病、蛲虫病 本品"专杀蛔虫"（《本草正》），为驱蛔要药。因其味甘气香，易于服用，且药性缓和，不易伤正，故尤宜于小儿蛔虫病。轻者可单用炒香嚼服；重者可与苦楝皮、槟榔等同用，如使君子散（《证治准绳》）。若配百部、槟榔、大黄等，也可用治蛲虫病。

2. 小儿疳积 本品甘温不燥，既能驱虫，又能健脾消疳，为消疳杀虫之佳品。适用于小儿疳积，面色萎黄，形瘦腹大，腹痛有虫者，常与天南星、槟榔同用，如使君子丸（《部颁标准》）。若治饮食停积所致的疳证，症见不思乳食、面黄肌瘦、腹部膨胀、消化不良者，可与鸡内金、茯苓、威灵仙等同用，如疳积散（《中国药典》）。

【临证备要】煎服，9~12g，捣碎；取仁炒香嚼服，6~9g，作 1~2 次分服。小儿每岁 1~1.5 粒，1 日总量不超过 20 粒。空腹服用，每日 1 次，连用 3 天。大量服用可致呃逆、眩晕、呕吐、腹泻等反应。"忌饮热茶，犯之即泻"（《本草纲目》）。

【古今研究】

1. 本草摘要 《开宝本草》："主小儿五疳，小便白浊，杀虫，疗泻痢。"《本草纲目》："健脾胃，除虚热，治小儿百病疮癣。"《本草正》："使君子，凡小儿食此，亦不宜频而多，大约性滑，多则能伤脾也。但使君子专杀蛔虫，榧子专杀寸白虫耳。"

2. 现代研究 主含胡芦巴碱、使君子酸、苹果酸、柠檬酸、棕榈酸、油酸、亚油酸、硬脂酸、花生酸等，还含氨基酸、蔗糖、葡萄糖、甾醇、吡啶等。《中国药典》规定：种子含胡芦巴碱（$C_7H_7NO_2$）不得少于 0.20%。使君子酸是使君子的有毒成分。本品有麻痹虫体、驱蛔、驱蛲虫、泻下、抑菌、升压、改善学习记忆等作用。

苦楝皮
Kǔliànpí

首载于《名医别录》。为楝科植物川楝 *Melia toosendan* Sieb. et Zucc. 或楝 *Melia azedarach* L. 的树皮及根皮。产于四川、湖北、安徽等地。春、秋二季采收。

【处方用名】楝皮、川楝皮、苦楝皮。

【药品归属】苦楝皮为国家基本医疗保险药品。

【主要药性】苦，寒；有毒。归肝、脾、胃经。

【基本功效】杀虫，疗癣。

【临床应用】

1. 肠道寄生虫病　本品苦寒有毒，杀虫力强，驱虫谱广，疗效较佳。可用治蛔虫、蛲虫、绦虫等多种肠道寄生虫病，尤以驱杀蛔虫擅长。若治蛔虫病，可单用煎水或熬膏敷用，或与鹤虱、槟榔等同用，如化虫丸（《和剂局方》）。治蛲虫病，可与百部、乌梅同用，每晚煎取浓液作保留灌肠，连用 2~4 天。治钩虫病，可与石榴皮同煎服之。

2. 疥癣瘙痒　本品外用能清热燥湿，杀虫止痒，为"去虫杀疥之药"（《本草汇言》）。适宜于疥、癣、湿疹等皮肤瘙痒，可单用为末，醋或猪脂调涂患处；或与硫黄、紫草、冰片等同用。

【临证备要】　煎服，3~6g；外用适量。本品有毒，不宜过量或持续服用。孕妇及脾胃虚寒者慎用，肝肾功能不良者慎服。

【古今研究】

1. 本草摘要　《名医别录》："治蛔虫，利大肠。"《日华子本草》："治游风热毒，风疹恶疮疥癣，小儿壮热。"《滇南本草》："根皮以杀小儿寸白。"

2. 现代研究　主含川楝素、苦楝酮，苦楝萜酮内酯、苦楝萜醇内酯、苦楝皮萜酮、苦楝萜酸甲酯等，还含香豆精类、多糖类、鞣质、树脂、儿茶素等。《中国药典》规定：含川楝素（$C_{30}H_{38}O_{11}$）应为 0.010%~0.20%。本品有麻痹虫体，抗血吸虫，抑制真菌，增强对骨骼肌收缩反应、降低小鼠自发活动，兴奋肠肌、镇痛、抗炎、抗血栓、抗肿瘤等药理作用。

槟　榔

Bīngláng

首载于《名医别录》。为棕榈科植物槟榔 *Areca catechu* L. 的成熟种子。主产于广东、云南。春末至秋初采收。

【处方用名】　槟榔、花槟榔、槟榔片、大腹子、炒槟榔、焦槟榔。

【药品归属】　槟榔为国家基本医疗保险药品。

【主要药性】　苦、辛，温。归胃、大肠经。

【基本功效】　驱虫，消积，行气，利水，截疟。

【临床应用】

1. 肠道寄生虫病　本品苦辛，力主杀虫，兼能泻下，"能逐虫下行"（《药鉴》），有助排除虫体。对绦虫、蛔虫、姜片虫等多种肠道寄生虫都有驱杀作用。尤其对绦虫病疗效最佳，可单用，或与南瓜子同用。至于其他虫病，可与其他驱虫药配伍使用。

2. 食积气滞，泻痢后重　本品辛散苦泄，善行胃肠壅滞之气，"下肠胃有形之物"（《要药分剂》）。凡胃肠积结气滞，大便不调，或腹胀便秘，或泻痢后重者皆可应用。若治食积气滞，腹胀便秘者，可与山楂、六神曲、大黄等同用，如小儿化食丸（《中国药典》）。治湿热泻痢，里急后重者，可与木香、黄连、芍药等同用，如芍药汤（《素问病机气宜保命集》）。

3. 水肿脚气　本品既能利水，又能行气，能"除肿胀之气水"（《本草易读》），常用于水肿，脚气肿痛。若治水肿实证，二便不利者，常与商陆、泽泻、木通等同用，如疏凿饮子（《济生方》）。治寒湿脚气，足胫肿痛者，可与木瓜、吴茱萸、陈皮等配伍，如鸡鸣散（《证治准绳》）。

4. 疟疾　本品有截疟之功。治疗疟疾寒热，可与常山、草果、厚朴等同用，如截疟七宝饮（《素问病机气宜保命集》）。

【临证备要】煎服，3~10g。驱绦虫、姜片虫30~60g。本品有缓泻作用，且易耗气，故脾虚便溏或气虚下陷者忌用；孕妇慎用。

【典型案例】槟榔治疗绦虫案。金某某，脐周疼痛两月，时作时止，便检有绦虫节片，喜食辛辣及肉食。处方槟榔片100g，乌梅50g，水煎液。服药前晚禁食，晨起顿服，3小时后腹泻稀水，便挟数节节片，后便出长虫一条（《老中医医案选》）。

【古今研究】

1. 本草摘要　《名医别录》："主消谷，逐水，除痰癖，杀三虫伏尸，治寸白。"《药性论》："宣利五脏六腑壅滞，破坚满气，下水肿。治心痛，风血积聚。"《本草纲目》："治泻痢后重，心腹诸痛，大小便气秘，痰气喘息。疗诸疟，御瘴疠。"

2. 现代研究　主含槟榔碱、槟榔次碱、去甲基槟榔碱、月桂酸、肉豆蔻酸、棕榈酸、硬脂酸、癸酸、油酸、亚油酸、十二碳烯酸、十四碳烯酸、十六碳烯酸等，还含缩合鞣质及氨基酸等。《中国药典》规定：含槟榔碱（$C_8H_{13}O_2$）不得少于0.20%，焦槟榔不得少于0.10%。本品有麻痹或驱杀绦虫、蛲虫、蛔虫、钩虫、肝吸虫、血吸虫等，抑制真菌、流感病毒、幽门螺旋杆菌，增加肠蠕动，减慢心率，降低血压、抗血栓形成、改善脑功能等作用。

【备注】关于"咀嚼槟榔"与"药用槟榔"。2003年，国际癌症研究中心（IARC）发布了一份报告，将槟榔列为一类致癌物，从而引起了"槟榔致癌"风波。须知，IARC报告中所提含致癌物的槟榔指的是"咀嚼槟榔"而非"药用槟榔"，二者有本质区别，应予明确。①咀嚼槟榔所用为幼果，药用槟榔使用成熟的果仁。②咀嚼槟榔用石灰水浸泡，再添加碱性、刺激性很强的香精、香料等，这些辅料有致癌物质；药用槟榔则须经炮制、加工，符合《中国药典》规定的饮片标准。③咀嚼槟榔可造成对口腔黏膜的化学性刺激、机械性损伤，导致黏膜下纤维化、白斑、苔藓病变；药用槟榔是汤剂或中成药制剂口服，通过肠道吸收，不会长时间刺激口腔黏膜；④咀嚼槟榔没有限时，属于大量、无限制的使用；药用槟榔一般为每天3~10g，驱虫用30~60g，短期服用。⑤咀嚼槟榔是一种生活习俗，有特定嗜食习惯的人群；药用槟榔有特定的适应证，适宜于有使用槟榔指征的患者。

南瓜子
Nánguāzǐ

首载于《现代实用中药》。为葫芦科植物南瓜 *Cucurbita moschata*（Duch.）poiret 的种子。全国各地均产。夏、秋季采收。

【处方用名】南瓜子、生南瓜子。

【药品归属】南瓜子为国家基本医疗保险药品（单味使用不予支付费用）。

【主要药性】甘，平。归胃、大肠经。

【基本功效】杀虫。

NOTE

【临床应用】

绦虫病 本品性味甘平，杀虫而不伤正气。治疗绦虫病，可单味生用；若与槟榔、玄明粉同用则疗效更佳。一般先用本品 60~120g（连壳生用），研粉，冷开水调服；2 小时后服槟榔 60~120g 的水煎液；再过 30 分钟，用开水冲服玄明粉 15g，促使泻下，有利排虫。

此外，南瓜子亦可用治血吸虫病，但须较大剂量（120~200g），长期服用。

【临证备要】研粉，60~120g，冷开水调服。

【古今研究】

1. 本草摘要 《现代实用中药》："驱除绦虫"。《安徽药材》："能杀蛔虫。"

2. 现代研究 主含亚油酸、油栓、棕榈酸、硬脂酸、南瓜子氨酸等，还含蛋白质、类脂、维生素 A、B_1、B_2，胡萝卜素等。本品有麻痹绦虫、血吸虫、驱虫杀菌、抗高血压、抗氧化、降血糖及调节泌尿系统功能等作用。

鹤草芽

Hècǎoyá

首载于《中华医学杂志》。为蔷薇科植物龙芽草（即仙鹤草）*Agrimonia pilosa* Ledeb. 的冬芽。全国各地均产。深冬或早春季采挖。

【处方用名】鹤草芽。

【主要药性】苦、涩，凉。归胃、大肠经。

【基本功效】杀虫。

【临床应用】

绦虫病 本品味苦，功专驱杀绦虫，兼能泻下，有利于虫体排出，故为治绦虫病之要药。单用本品研粉，晨起空腹顿服即效，一般在服药后 5~6 小时可排除虫体。

【临证备要】研粉吞服，每日 30~45g；小儿 0.7~0.8g/kg，每日 1 次，早晨空腹服。因本品有效成分几乎不溶于水，且遇热易被破坏，故不入煎剂，以入丸、散为宜。

【古今研究】

1. 本草摘要 《现代实用中药》："驱除绦虫"。《安徽药材》："能杀蛔虫"。

2. 现代研究 主含鹤草酚 A~E、槲皮素、芹黄素、没食子酸、咖啡酸、仙鹤草酸 A、B等，还含仙鹤草内酯、三萜类及鞣质等。本品能使绦虫痉挛而很快死亡，对头节、颈节、体节均有作用，并有抑杀血吸虫、杀灭精子、抗菌等作用。

雷 丸

Léiwán

首载于《神农本草经》。为白蘑科真菌雷丸 *Omphalia lapidescens* Schroet. 的菌核。产于四川、贵州、云南等地。秋季采挖。

【处方用名】雷丸。

【药品归属】雷丸为国家基本医疗保险药品。

【主要药性】　微苦，寒。归胃、大肠经。

【基本功效】　杀虫消积。

【临床应用】

1. 肠道寄生虫病　本品苦寒，"力能杀虫。不论各虫，皆能驱逐，男妇皆利"（《本草新编》）。可用于绦虫、钩虫、蛔虫等多种肠道寄生虫病。其中，以驱杀绦虫效佳，尤宜于绦虫病，可单用研末吞服。若治疗其他虫病，常与槟榔、苦楝皮等同用，如追虫丸（《证治准绳》）。

2. 小儿疳积　本品"功专消积杀虫"（《本草分经》）。用于小儿疳积、虫积，身体羸瘦，不思饮食等，常与槟榔、使君子、鸡内金等份同用，如驱虫消食片（《部颁标准》）。

【临证备要】　15~21g，不宜入煎剂，一般研粉服。1次5~7g，饭后用温开水调服，1日3次，连服3天。

> 雷丸为什么不入煎剂？其机理是什么？

【古今研究】

1. 本草摘要　《神农本草经》："主杀三虫，逐毒气胃中热……作摩膏，除小儿百病。"《名医别录》："逐邪气，恶风汗出，除皮中热结，积聚，蛊毒，白虫，寸白自出不止。"《本草新编》："不论各虫，皆能驱逐。……遇怪病在腹，无药可治者，加入辄应如响。名雷丸者，言如雷之速、如丸之转也，走而不留，坚者能攻，积者能去，实至神之品。"

2. 现代研究　主含雷丸素、雷丸蛋白酶等；还含雷丸多糖、麦角甾醇、钙、铝、镁等微量元素。《中国药典》规定：含雷丸素以牛血清蛋白计，不得少于0.60%。本品有分解虫体蛋白质而杀虫、抗炎、提高免疫、抗肿瘤等作用。

鹤　虱
Hèshī

首载于《新修本草》。为菊科植物天名精 *Carpesium abrotanoides* L. 或伞形科植物野胡萝卜 *Daucus carota* L. 的成熟果实。前者主产于华北各地，称北鹤虱，为本草书籍所记载的正品；后者产于江苏、浙江、安徽等地，称南鹤虱。秋季采收。

【处方用名】　鹤虱、北鹤虱、南鹤虱。

【药品归属】　鹤虱为国家基本医疗保险药品。

【主要药性】　苦、辛，平；有小毒。归脾、胃经。

【基本功效】　杀虫消积。

【临床应用】

1. 肠道寄生虫病　本品苦辛，有小毒。能"杀五脏诸虫，疗心腹虫痛"（《本草易读》）。为"杀虫方中最要药"（《本经逢原》）。适宜于蛔虫、蛲虫、钩虫、绦虫等多种肠道寄生虫病。可单用作丸散服，或与苦楝皮、槟榔、使君子等同用，如化虫丸（《医方集解》）。

2. 小儿疳积　本品杀虫消积，可用于小儿疳积。若治湿热蕴结之蛔疳，如下虫丸（《医宗金鉴》）。治脾胃虚弱所致的疳积，症见面黄肌瘦、腹胀腹痛、厌食或食欲不振、大便失调者。

NOTE

常与茯苓、槟榔、雷丸等同用，如化积口服液（《中国药典》）。

【临证备要】煎服，3~9g。孕妇慎用。

【古今研究】

1. 本草摘要 《新修本草》："主蛔、蛲虫，用之为散。"《日华子本草》："杀五脏虫，止疟及敷恶疮上。"《本草从新》："治蛔咬腹痛，面白唇红，时发时止，肥肉汁调末服。"

2. 现代研究 主含挥发油、棕榈酸、油酸、亚油酸、β-芹子酸、十四烷酸等。本品有驱蛔、绦虫、降压、杀菌、抗炎、镇痛、消毒、抗生育及抗腹泻等作用。

榧 子

Fěizǐ

首载于《神农本草经》。为红豆杉科植物榧 *Torreya grandis* Fort. 的成熟种子。主产于浙江、福建。秋季采收。

【处方用名】榧子。

【药品归属】榧子为国家基本医疗保险药品（单味使用不予支付费用）、既是食品又是药品的物品。

【主要药性】甘，平。归肺、胃、大肠经。

【基本功效】杀虫消积，润燥止咳，润肠通便。

【临床应用】

1. 肠道寄生虫病 本品甘平无毒，"杀虫最胜"（《本草新编》）。兼能缓泻，有助虫体从大便排除。凡"腹中有虫积者，食之即愈"（《日用本草》），为驱虫要药。因其性缓力弱，"甘润不伤脾胃"（《本草便读》），故可用于蛔虫、钩虫、绦虫、姜片虫等多种肠道寄生虫病。可单用嚼服，或与其他驱虫药相须为用。

2. 小儿疳积 本品驱虫消疳。若与鸡内金、莪术、槟榔等同用，可用于食滞肠胃所致的疳症，症见不思饮食、消化不良、面黄肌瘦、烦躁口渴、胸膈满闷、积聚痞块，亦用于虫积腹痛。如儿童清热导滞丸（《中国药典》）。

3. 肺燥咳嗽 本品甘润入肺，能润肺燥而止咳嗽。"凡肺不润而燥者，得此则宜"（《本草求真》）。因其力弱，适用于肺热燥咳之轻症，可与川贝母、炙桑叶、沙参等养阴润肺止咳药同用。

4. 肠燥便秘 本品"体润而滑"（《本草求真》），入大肠经，有润肠通便之效。可用于肠燥津亏之大便秘结，每与火麻仁、郁李仁等同用。

【临证备要】煎服，10~15g。入煎服宜生用。大便溏薄不宜用。

【古今研究】

1. 本草摘要 《神农本草经》："主腹中邪气，去三虫，蛇螫。"《日用本草》："杀腹间大、小虫，小儿黄瘦，腹中有虫积者食之即愈。又带壳细嚼食下，消痰。"《本草备要》："润肺，杀虫。"

2. 现代研究 主含亚油酸、油酸、草酸、棕榈酸、硬脂酸、亚麻酸、花生酸、花生二烯酸、花生三烯酸、月桂酸、肉豆蔻酸等，还含甘油酯、甾醇、葡萄糖、多糖、挥发油等。本品有抑制杀灭钩虫、蛔虫、绦虫、调节脂肪、抗肿瘤等作用。

芜 荑

Wúyí

首载于《神农本草经》。为榆科植物大果榆 *Ulmus macrocarpa* Hance 果实的加工品。主产于河北、山西。夏季采收加工。

【处方用名】芜荑。

【主要药性】辛、苦，温。归脾、胃经。

【基本功效】杀虫消积。

【临床应用】

1. 肠道寄生虫病 本品味辛苦，"长于走肠胃，杀诸虫"（《本草经疏》），"为腹中虫痛专药"（《药性切用》）。适用于蛔虫、蛲虫、绦虫等多种肠道寄生虫病。可单用，或与槟榔、木香共研末，石榴根煎汤送服，如芜荑散（《直指方》）。

2. 小儿疳积 本品又能"消食积，为小儿疳泻冷痢必资之药"（《本草述钩元》）。若治饮食失调，伤脾成疳，症见面黄腹大，形体消瘦，毛发焦枯等，常配厚朴、陈皮、芦荟等，如疳积散（《证治准绳》）。治小儿虫积成疳，症见脘腹痞满，消化不良，呕吐嘈杂等，常配黄连、神曲、麦芽，如四味肥儿丸（《证治准绳》）。

此外，本品味苦，外用有燥湿杀虫止痒之功。若用醋或蜜调涂患处，可治疥癣瘙痒、皮肤恶疮。

【临证备要】煎服，3～10g。入丸散，每次 2～3g。外用适量，研末调敷。脾胃虚弱者慎用。

【古今研究】

1. 本草摘要 《神农本草经》："主五内邪气，散皮肤骨节中淫淫温行毒，去三虫，化食。"《海药本草》："治冷痢心气，杀虫止痛，又治妇人子宫风虚，孩子疳泻。"《日华子本草》："治肠风痔漏，恶疮疥癣。"

2. 现代研究 主含鞣酸、糖分、挥发油等。本品有杀虫、抑真菌、抗疟、抗病毒等作用。

NOTE

第十六章　止血药

一、含义

凡以制止体内外出血为主要功效，常用以治疗各种出血的药物，称止血药。

止血药一般分为凉血止血药、温经止血药、化瘀止血药和收敛止血药四类。

二、性能特点

止血药入血分，多归心、肝经。能有效制止体内外各种出血，并能消除血动之由、出血之因，有标本兼顾之效。因其药性有寒、温、散、敛之异，故本章药物的功效分别有凉血止血、温经止血、化瘀止血、收敛止血之别。

所谓止血，是指药物能控制出血，防止血液外溢的治疗作用。其中，药性寒凉，能清血分之热邪，以治血热出血为主者，称凉血止血；药性温热，能温经散寒，以治虚寒出血为主者，称温经止血；药性行散，能活血化瘀，以治瘀滞出血为主者，称化瘀止血；药性收涩，能凝络涩血，以治各种出血而无瘀滞者，称收敛止血。

三、主治病证

适用于血液不循常道，或上溢于口鼻诸窍，或下泄于前后二阴，或渗出肌肤所致的咯血、咳血、衄血、吐血、便血、尿血、崩漏、紫癜以及外伤出血等体内外各种出血疾患。

四、应用原则

出血因病因不同，病情有异，部位有别，故运用止血药时应根据出血的原因和部位不同选择或配伍适宜的药物。如治血热妄行之出血，宜选用凉血止血药，并配清热凉血药；治瘀血内阻，血不循经之出血，宜配行气活血药；治虚寒出血，宜配益气健脾、温阳祛寒药等。根据前贤"下血必升举，吐衄必降气"之论，故对于便血、崩漏等下部出血病证，应适当配伍升举之品；而对于衄血、吐血等上部出血病证，可适当配伍降气之品。

五、使用注意

"止血不留瘀"，这是运用止血药必须始终注意的问题。尤其是凉血止血药和收敛止血药，易凉遏恋邪，有止血留瘀之弊，故出血兼有瘀滞者不宜单独使用。若出血过多，气随血脱者，此时用止血药恐缓不济急。法当急投大补元气之药，以挽救气脱危候。至于止血药是否炒炭用，应视具体药物而定，不可一概而论，总以提高疗效为原则。

止血药都需要"炒炭"使用吗？请举例说明。

六、现代研究

止血药能收缩局部血管，增强毛细血管稳定性，降低血管通透性；促进凝血，抑制纤溶等；有的可通过广泛的物理化学因素促进止血。部分药物尚有抗炎、抗病原微生物、镇痛、抗癌、调节心血管功能等多种药理作用。

第一节　凉血止血药

本节药物性属寒凉，味多甘苦，入血分，既能止血，又能清泄血分之热。适用于血热妄行所致的各种出血。

因其性寒凝滞，易凉遏留瘀，不宜过量使用，或配化瘀止血药或活血祛瘀药同用。

小　蓟

Xiǎojì

首载于《本草经集注》。为菊科植物刺儿菜 *Cirsium setosum*（Willd.）MB. 的地上部分。全国大部分地区均产。夏、秋季花期采集。

【处方用名】小蓟、小蓟炭。

【药品归属】小蓟为国家基本医疗保险药品、既是食品又是药品的物品。

【主要药性】甘、苦，凉。归心、肝经。

【基本功效】凉血止血，散瘀解毒消痈。

【临床应用】

1. 血热出血　本品性凉，走血分，善清血热，兼能散瘀，凉血止血而无留瘀之弊。"凡咳血、吐血、衄血、二便下血之因热者，服之莫不立愈"（《医学衷中参西录》）。可单用捣汁服，或配伍大蓟、侧柏叶、白茅根等，如十灰散（《十药神书》）。因本品兼能利尿通淋，故尤善治尿血、血淋，常与生地、栀子、木通等同用，如小蓟饮子（《济生方》）。若治外伤出血，可以本品捣烂外涂。

2. 热毒痈肿　本品苦凉，既能清解热毒，又能散瘀消痈。适用于热毒疮疡初起，红肿热痛者，可单用鲜品捣烂敷患处，或与乳香、没药同用，如神效方（《普济方》）。

【临证备要】煎服，5~12g；外用鲜品适量，捣烂敷患处。

【典型案例】小蓟止血案。一少年每年吐血，反复三四次，数年不愈。诊其脉，血热火盛，俾日用鲜小蓟根二两，煮汤数盅，当茶饮之，连饮二十余日，其病从此除根（《医学衷中参西录》）。

【古今研究】

1. 本草摘要　《本草拾遗》："小蓟破缩血，止新血，暴下血、血痢、金创出血、呕血等……及蜘蛛蛇蝎毒。"《本草图经》："止吐血、衄血、下血皆验。"《医学衷中参西录》："性凉濡润，故善入血分，最清血分之热。凡咳血、吐血、衄血、二便下血之因热者，服者莫不立愈。又善治肺病结核，无论何期用之皆宜，即单用亦可奏效。并治一切疮疡肿疼，花柳毒淋，下血涩疼，盖其性不但能凉血止血，兼能活血解毒，是以有以上种种诸效也。"

2. 现代研究　主含蒙花苷、芦丁、原儿茶酸、绿原酸、咖啡酸、蒲公英甾醇、蒲公英甾醇乙酸酯、β-谷甾醇、豆甾醇，以及生物碱等。《中国药典》规定：含蒙花苷（$C_{28}H_{32}O_{14}$）不得少于0.70%。本品有收缩血管，促进血小板聚集及增高凝血酶活性，抑制纤溶、止血、抑菌、降脂、利胆、利尿、强心、升压、抗肿瘤等作用。

【备注】关于小蓟入药部位。小蓟入药部位在历史上经历了"用根——根苗并用——用根——地上部分"的变迁过程。小蓟首载于《本草经集注》，书中直接用"小蓟根"命名。说明小蓟入药，早期用根。唐宋以降，小蓟根、叶均入药。如《食疗本草》云："小蓟根，主养气。取生根、叶，捣取自然汁，服一盏立佳。又，取叶煮食之，除风热。根主崩中。"《本草图经》云："四月采苗，九月采根，并阴干入药。"《本草纲目》以"小蓟根"名，并曰"苗同"。清代以后，小蓟多用根。如《本经逢原》云："小蓟根专于破血，不能消肿，有破宿生新之功，吐血血崩之用。"近代《医学衷中参西录》云："鲜小蓟根……性凉濡润，故善入血分，最清血分之热。凡咳血、吐血、衄血、二便下血之因热者，服者莫不立愈。"现代以《中国药典》为标志，小蓟统一用地上部分。如《中国药典》（1977年版）始载小蓟，以后历版《中国药典》均法定小蓟的药用部位为"地上部分"。

大　蓟

Dàjì

首载于《名医别录》。为菊科植物蓟 *Cirsium japonicum* Fisch ex DC. 的地上部分。全国大部分地区均产。夏、秋季花开时采收。

【处方用名】大蓟、大蓟炭。

【药品归属】大蓟、大蓟炭均为国家基本医疗保险药品，大蓟为可用于保健食品的物品。

【主要药性】甘、苦，凉。归心、肝经。

【基本功效】凉血止血，散瘀解毒消痈。

【临床应用】

1. 血热出血　本品寒凉，入心、肝经血分，"最能凉血"（《本草经疏》），"止血而又能行瘀"（《本草汇言》）。寓行血于凉血止血之中，凉血可使热清血宁，行血不致凉遏留瘀，诚为凉血止血之佳品。适用于血热妄行所致的衄血、吐血、尿血、便血、崩漏等多种出血，以及外伤出血，内服外用皆宜。前者可用鲜品捣汁服，或与小蓟相须为用，如十灰散（《十药神书》）；后者可用本品研末外敷。

2. 热毒痈肿　本品性凉苦泄，能泻火解毒，散瘀消痈。功似小蓟而力胜，凡内外痈肿皆可用之，尤以血热毒盛者为佳。既可单用内服，亦可外敷，以鲜品为佳。如治热毒痈肿，可用鲜品捣烂外敷。治肺痈或肠痈，可单用生研调服，煎汤内服。

【临证备要】煎服，9~15g；外用鲜品适量，捣烂敷患处。

【古今研究】

1. 本草摘要 《名医别录》："主女子赤白沃，安胎，止吐血鼻衄，令人肥健。"《滇南本草》："消瘀血，生新血，止吐血、鼻血，治小儿尿血，妇人红崩下血……疮痈久不收口者，生肌排脓。"《本草经疏》："大蓟根最能凉血，血热解则诸证自愈也。"

2. 现代研究 主含柳穿鱼叶苷、蒲公英甾醇乙酸酯、豆甾醇，及挥发油、三萜类、长链炔醇类化合物。《中国药典》规定：含柳穿鱼叶苷（$C_{28}H_{34}O_{15}$）不得少于 0.20%。本品有缩短凝血时间、降低血压、对人型结核杆菌、疱疹病毒有明显抑制作用。

地 榆
Dìyú

首载于《神农本草经》。为蔷薇科植物地榆 *Sanguisorba officinalis* L. 或长叶地榆 *Sanguisorba officinalis* L. var. *longifolia*（Bert.）Yu et Li 的根。前者产于我国南北各地，后者习称"绵地榆"，产于安徽、浙江等地。春季将发芽时或秋季植株枯萎后采挖。

【处方用名】地榆、绵地榆、地榆炭。

【药品归属】地榆为国家基本医疗保险药品。

【主要药性】苦、酸、涩，微寒。归肝、大肠经。

【基本功效】凉血止血，解毒敛疮。

【临床应用】

1. 血热出血 苦寒清热，酸涩收敛，主入血分。长于清血分之热以治本，涩血妄行以治标。且"清不虑其过泻，涩亦不虑其或滞"（《本草求真》）。故为清热凉血、收敛止血之良药。大凡血热妄行之出血诸症，得此则热清血安，络固血凝。因其性沉降下行，善走下焦，故尤宜于便血，痔血，血痢，崩漏等下焦血热出血。如治便血，痔血，常与槐花、槐角、防风等同用，如地榆槐角丸（《中国药典》）。治血痢不止，每与甘草为伍，如地榆汤（《圣济总录》）。治崩漏下血，可配生地、蒲黄、阿胶等，如地榆散（《圣济总录》）。

2. 痈肿疮毒，湿疹，水火烫伤 本品苦寒能泻火解毒，味酸涩能收湿敛疮生肌。既能解诸热毒痈，用治疮疡痈肿初起或湿疮溃烂；又能调敷烫火伤，促进创面愈合，为治水火烫伤之要药。如治痈肿疮毒，可用生地榆末与醋调敷；治湿疹，可以本品浓煎外洗；治烧烫伤，可与马尾连、紫草、冰片等制成油状液体外用，如烫伤油（《中国药典》）。

【临证备要】煎服，9~15g。外用适量，研末涂敷患处。止血多炒炭用，解毒敛疮多生用。本品性寒酸涩，凡虚寒性便血、下痢、崩漏及出血有瘀者慎用。对于大面积烧伤病人，不宜使用地榆制剂外涂。

【古今研究】

1. 本草摘要 《日华子本草》："止吐血、鼻洪、月经不止、血崩、产前后诸血疾，赤白痢并水泻，浓煎止肠风。"《本草衍义》："性沉降寒，入下焦，热血痢则可用"，"若虚寒人及水泻白痢即未可轻使。"《本草求真》："性主收敛，既能清降，又能收涩，则清不虑其过泄，涩亦不虑其或滞，实为解热止血药也。"

2. 现代研究 主含有鞣质、右旋儿茶素、地榆糖苷、地榆皂苷 A~E 等。《中国药典》规定：含鞣质不得少于 8.0%，地榆炭不得少于 2.0%；含没食子酸（$C_7H_6O_5$）不得少于 1.0%，地榆炭不得少于 0.6%。止血主要成分为鞣质。本品能明显缩短出血和凝血时间，能降低毛细血管的通透性，减轻组织水肿，在创面有收敛作用，对烧伤、烫伤及伤口的愈合有明显的促进作用。

槐 花
Huáihuā

首载于《日华子本草》。为豆科植物槐 *Sophora japonica* L. 的花蕾及花。全国各地区产。夏季花未开放时采收其花蕾，称为"槐米"；花开放时采收，称为"槐花"。

【处方用名】槐花、槐米、炒槐花、槐花炭。

【药品归属】槐花为国家基本医疗保险药品、既是食品又是药品的物品。

【主要药性】苦，微寒。归肝、大肠经。

【基本功效】凉血止血，清肝泻火。

【临床应用】

1. 血热出血 本品味苦性寒，善清泄血分之热，"为凉血要品"（《本草经疏》），适用于便血、痔血、血痢、崩漏、吐血、衄血等血热出血诸症。因其味厚而沉，偏走下焦，"凉血之功独在大肠"（《药品化义》），故对大肠火盛或湿热蕴结所致的痔血、便血最为适宜。常与地榆炭、荆芥穗、侧柏炭等同用，如止红肠澼丸（《中国药典》）。

2. 肝火上炎证 本品苦能清泄，寒能胜热，入肝经，长于清泄肝火，除"足厥阴诸热证尤长"（《本草经疏》）。故可用于肝火上炎所导致的目赤、头胀头痛及眩晕等。可单用本品煎汤代茶饮，或与夏枯草、菊花、石决明等同用。

【临证备要】煎服，5~10g。止血多炒炭用，清热泻火宜生用。脾胃虚寒及阴虚发热而无实火者慎用。

【古今研究】

1. 本草摘要 《日华子本草》："治五痔，心痛，眼赤，杀腹藏虫及热，治皮肤风，并肠风泻血，赤白痢。"《本草正》："清心、肺、肝、大肠之火，除五内烦热，心腹热疼，杀疳虫。治痈疽疮毒，阴疮湿痒，痔漏。"《本草备要》："入肝、大肠血分而凉血，治风热目赤、赤白泻痢、五痔肠风、吐崩诸血。"

2. 现代研究 主含槲皮素、芦丁、异鼠李素-3-芸香糖苷、山奈酚-3-芸香糖苷、异鼠李糖等。《中国药典》规定：含总黄酮以芦丁（$C_{27}H_{30}O_{16}$）计，槐花不得少于 8.0%，槐米不得少于 20.0%；含芦丁（$C_{27}H_{30}O_{16}$）槐花不得少于 6.0%，槐米不得少于 15.0%。本品能明显缩短出血和凝血时间，制炭后促进凝血作用更强。有减少心肌耗氧量，保护心功能的作用；对多种皮肤真菌有不同程度的抑制作用。

附：槐角

为槐的成熟果实，为国家基本医疗保险药品。苦，寒；归肝、大肠经。功能清热泻火，凉血止血。用于肠热便血，痔肿出血，肝热头痛，眩晕目赤。其性能、功用与槐花相似，止血作用稍逊，但清降泻热之功较强，且兼能润肠，尤善治便血、痔血。煎服，6~9g。

侧柏叶

Cèbǎiyè

首载于《名医别录》。为柏科植物侧柏 *Platycladus orientalis*（L.）Franco 的枝梢及叶。全国各地均有产。多在夏、秋季节采收。

【处方用名】侧柏叶、侧柏叶炭。

【药品归属】侧柏叶为国家基本医疗保险药品、可用于保健食品的物品。

【主要药性】苦、涩，寒。归肺、肝、脾经。

【基本功效】凉血止血，化痰止咳，生发乌发。

【临床应用】

1. 血热出血 本品苦涩性寒，入血分。既能清热凉血以制血动之由，又能凝络涩血以止外溢之血，使热清则血不妄行，络固则血自归经，为凉血、收敛止血之佳品，"凡吐血、衄血、崩漏、便血，血热流溢于经络者，捣汁服之立止"（《本草汇言》）。故可用于血热出血诸症，单用或入复方使用均可。若与温里祛寒或温经止血药配伍，亦可用于虚寒出血，如治中气虚寒，吐血不止之柏叶汤（《金匮要略》），即以本品与干姜、艾叶同用。

2. 肺热咳嗽 本品苦能泄降，寒能清热，又入肺经，故能清降肺气，化痰止咳。适用于肺热咳喘，痰黄稠黏，咯之不爽者，可单用，或与黄芩、贝母、瓜蒌等配伍。

3. 血热脱发，须发早白 本品苦寒，入肝经。肝为风木之脏，主藏血，发乃血之余。本品能凉血祛风而"重生发鬓须眉"（《本草蒙筌》），"黑润鬓发"（《日华子本草》），故有生发乌发之效，适用于血热脱发或须发早白。如单用本品为末，和麻油涂之，治头发不生；"烧汁涂发，可润而使黑"（《本草正》）。

【临证备要】煎服，6~12g。外用适量。止血多炒炭用，化痰止咳宜生用。

【古今研究】

1. 本草摘要 《名医别录》："治吐血，衄血，痢血，崩中赤白。轻身益气，令人耐寒暑，去湿痹，生肌。"《本草正》："善清血凉血，去湿热湿痹，骨节疼痛。捣烂可敷火丹，散痄腮肿痛热毒。"《医林纂要》："泄肺逆，泻心火，平肝热，清血分之热。"

2. 现代研究 主含槲皮苷、槲皮素、山柰酚，及挥发油、鞣质等。《中国药典》规定：含槲皮苷（$C_{21}H_{20}O_{11}$）不得少于 0.10%。本品能明显缩短出血时间及凝血时间。有镇咳、祛痰、平喘、消炎、镇静等作用；对金黄色葡萄球菌、卡他球菌、痢疾杆菌、伤寒杆菌、白喉杆菌等均有抑制作用。

白茅根

Báimáogēn

首载于《神农本草经》。为禾本科植物白茅 *Imperata cylindrica* Beauv. var. *major*（Nees）C. E. Hubb. 的根茎。全国各地均产，春、秋二季采挖。

【处方用名】白茅根、茅根、白茅根炭。

【药品归属】白茅根为国家基本医疗保险药品。鲜白茅根为国家基本医疗保险药品（单味使用不予支付费用）、既是食品又是药品的物品。

【主要药性】甘，寒。归肺、胃、膀胱经。

【基本功效】凉血止血，清热利尿。

【临床应用】

1. 血热出血 本品寒凉而味甚甘，能清血分之热而不伤于燥；又不黏腻，故凉血而不虑其积瘀。"为热血妄行，上下诸失血之要药"（《本草求原》）。适用于吐血，衄血，尿血等多种血热出血。可用本品煎汁或鲜品捣汁服用。因其性沉降，入膀胱经，兼能利尿，故对尿血、血淋最为适宜。可单用煎服，或配伍赤芍、滑石、血余炭等，如茅根散（《圣惠方》）。

2. 水肿、热淋、黄疸 本品性寒下降，入膀胱经，功能清热利尿，导湿热下行，而有利水消肿、利尿通淋或利湿退黄之效。用治湿热下注膀胱，热淋，小便赤涩不通；或"治因热小便不利，积成水肿，尤有奇效"（《医学衷中参西录》）。均可单用本品煎服，也可与其他清热利尿药配伍。治湿热黄疸，常与茵陈、山栀、龙胆等同用。

3. 肺热咳喘，热病烦渴 本品甘能生津，寒能清热，入肺胃经，"清泄肺胃尤有专长"（《本草正义》）。上能清肺热以宁嗽定喘，治肺热咳喘，每与桑白皮为伍，如如神汤（《圣惠方》）。中能清胃生津以止烦渴，适用于热病烦渴，可单用，以鲜品为佳。

【临证备要】煎服，9~30g，鲜品 30~60g。

【典型案例】白茅根清热利尿案。一妇人年近四旬，因阴虚发热，渐觉小便不利，积成水肿，服一切通利小便之药皆无效。俾用鲜茅根半斤，如法煎汤两大碗，以之当茶徐徐温饮之，使药力昼夜相继，连服五日，热退便利，肿遂尽消（《医学衷中参西录》）。

【古今研究】

1. 本草摘要 《神农本草经》："主劳伤虚羸，补中益气，除瘀血血闭寒热，利小便。"《本草纲目》："白茅根甘，能除伏热，利小便，故能止诸血、哕逆、喘急、消渴，治黄疸水肿，及良物也。"《本草正义》："寒凉而味甚甘，能清血分之热而不伤于燥，又不黏腻，故凉血而不虑其积瘀，以主吐衄呕血。"

2. 现代研究 主含芦竹素、白茅素、印白茅素、薏苡素、羊齿烯醇、细米杜鹃素、异山柑子萜醇、白头翁素等，还含有 5-羟色胺、有机酸、甾醇及糖类等。本品能显著缩短出血和凝血时间，有利尿作用。对肺炎球菌、卡他球菌、流感杆菌、金黄色葡萄球菌及福氏、宋氏痢疾杆菌等有抑制作用，也可增强机体的免疫功能。

苎麻根

Zhùmágēn

首载于《名医别录》。为荨麻科植物苎麻 Boehmeria nivea (L.) Gaud. 的根和根茎。产于江苏、浙江等地。冬季至次春采挖。

【处方用名】苎麻根、苎麻根炭。

【主要药性】甘，寒。归肝、心、膀胱经。

【基本功效】凉血止血，安胎，清热解毒。

【临床应用】

1. 血热出血　本品入血分，"性寒能解热凉血"（《本草经疏》）。凡血分有热，络损血溢之出血诸症，皆可应用。因其入膀胱经，兼能利尿，有泄热通利之力。故对于热盛下焦，脉络受损，迫血妄行之尿血、血淋最为适宜。可单用，或与小蓟、白茅根等同用。

2. 胎动不安、胎漏下血　本品既能凉血止血，又入肝经，能清肝热而安胎，历来视为安胎之要药。大凡胎动因于血热者多见，故用本品可达清热安胎之效，适用于胎热不安，胎漏下血。可单用，如保胎方（《梅师集验方》）；或与黄芩、阿胶、当归等同用，如生苎根散（《圣惠方》）。

3. 热毒痈肿　本品性寒，能清热解毒，用于痈肿初起，常以苎麻根鲜品捣烂外敷即可。

【临证备要】煎服，9~30g；外用适量，捣烂敷患处。

【古今研究】

1. 本草摘要　《名医别录》："主小儿赤丹，其渍苎汁治渴，安胎。"《日华子本草》："治心膈热，漏胎下血，产前后心烦闷，天行热疾，大渴、大狂，服金石药人心热，罯毒箭、蛇虫咬。"《医林纂要》："孕妇两三月后，相火日盛，血益热，胎多不安。苎麻根甘咸入心，能布散其光明，而不为郁热，此安胎良药也。"

2. 现代研究　主含绿原酸、咖啡酸、奎宁酸、19-α-羟基熊果酸等，还含黄酮、生物碱等。本品有明显止血作用，对溶血性链球菌、肺炎链球菌、大肠杆菌及炭疽杆菌高度敏感，对金黄色葡萄球菌有抑制作用；对子宫平滑肌还具有调节作用。

羊　蹄

Yángtí

首载于《神农本草经》。为蓼科植物羊蹄 *Rumex japonicus* Houtt. 的根。全国大部分地区均产。秋季采挖。

【处方用名】羊蹄。

【主要药性】苦、涩，寒。归心、肝、大肠经。

【基本功效】凉血止血，解毒杀虫，泻下。

【临床应用】

1. 血热出血　本品苦寒，能清血分之热邪而凉血；兼有涩味，又能收敛固络，具有较好的止血作用。对于血热所致的咯血、吐血、衄血及紫癜等，可用单味内服，也可配伍其他止血药物同用。

2. 疥疮，顽癣及烫伤　本品能解毒杀虫止痒，为治癣、疥之良药。治疥疮，可用鲜品捣敷患处；治癣，可单用浸酒，蘸药水涂于患部；或与枯矾同用，共研末，入米醋调搽，如羊蹄根散（《医宗金鉴》）；治烫伤，可用鲜品捣敷，或研末油调外涂。

3. 大便秘结　本品苦寒，能泻热通便，功类大黄，作用缓和，素有"土大黄"之称。可单味煎服，也可配芒硝同用。

【临证备要】煎服，10~15g；鲜品30~50g，也可绞汁去渣服用；外用适量。

NOTE

【古今研究】

1. 本草摘要 《神农本草经》："主头秃，疥瘙，除热，女子阴蚀。"《日华子本草》："羊蹄根治癣，杀一切虫，肿毒，醋摩贴。叶治小儿疳虫，杀胡夷鱼、鲑鱼、檀胡鱼毒，亦可作菜食。"《滇南本草》："治诸热毒，泻六腑实火，泻六经客热，退虚劳发烧，利小便，治热淋。杀虫，搽癣疮、癫疮。"

2. 现代研究 主含大黄素、大黄素甲醚、大黄酚衍生物，还含 α-蒎烯、樟烯、α-水芹烯等。大黄酚能明显缩短血凝时间，酊剂对多种革兰氏阳性和阴性菌及致病真菌有一定抑制作用。所含酸模素对红色毛发癣菌及趾间发癣菌有抑制作用，此外，尚能降压、利胆。

附：土大黄

为蓼科植物巴天酸模 *Rumex patientia* L. 或皱叶酸模 *Rumex crispus* L. 的根。主产于河北。春季采挖。苦、辛，凉。归心、肺经。功能凉血止血，杀虫，通便。用于衄血，咯血，便血，崩漏，疥癣瘙痒，大便秘结。煎服，9~15g；外用适量。

第二节　化瘀止血药

本节药物性多行散，既能止血，又能化瘀，使血止而不留瘀，血散而不妄行。适用于瘀血内阻，血不循经之各种出血。

对于出血而无瘀者及孕妇宜慎用。

三　七
Sānqī

首载于《本草纲目》。为五加科植物三七 *Panax notoginseng*（Burk.）F. H. Chen 的根及根茎。主产于云南、广西等地。夏末秋初开花前或冬季种子成熟后采挖。

【处方用名】三七、三七粉、熟三七。

【药品归属】三七为国家基本医疗保险药品、可用于保健食品的物品。

【主要药性】甘、微苦，温。归肝、胃经。

【基本功效】散瘀止血，消肿定痛。

【临床应用】

1. 出血 入肝经血分，既能止血妄行，又能活血散瘀，有止血不留瘀，化瘀不伤正的特点。"最止诸血，外血可遏，内血可禁"（《本草新编》），凡血液不循常道，溢出脉外所致的内外各种出血，无论有无瘀滞，均可应用，尤以有瘀滞者为宜。单味内服外用，或配伍运用均有良效。治咯血、吐血、衄血、便血、崩漏，外伤出血，可单用本品，如三七片（《中国药典》）。治咳血、吐血、衄血及二便下血，可与花蕊石、血余炭合用，如化血丹（《医学衷中参西录》）。

2. 胸腹刺痛，跌扑肿痛 本品善"能于血分化其血瘀"（《本草求真》），通利血脉，促进血行，尤以止痛称著。为治瘀血诸痛之佳品，外伤科之要药。"若跌打损伤，内连脏腑经络作疼痛者，外敷、内服奏效尤捷；疮疡初起肿疼者，敷之可消"（《医学衷中参西录》）。用于气阴两虚，心脉瘀阻所致的心悸不宁、气短乏力、胸闷胸痛，常配党参、黄精、琥珀等，如稳心颗粒（《中国药典》）。

此外，本品尚能补虚强壮，可用治虚损劳伤。

【临证备要】煎服，3~9g；研末吞服，1次1~3g。外用适量。孕妇慎用。

【典型案例】三七止血案。高姓童子，年十四五岁，吐血甚剧，医治旬日无效，势甚危急。仓猝遣人询方，俾单用三七末一两，分三次服下，当日服完，其血立止（《医学衷中参西录》）。

【古今研究】

1. 本草摘要　《本草纲目》："止血，散血，定痛。金刃箭伤，跌打杖疮，血出不止者，嚼烂涂，或为末掺之，其血即止。亦主吐血、衄血、下血、血痢、崩中、经水不止、产后恶血不下、血运、血痛、赤目、痈肿、虎咬、蛇伤诸病。"《本草新编》："止血之神药也，无论上中下之血，凡有外越者，一味独用亦效，加入于补血补气之中则更神。盖止药得补而无沸腾之患，补药得止而有安静之休也。"《玉楸药解》："和营止血，通脉行瘀。行瘀血而敛新血。凡产后、经期、跌打、痈肿，一切瘀血皆破；凡吐衄、崩漏、刀伤、箭射，一切新血皆止。"

2. 现代研究　主含人参皂苷 Rb1、Rd、Re、Rg1、Rg2、Rh1，三七皂苷 R1、R2、R3、R4、R5、R6、R7，七叶胆苷，三七皂苷 A、B、C、D、E、F、G、H、I、J 等，还含三七素、槲皮素、氨基酸及多糖等。《中国药典》规定：含人参皂苷 Rg1（$C_{42}H_{72}O_{14}$）、人参皂苷 Rb1（$C_{54}H_{92}O_{23}$）和三七皂苷 R1（$C_{47}H_{80}O_{18}$）的总量不得少于5.0%。止血活性成分为三七氨酸。本品能缩短出、凝血时间、促进多功能造血干细胞的增殖、降低血压、减慢心率、降低心肌耗氧量和氧利用率、扩张脑血管、增强脑血管流量、能提高体液免疫功能、镇痛、抗炎、抗衰老、预防肿瘤、改善学习记忆、抗疲劳等作用。

茜　草
Qiàncǎo

首载于《神农本草经》。为茜草科植物茜草 *Rubia cordifolia* L. 的根及根茎。产于安徽、江苏等地。春、秋二季采挖。

【处方用名】茜草、茜草炭。

【药品归属】茜草为国家基本医疗保险药品、可用于保健食品的物品。

【主要药性】苦，寒。归肝经。

【基本功效】凉血，祛瘀，止血，通经。

【临床应用】

1. 出血　本品味苦能泄，寒能清热，入肝经血分，"一以清血分之热，一以通壅积之瘀，斯血循故道而不横逆"（《本草正义》）。凉血与行瘀并举，止血而无留瘀之患，行血而无妄行之忧，为行血凉血之要药。适用于血热出血诸症，对血热夹瘀者尤宜。适用于血热所致的吐血、衄血、血崩及一切出血不止诸症，可与大蓟、小蓟、侧柏叶等同用，如十灰丸（《部颁标准》)。本品外用亦能止血，用于外伤出血，可研末外掺。

2. 经闭瘀阻，关节痹痛，跌扑肿痛　本品寒凉入血，能通经络，行瘀滞，"凡诸血热血瘀，并建奇功"(《本草正》)。适用于血热瘀阻之经闭，关节痹痛，以及跌打损伤，瘀肿疼痛等，尤为妇科调经要药。如"治女子经水不通，以一两煎酒服之，一日即通，甚效"(《本草纲目》)。若治关节痹痛，跌扑肿痛，可单用，或与其他祛风湿药、活血疗伤药同用。

【临证备要】煎服，6~10g。外用适量。止血炒炭用，活血通经生用或酒炒用。孕妇慎用。

【古今研究】

1. 本草摘要　《神农本草经》："主寒湿风痹，黄疸，补中。"《日华子本草》："止鼻洪，带下，产后血晕，乳结，月经不止，肠风痔瘘，排脓，治疮疖，泄精，尿血，扑损瘀血。"《本草纲目》："通经脉，治骨节风痛，活血行血。"

2. 现代研究　主含大叶茜草素、茜草萘酸、茜草双酯、呋喃大叶茜草素、羟基茜草素、异羟基茜草素、伪羟基茜草素、茜草素、茜黄素等，还含萜类、多糖及环肽化合物等。《中国药典》规定：含大叶茜草素（$C_{17}H_{15}O_4$）不得少于 0.40%，饮片不得少于 0.20%；含羟基茜草素（$C_{14}H_8O_5$）不得少于 0.10%，饮片不得少于 0.080%。本品能明显促进血液凝固，升高白细胞，镇咳祛痰；对金黄色葡萄球菌、肺炎双球菌、流感杆菌和部分皮肤真菌有一定抑制作用；还具有抗氧化和抗肿瘤的作用。

蒲　黄

Púhuáng

首载于《神农本草经》。为香蒲科植物水烛香蒲 *Typha angustifolia* L.、东方香蒲 *Typha orientalis* Presl 或同属植物的花粉。产于浙江、江苏等地。夏季采收。

【处方用名】蒲黄、蒲黄炭。

【药品归属】蒲黄为国家基本医疗保险药品、可用于保健食品的物品。

【主要药性】甘，平。归肝、心包经。

【基本功效】止血，化瘀，通淋。

【临床应用】

1. 出血　本品甘缓不峻，性平而无寒热之偏，长于收敛止血，又能活血行瘀。止血与行血并行，涩血与散瘀兼备，有止血不留瘀的特点，诚为止血行瘀之良药。"上治吐、衄、咯血，下治肠红崩漏"(《药品化义》)，外治创伤出血，无论属寒属热，有无瘀滞皆可，但以属实夹瘀者尤宜。可单用，或随证配伍运用。既可内服，也可外用。

2. 瘀血痛证　本品入血分，能行血通经，消瘀止痛，"凡一切血分瘀血之病皆可用之"(《本草便读》)。尤多用于胸、腹瘀血痛证。若治经闭痛经，胸腹刺痛等属瘀血内停者，每与五灵脂相须为用，如失笑散（《和剂局方》）。治跌打损伤，瘀肿疼痛，可单用为末，温酒调服。

3. 血淋涩痛　本品生用有渗湿之能，善利小便，又能行瘀止痛。适用于溺道瘀阻，小便色赤，或血淋涩痛，常与生地黄、冬葵子、小蓟等同用。

此外，本品能化脂降浊，用于高脂血症，可单用，如蒲黄片（《部颁标准》）。

【临证备要】5~10g，包煎。外用适量，敷患处。止血多炒用，化瘀、利尿多生用。孕妇慎用。

【古今研究】

1. 本草摘要　《神农本草经》："主心腹膀胱寒热，利小便，止血，消瘀血。"《本草纲目》："凉血，活血，止心腹诸痛。"《本草汇言》："蒲黄，性凉而利，能洁膀胱之源，清小肠之气，故小便不通，前人所必用也。""至于治血之方，血之上者可清，血之下者可利，血之滞者可行，血之行者可止。凡生用则性凉，行血而兼消；炒用则味涩，调血而兼止也。"

2. 现代研究　主含柚皮素、异鼠李素-3-O-新橙皮苷、香蒲新苷、槲皮素、山奈酚、异鼠李素等，还含甾类、挥发油、多糖、酸类、烷类、生物碱及氨基酸等。《中国药典》规定：含异鼠李素-3-O-新橙皮苷（$C_{28}H_{32}O_{16}$）和香蒲新苷（$C_{34}H_{42}O_{20}$）的总量不得少于0.50%。本品能促进凝血，降低血压，增加冠脉血流量，改善微循环，提高机体耐缺氧能力，减轻心肌缺血性病变，抗血栓形成，抗心肌缺血及脑缺血。对离体子宫有兴奋性作用；此外，尚有抗炎、利胆、利尿、调脂、镇痛等作用。

花蕊石

Huāruǐshí

首载于《嘉祐本草》。为变质岩类岩石蛇纹大理岩。产于陕西、河南等地。

【处方用名】花蕊石、花乳石、煅花蕊石。

【药品归属】花蕊石为国家基本医疗保险药品。

【主要药性】酸、涩，平。归肝经。

【基本功效】化瘀止血。

【临床应用】

出血　本品味酸涩，归肝经，入血分，"功专于止血，能使血化为水，酸以收之"（《本草纲目》）。具有涩血与行血的双重作用。止中有行，散中有收，止血而不留瘀，散血而不妄行。且药性平和，对于吐血、咯血、外伤出血等体内外出血诸症皆可使用，尤宜于出血兼有瘀滞者。可单用，如花蕊石止血散（《部颁标准》）；或配其他止血药同用。治外伤出血，可单味研末外敷。

> 如何理解花蕊石"能使血化为水"？

此外，本品尚能化瘀止痛，适用于跌打损伤，瘀肿疼痛。

【临证备要】煎服，5~10g；研末吞服，每次1~1.5g。外用适量，研末外掺或调敷。孕妇忌用。

【古今研究】

1. 本草摘要　《嘉祐本草》："主金疮止血，又疗产妇血晕，恶血。"《本草纲目》："治一切失血伤损，内漏，目翳。""其功专于止血……又能下死胎，落胞衣，去恶血。"《玉楸药解》："功专止血。治吐衄，崩漏，胎产，刀杖一切诸血。"

2. 现代研究　主含钙、镁的碳酸盐，并混有少量铁盐、铅盐及锌、铜、钴、镍、铬、镉、铅等元素。本品能缩短凝血时间和出血时间，减少出血量，炮制后止血作用略有增强。

第三节 收敛止血药

本节药物大多味涩，或为炭类、或质黏，性较平和，能收敛止血。广泛用于各种出血，尤宜于出血而无瘀滞者。

因其性涩收敛，有留瘀恋邪之弊，故常需配化瘀止血药或活血祛瘀药同用。对于出血有瘀或出血初期邪实者当慎用。

白 及
Báijí

首载于《神农本草经》。为兰科植物白及 *Bletilla striata* (Thunb.) Reichb. f. 的块茎。产于贵州、四川等地。夏、秋二季采收。

【处方用名】白及、白及粉。

【药品归属】白及为国家基本医疗保险药品、可用于保健食品的物品。

【主要药性】苦、甘、涩，微寒。归肺、肝、胃经。

【基本功效】收敛止血，消肿生肌。

【临床应用】

1. 出血 本品质极黏腻，性极收涩，为收敛止血之要药。适用于体内外诸出血症，内服外用皆宜。因其主入肺、胃二经，故对于咯血、吐血等肺胃出血尤为多用。若治咯血，可单用，如白及片（《部颁标准》）；或与制何首乌、土鳖虫同用，如肺结核丸（《部颁标准》）。治吐血、便血，可与阿胶同用，如止血胶（《部颁标准》）。对于外伤出血，可单味研末外掺或水调外敷，或与三七等研细末，掺疮口上。

2. 痈肿疮疡、手足皲裂、水火烫伤 本品味苦气寒，能消散血热之痈肿；质粘味涩，能收敛疮口而生肌，故为外疡消肿生肌之要药。对于疮疡肿毒初起未溃者，用之可使之消肿；疮疡已溃久不收口，或水火烫伤，或皮肤皲裂者，用之可生肌敛疮。若治疮疡初起，可与芙蓉叶、相思子、大黄等共为末，醋调后敷患处，如芙蓉散（《部颁标准》）。疮痈已溃，久不收口者，以之与黄连、贝母、轻粉、五倍子等为末外敷，如生肌干脓散（《证治准绳》）。治皮肤皲裂，可以之研末，麻油调涂。治烧伤，烫伤，冻疮溃烂，可与炉甘石、石膏粉、冰片等熬膏，涂敷患处，如创灼膏（《部颁标准》）。

【临证备要】煎服，6~15g；研末吞服，3~6g。外用适量。不宜与川乌、制川乌、草乌、制草乌、附子同用。

【古今研究】

1. 本草摘要 《滇南本草》："治痨伤肺气，补肺虚，止咳嗽，消肺痨咳血，收敛肺气。"《本草汇言》："白及，敛气、渗痰、止血，消痈之药也。此药质极黏腻，性极收涩，味苦气寒，善入肺经。凡肺叶破损，因热壅血瘀而成疾者，以此研末日服，能坚敛肺脏，封填破损，痈肿可消，溃败可托，死肌可去，脓血可洁，有托旧生新之妙用也。"

2. 现代研究　主含菲类衍生物、胶质和淀粉等。本品能明显缩短出血和凝血时间，对胃黏膜损伤有明显保护作用，溃疡抑制率可达94.8%。对胃及十二指肠穿孔有明显治疗作用。对实验性烫伤、烧伤动物模型能促进肉芽生长，促进疮面愈合。对人型结核杆菌有显著抑制作用。

仙鹤草

Xiānhècǎo

首载于《图经本草》。为蔷薇科植物龙牙草 *Agrimonia pilosa* Ledeb. 的地上部分。产于浙江、江苏等地。夏、秋二季采收。

【处方用名】仙鹤草、龙芽草、脱力草。

【药品归属】仙鹤草为国家基本医疗保险药品。

【主要药性】苦、涩，平。归心、肝经。

【基本功效】收敛止血，截疟，止痢，解毒，补虚。

【临床应用】

1. 出血　本品味涩收敛，入血分，长于收敛止血，广泛用于全身各部之出血。因其药性平和，大凡出血，无论寒热虚实，皆可配伍应用。治阴虚血热所致的出血，常与虎杖、墨旱莲、地黄等合用，如维血宁颗粒（《中国药典》）。如治血热出血，可配凉血止血药用；治虚寒出血，可配温经止血药用。若证情较轻，出血不甚者，可单用取效。

2. 疟疾　本品有截疟之功，用治疟疾寒热。可单用研末，于疟发前2小时吞服。

3. 血痢，久泻久痢　本品涩敛之性，能涩肠止痢，因本品药性平和，兼能补虚，又能止血，故对于日久赤白血痢尤为适宜，可单用本品水煎服。若治脾虚湿热内蕴所致的泄泻急迫、泻而不爽，或大便溏泻、食少倦怠者，可与黄连、木香、桔梗等同用，如复方仙鹤草肠炎胶囊（《中国药典》）。

4. 脱力劳伤　本品有补虚、强壮作用，可用治劳力过度所致的脱力劳伤，症见神疲乏力、面色萎黄而纳食正常者。常与大枣同煮，食枣饮汁。

此外，本品尚能解毒杀虫，用于痈肿疮毒，阴痒带下。

【临证备要】煎服，6～12g。外用适量。

【古今研究】

1. 本草摘要　《本草纲目拾遗》："葛祖方：消宿食，散中满，下气，疗吐血各病，翻胃噎膈，疟疾，喉痹，闪挫，肠风下血，崩痢，食积，黄白疸，疔肿痈疽，肺痈，乳痈，痔肿。"《本草求真》："叶蒸醋，贴烂疮，最去腐，消肿，洗风湿烂脚。"

2. 现代研究　主含仙鹤草素、槲皮素、芦丁、维生素K，及鞣质等。止血的成分有仙鹤草素、鞣质、没食子酸及维生素K等。本品能收缩周围血管，促凝血；能加强心肌收缩，使心率减慢。对猪肉绦虫、囊尾蚴、幼虫、莫氏绦虫和短壳绦虫均有确切的抑杀作用，对疟原虫和阴道滴虫有抑制和杀灭作用；尚有抗菌消炎、抗肿瘤、镇痛等作用。

紫珠叶

Zǐzhūyè

首载于《本草拾遗》。为马鞭草科植物杜虹花 *Callicarpa formosana* Rolfe 的叶。产于陕西、河南等地。夏、秋季采收。

【处方用名】紫珠叶。

【药品归属】紫珠叶为国家基本医疗保险药品。

【主要药性】苦、涩,凉。归肝、肺、胃经。

【基本功效】凉血收敛止血,散瘀解毒消肿。

【临床应用】

1. 出血　本品苦涩性凉,入血分,既能收敛止血,又能凉血止血,广泛用于体内外各种出血。因其主入肺、胃经,故尤多用于咯血,呕血等肺胃出血,可单用,如紫珠止血液(《部颁标准》)。若治鼻衄,可用干紫珠叶末调服,并外蘸叶末塞鼻。治创伤出血,用鲜紫珠叶捣匀后敷创口,或用干紫珠叶研末敷掺。

2. 水火烫伤、热毒疮疡　本品苦泄能散瘀消肿,性凉能清热解毒,可外用于水火烫伤及热毒疮疡。前者可用本品研末撒布患处,或用本品煎煮滤取药液,浸湿纱布外敷;后者可单用鲜品捣敷,并煮汁内服,也可配其他清热解毒药物同用。

【临证备要】煎服,3~15g;研末吞服 1.5~3g;外用适量,研末敷患处。

【古今研究】

1. 本草摘要　《本草拾遗》:"解诸毒物,痈疽,喉痹,飞尸蛊毒,毒肿,下瘘,蛇虺,虫螫,狂犬毒,并煮汁服;亦煮汁洗疮肿,除血长肤。"《植物名实图考》:"洗疮毒。治陡发头肿、头风,温酒服,煎水洗之。又治跌打损伤,去风湿。"《中国药用植物图鉴》:"对食道静脉出血,肠胃溃疡出血,鼻出血,创伤出血,肺出血及拔牙出血均有良效。"

2. 现代研究　主含紫珠萜酮、木犀草素、芹菜素、大波斯菊苷、木犀草苷、毛蕊花糖苷、熊果酸等,还含甾醇、氨基酸、鞣质等。《中国药典》规定:含毛蕊花糖苷($C_{29}H_{36}O_{15}$)不得少于 0.50%。本品能使局部血管收缩,缩短凝血时间及凝血酶原时间,对纤溶系统有显著的抑制作用;对金黄色葡萄球菌、链球菌、大肠杆菌、伤寒杆菌等多种球菌和杆菌均有抑制作用。

棕　榈

Zōnglǘ

首载于《本草拾遗》。为棕榈科植物棕榈 *Trachycarpus fortunei* (HooK. f.) H. Wendl. 的叶柄。产于广东、福建等地。全年可采,一般多在 9~10 月间采收,以陈久者为佳。

【处方用名】棕榈、棕榈炭。

【药品归属】棕榈为国家基本医疗保险药品。

【主要药性】苦、涩,平。归肺、肝、大肠经。

【基本功效】收敛止血。

【临床应用】

出血 本品药性平和，味苦而涩，入血分，能"止一切血"（《本草便读》），为收敛止血之要药。因其"止上下失血，止下血尤良"（《本草求真》），故可广泛用于吐血、衄血、血崩及一切出血不止诸症，常与大蓟、小蓟、茜草等同用，如十灰丸（《部颁标准》）。尤多用于崩漏下血。因其收敛性强，止血易于留瘀，故以治出血而无瘀滞者为宜。

此外，本品苦涩收敛，且能止泻止带，尚可用于久泻久痢，妇人带下。

【临证备要】 煎服，3~9g，一般炮制后用。出血兼有瘀滞，湿热下痢初起者慎用。

【古今研究】

1. 本草摘要 《本草拾遗》："烧作灰，主破血止血。"《日华子本草》："止鼻洪，吐血，破癥，止崩中，带下，肠风，赤白痢。"《本草纲目》："棕灰性涩，若失血去多，瘀滞已尽者，用之切当，所谓涩可去脱也。与乱发同用更良。年久败棕入药尤妙。"

2. 现代研究 主含木犀草素-7-O-葡萄糖苷、木犀草素-7-O-芸香糖苷、金圣草黄素-7-O-芸香糖苷、芹黄素-7-O-芸香糖苷、特罗莫那醇-9-葡萄糖苷、原儿茶酸等；还含大量纤维及鞣质，并含有较丰富的金属元素锌、铁、铜、锰。本品能收缩子宫，有一定的凝血和止血作用。

血余炭

Xuèyútàn

首载于《神农本草经》。为人发制成的炭化物。各地均有。

【处方用名】 血余、血余炭。

【药品归属】 血余炭为国家基本医疗保险药品。

【主要药性】 苦，平。归肝、胃经。

【基本功效】 收敛止血，化瘀，利尿。

【临床应用】

1. 出血 本品苦泄能散瘀，以炭入药能涩血，"能止能行"（《医林纂要》），有止血而无留瘀之弊，且药性平和，凡体内外各种出血，无论寒热虚实皆宜，内服外用皆效。如"鼻衄以血余烧灰，吹之立止，即齿血便血与诸窍出血，烧灰送服，亦无不止"（《本草思辨录》）。治崩漏、衄血、咳血、吐血等出血症，可与三七、血余炭、花蕊石等同用，如止血宁片（《部颁标准》）。

2. 小便不利 本品苦降下行，能化瘀通窍，通利水道，可用治小便不利或点滴不通。常与滑石、白鱼同用，如滑石白鱼散（《金匮要略》）。

【临证备要】 煎服，5~10g。

【古今研究】

1. 本草摘要 《神农本草经》："主五癃，关格不通，利小便水道，疗小儿痫，大人痓。"《日华子本草》："止血闷血运，金疮伤风，血痢。"《本草纲目》："发乃血余，故能治血病，补阴。"

2. 现代研究 主要成分是一种优质蛋白，含水分12%~15%，脂肪3.5%~5.8%，氮

17.4%，硫5.0%，灰分0.3%；还含脂肪及黑色素。本品能明显缩短出、凝血时间及血浆复钙时间。对金黄色葡萄球菌、伤寒杆菌、甲型副伤寒杆菌及福氏痢疾杆菌有较强的抑制作用。

藕 节
Ŏujié

首载于《药性论》。为睡莲科植物莲 Nelumbo nucifera Gaertn. 的根茎节部。产于湖南、湖北等地。秋、冬二季采挖。

【处方用名】藕节、藕节炭。

【药品归属】藕节为国家基本医疗保险药品。

【主要药性】甘、涩，平。归肝、肺、胃经。

【基本功效】收敛止血，化瘀。

【临床应用】

出血 本品味涩入血，能收敛止血，兼能化瘀，为"消瘀血，止血妄行之药"（《本草汇言》）。可用于各种出血。因其主入肺胃经，故多用于吐血、咯血等上部出血。又因其性平，止血力弱，故多入复方，或在止血剂中作辅助药用。若治咳血、咯血，可与阿胶、白及、枇杷叶等同用，如白及枇杷丸（《证治准绳》）。治吐血不止，可与生地黄、大蓟等同用，如藕节散（《赤水玄珠》）。

【临证备要】煎服，9~15g。

【古今研究】

1. 本草摘要　《药性论》："捣汁饮，主吐血不止及口鼻并皆治之。"《日华子本草》："解热毒，消瘀血。"《本草纲目》："能止咳血，唾血，血淋，溺血，下血，血痢，血崩。"

2. 现代研究　主含淀粉、维生素、蛋白质、天冬酰胺及鞣质。本品能缩短凝血时间。

第四节　温经止血药

本节药物性属温热，能暖气血，温经脉，固冲脉而统摄血液，具有温经止血之效。适用于脾不统血，冲脉失固之虚寒出血。

因其性温热，故热盛火旺之出血忌用。

艾 叶
Àiyè

首载于《名医别录》。为菊科植物艾 Artemisia argyi Levl. et Vent. 的叶。主产于湖北蕲州。夏季花未开时采摘。

【处方用名】艾叶、蕲艾、醋艾炭。

【药品归属】艾叶为国家基本医疗保险药品。

【主要药性】 辛、苦，温；有小毒。归肝、脾、肾经。

【基本功效】 温经止血，散寒止痛；外用祛湿止痒。

【临床应用】

1. 虚寒出血 本品气香味辛，温可散寒，能暖气血而温经脉，为温经止血之要药，适用于虚寒出血。因其主入肝、肾经，故对于下元虚冷，冲任不固所致的崩漏下血，月经过多尤为适宜，为妇科止血要药。可与阿胶、当归、干地黄等同用，如胶艾汤（《金匮要略》）。若与大剂凉血止血药同用，也可用于血热出血。如治血热妄行所致吐血、衄血的四生丸（《妇人良方》），即以本品与生地、生荷叶、生柏叶为伍。

> 艾叶性温，为何可用于"血热出血"？

2. 月经不调、痛经、胎动不安 本品辛温，入三阴经而直走下焦，能散寒止痛，暖宫助孕。"凡妇人血气寒滞者，最宜用之"（《本草正》），尤为治下焦虚寒或寒客胞宫之要药。适用于下焦虚寒，月经不调，经行腹痛、宫寒不孕等，每与香附、肉桂、当归等同用，如艾附暖宫丸（《仁斋直指方论》）。

3. 皮肤瘙痒 本品外用，能祛湿杀虫止痒。用于湿疹、阴疮、疥癣等瘙痒性皮肤病。可与雄黄、防风、花椒煎水熏洗。

此外，将本品捣绒，制成艾条、艾炷等，用以熏灸体表穴位，可使热气内注，能温煦气血，透达经络，"治百种病邪，起沉疴之人为康泰，其功亦大矣"（《本草纲目》）。

【临证备要】 煎服，3~10g；外用适量，供灸治或熏洗用。温经止血宜炒炭用，余生用。阴虚血热者慎用。

【古今研究】

1. 本草摘要 《名医别录》："主灸百病。可作煎，止下痢，吐血，下部䘌疮，妇人漏血。利阴气，生肌肉，辟风寒，使人有子。"《药性论》："止崩血，安胎，止腹痛。""止赤白痢及五脏痔泻血。"《本草纲目》："温中，逐冷，除湿。"

2. 现代研究 主含挥发油：桉油精、香叶烯、α 及 β-蒎烯芳樟醇、樟脑、异龙脑、柠檬烯等。另含三萜类、黄酮类等成分。《中国药典》规定：含桉油精（$C_{10}H_{18}O$）不得少于0.050%。本品能明显缩短出血和凝血时间，有明显的平喘、镇咳、祛痰作用，能兴奋子宫平滑肌，有镇痛作用；对肺炎球菌、溶血性链球菌、白喉杆菌、流感病毒、腮腺炎病毒等多种致病菌、病毒均有不同程度的抑制作用。

炮 姜

Páojiāng

首载于《珍珠囊》。为干姜的炮制加工品。

【处方用名】 炮姜、黑姜。

【药品归属】 炮姜为国家基本医疗保险药品。

【主要药性】 辛、热。归脾、胃、肾经。

【基本功效】 温经止血，温中止痛。

【临床应用】

1. 虚寒出血　本品性热，主入脾经，能温经止血，凡脾胃虚寒，脾不统血之吐血、衄血及崩漏下血，"最为止血之要药"（《本草正》）。若治吐血、衄血，外有寒冷之状者，可与炙甘草、五味子同用，如甘草炮姜汤（《不知医必要》）。治冲任虚寒，崩漏下血，可与乌梅、棕榈同用，如如圣散（《证治准绳》）。

2. 腹痛吐泻　本品主入中焦，能振奋脾阳，温中散寒，凡中焦受寒，或脾胃虚寒所致的脘腹冷痛，呕吐泻痢等皆可运用。如治寒凝脘腹疼痛，可与高良姜为伍。治寒性腹泻，可与山楂炭为伍，如寒泻片（《部颁标准》）。

【临证备要】　煎服，3~10g。

【古今研究】

1. 本草摘要　《医学入门》："温脾肾，治里寒水泻，下痢肠澼，久疟，霍乱，心腹冷痛、胀满、止鼻衄、唾血、血痢、崩漏。"《本草正》："阴盛格阳，火不归原，及阳虚不能摄血而为吐血、下血者，但熟留性用之，最为止血要药。"《得配本草》："炮姜守而不走，燥脾胃之寒湿，除脐腹之寒痞，暖心气，温肝经，能去恶生新，使阳生阴长，故吐衄下血有阴无阳者宜之。"

2. 现代研究　主含挥发油：姜烯，水芹烯，莰烯、6-姜辣素、姜酮、姜醇等；还含树脂、淀粉等。《中国药典》规定：含6-姜辣素（$C_{17}H_{26}O_4$）不得少于 0.30%。本品能显著地缩短出血和凝血时间，对应激性及幽门结扎型胃溃疡、醋酸诱发的胃溃疡均有抑制作用。

灶心土

Zàoxīntǔ

首载于《名医别录》。为烧木柴或杂草的土灶内底部中心的焦黄土块。全国农村均有。

【处方用名】　灶心土、伏龙肝。

【主要药性】　辛，温。归脾、胃经。

【基本功效】　温中止血，止呕，止泻。

【临床应用】

1. 虚寒出血　本品性温，能温暖中焦，收摄脾气而止血，"凡诸血病，由脾胃阳虚而不能统摄者，皆可用之"（《本草便读》）。适宜于脾阳不足，脾不统血证。症见大便下血，先便后血，或吐血，衄血，及崩漏下血等，常与附子、白术、阿胶等同用，如黄土汤（《金匮要略》）。

2. 胃寒呕吐，脾虚久泻　本品性温质重且涩，主入脾胃经。既能温中降逆止呕，又能暖脾涩肠止泻。用于中焦虚寒所致的呕吐清水，泄泻不止，可配干姜、白术等。

【临证备要】　煎服，15~30g，布包，先煎；或 60~120g，煎汤代水。亦可入丸、散，外用适量。

【古今研究】

1. 本草摘要　《名医别录》："主治妇人漏中，吐下血，止咳逆，止血，消痈肿毒气。"《本草汇言》："伏龙肝，温脾渗湿，性燥而平，气温而和，味甘而敛，以藏为用者也。"《本便读》："伏龙肝即灶心土，须对釜脐下经火久炼而成形者，具土之质，得火之性，化柔为刚，味兼辛苦。其功专入脾胃，有扶阳退阴散结除邪之意。凡诸血病，由脾胃阳虚而不能统摄者，皆可用之，《金匮》黄土汤即此意。"

2. 现代研究 主含硅酸、氧化铅、氧化铁，此外，还含氧化钠、氧化钾、氧化镁等。本品有缩短凝血时间，抑制纤溶酶及增加血小板第三因子活性等作用，能减轻洋地黄酊引起的呕吐，有止呕作用。

第十七章　活血化瘀药

一、含义

凡以通利血脉，促进血行，消散瘀血为主要功效，常用以治疗瘀血证的药物，称活血化瘀药，又称活血祛瘀药，简称活血药或化瘀药。其中活血作用较强者，又称破血药、逐瘀药或破血逐瘀药。

活血化瘀药一般分为活血止痛药、活血调经药、活血疗伤药、破血消癥药四类。

二、性能特点

活血化瘀药味多辛、苦，性多偏温，入血分，多归心、肝经。善能通行血脉，消散瘀滞，可使血行通畅，从而收到止痛、调经、疗伤、消癥等不同效果。本章药物的主要功效为活血化瘀。

所谓活血化瘀，是指药物通利血脉，促进血行，消散瘀滞，治疗瘀血证的功效。又称活血、祛瘀、化瘀、消瘀或活血祛瘀。其中，作用较缓和者，又称和血、行血。作用峻猛者，又称破血、逐瘀、破瘀、破血逐瘀等。至于止痛、调经、疗伤、消癥等，都是活血化瘀的派生功能，其运用都与"瘀血证"密切相关。只是重点突出其在瘀血疼痛、血滞经闭痛经、跌打伤痛、癥瘕积聚等方面的优势和特长而已。

三、主治病证

适用于血行不畅，瘀积凝滞，或离经之血停积体内所致的瘀血证。由于瘀血可停留于人体的各个脏腑和各个部位，病证涉及内、外、妇、儿、伤等临床各科，故本类药物的应用十分广泛。诸如内科之胸腹胁痛，癥瘕积聚，外科之痈肿疮疡，妇科之闭经痛经，伤科之跌打损伤等，凡属瘀血阻滞者皆可运用。

四、应用原则

应根据致瘀之因或本章药物的功用特点选配药物。如寒凝血瘀者，当配温里散寒或温通经脉药；瘀热互结者，当配清热凉血药；风湿痹痛，经脉不通者，应配祛风湿药；久瘀体虚或因虚而瘀者，可配补益药。若癥瘕积聚，当选用破血逐瘀药，并配软坚散结药同用。基于气与血的密切关系，气滞可致血瘀，血瘀每兼气滞。故在使用活血化瘀药时，常需配伍行气药同用，可使气行则血行，从而提高或增强活血祛瘀之效。

五、使用注意

本类药物易耗血动血，故月经过多者不宜用，孕妇当慎用或忌用。其中破血逐瘀之品易伤人体正气，体虚者应慎用。

六、现代研究

活血化瘀药能扩张血管，改善微循环，增加器官血流量，调节全身与局部的血液循环障碍；改善"浓、粘、凝、聚"的血液流变学异常，抗血栓形成；抗动脉粥样硬化，增强心肌细胞对缺氧的耐受能力；抑制组织异常增生，减少炎性渗出及促进炎性渗出物吸收；改善机体代谢功能，促使创伤组织修复和骨折的愈合；此外，还能调整机体免疫功能，有抑菌、抗病毒、镇痛和抗肿瘤等多种药理作用。

第一节　活血止痛药

本节药物以止痛见长，多兼能行气，主要适用于血瘀或气血瘀滞所致的头痛，胸胁痛、心腹痛、痛经、产后腹痛，痹痛、跌打伤痛及疮痛肿痛等各种痛证。也常用于其他瘀血证。

川　芎
Chuānxiōng

首载于《神农本草经》。为伞形科植物川芎 *Ligusticum chuanxiong* Hort. 的根茎。主产于四川。夏季采挖。

【处方用名】川芎、酒川芎。

【药品归属】川芎为国家基本医疗保险药品、可用于保健食品的物品。

【主要药性】辛，温。归肝、胆、心包经。

【基本功效】活血行气，祛风止痛。

【临床应用】

1. 血瘀气滞诸痛　本品辛散温通，既能活血祛瘀以通脉，又能行气化滞以止痛，为"血中气药"（《本草纲目》）。凡血瘀气滞所致的胸胁、心腹诸痛及跌打伤痛皆可运用。若治心脉瘀阻，胸痹心痛，常与三七、红花同用，如舒胸胶囊（《中国药典》）。治胸中瘀血，胸胁刺痛，常配桃仁、红花、桔梗等，如血府逐瘀汤（《医林改错》）。治跌仆损伤，瘀肿疼痛，可配乳香、没药、三七等。因其下行血海，长于"下调经水"（《本草汇言》），尤多用于血瘀经闭，痛经，产后恶露不下，瘀阻腹痛等，故为妇科活血调经之要药。治血瘀经闭、痛经，常配桃仁、红花、当归等，如桃红四物汤（《医宗金鉴》）；治冲任虚寒，瘀滞阻滞之月经不调、痛经，每与吴茱萸、桂枝、当归等同用，如温经汤（《金匮要略》）。治产后恶露不下，瘀阻腹痛，则与桃仁、当归、炮姜等配伍，如生化汤（《傅青主女科》）。

2. 头痛，风湿痹痛　本品辛温升散，祛风止痛。能"上达头目，直透顶巅"（《本草正义》），为治头痛之要药。大凡头痛，无论风寒、风湿、风热、血虚、血瘀等多种原因所致者可配伍运用。若治风寒头痛，常配白芷、羌活、细辛等，如川芎茶调散（《和剂局方》）。治风热头痛，多与菊花、石膏、僵蚕配伍，如川芎散（《卫生宝鉴》）。治风湿头痛，常配羌活、藁本、蔓荆子等，如羌活胜湿汤（《内外伤辨惑论》）。治血瘀头痛，常与天麻为伍，即天舒胶囊（《中国药典》）。治血虚头痛，可与当归、熟地黄、白芍等配伍。本品又能"旁行肢节，贯通脉络"（《本草正义》），用于风湿痹痛，常配独活、秦艽、防风等。

> 如何理解川芎为治头痛之要药？

【临证备要】煎服，3～10g。本品辛温升散，阴虚阳亢之头痛忌用。多汗，月经过多者慎用。

【典型案例】川芎治头痛案。余某某，女，50岁。头痛10余年，经常发作，痛时连及目珠作胀，必服止痛片方止。近几年来每日必服头痛粉一二包，否则头痛不能自支。寡居20余年，情志不遂，郁火内生，木火上扰，而作头痛，常理虽然如此，然前服清热养阴，凉血息风之剂，皆未能见效。今清阳不主上升，浊阴反犯于上，久则络脉痹阻。故尔头痛不止。药用川芎、茺蔚子各30g，煎汤代茶，饮不拘时。患者服上方代茶饮后，头痛即止（《赵绍琴临证验精案》。

【古今研究】

1. 本草摘要 《神农本草经》："主中风入脑头痛，寒痹，筋挛缓急，金疮，妇人血闭无子。"《本草汇言》："芎䓖，上行头目，下调经水，中开郁结，血中气药。尝为当归所使，非第治血有功，而治气亦神验也。"《本草崇原》："芎䓖辛散温行，不但上彻头脑而治风，且从内达外而散寒，故寒痹筋挛、缓急可治也。"

2. 现代研究 主含欧当归内酯A、藁本内酯、3-丁酰内酯、丁烯酰内酯、川芎内酯、新蛇床内酯、双藁本内酯、川芎嗪、阿魏酸、咖啡酸、川芎酚等。《中国药典》规定：含阿魏酸（$C_{10}H_{10}O_4$）不得少于0.10%。本品有抗心肌缺血、改善血液流变、抗脑缺血、解热、镇静等作用。

延胡索

Yánhúsuǒ

首载于《雷公炮炙论》。为罂粟科植物延胡索 *Corydalis yanhusuo* W. T. Wang 的块茎。主产于浙江。夏初茎叶枯萎时采挖。

【处方用名】延胡索、玄胡索、延胡、元胡、玄胡、醋延胡索。

【药品归属】延胡索为国家基本医疗保险药品。

【主要药性】辛、苦，温。归肝、脾经。

【基本功效】活血，行气，止痛。

【临床应用】

血瘀气滞诸痛 本品辛散温通，既活血，又行气。"不论是血是气，积而不散者，服此力能通达"（《本草求真》）。"专治一身上下诸痛，用之中的，妙不可言"（《本草纲目》），为治血瘀气滞诸痛之要药，尤其对肝胃胸腹等内脏诸痛最为适宜。若治卒然心痛，或心痛经年不愈者，与甘草同用，如玄胡索散（《世医得效方》）。治气滞血瘀的胃痛，胁痛，头痛及痛经，与白芷合用，如元胡止痛片（《中国药典》）。治肝郁化火，气滞血瘀之胸腹胁肋疼痛，每与川楝子合用，如金铃子散（《圣惠方》）。治气滞血瘀所致的胃脘刺痛，常配枯矾、海螵蛸，如安胃片（《中国药典》）。治气滞血瘀之痛经、月经不调、产后瘀滞腹痛，可与当归、益母草、香附等同用。治跌打损伤、瘀肿疼痛，常与乳香、没药、桃仁等同用。

【临证备要】煎服，3~9g。研粉吞服，每次 1.5~3g。

【典型案例】延胡索止痛案。荆穆王妃胡氏，因食荞麦面着怒，遂病胃脘当心痛，不可忍。医用吐下行气化滞诸药，皆入口即吐，不能奏功。大便三日不通。因思《雷公炮炙论》云：心痛欲死，速觅延胡。乃以玄胡索末三钱，温酒调下即纳入，少顷大便行而痛遂止（《本草纲目》）。

【古今研究】

1. 本草摘要　《雷公炮炙论》："心痛欲死，速觅延胡。"《本草纲目》："玄胡索，能行血中气滞，气中血滞，故专治一身上下诸痛，用之中的，妙不可言……盖玄胡索能活血化气，第一品药也。"《本草正义》："延胡虽为破滞行血之品，然性情尚属和缓，不甚猛烈，古人必以酒为导引助其运行，其本性之不同于峻厉亦可想见。而又兼能行气，不专于破瘀见长，故能治内外上下气血不宣之病，通滞散结，主一切肝胃胸腹诸痛，盖攻破通导中之冲和品也。"

2. 现代研究　主含延胡索甲、乙、丙、丁素等，还含巴马汀、去氢紫堇碱、原阿片碱、黄连碱等。《中国药典》规定：含延胡索乙素（$C_{21}H_{25}NO_4$）不得少于 0.050%，饮片和醋延胡索不得少于 0.040%。本品有镇痛、改善血流动力学、抗心律失常、抗脑缺血，抗肝损伤等作用。

郁 金
Yùjīn

首载于《药性论》。为姜科植物温郁金 *Curcuma wenyujin* Y. H. Chen et C. Ling、姜黄 *Curcuma longa* L.、广西莪术 *Curcuma kwangsiensis* S. G. Lee et C. F. Liang 或蓬莪术 *Curcuma phaeocaulis* Val. 的块根。分别习称为温郁金、黄丝郁金、桂郁金和绿丝郁金。产于浙江、四川、广西、福建等地。冬季茎叶枯萎后采挖。

【处方用名】郁金、温郁金、醋郁金。

【药品归属】郁金为国家基本医疗保险药品。

【主要药性】辛、苦，寒。归肝、胆、心经。

【基本功效】活血止痛，行气解郁，清心凉血，利胆退黄。

【临床应用】

1. 血瘀气滞诸痛　本品辛能行散，主入肝经。为"血家要药，又能开郁通滞气"（《药性通考》）。既能活血祛瘀以止痛，又能疏肝行气以解郁，凡气血郁遏不行，胸腹胁肋诸痛皆可运用。因其性寒凉，对血瘀气滞而有郁热者最为适宜。治肝郁毒蕴之胁肋胀痛、口苦纳呆，常配郁金、白芍、麦芽等，如奥泰乐颗粒（《中国药典》）。治肝郁有热、气滞血瘀之痛经、乳房作胀，常配柴胡、栀子、当归等，如宣郁通经汤（《傅青主女科》）。治毒瘀内结之癥瘕痞块（肿瘤），可与五灵脂、枳壳、马钱子粉等同用，如平消胶囊（《中国药典》）。

2. 热病神昏，癫痫发狂　本品苦寒入心，能清心经之热邪，"豁痰涎于心窍"（《本草便

NOTE

读》）。适用于湿温病痰浊蒙蔽清窍之神志不清，及痰火蒙心之癫痫发狂。前者常配石菖蒲、栀子、鲜竹叶等，如菖蒲郁金汤（《温病全书》）；后者每与白矾、薄荷同用，如白金丸（《医方集解》）。

3. 血热出血 本品苦寒降泄，既能清肝经血分之热邪而凉血，又能顺气降火，使气降则火降，火降则血不妄行，而收止血之功。适用于肝郁化火，气火上逆之吐血衄血、妇女倒经，以及热结下焦，灼伤血络之尿血、血淋等，常与生地、丹皮、小蓟等凉血止血药同用。

4. 湿热黄疸，胆胀胁痛 本品性寒，入肝胆经，能清利肝胆湿热而退黄、排石。若治湿热黄疸，症见目黄身黄、胁痛乏力、尿黄口苦者，可与茵陈、金钱草等同用，如肝炎康复丸（《中国药典》）。治湿热煎熬成石，胆胀胁痛者，可与金钱草、鸡内金等同用。

【临证备要】 煎服，3~12g。本品对子宫有兴奋作用，故孕妇慎用。不宜与丁香、母丁香同用。

【古今研究】

1. 本草摘要 《本草纲目》："治血气心腹痛，产后败血冲心欲死，失心癫狂。"《本草汇言》："其性轻扬，能散郁滞，顺逆气，上达高巅，善行下焦，心肺肝胃气血火痰郁遏不行者最验。故治胸胃膈痛，两胁胀满，肚腹攻疼，饮食不思等证；又治经脉逆行，吐血衄血，唾血血腥。此药能降气，气降则火降，而痰与血亦各循其安所之处而归原矣。"《本草备要》："行气，解郁，泄血，破瘀。凉心热，散肝郁，治妇人经脉逆行。"

2. 现代研究 主含姜黄素、脱甲氧基姜黄素、双脱甲氧基姜黄素、挥发油等，还含生物碱、多糖、木脂素、淀粉、脂肪酸等。本品有保肝，促进胆汁分泌和排泄，降低全血黏度，抑制血小板聚集，降低血浆纤维蛋白含量作用。有一定的抗炎、止痛，及抗早孕的作用。

姜　黄
Jiānghuáng

首载于《新修本草》。为姜科植物姜黄 *Curcuma longa* L. 的根茎。产于四川、福建等地。冬季茎叶枯萎时采挖。

【处方用名】 姜黄。

【药品归属】 姜黄为国家基本医疗保险药品、可用于保健食品的物品。

【主要药性】 辛、苦，温。归肝、脾经。

【基本功效】 破血行气，通经止痛。

【临床应用】

1. 血瘀气滞诸痛 本品味辛能行，既入气分能行散气滞，又入血分能活血祛瘀。"性气过于郁金，破血立通，下气最速。凡一切结气积气，癥瘕瘀血，血闭痈疽，并皆有效，以其气血兼理耳"（《本草求真》）。治血瘀气滞，胸胁刺痛，常与当归、乌药等配伍，如姜黄散（《圣济总录》）；治气滞血瘀之痛经、闭经、产后腹痛，每与川芎、红花等同用；治跌打损伤，瘀肿疼痛，常配伍乳香、没药、苏木等。对于胸痹心痛，癥瘕积聚，也可随证配伍运用。

2. 痹证 本品辛散温通，外散风寒湿邪，内行气血郁滞，尤善行肩臂而除痹痛，为治风湿肩臂疼痛之良药，常与羌活、海桐皮等同用。

【临证备要】煎服，3~10g；外用适量，研末调敷。血虚无气滞血瘀者慎用，孕妇忌用。

【古今研究】

1. 本草摘要　《新修本草》："主心腹结积，瘕忤，下气，破血，除风热，消痈肿，功力烈于郁金。"《日华子本草》："治癥瘕血块，痈肿，通月经，治扑损瘀血，消肿毒，止暴风痛，冷气，下食。"《本草述》："治气证痞证，胀满喘噎，胃脘痛，腹胁肩背及臂痛、痹、疝。"

2. 现代研究　主含姜黄素、脱甲氧基姜黄素，及挥发油等。《中国药典》规定：含挥发油不得少于 7.0%（mL/g），饮片不得少于 5.0%（mL/g）；含姜黄素（$C_{21}H_{20}O_6$）不得少于 1.0%，饮片不得少于 0.90%。本品有抗心肌缺血、调脂、抗肿瘤、抗肺纤维化、抗组织损伤等作用。

附：片姜黄

为姜科植物温郁金 *Curcuma wenyujin* Y. H. Chen et C. Ling 的根茎。辛、苦，温；归肝、脾经。功能破血行气，通经止痛。用于血滞经闭，行经腹痛，胸胁刺痛，风湿肩臂疼痛，跌扑肿痛。煎服，3~10g；外用适量。孕妇忌用。本品与姜黄同属姜科植物，名称及性能、功用基本相同。姜黄以治气滞血瘀所致的心胸胁腹诸痛为宜，片姜黄以治风湿肩臂疼痛为良。

乳　香
Rǔxiāng

首载于《名医别录》。为橄榄科植物乳香树 *Boswellia carterii* Birdw 及其同属植物 *Boswellia bhaw-dajiana* Birdw 树皮渗出的树脂。产于索马里、埃塞俄比亚、阿拉伯半岛南部等地，我国广西地区有少量引种。春、夏二季采集。

【处方用名】乳香、制乳香。

【药品归属】乳香为国家基本医疗保险药品。

【主要药性】辛、苦，温。归心、肝、脾经。

【基本功效】活血止痛，消肿生肌。

【临床应用】

1. 血瘀气滞诸痛　本品辛散温通，既能活血散瘀，又能行散滞气，"为宣通脏腑，流通经络之要药"（《医学衷中参西录》）。尤以"止痛为最"（《药鉴》）。适宜于胃脘疼痛，胸痹心痛，痛经经闭、产后瘀阻，癥瘕腹痛，以及跌打损伤，瘀肿疼痛等属血瘀气滞者。每与没药相须为用，或与其他活血止痛药配伍使用。本品又能活血舒筋，"凡病筋不伸者，敷药尝加乳香，极能伸筋"（《本草汇言》）。故可用于风湿痹痛，筋脉拘挛，常配没药、姜黄、威灵仙等，如瘀血痹颗粒（《中国药典》）。

2. 痈肿疮疡　本品既能活血消肿，又能生肌敛疮。用于痈肿疮疡，既可内服，亦可外用。治疮疡肿毒初起，红肿热痛者，常配没药、金银花、穿山甲等，如仙方活命饮（《校注妇人良方》）。治疮疡溃破，久不收口，可与没药共研末外用。

【临证备要】煎汤或入丸、散，3~5g；外用适量，研末调敷。本品气味辛烈，对胃有较强的刺激性，易致恶心呕吐，故内服不宜大量多服，多制后入丸散剂用，胃弱者慎用；孕妇忌用。

【古今研究】

1. 本草摘要　《本草纲目》："乳香香窜，能入心经，活血定痛，故为痈疽疮疡、心腹痛要药。"《本草汇言》："乳香，活血祛风，舒筋止痛之药也。……又跌仆斗打，折伤筋骨，又产后气血攻刺，心腹疼痛，恒用此，咸取其香辛走散，散血排脓，通气化滞为专功也。"《药性切用》："活血舒筋，祛风止痛，为治疗活络专药。"

2. 现代研究　主含挥发油及树脂类成分。《中国药典》规定含：挥发油索马里乳香不得少于 6.0%（mL/g），埃塞俄比亚乳香不得少于 2.0%（mL/g）。本品有抗血小板黏附、抗炎、抗溃疡等作用。

没　药

Mòyào

首载于《药性论》。为橄榄科植物地丁树 *Commiphora myrrha* Engl. 或哈地丁树 *Commiphora molmol* Engl. 的树脂。产于索马里、埃塞俄比亚、阿拉伯半岛南部等地。冬、夏二季采集。

【处方用名】没药、制没药。

【药品归属】没药为国家基本医疗保险药品。

【主要药性】辛、苦，平。归心、肝、脾经。

【基本功效】活血止痛，消肿生肌。

【临床应用】

本品药性、功效、应用与乳香相似。凡血瘀气滞诸痛，痈肿疮疡，"二药每每相兼而用"（《本草纲目》），为临床常用的对药。然乳香偏于行气，没药偏于活血，略有差异。

【临证备要】同乳香。若二者同用，剂量皆须相应减少。

【古今研究】

1. 本草摘要　《医学入门》："此药推陈出新，故能破宿血，消肿止痛，为疮家奇药也。"《本草纲目》："乳香活血，没药散血，皆能止痛消肿生肌，故二药每每相兼而用。"《医学衷中参西录》："乳香、没药，二药并用，为宣通脏腑，流通经络之要药，故凡心胃胁腹肢体关节诸疼痛皆能治之。又善治女子行经腹疼，产后瘀血作痛，月事不能时下。其通气活血之力，又善治风寒湿痹，周身麻木，四肢不遂及一切疮疡肿疼，或其疮硬不疼。外用为粉以敷疮疡，能解毒消肿，生肌止疼。"

2. 现代研究　主含挥发油及树脂类成分。《中国药典》规定含挥发油天然没药不得少于 4.0%（mL/g），胶质没药不得少于 2.0%（mL/g），醋没药不得少于 2.0%（mL/g）。本品有抗血栓形成、镇痛、抗炎等作用。

五灵脂

Wǔlíngzhī

首载于《开宝本草》。为鼯鼠科动物复齿鼯鼠 *Trogopterus xanthipes* Milne-Edwards 的粪便。

产于河北、山西、甘肃等地。全年均可采集。

【处方用名】五灵脂、醋五灵脂。

【主要药性】苦、咸、甘，温。归肝经。

【基本功效】活血止痛，化瘀止血。

【临床应用】

1. 血瘀诸痛　本品苦泄温通，入肝经血分。能通利血脉，"定血家之疼痛"（《药鉴》），为治疗血滞诸痛之要药。"凡经产跌打诸瘀，心腹胁肋诸痛皆疗"（《玉楸药解》）。每与蒲黄相须为用，如失笑散（《和剂局方》）。

2. 瘀滞出血　本品既能止血，又能散瘀，无留瘀之弊。善"理诸失血症，令血自归经而不妄行"（《药品化义》）。适用于瘀血内阻、血不归经之诸出血症，尤多用于妇女崩漏，月经过多，色紫多块，少腹刺痛者，可单味炒研末，温酒送服，或与三七、蒲黄等同用。

【临证备要】煎服，3~10g，宜包煎；或入丸、散服。本品生用有腥臭味，不利于服用，制后可矫臭矫味。醋炙可增强其化瘀止血作用，酒炙可增强其活血止痛作用。血虚无瘀者及孕妇慎用。不宜与人参配伍（十九畏）。

【古今研究】

1. 本草摘要　《开宝本草》："主疗心腹冷气，小儿五疳，辟疫，治肠风，通利气脉，女子月闭。"《本草经疏》："五灵脂，其功长于破血行血，故凡瘀血停滞作痛，产后血晕，恶血冲心，少腹儿枕痛，留血经闭，瘀血心胃间作痛，血滞经脉，气不得行，攻刺疼痛等证，在所必用。"《本草纲目》："止妇人经水过多，赤带不绝，胎前产后血气诸痛，男女一切心腹、胁肋、少腹诸痛，疝痛，血痢，肠风腹痛，身体血痹刺痛。"

2. 现代研究　主含酚酸、含氮化合物如尿素、尿酸，维生素 A 样物质及多量树脂。本品有抑制血小板聚集，降低全血黏度、血浆黏度，减少血管阻力；降低心肌细胞耗氧量作用；并有缓解平滑肌痉挛、增强机体免疫功能、抑菌及抗结核作用。

降　香
Jiàngxiāng

首载于《海药本草》。为豆科植物降香檀 *Dalbergia odorifera* T. Chen 树干和根的心材。主产于海南岛。全年均可采集。

【处方用名】降香、降真香。

【药品归属】降香为国家基本医疗保险药品。

【主要药性】辛，温。归肝、脾经。

【基本功效】化瘀止血，理气止痛。

【临床应用】

1. 血瘀气滞诸痛　本品辛散温通，主归肝经，入气分能行滞，入血分能散瘀，行气活血，相得益彰，"堪除瘀滞之稽留"（《本草便读》）。适用于血瘀气滞所致的胸胁腹痛及跌打伤痛。若治胸痹刺痛，可与三七、丹参、川芎等同用，如心宁片（《部颁标准》）。治脘腹气滞疼痛，可与木香、乳香、沉香等同用，如七香止痛丸（《部颁标准》）。治跌打损伤，筋骨疼痛，可与延胡索、桃仁、红花等同用，如跌打损伤丸（《部颁标准》）。

2. 出血　本品色赤入血，"行瘀滞之血如神，止金疮之血甚验"（《本草征要》）。适用于瘀血阻络，血液不循常道，溢出脉外所致的体内外诸出血。若"治内伤或怒气伤肝吐血，用此以代郁金，神效"（《本草经疏》）。"虚损吐红，色瘀昧不鲜者宜加用之。其功与花蕊石散不殊"（《本经逢原》）。对外伤出血，用本品研末外敷，每有卓效。

此外，本品芳香降气辟秽。可用于夏月感寒触秽，腹痛吐泻，头晕胸闷等，常与麝香、冰片、檀香等同用，如辟瘟片（《部颁标准》）。

【临证备要】煎服，9~15g，后下。外用适量，研细末敷患处。血热妄行及阴虚火旺而无瘀滞之出血忌用，孕妇忌用。

【古今研究】

1. 本草摘要　《海药本草》："主天行时气。""小儿带之，能辟邪恶之气也。"《本草纲目》："疗折伤金疮，止血定痛，消肿生肌。"《本草经疏》："降真香，香中之清烈者也，故能辟一切恶气……上部伤，瘀血停积胸膈骨，按之痛或并胁肋痛，此吐血候也，急以此药刮末，入煎药服之良。治内伤或怒气伤肝吐血，用此以代郁金神效。"

2. 现代研究　主含挥发油，还含异黄酮、异黄酮单聚体和双聚体衍生物、苯丙呋喃衍生物等。本品有抗血栓、抗凝，显著增加冠脉流量，减慢心率，轻度增加心跳振幅作用；尚有抗惊厥、镇痛作用。

第二节　活血调经药

本节药物以调经见长，有行血而不峻猛，通经而不伤正的特点。主要适用于血行不畅所致的月经不调、痛经、经闭及产后瘀滞腹痛。也常用于其他瘀血证。

女子以肝为先天。经产诸疾多与肝之疏泄失常有关，故在使用本节药时，常配疏肝理气之品。

丹　参
Dānshēn

首载于《神农本草经》。为唇形科植物丹参 *Salvia miltiorrhiza* Bge. 的根及根茎。产于四川、山东、河北等地。春、秋二季采收。

【处方用名】丹参、紫丹参、酒丹参。

【药品归属】丹参为国家基本医疗保险药品、可用于保健食品的物品。

【主要药性】苦，微寒。归心、肝经。

【基本功效】活血祛瘀，通经止痛，清心除烦，凉血消痈。

【临床应用】

1. 血瘀证　本品功擅活血祛瘀，"内之达脏腑而化瘀滞，故积聚消而癥瘕破；外之利关节而通脉络，则腰膝健而痹著行"（《本草正义》）。药性平和，祛瘀而不伤正，为活血祛瘀要药，

"凡血病凝结者无不治之"（《神农本草经百种录》）。若治瘀血闭阻之胸痹胸痛，可单用本品，即丹参片（《中国药典》）。治血瘀气滞之胸痹心痛，常与三七、冰片合用，即复方丹参滴丸（《中国药典》）。治血瘀气滞之心胃疼痛，常配檀香、砂仁，即丹参饮（《时方歌括》）。治癥瘕积聚，常与三棱、莪术等化瘀消癥药同用。治跌打损伤，瘀滞作痛，常配伍乳香、没药、川芎等化瘀止痛药。治风湿热痹，关节红肿疼痛，常与秦艽、忍冬藤、桑枝等同用。

本品活血祛瘀，善能通经止痛，"为调经产后要药"（《重庆堂随笔》）。常用于月经不调、痛经、经闭及产后瘀阻腹痛等妇产科瘀血病证。因其性偏寒凉，以治血热瘀滞者最宜。可单用研末酒调服，或与红花、桃仁、益母草等同用。

2. 热病心烦　本品"专入心经。盖心恶热，如有邪热，则脉浊而不宁，以此清润之，使心神常清"（《药品化义》），故有清心、除烦、安神之效。适用于温热病热入营分之心烦少寐，常与水牛角、生地黄、玄参等药同用。

3. 疮痈肿毒　本品既可清热凉血解毒，又可活血祛瘀消痈。对于热毒瘀阻所引起的疮痈肿毒，常配其他清热解毒药用。如治乳痈初起之消乳汤（《医学衷中参西录》），即以本品配金银花、连翘、穿山甲等同用。

【临证备要】煎服，10~15g。酒炒可增强其活血之功。不宜与藜芦同用。

【古今研究】

1. 本草摘要　《神农本草经》："主心腹邪气，肠鸣幽幽如走水，寒热积聚，破癥除瘕，止烦满，益气。"《日华子本草》："养神定志，通利关脉。治冷热劳，骨节疼痛，四肢不遂；排脓止痛，生肌长肉；破宿血，补新生血；安生胎，落死胎；止血崩带下，调妇人经脉不匀，血邪心烦；恶疮疥癣，瘿赘肿毒，丹毒，头痛，赤眼；热温狂闷。"《滇南本草》："补心定志，安神宁心。治健忘怔忡，惊悸不寐。"

2. 现代研究　主含丹参酮Ⅰ、ⅡA、ⅡB、Ⅲ、Ⅴ、Ⅵ，异丹参酮Ⅰ、ⅡA、ⅡB，隐丹参酮、异隐丹参酮、甲基丹参酮、羟基丹参酮等，另含丹参素、丹参酸A、B，原儿茶酸、原儿茶醛，及亚油酸、亚麻酸、油酸、棕榈酸。《中国药典》规定：含丹参酮ⅡA（$C_{19}H_{18}O_3$）不得少于0.20%，含丹酚酸B（$C_{36}H_{30}O_{16}$）不得少于3.0%。本品有改善血液流变性、抑制凝血和血小板功能、抑制血栓形成、改善冠脉循环、改善心肌缺血、改善微循环、降血脂和抗动脉粥样硬化作用，并有镇静、抗缺氧、抗氧化、抗菌、抗炎、抗肿瘤、促进肝细胞再生、抗肝纤维化等作用。

【备注】关于丹参养血。丹参"养血"之说源于《名医别录》。后世传承其说，并发扬光大者不乏其例。如《本草纲目》《本草汇言》等多以"一味丹参，功同四物"誉之，并成为诠释丹参具有养血作用的主要依据。然而，丹参"走窜有余，必非补养之品，即《本经》所谓益气，《别录》所谓养血，皆言其积滞既去，而正气自伸之意，亦以通为补耳"（《本草正义》）。由此可见，丹参所谓养血，实乃祛瘀生新，以通为补之意。故"不可惑于功兼四物之说，并以其有参之名而滥用之"（《重庆堂随笔》）。纵观历版《中国药典》和《中药学》教材（除五版《中药学》教材外），均无丹参"养血"的记载。

如何理解"一味丹参，功同四物"之说？

红 花

Hónghuā

首载于《新修本草》。为菊科植物红花 Carthamus tinctorius L. 的花。产于河南、新疆、四川等地。夏季花色由黄变红时采摘。

【处方用名】红花、红蓝花。

【药品归属】红花为国家基本医疗保险药品（单味使用不予支付费用）、可用于保健食品的物品。

【主要药性】辛，温。归心、肝经。

【基本功效】活血通经，散瘀止痛。

【临床应用】

血瘀证　本品辛散温通，专入血分。"调血脉可去瘀生新，治折伤理胎前产后"（《本草便读》），为活血祛瘀之要药。广泛用于临床各科的血瘀病症，尤以妇产科多用。若治瘀血经闭、痛经，可单用酒煎服，亦可配伍当归、桃仁、川芎等药，如桃红四物汤（《医宗金鉴》）。治产后瘀滞腹痛，常与当归、蒲黄、牡丹皮等同用。治妇人血积癥瘕，常配大黄、虻虫，即大红花丸（《宣明论方》）。治跌打损伤，筋骨瘀痛，可与当归、天南星、白芷等研末内服，如五虎散（《中国药典》）；也可与三七、土鳖虫、冰片等熬膏贴敷患处，如红药贴膏（《中国药典》）。治胸痹心痛，常配丹参、三七、降香等。

此外，本品活血化瘀，能消散痈肿，可用于疮疡肿痛。

【临证备要】煎服，3～10g。孕妇忌用。月经过多者慎用。

【典型案例】红花活血化瘀案。王某，20岁。打篮球时左脚严重扭伤，伴有皮下瘀血、疼痛、肿胀，睡时不能寐，服用镇痛药疼痛方能减轻。X线拍片：骨质无损坏，软组织损伤。以红花适量，50°～60°白酒将红花拌匀，以挤压红花时有酒渗出为宜。用火点燃，见红花表面变黑、无红色为宜，盖灭，待温度适宜时涂于白布上贴敷于患处。6小时后疼痛减轻。1天后不需服用镇痛药物，可以入眠。2天后患处肿胀明显消退。8天后自由行走，告愈〔安徽中医杂志，1997，（5）：229〕。

【古今研究】

1. 本草摘要　《开宝本草》："主产后血晕，口噤，腹内恶血不尽，绞痛，胎死腹中，并酒煮服。亦主蛊毒下血。"《本草汇言》："红花，破血、行血、和血、调血之药也。"《本草衍义补遗》："红花，破留血，养血。多用则破血，少用则养血。"

┌───┐
红花有补血作用吗？如何理解"多用则破血，少用则养血"？
└───┘

2. 现代研究　主含羟基红花黄色素 A、山柰素、红花苷、前红花苷、红花明苷、红花黄色素、绿原酸、咖啡酸、儿茶酚、棕榈酸、肉豆蔻酸、月桂酸、油酸、亚油酸等，还含多糖、维生素及微量元素等。《中国药典》规定：含羟基红花黄色素 A（$C_{27}H_{30}O_{15}$）不得少于1.0%，含山柰素（$C_{15}H_{10}O_6$）不得少于0.050%。本品有抗血栓形成、抗凝血、改善微循环、改善血液流变性、抗氧化、调脂、兴奋子宫等作用。

附：西红花

又名"藏红花""番红花"。为鸢尾科植物番红花 Crocus sativus L. 的柱头。为国家基本医疗保险药品（单味或复方均不支付费用）。主产于西班牙。甘，平；归心、肝经。功能活血化瘀，凉血解毒，解郁安神。用于经闭癥瘕，产后瘀阻，温毒发斑，忧郁痞闷，惊悸发狂。煎服或沸水泡服，1~3g。孕妇慎用。

桃　仁

Táorén

首载于《神农本草经》。为蔷薇科植物桃 Prunus persica （L.） Batsch 或山桃 Prunus davidiana （Carr.） Franch. 的成熟种子。前者全国各地均产。果实成熟后采收。

【处方用名】桃仁、桃核仁、山桃仁、燀桃仁、燀山桃仁、炒桃仁、炒山桃仁。

【药品归属】桃仁为国家基本医疗保险药品、既是食品又是药品的物品。

【主要药性】苦、甘，平。归心、肝、大肠经。

【基本功效】活血祛瘀，润肠通便，止咳平喘。

【临床应用】

1. 血瘀证　本品味苦泄降，入心肝血分。长于"通经而行瘀涩，破血而化癥瘕"（《长沙药解》）。活血祛瘀力强，临床运用广泛。"为血瘀、血闭之专药"（《本经逢原》）。适宜于血瘀经闭、痛经，产后瘀滞腹痛，以及跌打伤痛，癥瘕痞块等多种血瘀病症，每与红花相须为用。本品活血祛瘀，善泄血分壅滞，也可用于热壅血瘀之肺痈、肠痈。前者常与芦根、冬瓜仁、薏苡仁同用，即苇茎汤（《千金要方》）。后者常与大黄、牡丹皮、冬瓜仁等同用，如大黄牡丹汤（《金匮要略》）。

2. 肠燥便秘　本品为植物的种仁，富含油脂，"体润能滋肠燥"（《药品化义》）。适宜于津亏肠燥便秘，常与当归、火麻仁、瓜蒌仁等同用。

3. 咳嗽气喘　本品味苦，能降肺气，有止咳平喘之功，治咳嗽气喘，可单用煮粥食用，或与杏仁同用，即双仁丸（《圣济总录》）。

> 桃仁不入肺经，但能止咳平喘，其机理何在？

【临证备要】煎服，5~10g。孕妇及脾虚便溏者慎用。本品含苦杏仁苷，在体内可分解成氢氰酸，可麻痹延髓呼吸中枢，大量服用可引起中毒，不可过量服用。

【古今研究】

1. 本草摘要　《神农本草经》："主瘀血，血闭瘕，邪气，杀小虫。"《名医别录》："止咳逆上气，消心下坚，除卒暴击血，破癥瘕，通月水，止痛。"《本草经疏》："桃仁，性善破血，散而不收，泻而无补。过用之及用之不得其当，能使血下行不止，损伤真阴。"

2. 现代研究　主含苦杏仁苷、甘油三酯、及糖类、蛋白质和氨基酸、挥发油、维生素等。苦杏仁苷在苦杏仁酶等葡萄糖苷酶的作用下，可分解出剧毒成分氢氰酸。《中国药典》规定：含苦杏仁苷（$C_{20}H_{27}NO_{11}$）不得少于 2.0%，燀桃仁、燀山桃仁不得少于 1.50%，炒桃仁、炒山桃仁不得少于 1.60%。本品有扩张血管、抗凝及抑制血栓形成、保肝、抗肝硬化、抗炎、抗过敏、镇咳、抗肿瘤等作用。

益母草
Yìmǔcǎo

首载于《神农本草经》。为唇形科植物益母草 *Leonurus japonicus* Houtt. 的地上部分。全国大部分地区均产。鲜品春季幼苗期至初夏花前期采割；干品夏季茎叶茂盛、花未开或初开时采割。

【处方用名】益母草、茺蔚、鲜益母草、干益母草。

【药品归属】益母草为国家基本医疗保险药品、可用于保健食品的物品。

【主要药性】苦、辛，微寒。归肝、心包、膀胱经。

【基本功效】活血调经，利尿消肿，清热解毒。

【临床应用】

1. 血瘀证　本品辛行苦泄，主入血分，善能行血通经，消瘀逐滞。为"治妇人经候不调，及胎前产后一切诸疾之要药"（《本草约言》），故有"益母"之名。适宜于瘀血所致的经闭、痛经、月经不调，及产后恶露不绝等，可单用熬膏服，即益母草膏（《中国药典》）；或与当归、川芎、木香合用，即益母丸（《中国药典》）。本品活血祛瘀，也可用于跌打损伤，瘀肿疼痛，多与其他活血疗伤止痛药配伍使用。

2. 水肿尿少　本品苦降下行，入膀胱经，能利尿消肿，用于水肿、小便不利。因其药力较弱，又能活血祛瘀，故对水瘀互阻之水肿尤为适宜。可单用，或与白茅根、泽兰等同用。

3. 疮痈肿毒　本品苦寒能清热解毒，味辛能散瘀消痈，善"医各色疮疡"（《玉楸药解》）。用于热毒疮疡初起，可单用捣敷，或配蒲公英、紫花地丁等同用。

【临证备要】煎服，10～30g，鲜品 12～40g；或熬膏服。外用适量。孕妇及血虚无瘀者慎用。

【古今研究】

1. 本草摘要　《本草拾遗》："主浮肿下水，兼恶毒肿。"《本草纲目》："活血破血，调经解毒，治胎漏产难，胎衣不下，血晕，血风，血痛，崩中漏下，尿血，泻血，疳痢痔疾，打扑内损瘀血，大便小便不通。"《本草衍义补遗》："产前产后诸疾，行血养血，难产作膏服。此草即益母草也。其苗捣其汁服，主浮肿下水。"

2. 现代研究　主含益母草碱、水苏碱等生物碱类成分，还含有二萜类及挥发油等。《中国药典》规定：含盐酸水苏碱（$C_7H_{13}NO_2 \cdot HCl$）不得少于 0.50%，饮片不得少于 0.40%；含盐酸益母草碱（$C_{14}H_{21}N_3O_5 \cdot HCl$）不得少于 0.050%，饮片不得少于 0.040%。本品有改善血液流变性、抗心肌缺血、调节子宫、利尿、改善肾功能等作用。

附：茺蔚子

为益母草的成熟果实。为国家基本医疗保险药品。辛、苦，微寒；归心包、肝经。功能活血调经，清肝明目。用于月经不调，经闭痛经，目赤翳障，头晕胀痛。煎服，5~10g。瞳孔散大者慎用。

泽　兰

Zélán

首载于《神农本草经》。为唇形科植物毛叶地瓜儿苗 *Lycopus lucidus* Turcz. var. *hirtus* Regel 的地上部分。全国大部分地区均产。夏、秋二季茎叶茂盛时采割。

【处方用名】泽兰、泽兰叶、香泽兰。

【药品归属】泽兰为国家基本医疗保险药品、可用于保健食品的物品。

【主要药性】苦、辛，微温。归肝、脾经。

【基本功效】活血调经，祛瘀消痈，利水消肿。

【临床应用】

1. 血瘀证　本品辛散温通，入肝经血分，不寒不燥，性较温和，行而不峻，有活血而不伤正之特点，凡血脉瘀滞诸证皆宜。因其善能活血调经，故"为妇人方中要药"（《本草汇言》）。治疗血瘀经闭、痛经、产后瘀滞腹痛等，每与当归、川芎、香附等同用，如调经止痛片《中国药典》。本品"行瘀血，疗扑损易效"（《本草蒙筌》）。又可用于跌打损伤，瘀肿疼痛。或单用，或配伍当归、红花、桃仁等，如泽兰汤（《医学心悟》）。对于疮痈肿毒，本品有祛瘀消痈之功。可单用捣敷，或与银花、黄连、赤芍等同用。

2. 水肿腹水　本品"走血分，消水肿"（《药性切用》），"统治内外一切水病"（《神农本草经百种录》），对于水瘀互阻的水肿尤为适宜。因其利水作用缓和，单用力薄，常须配伍为用。如治产后水肿，每与防己等份为末，醋汤调服。治腹水身肿，配伍白术、茯苓、防己、车前子等。

【临证备要】煎服，6~12g。外用适量。

【古今研究】

1. 本草摘要　《神农本草经》："主乳妇内衄，中风余疾，大腹水肿，身面四肢浮肿，骨节中水，金疮，痈肿疮脓。"《药性论》："主产后腹痛，频产血气衰冷成劳瘦羸；又治通身面目大肿，主妇人血沥腰痛。"《本草纲目》："泽兰走血分，故能治水肿，涂痈毒，破瘀血，消癥瘕，而为妇人要药。"

2. 现代研究　主含齐墩果酸、桦木酸、熊果酸、乙酰熊果酸、胆甾醇、原儿茶酸、咖啡酸、葡萄糖、半乳糖、蔗糖等；还含黄酮、挥发油、皂苷、鞣质和树脂等。本品有改善微循环、改善血液流变性、抗血小板凝集、抗血栓形成等作用。

牛　膝

Niúxī

首载于《神农本草经》。为苋科植物牛膝 *Achyranthes bidentata* Bl. 的根。主产于河南。冬季茎叶枯萎时采挖。

【处方用名】牛膝、怀牛膝、酒牛膝。

【药品归属】牛膝为国家基本医疗保险药品、可用于保健食品的物品。

【主要药性】苦、甘、酸，平。归肝、肾经。

【基本功效】逐瘀通经，补肝肾，强筋骨，利尿通淋，引血下行。

【临床应用】

1. 血瘀证　本品味苦降泄，性善下行，长于逐瘀血，通经脉，使"血行则月水自通，血结自散"（《本草经疏》）。故善治瘀滞经闭，痛经，产后瘀阻腹痛等妇科经产血瘀诸疾以及跌打损伤，瘀肿疼痛。治妇人月水不利，脐腹作痛者，常与当归、桃仁、川芎等同用，如牛膝散（《圣惠方》）。治跌打损伤、腰膝瘀痛，可与当归、乳香、没药等同用，如舒筋活血汤（《伤科补要》）。

2. 腰膝酸痛，筋骨无力　本品主入肝、肾经。既能"益肝肾，强筋骨"（《本草从新》）；又能通血脉，利关节。为治肝肾不足之腰痛、腰膝酸软常用之品，常与杜仲、续断、补骨脂等同用。若治肝肾不足，下焦虚寒所致的冷痹，脚膝疼痛无力者，可与肉桂、山茱萸为伍，如牛膝散（《圣济总录》）。治湿热下注，足膝痿软肿痛者，常与苍术、黄柏、薏苡仁同用，如四妙丸（《成方便读》）。

3. 淋证，水肿　本品性主下行，能通利小便。若"五淋诸证，极难见效，惟牛膝一两，入乳香少许煎服，连进数剂即安"（《本草通玄》）。治腰重脚肿、小便不利，配伍熟地黄、泽泻、车前子等，如加味肾气丸（《济生方》）。

4. 上部火热证　本品味苦泄降，能导热下泄，引血下行，以折上亢之阳，降上炎之火，止上逆之血。凡诸病"皆因其气血随火热上升所致，重用牛膝引气血下行，并能引其浮越火下行，是以能愈也"（《医学衷中参西录》）。若治阴虚阳亢之头痛眩晕，可与代赭石、牡蛎、龟板等同用，如镇肝息风汤（《医学衷中参西录》）。治胃火上炎之齿龈肿痛，可配熟地、石膏、知母等，如玉女煎（《景岳全书》）。治气火上逆，迫血妄行之吐血、衄血，可配生地黄、郁金、栀子等。

> 何谓"引血下行"？

此外，本品"能引诸药下行"（《本草衍义补遗》），"凡病在腰腿膝踝之间，必兼用之而勿缺也"（《药鉴》），故有"无膝不过膝"（《本草纲目》）之说。为临床治疗腰膝以下病证常用的引经药。

【临证备要】煎服，5~12g。逐瘀通经、利尿通淋、引血下行宜生用，补肝肾、强筋骨宜酒炙用。本品为动血之品，性专下行，孕妇及月经过多者慎用。

【古今研究】

1. 本草摘要　《神农本草经》："主寒湿痿痹，四肢拘挛，膝痛不可屈伸，逐血气，伤热火烂，堕胎"。《本草纲目》："治久疟寒热，五淋尿血，茎中痛，下痢，喉痹，口疮，齿痛，痈肿恶疮，伤折"。《医学衷中参西录》："原为补益之品，而善引气血下注，是以用药欲其下行者，恒以之为引经。故善治肾虚腰疼腿疼，或膝疼不能屈伸，或腿疼不能任地。兼治女子月经闭枯，催生下胎。又善治淋疼，通利小便，此皆其力善下行之效也。"

2. 现代研究　主含 β-蜕皮甾酮、人参皂苷 R_0、牛膝皂苷 I、牛膝皂苷 II、正丁基-β-

D-吡喃果糖苷、芦丁、异槲皮素，以及多糖类、氨基酸等。《中国药典》规定：含 β-蜕皮甾酮（$C_{27}H_{44}O_7$）不得少于 0.030%。本品有兴奋子宫、抗生育、抗凝血、消炎镇痛、蛋白同化、延缓衰老、增强免疫力、增强记忆力和耐力、降低血糖、抑制胃肠平滑肌、抗病毒等作用。

附：川牛膝

为苋科植物川牛膝 *Cyathula officinalis* Kuan 的根。为国家基本医疗保险药品、可用于保健食品的物品。主产于四川。秋、冬二季采挖。甘、微苦，平；归肝、肾经。功能逐瘀通经，通利关节，利尿通淋。用于经闭癥瘕，胞衣不下，跌扑损伤，风湿痹痛，足痿筋挛，尿血血淋。煎服，5~10g。孕妇慎用。

鸡血藤
Jīxuèténg

首载于《本草纲目拾遗》。为豆科植物密花豆 *Spatholobus suberectus* Dunn 的藤茎。主产于广西。秋、冬二季采收。

【处方用名】鸡血藤。

【药品归属】鸡血藤为国家基本医疗保险药品。

【主要药性】苦、甘，温。归肝、肾经。

【基本功效】活血补血，调经止痛，舒筋活络。

【临床应用】

1. 月经不调，痛经，经闭，血虚萎黄 本品苦而不燥，温而不烈，性质和缓。既能活血，又能补血，且活血而不伤血，补血而不滞血，为妇科调经之要药。凡血瘀或血虚所致的月经不调，痛经，闭经及血虚萎黄等，可单用，如鸡血藤片（《部颁标准》），或与当归、白芍、川芎等配伍。

2. 风湿痹痛，麻木瘫痪 本品既能"活血宣络"（《本草正义》），又能养血荣筋。"于老人最宜。治老人气血虚弱，手足麻木，瘫痪等症"（《本草纲目拾遗》），常与当归、黄芪、丹参等同用。治风湿痹痛，肢体麻木，常与独活、威灵仙、桑寄生等同用。

【临证备要】煎服，9~15g。或浸酒服，或熬膏服。

【古今研究】

1. 本草摘要 《本草纲目拾遗》："壮筋骨，已酸痛，和酒服……治老人气血虚弱，手足麻木，瘫痪等证；男子虚损，不能生育及遗精白浊……妇人经血不调，赤白带下；妇人干血劳及子宫虚冷不受胎。治风湿痹痛，跌打损伤不可忍。"《饮片新参》："祛瘀血，生新血，流利经脉。"

2. 现代研究 主含黄酮类、甾醇及挥发油等。本品有扩张血管、抗血小板聚集、降血脂、改善动脉粥样硬化、促进造血、镇痛、抗肿瘤、抗病毒等作用。

王不留行
Wángbùliúxíng

首载于《神农本草经》。为石竹科植物麦蓝菜 *Vaccaria segetalis*（Neck.）Garcke 的成熟种子。产于河北、山东、辽宁等地。夏季果实成熟、果皮尚未开裂时采收。

【处方用名】王不留行、王不留、炒王不留行。

【药品归属】王不留行为国家基本医疗保险药品。

【主要药性】苦，平。归肝、胃经。

【基本功效】活血通经，下乳消肿，利尿通淋。

【临床应用】

1. 血瘀经闭，痛经　本品味苦性平，入肝经血分，"行血活血。是其专长"（《本草便读》）。善于通利血脉，走而不守，有活血通经之功，常用于血滞经闭、痛经，每与当归、川芎、红花等配伍。

2. 乳汁不下，乳痈肿痛　本品善行血脉，"通乳汁，散乳痈"（《本草汇言》）。为治疗妇女产后乳汁不下的常用之品。凡产后乳汁壅滞不下，或乳汁缺乏，或乳汁郁积而致乳痈肿痛者皆宜。若治产后乳少，常与穿山甲、漏芦、当归等同用，如乳泉散（《卫生宝鉴》）。治乳痈肿痛，与瓜蒌、蒲公英、漏芦等同用。

3. 淋证　本品性善下行，能利小便，"通淋利窍"（《本草求原》）。用于淋证，小便淋沥涩痛。可与滑石、瞿麦、石韦等配伍。

【临证备要】煎服，5~10g。外用适量。孕妇慎用。

【典型案例】王不留行利尿通淋案。一妇人患淋卧久，诸药不效。其夫夜告予。予按既效方治诸淋，用剪金花（王不留行）十余叶煎汤，遂令服之。明早来云病减八分矣。再服而愈。（《本草纲目》）。

【古今研究】

1. 本草摘要　《名医别录》："止心烦鼻衄，痈疽恶疮，瘘乳，妇人难产。"《本草纲目》："利小便"。"王不留行能走血分，乃阳明冲任之药。俗有'穿山甲、王不留，妇人服了乳长流'之语，可见其性行而不住也。"《本草新编》："王不留行，乃利药也，其性甚急，下行而不上行者也。凡病逆而上冲者，用之可降……但其性过速，宜暂而不宜久，又不可不知也。"

2. 现代研究　主含王不留行皂苷 A~D、王不留行次皂苷 A~H、王不留行环苷 A、B、C、D、E、G、H、I、K，以及黄酮类、甾醇、有机酸等。《中国药典》规定：含王不留行黄酮苷（$C_{32}H_{38}O_{19}$）不得少于 0.40%；炒王不留行不得少于 0.15%。本品有兴奋子宫、抗早孕、抗着床、镇痛等作用。

月季花
Yuèjìhuā

首载于《本草纲目》。为蔷薇科植物月季 *Rosa chinensis* Jacq. 的花。全国大部分地区均产。全年可采收，花微开时采摘。

【处方用名】月季花、月月红。

【药品归属】月季花为国家基本医疗保险药品。

【主要药性】甘，温。归肝经。

【基本功效】活血调经，疏肝解郁。

【临床应用】

1. 气滞血瘀，月经不调　本品质轻芳香，主入肝经。既疏解肝经之郁滞，又活血祛瘀，调经止痛，常用于肝郁气滞，瘀血内阻之月经不调、痛经、经闭。可单用开水泡服，亦可与玫瑰花、当归、香附等同用。

2. 胸胁胀痛　本品疏肝解郁，可用于肝郁气滞之胸胁胀痛，每与柴胡、薄荷、香附等同用。

此外，本品活血化瘀，也可用于跌打损伤，疮痈肿痛。

【临证备要】煎服，3~6g。外用适量。多服久服，易致腹泻，脾虚便溏者慎用。孕妇慎用。

【古今研究】

1. 本草摘要　《本草纲目》："活血消肿，敷毒。"《泉州本草》："通经活血化瘀，清肠胃湿热，泻肺火，止咳，止血止痛，消痈毒。治肺虚咳嗽咯血，痢疾，瘰疬溃烂，痈疽肿毒，妇女月经不调。"

2. 现代研究　主含挥发油及黄酮类成分。本品有抗凝血、镇痛、抗氧化、增强免疫机能、抗肿瘤等作用。

凌霄花
Língxiāohuā

首载于《神农本草经》。为紫葳科植物凌霄 *Campsis grandiflora*（Thunb.）K. Schum. 或美洲凌霄 *Campsis radicans*（L.）Seem. 的花。全国大部分地区均产。夏、秋二季花盛开时采摘。

【处方用名】凌霄花、紫葳。

【药品归属】凌霄花为国家基本医疗保险药品。

【主要药性】甘、酸，寒。归肝、心包经。

【基本功效】活血调经，凉血祛风。

【临床应用】

1. 血瘀证　本品"性利而善攻，走而不守，破血行血是其专职"（《本草汇言》）。活血力强，可用于多种血瘀证。治血滞经闭，痛经，月经不调，常与当归、莪术为伍，如紫葳散（《鸡峰普济方》）。治癥瘕积聚，与鳖甲、桃仁、土鳖虫等同用，如鳖甲煎丸（《金匮要略》）。治跌打损伤，瘀滞肿痛，可单用捣敷，或与乳香、没药同用。

2. 风疹瘙痒，痤疮　本品性寒入血分，能凉血祛风，"治诸血热生风之证"（《医林纂要》）。如治风疹瘙痒，单以本品为末，酒调服，或与生地、丹皮、刺蒺藜等同用。治痤疮，可与栀子等分为末，茶水调服。

【临证备要】煎服，5~9g。孕妇慎用。

NOTE

【古今研究】

1. 本草摘要　《神农本草经》："主妇人产乳余疾，崩中，癥瘕，血闭，寒热羸瘦，养胎。"《本草纲目》："行血分，能去血中伏火。故主产乳崩漏诸疾，及血热生风之证也。"《本经逢原》："凌霄花，癥瘕血闭，血气刺痛，疠风恶疮多用之，皆取其散恶血之功也。"

2. 现代研究　主含芹菜素等黄酮类成分，以及紫葳苷等环烯醚萜苷类成分，还有生物碱、有机酸及挥发油等成分。本品有改善微循环、抗炎、镇痛等作用。

第三节　活血疗伤药

本节药物以疗伤见长，善于消肿止痛，续筋接骨。主要适用于跌打损伤，瘀肿疼痛，骨折筋伤，等伤科疾患。也常用于其他瘀血证。

因肝主筋、肾主骨。骨折筋伤多与肝肾有关。故使用本节药物常与补肝肾强筋骨之品同用。

土鳖虫

Tǔbiēchóng

首载于《神农本草经》。为鳖蠊科昆虫地鳖 *Eupolyphaga sinensis* Walker 或冀地鳖 *Steleophaga plancyi*（Boleny）雌虫的全体。产于湖南、湖北、江苏等地。野生者夏季捕捉；饲养者全年可捕捉。

【处方用名】土鳖虫、地鳖虫、䗪虫。

【药品归属】土鳖虫为国家基本医疗保险药品。

【主要药性】咸，寒；有小毒。归肝经。

【基本功效】破血逐瘀，续筋接骨。

【临床应用】

1. 跌打损伤，筋伤骨折　本品咸寒，主入肝经，性善走窜，"善化瘀血，最补损伤"（《长沙药解》）。"治跌扑损伤，续筋骨有奇效"（《本草经疏》），为伤科要药。尤多用于跌打损伤，筋断骨折，瘀血肿痛。常与三七、桃仁、红花等同用，如跌打丸（《中国药典》）。

2. 血瘀经闭，癥瘕积聚　本品活血祛瘀力强，又善"治月水不通，破留血积聚"（《药性论》），为治血瘀经闭、癥瘕积聚之要药。治血瘀经闭，产后瘀滞腹痛，常配伍大黄、桃仁等同用，如下瘀血汤（《金匮要略》）。治癥瘕积块，每与桃仁、鳖甲等同用，如鳖甲煎丸（《金匮要略》）。

【临证备要】煎服，3~9g；研末服，1~1.5g，内服多炒制用以减少其腥臭味。孕妇忌用。

【典型案例】土鳖虫破血逐瘀案。丁某某，男，30岁，农民。1年前劳动不慎扭伤腰痛。初觉两腿木重，腰部阵阵作痛，继而疼痛加剧，不能转侧，难以下地劳动，询问知痛处固定，夜晚较甚；舌有紫气，舌下络脉怒张色紫，随用土鳖虫9只，焙黄研细末，分3次黄酒炖温送下。复诊时疼痛减，又服用6次。再诊时腰痛全除，可参加劳动（《孟景春临床经验集》）。

【古今研究】

1. 本草摘要 《神农本草经》："主心腹寒热洗洗，血积癥瘕，破坚，下血闭。"《本草通玄》："破一切血积，跌打重伤，接骨。"《长沙药解》："善化瘀血，最补损伤。"

2. 现代研究 主含脂肪酸类成分，还含尿嘧啶、尿囊素、生物碱、氨基酸等。本品有抗血栓作用，提高心肌和脑对缺氧的耐受力、降低心、脑组织的耗氧量，促进骨愈合等作用。尚有保肝、抗突变、调脂等作用。

马钱子
Mǎqiánzǐ

首载于《本草纲目》。为马钱科植物马钱 *Strychnos nux-vomica* L. 的成熟种子。主产于印度、越南、缅甸。我国云南、广东、海南等地亦产。冬季果实成熟时采收。

【处方用名】马钱子、番木鳖、制马钱子。

【药品归属】马钱子为国家基本医疗保险药品、保健食品禁用物品。生马钱子为毒性中药管理品种。

【主要药性】苦，温；有大毒。归肝、脾经。

【基本功效】通络止痛，散结消肿。

【临床应用】

1. 跌打损伤，骨折肿痛 本品苦泄温通，善能活血通络，又长于止痛，为伤科疗伤止痛之佳品。可单用，如马钱子粉（《中国药典》）；或与土鳖虫、骨碎补、续断等同用，如接骨丸（《部颁标准》）。

2. 风湿顽痹，麻木瘫痪 本品善能搜筋骨间风湿，止痛力强。"其开通经络，透达关节之力，实远胜于他药"（《医学衷中参西录》）。为治风湿顽痹、拘挛疼痛、麻木瘫痪之常用药物。可与地龙为伍，如马钱子散（《中国药典》）。

3. 疮痈肿毒，咽喉肿痛 本品大毒，既能散结消肿，又能以毒攻毒。治疮痈肿毒，多作外用，单用即可。治喉痹肿痛，可配青木香、山豆根各等分为末吹喉，如番木鳖散（《医方摘要》）。

【临证备要】生马钱子毒性剧烈，仅供外用。内服必须制用。多入丸散，日服0.3~0.6g。马钱子的治疗量与中毒量十分接近，服到治疗量时已有轻度中毒表现，受到外来刺激易引起抽搐，故宜睡前环境安静时服用为好；服药后一般不要下床单独活动。不宜多服久服，以免过量致中毒。孕妇禁用。本品有"兴奋神经之作用"（《医学衷中参西录》），故运动员慎用。本品所含有毒成分能被皮肤吸收，故外用亦不宜大面积涂敷。

【典型案例】马钱子通络止痛案。陈某，女，42岁。患类风湿性关节炎8年，时轻时重。诊见四肢多关节肿胀、剧痛，颇为痛苦，已见多个关节畸形，功能障碍。服马钱子胶囊（每丸含马钱子粉0.2g），每次1粒，每天3次。对其中几个发病严重的关节外敷，以小药匙取马钱子粉0.1g左右，用代温灸膏为覆盖物，把药物固定在肿痛的关节上，每24小时更换1次，3天后疼痛明显减轻，1周后疼痛基本消失，继续用药1周，病情稳定（《中药临床新用》）。

NOTE

【古今研究】

1. 本草摘要 《本草纲目》："治伤寒热病，咽喉痹痛，消痞块。"《得配本草》："散乳痈，治喉痹。涂丹毒。"《医学衷中参西录》："开通经络，透达关节之力，实远胜于他药也。"

2. 现代研究 主含番木鳖碱（士的宁）、马钱子碱等多种生物碱类成分，还含脂肪油、蛋白质、绿原酸等。《中国药典》规定：含士的宁（$C_{21}H_{22}N_2O_2$）应为 1.20% ~ 2.20%，含马钱子碱（$C_{23}H_{26}N_2O_4$）不得少于 0.80%。本品有抗炎、镇痛、抗血栓形成、抗心律失常、抗肿瘤、调节免疫、中枢兴奋及镇咳、祛痰作用。对细菌或一些皮肤真菌有抑制作用。

自然铜
Zìrántóng

首载于《雷公炮炙论》。为硫化物类矿物黄铁矿族黄铁矿，主含二硫化铁（FeS_2）。产于四川、湖南、云南等地。全年均可采挖。

【处方用名】自然铜、煅自然铜。

【药品归属】自然铜为国家基本医疗保险药品。

【主要药性】辛，平。归肝经。

【基本功效】散瘀止痛，续筋接骨。

【临床应用】

跌打损伤，筋骨折伤 本品味辛而散，专入肝经血分，有散瘀止痛，续筋接骨，促进骨折愈合作用，为伤科接骨疗伤要药。"治跌损，接骨续筋，疗折伤，散血止痛，热酒调服，立建奇功"（《本草新编》）。或与乳香、三七、当归等药同用，如活血止痛胶囊（《部颁标准》）。

【临证备要】3 ~ 10g，多入丸、散服；若入煎剂宜先煎。外用适量。

【古今研究】

1. 本草摘要 《开宝本草》："疗折伤，散血止痛，破积聚。"《本草纲目》："自然铜，接骨之功与铜屑同，不可诬也。但接骨之后，不可常服，即便理气活血可尔。"《本草经疏》："自然铜乃入血行血，筋骨接骨之药也。凡折伤则血瘀作痛，辛能散瘀滞之血，破积聚之气，则痛止而伤自和也。"

2. 现代研究 主含二硫化铁（FeS_2），尚含铜、砷、锑、铅、钙等多种微量元素。本品有促进骨折愈合作用，对多种病原性真菌有不同程度的拮抗作用。

苏 木
Sūmù

首载于《新修本草》。为豆科植物苏木 *Caesalpinia sappan* L. 的心材。产于广西、广东、云南等地。多于秋季采伐。

【处方用名】苏木、苏方木。

【药品归属】苏木为国家基本医疗保险药品。

【主要药性】甘、咸，平。归心、肝、脾经。

【基本功效】活血祛瘀，消肿止痛。

【临床应用】

1. 跌打损伤，筋骨折伤 本品咸能入血，"于血分之用最专"（《本草述钩元》）。能"祛一切凝滞留结之血"（《本草经疏》），"除新旧之瘀血"（《本草征要》）。适用于跌打损伤，筋断骨折，瘀血肿痛，闪腰岔气等。常与桃仁、红花、三七等同用，如跌打丸（《中国药典》）。或与刘寄奴、泽兰等煎汤熏洗伤处。

2. 经闭痛经，产后腹痛，胸腹刺痛，痈肿疮毒 本品活血祛瘀，"凡胎产癥瘕、疮疡跌扑、一切瘀血皆效"（《玉楸药解》）。若治血瘀经闭、痛经、产后瘀滞腹痛，可与益母草、鸡血藤、红花等药同用。治胸腹刺痛可与丹参、三七、降香等同用。治痈疽肿痛，可与连翘、蒲公英、白芷等同用。

【临证备要】煎服，3~10g。外用适量，研末撒敷。孕妇及月经过多者慎用。

【古今研究】

1. 本草摘要 《新修本草》："主破血，产后血胀闷欲死者。"《日华子本草》："治妇人血气心腹痛，月候不调及褥劳，排脓止痛，消痈肿、扑损瘀血。"《本草纲目》："苏方木乃三阴经血分药，少用则和血，多用则破血。"

2. 现代研究 主含巴西苏木素、苏木酚、槲皮素、挥发油及有机酸、鞣质等成分。本品有增强心收缩力、增加冠脉流量、促进微循环、抑制血小板聚集作用。尚有镇静、催眠、抑菌、消炎、抑制免疫、抗肿瘤等作用。

骨碎补

Gǔsuìbǔ

首载于《药性论》。为水龙骨科植物槲蕨 *Drynaria fortunei* (Kunze) J. Sm. 的根茎。产于浙江、湖北、广东等地。全年均可采挖，以冬、春两季为主。

【处方用名】骨碎补、毛姜、猴姜、烫骨碎补。

【药品归属】骨碎补为国家基本医疗保险药品、可用于保健食品的物品。

【主要药性】苦，温。归肝、肾经。

【基本功效】活血止痛，补肾强骨。外用消风祛斑。

【临床应用】

1. 跌打损伤，筋骨折伤 本品温行血脉，续筋接骨，疗伤止痛。"用之以补接伤碎最神"（《本草新编》），为伤科要药。治跌打损伤，筋伤骨折，瘀滞肿痛者，常配自然铜、龟板、没药等，如骨碎补散（《圣惠方》）。

2. 肾虚诸证 本品性温，"功专入肾补骨"（《本草求真》），聪耳固齿。可用于肾虚腰痛，筋骨痿软，耳鸣耳聋及牙齿松动等。如以本品与补骨脂、牛膝、胡桃仁等同用，治肾虚腰痛脚弱；与熟地、山茱萸等同用，治肾虚耳鸣、耳聋及牙痛。若以本品研末，入猪肾中煨熟食之，也可用于肾虚久泻。

此外，本品外用有消风祛斑功效，可治斑秃、白癜风。

【临证备要】煎服，3~9g。外用适量。生用或砂烫用。本品性温助阳，阴虚内热者宜

NOTE

慎用。

【古今研究】

1. 本草摘要   《药性论》："主骨中疼痛，风血毒气，五劳六极，口手不收，上热下冷，悉能主之。"《开宝本草》："主破血，止血，补伤折。"《本草纲目》："治耳鸣及肾虚久泻，牙疼。"

2. 现代研究   主含柚皮苷、三萜及酚酸等。《中国药典》规定：含柚皮苷（$C_{27}H_{32}O_{14}$）不得少于 0.50%。本品能促进骨对钙的吸收，提高血钙和血磷水平，促进骨钙化和骨质的形成；能改善软骨细胞功能，推迟骨细胞退行性变，降低骨性关节病的病变率，发病时间推迟，发病程度减轻。此外，尚有抑制链霉素耳毒性，以及降脂、抗动脉硬化、抗肾损伤、抗炎、镇痛等作用。

血 竭

Xuèjié

首载于《雷公炮炙论》。为棕榈科植物麒麟竭 *Daemonorops draco* Bl. 果实渗出的树脂经加工制成。主产于印度尼西亚、马来西亚、印度等地，我国的广东、台湾等地也有种植。秋季采收。

【处方用名】血竭、麒麟竭。

【药品归属】血竭为国家基本医疗保险药品（单味或复方均不支付费用）、国家重点保护野生药材物种（Ⅱ级）。

【主要药性】甘、咸，平。归心、肝经。

【基本功效】活血定痛，化瘀止血，生肌敛疮。

【临床应用】

1. 跌打损伤，心腹瘀痛   本品气香能散，"入心肝血分，行瘀活血，是其所长"（《本草便读》）。尤善"散滞血诸痛"（《本草纲目》），为伤科及其他瘀滞痛证之要药。治跌打损伤，瘀肿疼痛者，可与乳香、没药、红花等同用，如七厘胶囊（《中国药典》）。对于心腹瘀痛，血滞经闭、痛经，产后瘀阻腹痛等，可配当归、莪术、三棱等同用。

2. 外伤出血，疮疡不敛   本品既能止血，又能化瘀，有止血而不留瘀的特点。可用于血滞诸出血，尤宜于外伤出血，可单用研末外敷患处。本品又能"收敛疮口"（《本经逢原》），促进疮疡愈合。若治疮疡久溃不敛，可单用研末外敷，亦可配伍乳香、没药等，如血竭散（《圣济总录》）。

【临证备要】多入丸、散或研末服，每次 1～2g。外用适量，研末外敷。孕妇及月经期忌用。

【古今研究】

1. 本草摘要   《新修本草》："主五脏邪气，带下，心痛，破积血、金疮生肉。"《海药本草》："主打伤折损，一切疼痛，补虚及血气搅刺，内伤血聚。"《日华子本草》："治一切恶疮疥癣久不合者……引脓。"

2. 现代研究   主含血竭素、血竭红素、去甲基血竭素、去甲基血竭红素及黄烷醇、查耳酮、树脂酸等成分。《中国药典》规定：含血蝎素（$C_{17}H_{14}O_3$）不得少于 1.0%。本品有增快血流，防止血栓作用；对金黄色葡萄球菌、白色葡萄球菌及多种致病真菌有抑制作用；对烫伤所致炎症能加速结痂，促进伤口愈合。

儿　茶
Érchá

首载于《饮膳正要》。为豆科植物儿茶 *Acacia catechu* （L. f.）Willd. 的去皮枝、干的煎膏。主产于云南。冬季采收。

【处方用名】儿茶、孩儿茶、儿茶膏。

【药品归属】儿茶为国家基本医疗保险药品。

【主要药性】苦、涩，微寒。归肺、心经。

【基本功效】活血止痛，止血生肌，收湿敛疮，清肺化痰。

【临床应用】

1. 跌扑伤痛，出血　本品既能活血散瘀，又能"收涩止血"（《药性切用》）。有散瘀止痛疗伤，止血而不留瘀之长。可用于跌打损伤、扭伤、挫伤、瘀血疼痛，以及体内外各种出血。前者可与当归、红花、骨碎补等同用，如跌打损伤散（《部颁标准》）；后者可与其他止血药同用。

2. 疮疡不敛，湿疹湿疮　本品苦涩性凉，有解毒收湿、敛疮生肌之功。外用"涂金疮、一切诸疮"（《本草纲目》）。可用于诸疮溃烂，久不收口者，常与乳香、没药、冰片等研末外敷，如腐尽生肌散（《医宗金鉴》）。若治皮肤湿疹、湿疮，可与黄柏、苦参、白鲜皮等同用。

3. 肺热咳嗽　本品苦寒，入肺经，能"清膈化痰"（《药性切用》）。用于肺热咳嗽，痰多黄稠者，常与桑叶、黄芩等同用。

【临证备要】煎服，1~3g，宜包煎；多入丸、散服。外用适量，研末撒或调敷。

【古今研究】

1. 本草摘要　《本草纲目》："清膈上热，化痰生津，涂金疮，一切诸疮，生肌定痛，止血，收湿。"《本草正》："降火生津，清痰涎咳嗽，烦热，止消渴，吐血，衄血，便血，尿血，湿热痢血，及妇人崩淋经血不止，小儿疳热，口疮，热疮，湿烂诸疮，敛肌长肉，亦杀诸虫。"

2. 现代研究　主含儿茶素、表儿茶素等黄烷醇衍生物。《中国药典》规定：含儿茶素（$C_{15}H_{14}O_6$）和表儿茶素（$C_{15}H_{14}O_6$）的总量不得少于 21.0%。本品对多种皮肤真菌、金黄色葡萄球菌、杆菌有不同程度抑制作用；能抑制链激酶对纤维蛋白的溶解作用。右旋儿茶精对离体心脏先抑制后兴奋。

刘寄奴
Liújìnú

首载于《新修本草》。为菊科植物奇蒿 *Artemisia anomala* S. Moore 的地上部分。产于浙江、江苏、江西等地。秋季采收。

【处方用名】刘寄奴。

【主要药性】苦，温。归心、肝、脾经。

【基本功效】散瘀止痛，止血消肿，活血通经，消食化积。

【临床应用】

1. 跌打损伤，外伤出血　本品通行走散，专入血分，"为破血止血之品"（《要药分剂》）。"治跌扑损伤极效"（《本草汇言》）。"捣敷金疮出血不止，其效尤捷"（《本草正》）。若治跌打损伤，瘀滞肿痛，可单用研末，以酒调服；或配骨碎补、延胡索等同用。治创伤出血，可单用鲜品捣烂外敷；或与马鞭草为伍，如杖疮汤（《医学纲目》）。

2. 血滞经闭，产后腹痛，癥瘕，疮痈肿毒　本品温散善走，流行血脉，"能破瘀通经行血"（《本草求真》）。凡"妇人血癥血结，及产后血证余疾，用此可下血止痛，正以其行血迅速故也"（《本草汇言》）。常用于瘀滞经闭痛经，产后瘀阻腹痛，及癥瘕积聚。可与当归、红花、桃仁等配伍。本品又能活血消痈，与清热解毒，消痈散结药同用，也可用于疮痈肿毒。

3. 食积腹痛　本品气香入脾，既能醒脾开胃，又能消食化积，用于脾失健运，饮食停积不化，腹痛泻痢，可单用煎服，或与山楂、麦芽等配伍。

【临证备要】煎服，6～10g。外用适量，研末撒或调敷。孕妇忌用。

【典型案例】刘寄奴散瘀消肿案。李某，男，40岁。左腿腓骨部位有一痈疮，10余年来时好时坏，红肿剧痛，经多种抗生素治疗无效。用刘寄奴30g，甘草10g内服，每天1剂，同时加刘寄奴粉外用，每天换药1次，1个月后疮疡愈合（《中药临床新用》）。

【古今研究】

1. 本草摘要　《新修本草》："破血下胀。"《日华子本草》："治心腹痛，下气水胀、血气，通妇人癥结，止霍乱水泻。"《本草经疏》："刘寄奴，苦能降下，辛温通行，血得热则行，故能主破血下胀。昔人谓为金疮要药，又治产后余疾，下血止痛者，正以其行血迅速故也。"

2. 现代研究　主含奇蒿黄酮、异泽兰黄素、茴蒿素及香豆素类成分。还含桂皮酸、桂皮酸酯、奇蒿内酯、西米杜鹃醇等。本品有抗血栓形成、抗凝血、抗缺氧、抗氧化、镇痛等作用，对痢疾杆菌有抑制作用。

附：北刘寄奴

为玄参科植物阴行草 *Siphonostegia chinensis* Benth. 的全草。为国家基本医疗保险药品。苦，寒；归脾、肾、肝、胆经。功能活血祛瘀，调经止痛，凉血，清热利湿。用于跌打损伤，外伤出血，瘀血经闭，月经不调，产后瘀痛，癥瘕积聚，血痢，血淋，湿热黄疸，水肿腹胀，白带过多。煎服，6～9g。

第四节　破血消癥药

本节药物以消癥见长。其药性峻猛，虫类居多，能破血逐瘀、消癥散积，主要适用于瘀血之重证，尤多用于癥瘕积聚。亦常用于血瘀经闭、瘀肿疼痛、偏瘫等。

本节药物性猛力峻，大都有毒，易耗气、动血、伤阴，故凡出血、阴血亏虚、气虚体弱，及孕妇，当忌用或慎用。

莪　术

Ézhú

首载于《药性论》。为姜科植物蓬莪术 *Curcuma phaeocaulis* Val.、广西莪术 *Curcuma kwangsiensis* S. G. Lee et C. F. Liang 或温郁金 *Curcuma wenyujin* Y. H. Chen et C. Ling 的根茎。后者习称"温莪术"。依次主产于四川、广西、浙江。冬季茎叶枯萎后采挖。

【处方用名】莪术、广西莪术、蓬莪术、温莪术、醋莪术。

【药品归属】莪术为国家基本医疗保险药品。

【主要药性】辛、苦，温。归肝、脾经。

【基本功效】破血行气，消积止痛。

【临床应用】

1. 癥瘕痞块，瘀血经闭，胸痹心痛　本品辛散苦泄，温通行滞，既入血分，又入气分。"行气破血散结，是其功能之所长"（《本草经疏》）。"主诸气诸血积聚，为最要之品"（《本草汇言》）。可用于上述血瘀气滞之重证，尤为治癥瘕积聚之要药，每与三棱相须为用，协调增效。

2. 食积气滞，脘腹胀痛　本品"在中焦攻饮食气滞不消"（《本草正》），有较强的行气消积止痛之功。常用于饮食不节，脾运失常之积滞不化，脘腹胀满疼痛之较甚者，可配伍青皮、槟榔等，如莪术丸（《证治准绳》）。

此外，本品能"消瘀血，止扑损痛"（《日华子本草》），可用于跌打损伤，瘀肿疼痛。

【临证备要】煎服，6~10g。醋制后可加强祛瘀止痛作用。外用适量。本品药性峻猛，有耗气伤血之弊，不宜过量久服，孕妇及月经过多者忌用。

【古今研究】

1. 本草摘要　《日华子本草》："治一切气，开胃消食，通月经，消瘀血，止扑损痛，下血及内损恶血等。"《本草图经》："治积聚诸气，为最要之药。"《药品化义》："蓬术味辛性烈，专攻气中之血，主破积消坚，去积聚痞块，经闭血瘀，扑损疼痛。与三棱功用颇同，亦忽过服。"

2. 现代研究　主含挥发油、姜黄素等。《中国药典》规定：含挥发油不得少于 1.5%（mL/g），饮片不得少于 1.0%（mL/g）。本品有抗癌、抑制血小板聚集、抗血栓形成、促进局部微循环恢复作用。还有升高白细胞、抑菌、保肝、抗炎、镇痛、抗溃疡、抗早孕等作用。

三　棱

Sānléng

首载于《本草拾遗》。为黑三棱科植物黑三棱 *Sparganium stoloniferum* Buch. -Ham. 的块茎。产于江苏、河南、山东等地。冬季至次年春季采挖。

NOTE

【处方用名】三棱、京三棱、醋三棱。

【药品归属】三棱为国家基本医疗保险药品。

【主要药性】辛、苦，平。归肝、脾经。

【基本功效】破血行气，消积止痛。

【临床应用】

本品功用与莪术颇同，治疗血瘀气滞之癥瘕痞块，瘀血经闭，胸痹心痛及食积胀痛。二者常相须为用，协同增效。然三棱偏于破血，莪术偏于破气。

【临证备要】煎服，5~10g。醋制后可加强祛瘀止痛作用。孕妇及月经过多者忌用。不宜与芒硝、玄明粉同用。

【古今研究】

1. 本草摘要 《日华子本草》："治妇人血脉不调，心腹痛，落胎，消恶血，补劳，通月经，治气胀，消扑损瘀血，产后腹痛，血晕并宿血不下。"《开宝本草》："主老癖癥瘕结块。"《医学衷中参西录》："三棱气味俱淡，微有辛意；莪术味微苦，气微香，亦微有辛意，性皆微温，为化瘀血之要药……若细核二药之区别，化血之力三棱优于莪术，理气之力莪术优于三棱。"

2. 现代研究 主含挥发油，还含脂肪酸及甾醇类等。本品有抗凝、抗血栓形成，降低全血黏度、提高心肌氧利用率、兴奋子宫平滑肌、抑制肿瘤作用。

水 蛭

Shuǐzhì

首载于《神农本草经》。为水蛭科动物蚂蟥 *Whitmania pigra* Whitman、水蛭 *Hirudo nipponica* Whitman 或柳叶蚂蟥 *Whitmania acranulata* Whitman 的全体。全国大部分地区均有出产。夏、秋二季捕捉。

【处方用名】水蛭、烫水蛭。

【药品归属】水蛭为国家基本医疗保险药品。

【主要药性】咸、苦，平；有小毒。归肝经。

【基本功效】破血通经，逐瘀消癥。

【临床应用】

1. 癥瘕积聚，血瘀经闭，跌打损伤 本品咸苦走血，主入肝经，"能逐恶血瘀血，破血癥积聚，通经闭"（《本草正》）。"凡一切癥瘕积聚，折伤月闭，由于血瘀者皆可用之"（《本草便读》）。若治血滞经闭，癥瘕积聚，可单用，或与大黄、桃仁同用，如抵当汤（《伤寒论》）。治跌打损伤，筋伤骨折，瘀肿疼痛，常配乳香、没药等，如接骨如神散（《普济方》）。

2. 中风偏瘫 本品破血逐瘀，通经活络。若治气虚血瘀络阻型中风病，症见半身不遂或偏身麻木，口舌歪斜，言语不利。可与人参、全蝎、蜈蚣等同用，如通心络胶囊（《中国药典》）。

此外，"水蛭最喜食人之血"（《神农本草经百种录》）。故水蛭活用，借其吸血而达消肿之功，可用于痈肿、丹毒等。

【临证备要】煎服，1~3g。研末服，0.3~0.5g。孕妇及月经过多者忌用。

【典型案例】水蛭逐瘀消癥案。曾治一妇人，经血调和，竟不产育。细询之，少腹有癥瘕一块。遂单用水蛭一两，香油炙透为末，每服五分，一日两次，服完无效。后改用生者，如前服法，一两犹未服完，癥瘕尽消，逾年即生男矣（《医学衷中参西录》）。

【古今研究】

1. 本草摘要　《神农本草经》："主逐恶血，瘀血，月闭，破血瘕积聚，无子，利水道。"《药性论》："主破女子月候不通，欲成血劳，癥块，能治血积聚。"《医学衷中参西录》："凡破血之药，多伤气分，惟水蛭味咸专入血分，于气分丝毫无损。且服后腹不疼，并不觉开破，而瘀血莫消于无形，真良药也。"

2. 现代研究　主含氨基酸，尚含蛋白质、肝素、抗凝血酶及多种微量元素，新鲜水蛭唾液中含有水蛭素。本品有抗血栓、抑制血小板聚集、改善血液流变学、降血脂，消退动脉粥样硬化斑块、增加心肌营养性血流量、促进脑血肿及皮下血肿吸收、减轻周围组织炎症反应及水肿，缓解颅内压升高，改善局部血循环作用；还有抑制肿瘤细胞、终止妊娠、减少蛋白尿等作用。

虻　虫
Méngchóng

首载于《神农本草经》。为虻科动物黄绿原虻 *Arylotus bivittateinus* Takahasi、华广原虻 *Tabanus signatipennis* Portsch、指角原虻 *Tabanus yao* Macquart 或三重原虻 *Tabanus trigeminus* Coquillett 的雌性成虫干燥体。全国大部分地区均产。夏、秋二季采集。

【处方用名】虻虫。

【主要药性】苦，微寒；有毒。归肝经。

【基本功效】破血消癥，逐瘀通经。

【临床应用】

本品性能、功用与水蛭相似。但"性刚而猛，故服下即暴泻，药过即止"（《本草便读》）。适用于癥瘕积聚，血瘀经闭，跌打损伤等，二者常相须为用。

【临证备要】煎服，1~3g。研末服，0.3~0.5g。孕妇及月经过多者忌用。

【古今研究】

1. 本草摘要　《神农本草经》："主逐瘀血，破下血积，坚痞，癥瘕，寒热，通利血脉及九窍。"《名医别录》："女子月水不通，积聚，除贼血在胸腹五脏者，及喉痹结塞。"《日华子本草》："虻虫，微苦微寒，治一切血结诸病。"

2. 现代研究　主含蛋白质、棕酸、硬脂酸、油酸、亚油酸及钙、镁、磷、铁等微量元素。本品有抗凝血酶、活化纤溶系统、延长出血时间、减少血浆纤维蛋白原含量、抑制血小板聚集率、降低全血黏度、改善血液流变学作用；尚有抗炎、镇痛作用。

NOTE

斑　蝥

Bānmáo

首载于《神农本草经》。为芫青科昆虫南方大斑蝥 *Mylabris phalerata* Pallas 或黄黑小斑蝥 *Mylabris cichorii* Linnaeus 的全体。全国大部分地区均产。夏、秋二季捕捉。

【处方用名】斑蝥、制斑蝥。

【药品归属】斑蝥为国家基本医疗保险药品、毒性中药管理品种、保健食品禁用物品。

【主要药性】辛，热；有大毒。归肝、胃、肾经。

【基本功效】破血逐瘀，散结消癥，攻毒蚀疮。

【临床应用】

1. 癥瘕，经闭　本品辛行温通，力峻性猛，长于"逐血理痛"（《绍兴本草》），消癥通经。适用于癥瘕积聚、经闭等血滞之重证。若治各种肿瘤，癥瘕积聚，常与半枝莲、莪术、三棱等同用，如复方斑蝥胶囊（《部颁标准》）。治血滞经闭，可与桃仁、大黄、土鳖虫等同用。

2. 痈疽，顽癣，瘰疬等　本品"其性大毒，能溃烂人肌肉"（《本草经疏》）。外用能"蚀死肌，溃痈肿，搽疯涂癣，却有奇功"（《本草便读》）。若治痈疽脓成不溃者，可单用为末，调敷局部。治各种顽癣，可与花椒、紫荆皮、百部等同用，如擦癣药水（《部颁标准》）。治瘰疬多年不效者，可与薄荷叶共为丸服，如必捷丸（《杨氏家藏方》）。

此外，本品外敷，能引赤发泡，常循经取穴，用之敷贴，可治面瘫、风湿痹痛。

【临证备要】内服多炮制后入丸、散，0.03～0.06g。外用适量。本品有大毒，内服宜慎，应严格掌握剂量，体弱忌用，孕妇禁用。外用对皮肤、黏膜有很强的刺激作用，能引起皮肤发红、灼热、起泡，甚至腐烂，故不宜久敷和大面积使用。

【古今研究】

1. 本草摘要　《神农本草经》："主寒热，鬼疰蛊毒、鼠瘘、恶疮疽蚀，死肌，破石癃。"《本草纲目》："斑蝥专主走下窍，直至精溺之处，蚀下败物，痛不可挡。"《本草汇言》："斑蝥，倘用之不善，如溃伤肌肉，攻害脏腑，崩败气血，为害不可胜言者，详慎用之可也。"

2. 现代研究　主含斑蝥素；并含脂肪、树脂、蚁酸及多种微量元素等。斑蝥素是本品的有效成分，也是毒性成分。《中国药典》规定：含斑蝥素（$C_{10}H_{12}O_4$）不得少于0.35%，米斑蝥含斑蝥素（$C_{10}H_{12}O_4$）应为0.25%～0.65%。本品有抗癌、抗病毒、抗菌、抗炎作用，促雌激素样作用。能刺激骨髓而升高白细胞，有免疫增强作用。

穿山甲

Chuānshānjiǎ

首载于《名医别录》。为鲮鲤科动物穿山甲 *Manis pentadactyla* Linnaeus 的鳞甲。产于广西、广东、贵州等地。全年均可捕捉。

【处方用名】穿山甲、炮山甲、醋山甲。

【药品归属】穿山甲为国家基本医疗保险药品、国家重点保护野生药材物种（Ⅱ级）。

【主要药性】咸，微寒。归肝、胃经。

【基本功效】活血消癥，通经下乳，消肿排脓，搜风通络。

【临床应用】

1. 癥瘕，经闭　本品善于走窜，"能宣通脏腑、贯彻经络、透达关窍，凡血凝、血聚为病皆能开之"（《医学衷中参西录》）。若治瘀血日久，癥瘕积聚于内，心腹作痛者，可与鳖甲、大黄、川芎等同用，如穿山甲散（《圣惠方》）。治血瘀经闭，少腹疼痛者，可与当归、桃仁、延胡索等同用。

2. 乳汁不通　本品活血走窜，能"通经脉，下乳汁"（《本草纲目》），为治产后气血壅滞，乳汁不下之要药。可单用，温酒送服。若治产后气血亏虚，乳汁稀少者，宜配黄芪、当归、地黄等同用，如生乳汁（《部颁标准》）。

3. 痈肿疮毒，瘰疬痰核　本品能"消肿溃痈，止痛排脓"（《本草备要》）。"治一切痈疽未溃者，皆可解散；有脓者能使速溃"（《本草便读》），故为疮家之要药。若治疔疮痈发，有头疽之初期或化脓期等，可与金银花、连翘、白芷等同用，如拔毒膏（《部颁标准》）。治痰核瘰疬，每与玄参、贝母、生马钱子、五倍子消同用，如消核膏（《部颁标准》）。

4. 风湿痹痛，中风偏瘫　本品专能行散，长于"通络搜风"（《本草便读》），行血脉，达病所。若治风寒湿邪痹阻经脉之肢体疼痛，关节不利，麻木拘挛等，可与独活、威灵仙、木瓜等同用。治中风，手足偏废不举，可与川乌、红海蛤共研末调敷患侧足心，如趁风膏（《三因方》）。

【临证备要】煎服，5~10g。本品质硬不易粉碎及煎煮，并有腥臭气，不直接入药，一般炮炙后用。孕妇及痈肿已溃者忌用。

【古今研究】

1. 本草摘要　《本草纲目》："穿山甲，古方鲜用，近世风疟、疮科、通经下乳用为要药。"《本草经疏》："性走，能行瘀血，通经络，故又有消痈毒，排脓血，下乳和伤发痘等用。"《医学衷中参西录》："穿山甲味淡性平，气腥而窜，其走窜之性，无微不至，故能宣通脏腑，贯彻经络，透达关窍，凡血凝血聚为病，皆能开之，以治疔痈，放胆用之，立见功效。"

2. 现代研究　主含氨基酸、角蛋白、挥发油、水溶性生物碱、硬脂酸、胆固醇等。本品有抗炎、抗菌、抗心肌缺氧、升高白细胞、延长凝血时间、降低血液黏度、扩张血管、促进乳汁分泌作用。

第十八章　化痰药

一、含义

凡以祛痰或消痰为主要功效，常用以治疗痰证的药物，称为化痰药。

化痰药一般分为温化寒痰药和清化热痰药两类。

二、性能特点

化痰药味多苦辛，入脾经，能燥脾湿，以制生痰之源；入肺经，能化痰浊，以除壅遏之痰。因其药性或温或寒，故本章药物的功效分别有温化寒痰、清化热痰之别。

所谓化痰，是指药物能祛除或消散痰浊，以治疗痰浊内阻或流窜全身所致各种病症的作用。又称祛痰、消痰。其中，性偏温燥，以治寒痰、湿痰证为主者，称温化寒痰，或燥湿化痰。性偏寒凉，以治热痰证为主者，称清化热痰。味咸能软，可使瘰疬、瘿瘤等消散者，称软坚散结。

三、主治病证

适用于各种痰证。痰为体内水液停聚凝结而成，又为多种疾病的致病因素。因痰"随气升降，无处不到，或在脏腑，或在经络，所以痰之为病多也"（《锦囊秘录》）。如痰浊内停于肺，则表现为胸闷、咳喘痰多；痰浊中阻，则表现为脘痞纳呆，泛恶呕吐痰涎；痰蒙清窍，则表现为头晕目眩；痰蒙心神，则表现为神昏、神乱；痰泛肌肤，则表现为形体肥胖；痰凝积聚可见瘰疬、瘿瘤等，故有"痰为百病之母"，"百病皆由痰作祟"之说。根据痰的性质不同，痰证又有寒痰、湿痰、热痰、燥痰、顽痰、风痰等之分。大凡痰证，皆可选用本章药物以治之。

四、应用原则

《医宗必读》曰："脾为生痰之源，治痰不理脾胃，非其治也"。在运用化痰药时，常配健脾药同用，以治其生痰之源，有标本兼顾之效。《丹溪心法》云："善治痰者，不治痰而治气。气顺则一身之津液亦随气而顺矣"。故运用化痰药常须配伍行气药同用，使气行则痰行，可增强化痰药的治疗效果。同时，还应根据痰证的寒、热、燥、湿等不同类型，辨证选配化痰药。如治寒痰、湿痰证，宜选用温化寒痰药或燥湿化痰药，并配伍温里散寒，或化湿渗利之品；治热痰、燥痰证，宜选用清化热痰药，并配伍清热泻火，或养阴润肺药同用。至于癫痫、惊厥、昏迷等因痰所致者，则当分别配息风止痉、开窍醒神药同用；若治痰火郁结之痰核、瘰疬、瘿瘤等，可配清热散结之品。

五、使用注意

本章中有些药物温燥之性较强或具有较强的刺激性，不宜于痰中带血或咳嗽咯血者，以免加重出血。

六、现代研究

化痰药有祛痰、镇咳、抑菌、抗病毒、消炎、利尿等作用，部分药物还有镇静、镇痛、抗痉厥、改善血液循环、免疫调节等多种药理作用。

第一节　温化寒痰药

本节药物多属辛苦温燥之品，长于温肺祛寒，燥湿化痰，主要适用于寒痰、湿痰证。症见咳嗽气喘，痰多色白或清稀，舌苔白腻等。以及由寒痰、湿痰所致的头痛眩晕、中风痰壅、惊厥抽搐、肢体麻木、阴疽流注等。

本节药物性多温燥，故阴血亏虚、有出血倾向及孕妇应慎用或忌用。

半　夏
Bànxià

首载于《神农本草经》。为天南星科植物半夏 *Pinellia ternata*（Thunb）Breit. 的块茎。全国大部分地区均产。夏、秋二季采挖。

【处方用名】半夏、法半夏、姜半夏、清半夏。

【药品归属】半夏为国家基本医疗保险药品，生半夏为毒性中药物品、保健食品禁用物品。

【主要药性】辛，温。有毒。归脾、胃、肺经。

【基本功效】燥湿化痰，降逆止呕，消痞散结。

【临床应用】

1. 湿痰、寒痰证　本品辛温而燥，主入脾、肺经，长于燥化湿浊，温化痰饮，兼能止咳。"统治痰症甚验"（《药性通考》），尤为治湿痰、寒痰之要药。治痰湿壅肺之咳嗽痰多，色白易咯者，常与陈皮、茯苓、甘草等同用，如二陈汤（《和剂局方》）。治脾虚湿盛、痰浊内阻所致的眩晕，头痛，如蒙如裹，胸脘满闷者，则配天麻、白术、陈皮等，如半夏天麻汤（《中国药典》）。治寒饮咳喘，痰多清稀者，常与细辛、干姜等同用，如小青龙汤（《伤寒论》）。若配伍胆南星、瓜蒌仁等，也可用于咳嗽，咯痰黄稠之热痰证，如清气化痰丸（《医方考》）。

2. 呕吐　本品入胃经，长于降逆气，为止呕要药。各种原因所致的呕吐，皆可随证配伍使用，故有"呕家必用半夏"（《药品化义》）之说。如治胃热呕吐，可配黄连、竹茹等；治胃阴虚呕吐，可配石斛、麦冬等。因其性温，善除胃寒，化痰饮，故对痰饮或胃寒所致的呕吐最为适宜，前者每与生姜为伍，如小半夏汤（《金匮要略》）；后者常配丁香、干姜等，如丁香半夏丸（《济生方》）。若妊娠呕吐不止者，证属中气虚寒，痰湿内阻者，本品亦可使用，常与干姜、人参为伍，如干姜人参半夏丸（《金匮要略》）。

> "妊娠呕吐"可否用半夏？为什么？

3. 心下痞，结胸，梅核气　本品辛开散结，化痰消痞。治寒热互结之心下痞，但满而不痛者，常配干姜、黄连、黄芩等，如半夏泻心汤（《伤寒论》）。治痰热互结，胸脘痞闷，按之则痛，或心胸闷痛之结胸证，每与瓜蒌实、黄连同用，如小陷胸汤（《伤寒论》）。治痰气搏结，咽中如有物阻之梅核气，常与厚朴、紫苏叶、茯苓等同用，如半夏厚朴汤（《金匮要略》）。

4. 痈疽肿毒，瘰疬痰核，毒蛇咬伤　本品内服外用均能散结消肿。如治瘿瘤痰核，常与海藻、连翘、贝母等同用；治痈疽肿毒、无名肿毒初起或毒蛇咬伤，可用生品研末调敷或鲜品捣敷。

此外，本品化痰和胃之功，尚可用治痰饮内阻，胃气不和，夜寐不安者，每与秫米为伍，如半夏秫米汤（《灵枢》）。

【临证备要】煎服，3~10g，内服一般宜制用。外用适量，磨汁涂或研末酒调敷患处。法半夏长于燥湿化痰而温性较弱，多用于咳嗽痰多之证；清半夏除善燥湿化痰外，又长于消痞和胃，用于胸脘痞满之证；姜半夏长于降逆止呕，多用于呕吐反胃之证。本品辛温燥烈，故阴虚燥咳，血证，热痰，燥痰应慎用。不宜与川乌、草乌、附子同用。生品内服宜慎。

【典型案例】半夏消痞散结案。吴某，男，62 岁。自诉左上齿龈部有一肿物已 5 年，逐渐长大，曾多次服药打针无效。近因口腔医生劝其手术切除，因惧怕而求治中医。查其左上齿龈肿块呈圆球状，约 0.2cm×1.5cm 大小，边缘无红肿，触之不痛不动。察舌淡红、苔厚腻，脉滑有力。平素大便秘结难通。因思怪病日久，诸药不效，总系痰瘀之类，连用生半夏、生地黄各 50g，煎 2 小时，分 3 次当日服下。次日大便通畅，3 剂后肿物消失，齿龈检查正常〔浙江中医杂志，1998，（2）：90〕。

【古今研究】

1. 本草摘要　《神农本草经》："主伤寒寒热，心下坚，下气，咽喉肿痛，头眩，胸胀，咳逆肠鸣，止汗。"《名医别录》："消心腹胸膈痰热满结，咳嗽上气，心下急痛，坚痞，时气呕逆，消痈肿，堕胎。"《药性论》："能消痰涎，开胃，健脾，止呕吐，去胸中痰满，下肺气，主咳结。新生者。摩涂痈肿不消，能除瘤瘿气。虚而有痰气加而用之。"

2. 现代研究　主含挥发油：茴香脑、柠檬醛、1-辛烯等，还含有机酸等。《中国药典》规定：含总酸以琥珀酸（$C_4H_6O_4$）计，不得少于 0.25%。本品有镇咳、祛痰、镇吐、抑制胃液分泌、促进胆汁分泌、抗肿瘤、抗心律失常和室性期前收缩、降低眼内压、镇静催眠、降血脂、抑菌、抗炎、增强免疫、利尿等作用。

附：半夏曲

本品为法半夏、赤小豆、苦杏仁、鲜青蒿、鲜辣蓼、鲜苍耳草与面粉加工发酵而成。甘、微辛，温；归脾、胃经。功能化痰止咳，消食化滞。用于咳嗽痰多，胸脘痞满，呕恶苔腻，以及脾胃虚弱，饮食不消，泄泻，呕吐，腹胀等。煎服，3~9g。

天南星

Tiānnánxīng

首载于《神农本草经》。为天南星科植物天南星 *Arisaema erubescens*（Wall.）Schott、异叶天南星 *Arisaema heterophyllum* Bl. 或东北天南星 *Arisaema amurense* Maxim. 的干燥块茎。产于河南、河北、四川等地，秋、冬二季采挖。制天南星为天南星的炮制加工品。

【处方用名】天南星、制天南星。

【药品归属】天南星、制天南星均为国家基本医疗保险药品，生天南星为毒性中药管理品种、保健食品禁用物品。

【主要药性】苦、辛，温；有毒。归肺、肝、脾经。

【基本功效】燥湿化痰，祛风止痉；外用散结消肿。

【临床应用】

1. 湿痰、寒痰、顽痰证　本品气温而燥，"功用与半夏相似，而燥烈过之"（《本草正义》），有较强的燥湿化痰之功。也可用于湿痰、寒痰证，但不及半夏之常用。尤善治顽痰证，症见喘急痰嗽，胸膈痞塞者，常与半夏、枳实、橘红等同用，如导痰汤（《济生方》）。

2. 风痰证　本品入肝经，走经络，长于祛风痰而止痉。"为开涤风痰之专药"（《本经逢原》），可用于各种风痰证。若治风痰上扰之头痛眩晕，可配半夏、天麻等；治风痰留滞经络，半身不遂，手足顽麻，口眼㖞斜等，常与白附子、半夏、川乌同用，如青州白丸子（《和剂局方》）；治破伤风，角弓反张，痰涎壅盛者，则配白附子、天麻、防风等，如玉真散（《外科正宗》）；治痰浊上蒙清窍之癫痫，可与半夏、全蝎、僵蚕等同用，如五痫丸（《杨氏家藏方》）。

3. 疮痈肿毒，蛇虫咬伤　本品外用能攻毒消肿，散结止痛，可单用或配伍使用。如治疮痈肿毒，瘰疬痰核，可研末醋调外敷；治毒蛇咬伤，可配雄黄外敷。

【临证备要】煎服，3～9g。外用适量，研末以醋或酒调敷患处。阴虚燥痰及孕妇忌用。《中国药典》（2010年版）将天南星与制天南星作为两个品种单列，并明确规定天南星仅作外用，制天南星既可内服，亦可外用。

【典型案例】天南星散结消肿案。邱某，女，26岁。产后3周突发右乳房红肿胀痛，触及3cm×2cm大小包块，压痛明显，伴往来寒热，西医诊断为乳腺炎，中医辨证属肝郁气结，乳络凝滞。投生南星2g，全虫1条，共研末冲服。分2次1日用完，2剂而告愈〔安徽中医临床杂志，1996，（3）：103〕。

【古今研究】

1. 本草摘要　《开宝本草》："主中风，麻痹，除痰，下气，破坚积，消痈肿，利胸膈，散血堕胎。"《本草纲目》："治惊痫，口眼㖞斜，喉痹，口舌疮糜，结核，解颅。"《本经逢原》："南星、半夏皆治痰药也。然南星专走经络，故中风、麻痹以之为导；半夏专走肠胃，故呕吐、泄泻以之为向导。"

2. 现代研究　主含芹菜素-6-阿拉伯糖-8-C-半乳糖苷、芹菜素-6-半乳糖-8-C-阿拉伯糖苷、芹菜素-6，8-二-C-吡喃葡萄糖苷、芹菜素-6，8-二-C-半乳糖苷等黄酮类成分，还含没食子酸、没食子酸乙酯及氨基酸和微量元素。《中国药典》规定：含总黄酮以芹菜素（$C_{15}H_{10}O_5$）计，不得少于0.050%。本品有祛痰、镇静、抗惊厥、抗心律失常、抑制肿瘤等作用。

NOTE

附：胆南星

为制天南星的细粉与牛、羊或猪胆汁经加工而成，或为生天南星细粉与牛、羊或猪胆汁经发酵加工而成。为国家基本医疗保险药品。苦、微辛，凉。归肺、肝、脾经。功能清热化痰，息风定惊。用于痰热咳嗽、咯痰黄稠、中风痰迷、癫狂惊痫。煎服，3~6g。

白附子
Báifùzǐ

首载于《中药志》。本品为天南星科植物独角莲 *Typhonium giganteum* Engl. 的块茎。产于河南、甘肃、湖北等地。秋季采挖。

【处方用名】白附子、禹白附、制白附子。

【药品归属】白附子为国家基本医疗保险药品；生白附子为毒性中药管理品种、保健食品禁用物品。

【主要药性】辛，温；有毒。归胃、肝经。

【基本功效】祛风痰，定惊搐，止痛，解毒散结。

【临床应用】

1. 风痰证　本品辛温燥烈，长于祛风痰，止惊搐，与天南星相类似，亦为治风痰之要药。适用于中风痰壅，口眼㖞斜，语言謇涩，惊风癫痫，破伤风等各种风痰证，每与天南星相须为用。又因其辛散温通，其性上行，善祛头面部之风痰而止痛，故又常用于痰厥头痛、眩晕、偏正头痛等，每与川芎、白芷等同用。

2. 瘰疬痰核，毒蛇咬伤　本品外用有攻毒散结、消肿止痛之功，用于上述病症，可鲜品捣烂外敷。

【临证备要】煎服，3~6g，一般宜炮制后用。外用生品适量捣烂，熬膏或研末以酒调敷患处。孕妇慎用；生品内服宜慎。

【古今研究】

1. 本草摘要　《本草汇言》："祛风痰，解风毒，善解面口风。"《四川中药志》："镇痉止痛，祛风痰，治面部病，中风失音，心痛血痹，偏正头痛，喉痹肿痛，破伤风。"

2. 现代研究　主含脂肪酸及酯类成分：油酸、油酸甲酯等；还含有 β-谷甾醇、氨基酸等。本品有显著祛痰、镇静、镇痛、抗惊厥等作用。

【备注】关于白附子之名与实。据考，关白附的药用历史悠久，历代本草所记载的白附子均为今之关白附。而天南星科独角莲（禹白附）则入药较晚。从《中国药典》看，1963 年版无白附子之名，分列为"禹白附"与"关白附"二种。1977 版和 1985 版名取消了关白附的药用标准，而将白附子逐步过渡为禹白附，名"白附子（禹白附）"，1990 版以后历版《中国药典》均将禹白附作为"白附子"的正品。因此，古今白附子之名实是有区别的，不宜混淆。

附：关白附

为毛茛科植物黄花乌头 *Aconitum coreanum*（*Levl*）*Raip* 的块根。主产于辽宁、吉林。8~9

月采集。本品与白附子性能、功用相似。但关白附毒性较大，偏于散寒祛湿止痛，现已较少应用。

芥 子
Jièzǐ

首载于《新修本草》。为十字花科植物白芥 *Sinapis alba* L. 或芥 *Brassica juncea*（L.）Czern. et Coss. 的成熟种子。前者习称"白芥子"，后者习称"黄芥子"。主产于安徽、河南、四川等地。夏末秋初，果实成熟时割取全株用。

【处方用名】芥子、白芥子、黄芥子、炒芥子。

【药品归属】芥子为国家基本医疗保险药品（其中，黄芥子为单味使用不予支付费用）。黄芥子既是食品又是药品的物品。

【主要药性】辛，温。归肺经。

【基本功效】温肺豁痰利气，散结通络止痛。

【临床应用】

1. 寒痰证 本品性温，主入肺经。"能搜剔内外痰结及胸膈寒痰，冷涎壅塞者殊效"（《本草经疏》）。适用于寒痰壅肺之咳嗽气喘、痰多清稀等，可与紫苏子、莱菔子为伍，如三子养亲汤（《韩氏医通》）。若肺寒较甚，咳嗽痰喘，痰多稀薄，畏寒肢冷等，当与附子、干姜、紫苏子等同用，如痰饮丸（《部颁标准》）。

2. 阴疽流注，肢体麻木，关节疼痛 本品辛散温通，专开结痰。凡有痰之处无不尽消，"痰在皮里膜外，非此不达"（《药品化义》）。适用于寒凝痰滞之阴疽，漫肿无头，酸疼无热，以及湿痰流注经络之肢体麻木，关节疼痛。前者可与鹿角胶、肉桂、熟地等同用，如阳和汤（《外科全生集》）；后者可与淡竹沥、生姜汁等同用，如芥子竹沥汤（《重订通俗伤寒论》）。

> 芥子能"祛皮里膜外之痰"，如何理解？

【临证备要】煎服，3~9g。外用适量。本品辛温走散，耗气伤阴，故肺虚久咳及阴虚火旺者慎用；气阴亏虚及有出血倾向者忌用。本品对皮肤有发泡作用，故皮肤过敏或破溃者不宜外敷。

【典型案例】白芥子治支气管哮喘案。张某某，男，9个月，1986年12月8号初诊。咳喘3~4个月，胸透诊断为支气管哮喘。患儿体胖，口唇发绀。治宜温肺化痰，止咳平喘。方用白芥子敷背法：白芥子100g，白面270g，研细，水调做饼，均分3次用。敷背3次后，症状消失，胸透双肺正常（《百病专方效验录》）。

【古今研究】

1. 本草摘要 《本草纲目》："利气豁痰，除寒暖中，散肿止痛。治喘嗽反胃，痹木脚气，筋骨腰节诸痛。"《本草经疏》："白芥子味极辛，气温。能搜剔内外痰结，及胸膈寒痰，冷涎壅塞者殊效。"《本草求真》："盖辛能入肺，温能散表。痰在胁下皮里膜外，得此辛温以为搜剔，则内外宣通而无阻隔窠囊留滞之患矣。是以咳嗽、反胃、痹木脚气、筋骨痈毒肿痛，因于痰气阻塞，法当用温用散者，无不藉此以为宣通。"

NOTE

2. 现代研究　主含芥子碱、白芥子苷、芥子酶、胡萝卜苷、脂肪油、蛋白质及黏液质等。《中国药典》规定：含芥子碱以芥子碱硫氰酸盐（$C_{16}H_{24}NO_5 \cdot SCN$）计，不得少于0.50%，炒芥子不得少于0.40%。本品有镇咳、祛痰、平喘、抗炎、镇痛、抗前列腺增生等作用。

【备注】关于芥子。1963年版《中国药典》名白芥子，药用仅限于十字花科白芥的种子。1977年版更名为"芥子"，药用扩大为十字花科白芥或芥的种子。前者习称"白芥子"，后者习称"黄芥子"。以后历版《中国药典》均从之。

皂荚
Zàojiá

首载于《神农本草经》。为豆科植物皂荚 *Gleditsia sinensis* Lam. 的成熟果实和不育果实。前者习称大皂荚、皂角，后者习称猪牙皂、小皂荚。主产于四川、河北、陕西等地。秋季采收。

【处方用名】皂荚、猪牙皂、皂角、大皂荚、小皂荚。

【药品归属】皂荚（大皂荚、猪牙皂）为国家基本医疗保险药品。

【主要药性】辛、咸，温；有小毒。归肺、大肠经。

【基本功效】祛痰开窍，散结消肿。

【临床应用】

1. 顽痰证　本品主入肺经。辛能通利壅塞之气，咸能软化胶结之痰，凡胶固稠浊之痰，可"化其黏连胶热之性，失其根据攀附之援，脏腑莫容，自然外出"（《长沙药解》）。适用于顽痰胶阻于肺，症见咳逆上气，时吐稠痰，难以平卧者。可单味研末，以蜜为丸，枣汤送服，如皂荚丸《金匮要略》。

2. 痰阻窍闭证　本品味辛性窜，入鼻则嚏，入喉则吐，能祛痰涎，通关窍。凡中风、癫痫、喉痹等痰涎涌塞，关窍阻闭者皆可用之，故"为急救圣药"（《药品化义》）。可与明矾共为末，温水调服，以涌吐开关，如救急稀涎散（《证类本草》）；或与细辛、薄荷叶、雄黄共研为末，吹入鼻中，以取嚏开关，如通关散（《世医得效方》）。

此外，本品外用能"散肿消毒"（《本草纲目》），可用于疮肿未溃者。又能通大便，用于大便燥结。

【临证备要】研末服，1~1.5g，多入丸散用。外用适量。孕妇及咯血、吐血者禁用。

【古今研究】

1. 本草摘要　《本草纲目》："通肺及大肠气，治咽喉痹塞，痰气喘咳，风疠疥癣。""其味辛而性燥，气浮而散。吹之导之，则通上下诸窍；服之则治风湿痰喘肿满，杀虫；涂之则散肿消毒，搜风治疮。"《药品化义》："为搜痰快药，凡痰在肠胃间，可下而愈。"

2. 现代研究　主含皂苷、纤维素、半纤维素、木质素、果胶、鞣质、甾醇等。本品有祛痰、抑制大肠杆菌、皮肤真菌、阴道滴虫、兴奋子宫、增加冠状动脉血流量、抗炎、抗过敏、抗肿瘤、抗心肌缺血的作用。

附：皂角刺

为皂荚的棘刺。为国家基本医疗保险药品。辛、温；归肝、胃经。功能消肿托毒，排脓，杀虫。用于痈疽疮毒初起或脓成不溃，外治疥癣麻风。煎服，3～10g。外用适量，醋蒸取汁涂患处。

旋覆花

Xuánfùhuā

首载于《神农本草经》。为菊科植物旋覆花 *Inula japonica* Thunb. 或欧亚旋覆花 *Inula Britannica* L. 的头状花序。全国大部分地区均产。夏、秋二季花开时采收。

【处方用名】旋覆花、蜜旋覆花。

【药品归属】旋覆花为国家基本医疗保险药品。

【主要药性】苦、辛、咸，微温。归肺、脾、胃、大肠经。

【基本功效】降气，消痰，行水，止呕。

【临床应用】

1. 咳喘痰多，胸膈痞满　本品辛开苦降，微温不燥，长于降肺气，消痰水，平喘咳，除痞满。大凡痰证"用旋覆花，虚实寒热，随证加减，无不应手获效"（《本草汇言》）。若治外感风寒，恶寒发热，胸膈满闷，咳嗽喘满，痰涎不利，涕唾稠黏者，常与麻黄、半夏、前胡等同用，如金沸草散（《博济方》）。治痰热咳喘，胸闷气短者，可与紫菀、桑白皮、川贝母等同用，如宁嗽化痰丸（《部颁标准》）。

2. 呕吐噫气　本品又善降胃气而止呕噫，"凡气逆者，可使之重安"（《本草新编》）。适用于胃气上逆之多种呕吐。治胃气虚弱，痰浊内阻，胃气上逆之噫气频作，恶心呕吐，胃脘痞硬者，常与赭石、半夏、生姜等同用，如旋覆代赭汤（《伤寒论》）。若胃热呕逆者，则须与黄连、竹茹等同用。

【临证备要】煎服，3～10g；因其表面有细小的绒毛，易在水中脱落，病人服下后，能刺激咽喉作痒而致呛咳呕吐，故入汤剂宜布包煎。阴虚劳嗽，津伤燥咳者忌用。

【古今研究】

1. 本草摘要　《神农本草经》："主结气胁下满，惊悸。除水，去五脏间寒热，补中，下气。"《名医别录》："消胸上痰结，唾如胶漆，心胁痰水，膀胱留饮，风气湿痹。"《本草汇言》："旋覆花，消痰逐水，利气下行之药也。主心肺结气，胁下虚满，胸中结痰，呕吐，痞坚噫气，或心脾伏饮，膀胱留饮，宿水等证。大抵此剂微咸以软坚散痞，性利下气行痰水，实消伐之药也。"

2. 现代研究　主含旋覆花素、大花旋覆花素、旋覆花内酯、槲皮素、异槲皮素、木犀草素、咖啡酸、绿原酸等。本品有抗支气管痉挛、镇咳、祛痰、抑菌、增加胃酸分泌、提高胃肠平滑肌张力、增进胆汁分泌、抑真菌、抗炎、增加动物冠脉流量等作用。

附：金沸草

为菊科植物条叶旋覆花 *Inula linariifolia* Turcz. 或旋覆花 *Inula japonica* Thunb. 的地上部分。为国家基本医疗保险药品。产于河南、江苏、河北等地。夏、秋二季采割。苦、辛、咸，温；归肺、大肠经。功能降气，消痰，行水。用于外感风寒，痰饮蓄结，喘咳痰多，胸膈痞满。煎服，5~10g。

白　前
Báiqián

首载于《名医别录》。为萝摩科植物柳叶白前 *Cynanchum stauntonii*（Decne.）Schltr. ex Lévl. 或芫花叶白前 *Cynanchum glaucescens*（Decne.）Hand. -Mazz. 的根茎及根。产于浙江、安徽、江苏等地。秋季采挖。

【处方用名】白前、蜜白前。

【药品归属】白前为国家基本医疗保险药品。

【主要药性】辛、苦，微温。归肺经。

【基本功效】降气，消痰，止咳。

【临床应用】

咳嗽痰多　本品苦辛微温，主入肺经，能"降冲逆而止嗽，破壅积而消痰"（《长沙药解》），为治咳嗽要药。因其性质平和，微温不燥，故无论外感内伤，属寒属热，新嗽久咳，属"肺气壅实而有痰者宜之"（《本草纲目》）。尤以痰湿或寒痰阻肺，肺气失降之咳嗽最为适宜。治痰浊阻肺所致的咳嗽，气喘，痰多者，常与化橘红、半夏、苦杏仁等配伍，如橘红痰咳液（《中国药典》）。若治风邪犯肺之咳嗽咽痒，咯痰不爽，微恶风寒者，常配荆芥、桔梗、紫菀等，如止嗽散（《医学心悟》）。

【临证备要】煎服，3~10g。

【古今研究】

1. 本草摘要　《名医别录》："主治胸胁逆气，咳嗽上气。"《新修本草》："主上气冲喉中，呼吸欲绝。"《本草汇言》："白前泄肺气，定喘嗽之药也，疗喉间喘呼，为治咳之首剂；宽膈之满闷，为降气之上品。前人又主奔豚及肾气，然则性味功力，三因并施，脏腑咸入，膝里皮毛，靡不前至，盖以功力为名也。"

2. 现代研究　主含白前皂苷 A~K、白前新皂苷 A、B 等。本品有明显的镇咳、祛痰、平喘、抗炎、镇痛、止泻、抗血栓形成、诱导白血病细胞分化等作用。

猫爪草
Māozhǎocǎo

首载于《中药材手册》。为毛茛科植物小毛茛 *Ranunculus ternatus* Thunb. 的块根。主产于河南。春、秋二季采挖。

【处方用名】猫爪草。

【药品归属】猫爪草为国家基本医疗保险药品。

【主要药性】甘、辛，温。归肝、肺经。

【基本功效】化痰散结，解毒消肿。

【临床应用】

1. 瘰疬痰核 本品味辛能散，可化痰浊，散郁结。治瘰疬痰核，可单用，如猫爪草胶囊（《部颁标准》）；或与夏枯草同用，水煎熬膏贴患处。

2. 疮痈肿毒，蛇虫咬伤 本品内服外敷均有解毒消肿之功。如治疮痈肿毒，蛇虫咬伤，可单用煎服，药渣捣敷患处。

【临证备要】煎服，15~30g，单味药可用至120g。外用适量，捣敷或研末调敷。

【古今研究】

1. 本草摘要 《中药材手册》："治颈上瘰疬结核。"《广西中药志》："去火化痰结，治痰火瘰疬。"

2. 现代研究 主含脂肪酸肉豆蔻酸十八烷基酯、二十烷酸、软脂酸、白头翁素、原白头翁素、豆甾醇、β-谷甾醇等，还含皂苷、多糖和少量生物碱等。本品有抑制金黄色葡萄球菌、白色葡萄球菌、痢疾杆菌、耐药性结核杆菌、消炎、镇咳、祛痰、抗肿瘤等作用。

第二节　清化热痰药

本节药物多苦寒或甘寒，有清热化痰、润燥化痰之功，主要用于热痰、燥痰证，症见咳嗽气喘，痰黄质稠，或痰少胶黏难咯，唇舌干燥等。部分药物兼有咸味，能软坚散结，用于痰火郁结之瘿瘤、瘰疬等。

川贝母

Chuānbèimǔ

首载于《神农本草经》。为百合科植物川贝母 *Fritillaria cirrhosa* D. Don、暗紫贝母 *Fritillaria unibracteata* Hsiao et K. C. Hsia、甘肃贝母 *Fritillaria przewalskii* Maxim.、梭砂贝母 *Fritillaria delavayi* Franch.、太白贝母 *Fritillaria taipaensis* P. Y. Li 或瓦布贝母 *Fritillaria unibracteata* Hsiao et K. C. Hsai var. *wabuensis*（S. Y. Tang et S. C. Yue）Z. D. Liu，S. Wang et S. C. Chen 的干燥鳞茎。按性状不同分别习称"松贝""青贝""炉贝"和"栽培品"。产于四川、云南、甘肃等地。夏、秋二季或积雪融化时采挖。

【处方用名】川贝母、川贝。

【药品归属】川贝母为国家基本医疗保险药品（单味使用不予支付费用）、可用于保健食品的物品、国家重点保护野生药材物种（Ⅲ级）。

【主要药性】苦、甘，微寒。归肺、心经。

【基本功效】清热润肺，化痰止咳，散结消痈。

【临床应用】

1. 热痰、燥痰证 本品苦寒清热，味甘质润，主入肺经。能清肺化痰，润肺止咳，"治火痰燥痰有功"（《本草便读》）。治风热犯肺，痰热内阻所致的咳嗽痰黄或咯痰不爽者，常与桔梗、枇杷叶等同用，如川贝枇杷糖浆（《中国药典》）。治阴虚肺热，咳嗽，喘促，口燥咽干者，常与麦冬、百合、款冬花等同用，如川贝雪梨膏（《中国药典》）。

2. 瘰疬，乳痈，肺痈　本品有清热消痰散结之功。治痰火郁结之瘰疬痰核，常与玄参、牡蛎合用，如消瘰丸（《医学心悟》）。治热毒壅结之疮疡，乳痈，常配蒲公英、天花粉、连翘等。治肺痈咯吐脓血，五心烦热，胸闷咳嗽，可与桔梗、紫菀、甘草同用，如四顺汤（《圣济总录》）。

【临证备要】煎服，3~10g；研粉冲服，一次1~2g。不宜与川乌、制川乌、草乌、制草乌、附子同用。脾胃虚寒及有湿痰者不宜用。

【古今研究】

1. 本草摘要　《神农本草经》："主伤寒烦热，淋沥邪气，疝瘕，喉痹，乳难，金疮，风痉。"《本草汇言》："贝母，开郁，下气，化痰之药也，润肺消痰，止咳定喘，则虚劳火结之证，贝母专司首剂。"《药品化义》："贝母，苦能下降，微辛能散郁，气味俱清，故用入心肺，主治郁痰、虚痰、热痰及痰中带血，虚劳咳嗽，胸膈逆气，烦渴热甚，此导热下行，痰气自利也。"

2. 现代研究　主含川贝碱、西贝母碱、青贝碱、松贝碱、松贝甲素、贝母辛、贝母素乙、松贝乙素、川贝酮碱、梭砂贝母碱、梭砂贝母酮碱、梭砂贝母芬碱、梭砂贝母芬酮碱、岷山碱甲、岷山碱乙等，还含无机元素等。《中国药典》规定：含生物碱以西贝母碱（$C_{27}H_{43}NO_3$）计，不得少于0.050%。本品有祛痰、镇咳、降压、解痉、止泻、增加子宫张力、扩大瞳孔、镇痛、催眠等作用。

附：平贝母、伊贝母

1. 平贝母　本品为百合科植物平贝母 *Fritillaria ussuriensis* Maxim. 的鳞茎。为国家基本医疗保险药品。苦、甘，微寒；归肺、心经。功能清热润肺，化痰止咳。用于肺热燥咳，干咳少痰，阴虚劳嗽，咳痰带血。煎服，3~9g；研粉冲服，一次1~2g。不宜与川乌、制川乌、草乌、制草乌、附子同用。

2. 伊贝母　本品为百合科植物新疆贝母 *Fritillaria walujewii* Regel 或伊犁贝母 *Fritillaria pallidiflora* Schrenk 的鳞茎。为国家基本医疗保险药品。苦、甘，微寒；归肺、心经。功能清热润肺，化痰止咳。用于肺热咳嗽，干咳少痰，阴虚劳嗽，咳痰带血。煎服，3~9g。不宜与川乌、制川乌、草乌、制草乌、附子同用。

浙贝母
Zhèbèimǔ

首载于《轩岐救正论》。为百合科植物浙贝母 *Fritillaria thunbergii* Miq. 的鳞茎。主产于浙江。初夏植株枯萎时采挖。大小分开，大者除去芯芽，习称"大贝"；小者不去芯芽，习称"珠贝"。

【处方用名】浙贝母、大贝、珠贝、象贝。

【药品归属】浙贝母为国家基本医疗保险药品、可用于保健食品的物品。

【主要药性】苦，寒。归肺、心经。

【基本功效】清热化痰止咳，解毒散结消痈。

【临床应用】

1. 风热咳嗽，痰热咳嗽　本品功似川贝母而偏于苦泄，长于清化热痰，降泄肺气。"凡肺家夹风火有痰者宜此"（《本草纲目拾遗》）。适用于风热咳嗽及痰热郁肺之咳嗽，前者常配桑叶、牛蒡子同用，后者常与金银花、桔梗、射干等同用，如金贝痰咳清颗粒（《中国药典》）。

2. 肺痈，乳痈，瘰疬，疮毒　本品"功专解毒，兼散痰滞"（《本草求原》）。功似川贝母而解毒散结消痈之力更优，治疗上述病症更为常用。

【临证备要】煎服，5~10g。不宜与川乌、制川乌、草乌、制草乌、附子同用。

【古今研究】

1. 本草摘要　《本草正》："大治肺痈、肺痿、咳喘、吐血、衄血，最降痰气，善开郁结，止疼痛，消胀满，清肝火，明耳目，除时气烦热，黄疸，淋闭，便血，溺血；解热毒，杀诸虫及疗喉痹，瘰疬，乳痈发背，一切痈疡肿毒……较之川贝母，清降之功，不啻数倍。"《本经逢原》："同青黛治人面恶疮，同连翘治项上结核。皆取其开郁散结，化痰解毒之功也。"《本草纲目拾遗》："解毒利痰，开宣肺气，凡肺家夹风火有痰者宜此。"

2. 现代研究　主含贝母素甲（浙贝甲素）、贝母素乙（浙贝乙素）、贝母辛、浙贝母酮、异浙贝母碱、浙贝母碱苷、浙贝母丙素等。《中国药典》规定：含贝母素甲（$C_{27}H_{45}NO_3$）和贝母素乙（$C_{27}H_{43}NO_3$）的总量不得少于 0.080%。本品有镇咳、平喘、祛痰和松弛气管平滑肌、抗炎、逆转细菌耐药、抗幽门螺杆菌作用、抗溃疡、镇痛、镇静、抗肿瘤、逆转癌细胞耐药、扩瞳、兴奋子宫、降压、松弛肠道等作用。

附：湖北贝母、土贝母

1. 湖北贝母　为百合科植物湖北贝母 *Fritillaria hupehensis* Hsiao et K. C. Hsia 的鳞茎。为国家基本医疗保险药品。微苦，凉。归肺、心经。功能清热化痰，止咳，散结。用于热痰咳嗽，痰核瘰疬，痈肿疮毒。煎服，3~9g，研粉冲服。不宜与川乌、制川乌、草乌、制草乌、附子同用。

2. 土贝母　为葫芦科植物土贝母 *Bolbostemma paniculatum*（Maxim.）Franquet 的块茎。为国家基本医疗保险药品。苦，微寒。归肺、脾经。功能解毒，散结，消肿。用于乳痈，瘰疬；痰核。煎服，5~10g。

瓜　蒌
Guālóu

首载于《神农本草经》。为葫芦科植物栝楼 *Trichosanthes kirilowii* Maxim. 或双边栝楼 *Trichosanthes rosthornii* Harms 的成熟果实。全国大部分地区均产。秋季果实成熟时，连果梗剪下。

【处方用名】瓜蒌、瓜蒌实、全瓜蒌、栝楼。

【药品归属】瓜蒌为国家基本医疗保险药品。

【主要药性】甘、微苦，寒。归肺、胃、大肠经。

【基本功效】清热涤痰，宽胸散结，润燥滑肠。

NOTE

【临床应用】

1. 痰热咳嗽，肺热燥咳　本品甘寒而润，微苦降泄，善清肺热，润肺燥，"故于热燥之痰为对待之剂"（《本草述》）。适用于痰热壅肺，咳嗽痰黄，质稠难咯，胸膈痞满，或燥热伤肺，干咳无痰或痰少质黏，咯吐不利者。前者常与黄芩、胆南星、枳实等合用，如清气化痰丸（《医方考》）；后者常与贝母、天花粉、桔梗等同用，如贝母瓜蒌散（《医学心悟》）。

2. 胸痹，结胸　本品能荡热涤痰，"通胸膈之痹塞"（《本草正义》），"故结胸胸痹，非此不治"（《本草思辨录》）。若治胸阳不振，痰阻气滞之胸痹不得卧，心痛彻背者，常与薤白相须为用，如栝楼薤白半夏汤（《金匮要略》）。治痰热互结之结胸，胸脘痞闷，按之则痛者，常与黄连、半夏合用，如小陷胸汤（《伤寒论》）。

3. 乳痈，肺痈，肠痈　本品性寒清热，散结消痈，凡"一切肺痈肠痈乳痈之属火者，尤为相宜"（《本草便读》）。治热毒壅盛，乳痈初起，红肿热痛者，常与牛蒡子、金银花、青皮等同用，如栝楼牛蒡汤（《医宗金鉴》）。治肺痈咳吐脓血，配鱼腥草、桃仁、芦根等，如四圣散（《仁斋直指方》）。治肠痈腹痛，可与败酱草、红藤、薏苡仁等同用。

4. 肠燥便秘　本品甘寒质润，能润燥滑肠，通利大便。适用于肠燥津亏之便秘，常与火麻仁、生地、玄参等同用。

【临证备要】煎服，10~15g。本品甘寒而滑，脾虚便溏者及寒痰、湿痰证忌用。不宜与川乌、制川乌、草乌、制草乌、附子同用。

【典型案例】瓜蒌实治结胸案。某男，年十三岁，于数日之间，痰涎郁于胸中，烦闷异常，剧时气不上达，呼吸即停，目翻身挺，有危在顷刻之状。其为温病结胸，俾用栝楼仁四两，炒熟捣碎，煎汤两茶盅，分两次温饮下，其病顿愈（《医学衷中参西录》）。

【古今研究】

1. 本草摘要　《本草纲目》："润肺燥，降火，治咳嗽，涤痰结，利咽喉，止消渴，利大肠，消痈肿疮毒。"《本草述》："栝楼实，阴厚而脂润，故热燥之痰为对待的剂。若用寒痰、湿痰、气虚所结之痰，饮食积聚之痰，皆无益而有害者也。"《医学衷中参西录》："栝楼，能开胸间及胃口热痰……若但用其皮，最能清肺、敛肺、宁嗽、定喘；若但用其瓤，最善滋阴、润燥、滑痰、生津；若但用其仁，其开胸降胃之力较大，且善通小便。"

2. 现代研究　主含正三十四烷酸、富马酸、琥珀酸、栝楼萜二醇，还含有丝氨酸蛋白酶 A 和 B 及甾醇成分。本品有祛痰、镇咳、减轻炎症、抑菌、抑制溃疡形成、扩张冠状动脉、抑制血小板凝集、抗癌等作用。

【备注】瓜蒌汉以前不分部位，以整个果实入药用。《伤寒杂病论》中即称栝楼实。至南北朝时期，《雷公炮炙论》说："凡使皮、子、茎、根其效各别。"之后，除用全栝楼外，亦将皮、仁分别使用。

附：瓜蒌皮、瓜蒌子

1. 瓜蒌皮　为栝楼或双边栝楼的成熟果皮。为国家基本医疗保险药品。甘，寒；归肺、胃经。功能清化热痰，利气宽胸。用于痰热咳嗽，胸闷胁痛。煎服，6~10g。不宜与川乌、制川乌、草乌、制草乌、附子同用。

2. 瓜蒌子　为栝楼或双边栝楼的成熟种子。为国家基本医疗保险药品。甘，寒；归肺、胃、大肠经。功能润肺化痰，滑肠通便。用于燥咳痰黏，肠燥便秘。煎服，9～15g。不宜与川乌、制川乌、草乌、制草乌、附子同用。

竹　茹
Zhúrú

首载于《名医别录》。为禾本科植物青秆竹 *Bambusa tuldoides* Munro、大头典竹 *Sinocalamus beecheyanus*（Munro）McClure var. *pubescens* P. F. Li 或淡竹 *Phyllostachys nigra*（Lodd.）Munro var. *henonis*（Mitf.）Stapf ex Rendle 的茎秆的干燥中间层。产于江苏、浙江、江西等地。全年均可采制。

【处方用名】竹茹、姜竹茹。

【药品归属】竹茹为国家基本医疗保险药品、可用于保健食品的物品。

【主要药性】甘，微寒。归肺、胃、心、胆经。

【基本功效】清热化痰，除烦，止呕。

【临床应用】

1. 痰热咳嗽，心烦不寐　本品甘寒，专清热痰。既可清化肺之痰热，用于痰热壅肺之咳嗽，痰黄黏稠，常与桑白皮、川贝母、黄芩等为伍；又治"胆胃热痰之症，悉能奏效"（《药品化义》）。适用于胆热犯胃，痰火内扰之胆怯易惊，心烦不寐，常配半夏、陈皮、枳实等，如温胆汤（《三因方》）。若与胆南星、牛黄、生姜汁等同用，也可用于中风痰迷，舌强不语者。

2. 胃热呕吐　本品凉而能降，主入胃经。专清胃腑之热，降上逆之气，为治胃热呕逆之要药，每与黄连、生姜为伍。若治胃虚有热，气逆不降，呃逆或呕吐者，常配人参、橘皮、生姜等，如橘皮竹茹汤（《金匮要略》）。治怀胎蕴热，恶阻呕逆者，可与黄芩、枇杷叶、陈皮等同用。

此外，本品甘寒入血，尚能清热凉血而止血，可治血热妄行之吐血、衄血、尿血及崩漏等。

【临证备要】煎服，5～10g。清化痰热宜生用，清胃止呕宜姜汁炙用。

【古今研究】

1. 本草摘要　《本草汇言》："竹茹，清热化痰，下气止呃之药也。如前古治肺热热甚，咳逆上气，呕哕寒热及血溢崩中诸证。此药甘寒而降，善除阳明一切火热痰气为疾，用之立安，如诸病非因胃热者勿用。"《本草述》："除胃烦不眠，疗妊娠烦躁。"

2. 现代研究　青秆竹和大头典竹主含多糖、氨基酸、酚性物质、树脂类及黄酮类成分。淡竹主含 2，5-二甲氧基对苯醌、对羟基苯甲酸、松柏醛、丁香醛等。本品有祛痰、止咳、抗菌、止吐、抑菌、抗氧化等作用。

竹　沥
Zhúlì

首载于《名医别录》。系新鲜的淡竹和青秆竹等竹秆经火烤灼而流出的淡黄色澄清液汁。

【处方用名】竹沥、淡竹沥。

NOTE

【主要药性】甘，寒。归心、肺、肝经。

【基本功效】清热豁痰，定惊利窍。

【临床应用】

1. 痰热咳喘 本品性寒滑利，主入肺经。"能豁痰而清热"（《本草便读》），祛痰力强。对于痰热咳喘，痰稠难咯，顽痰胶结者最宜。可单用鲜品口服，或与鱼腥草同用，如祛痰灵口服液（《部颁标准》）。

2. 中风痰迷，惊痫癫狂 本品入心、肝经，善涤痰泄热而开窍定惊。"主治中风瘫痪，语言謇涩，手足麻木，及癫痫惊狂，经年痰火，非此不能成功"（《药品化义》）。如治中风口噤，昏不识人，可单用本品灌服。治小儿痰热惊风，四肢抽搐，可与白矾为伍，如竹沥水（《部颁标准》）。治顽痰胶结，烦闷癫狂，可与半夏、大黄、橘红等同用，如竹沥达痰丸（《部颁标准》）。

【临证备要】内服，30～50mL，冲服。本品不能久藏，但可熬膏瓶贮，称竹沥膏；近年用安瓿瓶密封装置，可以久藏。本品性寒滑，对寒痰及便溏者忌用。

【典型案例】鲜竹沥清热豁痰案。江某，男，向有痰饮宿疾，初咳嗽、胁痛、寒热如疟，服香附旋覆花汤而愈。不久复发，且加剧，诸药不效，呼吸、转侧均牵掣胸部作痛，仰卧于床，稍动气喘痰鸣，痰浊稠黏，继而饮食不进，口干欲饮，入水则呛。辨为痰热蕴肺，用新鲜竹沥3碗（约500mL），兑化豁痰丸。下午及黄昏各两服后，痰浊减少，气喘胸痛减轻。又服三煎，次晨诸症大减，2日后即行动自如，症状消失（《中医不传之秘在于量——寻找中药重剂取效的秘诀》）。

【古今研究】

1. 本草摘要 《本草衍义》："竹沥行痰，通达上下百骸毛窍诸处，如痰在巅顶可降，痰在胸膈可开，痰在四肢可散，痰在脏腑经络可利，痰在皮里膜外可行。又如癫痫狂乱，风热发痉者可定；痰厥失音，人事昏迷者可省，为痰家之圣剂也。"《本草纲目》："竹沥性寒而滑，大抵因风火燥热而有痰者宜之；若寒湿胃虚肠滑之人服之，则反伤肠胃。"

2. 现代研究 主含多种氨基酸、酚类、有机酸、糖类等成分。本品有明显的镇咳、祛痰、抗菌、抗炎等作用。

天竺黄
Tiānzhúhuáng

首载于《蜀本草》。为禾本科植物青皮竹 *Bambusa textilis* McClure 或华思劳竹 *Schizostachyum chinense* Rendle 等秆内的分泌液干燥后的块状物。产于云南、广东、广西等地。秋、冬二季采收。

【处方用名】天竺黄、天竹黄。

【药品归属】天竺黄为国家基本医疗保险药品。

【主要药性】甘，寒。归心、肝经。

【基本功效】清热豁痰，凉心定惊。

【临床应用】

1. 痰热咳喘　本品性寒，长于清热豁痰。若治小儿痰涎上壅，喘咳不休者，可与胆南星、半夏、白附子等同用，如胆星天竺丸（《证治准绳》）。

2. 中风痰迷，惊痫癫狂　本品"甘寒，能清热豁痰，镇心有效"（《本草便读》）。"功同竹沥，而性和缓，无寒滑之患。治大人中风不语，小儿客忤惊痫为尤宜"（《本草备要》）。若治痰热惊风，咳嗽痰盛，烦躁不安，昏睡神迷等，可与胆南星、牛黄、朱砂等同用，如金黄抱龙丸（《部颁标准》）。治痰迷心窍，疯狂癫痫等，可与郁金、石菖蒲、白矾等同用。治热病神昏谵语，可与牛黄、大黄、黄连等同用，如天竺黄丸（《圣惠方》）。

【临证备要】　煎服，3~9g。

【古今研究】

1. 本草摘要　《开宝本草》："治小儿惊风天吊，镇心明目，去诸风热，疗金疮，止血，滋养五脏。"《本草衍义》："凉心经，去风热，作小儿药尤宜，和缓故也。"《本草正》："善开风痰，降热痰。治痰滞胸膈，烦闷，癫痫。清心火，镇心气，醒脾疏肝。明眼目，安惊悸。疗小儿风痰急惊客忤。亦治金疮，并内热药毒。"

2. 现代研究　主含甘露醇、硬脂酸、竹红菌甲素、竹红菌乙素、氯化钾、氢氧化钾、硅土、三氧化二铝等。本品有镇痛、抗炎、减慢心率、扩张微血管、抗凝血等作用。

前　胡
Qiánhú

首载于《名医别录》。为伞形科植物白花前胡 *Peucedanum praeruptorum* Dunn 的根。产于浙江、河南、湖南等地。冬季至次春茎叶枯萎或未抽花茎时采挖。

【处方用名】　前胡、蜜前胡。

【药品归属】　前胡为国家基本医疗保险药品。

【主要药性】　苦、辛，微寒。归肺经。

【基本功效】　降气化痰，散风清热。

【临床应用】

1. 痰热咳喘　本品苦能降泄，入肺经。既能除胸膈之痰壅，又能降肺气之上逆，"以下气消痰见长"（《本草正义》）。因其性微寒，兼清肺热，故以治痰热壅肺，肺失宣降之咳喘胸满，咯痰黄稠者为宜。常配杏仁、桑白皮、贝母等，如前胡散（《圣惠方》）。若湿痰、寒痰所致的咳喘痰多，也可随证配伍使用。

2. 风热咳嗽　本品辛散苦降，既能疏散风热，又能降气化痰。主要用于风热郁肺之咳嗽痰多，常配桑叶、牛蒡子、桔梗等同用。若治风寒咳嗽，宜与麻黄、紫苏叶、桔梗等同用，如通宣理肺丸（《中国药典》）。

【临证备要】　煎服，3~10g；或入丸、散。

【古今研究】

1. 本草摘要　《名医别录》："主疗痰满，胸胁中痞，心腹结气，风头痛，去痰实，下气。治伤寒寒热，推陈致新，明目益睛。"《本草纲目》："清肺热，化痰热，散风邪。"《药义明辨》："其功先在散结，结散则气下，而痰亦降，所以为痰气要药。"

2. 现代研究　主含白花前胡甲素、乙素、丙素、丁素等，还含有皂苷类与挥发油等。《中国药典》规定：含白花前胡甲素（$C_{21}H_{22}O_7$）不得少于0.9%，含白花前胡乙素（$C_{24}H_{26}O_7$）不得少于0.24%。本品有祛痰、平喘、镇咳、抗炎、镇痛、抗心肌缺血及抗血小板聚集作用。

桔　梗
Jiégěng

首载于《神农本草经》。为桔梗科植物桔梗 *Platycodon grandiflorus*（Jacq.）A. DC. 的根。全国大部分地区均产。秋季采挖。

【处方用名】桔梗。

【药品归属】桔梗为国家基本医疗保险药品、既是食品又是药品的物品。

【主要药性】苦、辛，平。归肺经。

【基本功效】宣肺，祛痰，利咽，排脓。

【临床应用】

1. 咳嗽痰多，胸闷不畅　本品辛宣苦降，主入肺经。长于开宣肺气，宽胸祛痰。凡"咳嗽痰喘，非此不除"（《本草汇言》）。因其药性平和，故运用广泛。凡咳嗽痰多，胸闷不舒，无论外感内伤、属寒属热，皆可运用。治风寒咳嗽，痰多清稀，常配荆芥、紫菀、陈皮等，如止咳宝片（《中国药典》）。治风热咳嗽，常配桑叶、菊花、杏仁等，如桑菊饮（《温病条辨》）。治肺热咳嗽，痰稠色黄，咯痰不爽等，常与浙贝母、黄芩、枇杷叶等同用，如桔贝合剂（《部颁标准》）。

2. 咽痛音哑　本品能开宣肺气以利咽开音，凡咽喉肿痛，声音嘶哑诸症，均可配伍使用。若治外感风热所致的咽喉发干、声音嘶哑，常配黄芩、西青果、胖大海等，如清喉利咽颗粒（《中国药典》）。治热毒内盛所致的咽喉肿痛、失音，常配玄参、麦冬、生甘草等，如健民咽喉片（《中国药典》）。

3. 肺痈吐脓　本品性散上行，开宣肺气，有利于排除壅肺之脓痰，故有"排脓者，必以桔梗"（《本经疏证》）之说。适用于肺痈胸痛，咳吐脓痰，痰黄腥臭者，每与甘草为伍，如桔梗汤（《金匮要略》）。

此外，本品可宣开肺气而通利二便，用治癃闭、便秘。又"为诸药舟楫，载药上浮，能引苦泄峻下之剂，至于至高之分成功"（《本草求真》），历来作为治疗胸膈以上病证的引经药。

> 如何认识桔梗为"舟楫"之说？

【临证备要】煎服，3~10g。用量过大易致恶心呕吐。

【古今研究】

1. 本草摘要　《神农本草经》："主胸胁痛如刀刺，腹满肠鸣幽幽，惊恐悸气。"《珍珠囊药性赋》："其用有四：止咽痛，兼除鼻塞；利膈气，仍治肺痈；一为诸药之舟楫；一为肺部之引经。"《本草蒙筌》："开胸膈，除上气壅，清头目，散表寒邪，驱胁下刺痛，通鼻中窒塞，咽喉肿痛急觅，逐肺热，住咳，下痰，治肺痈排脓，养血，仍消恚怒，尤却怔忡。"

2. 现代研究　主含桔梗皂苷 A、D，远志皂苷等，还含桔梗聚糖。《中国药典》规定：含桔梗皂苷 D（$C_{57}H_{92}O_{28}$）不得少于 0.10%。本品有祛痰、止咳、抗菌、抗炎、免疫增强、抑制胃液分泌和抗溃疡、降低血压和胆固醇、镇静、镇痛、解热、抗过敏等作用。

胖大海
Pàngdàhǎi

首载于《本草纲目拾遗》。为梧桐科植物胖大海 *Sterculia lychnophora* Hance 的成熟种子。主产于泰国、柬埔寨、马来西亚等国。4~6 月果实成熟开裂时，采收种子。

【处方用名】胖大海。

【药品归属】胖大海为国家基本医疗保险药品（单味使用不予支付费用）、既是食品又是药品的物品。

【主要药性】甘，寒。归肺、大肠经。

【基本功效】清热润肺，利咽开音，润肠通便。

【临床应用】

1. 肺热音哑，咽痛干咳　本品甘寒质轻，主入肺经，功能清宣肺气，利咽开音。为治肺热咽喉干灼，咳嗽声音不出之要药。轻者可单用泡饮。若治热盛津伤，热毒内盛所致的咽喉肿痛、失音，常配玄参、桔梗、麦冬等，如健民咽喉片（《中国药典》）。治风热外束，痰热内盛所致的声音嘶哑，咽喉肿痛，咽干灼热，常配薄荷、浙贝母、桔梗等，如黄氏响声丸（《中国药典》）。

2. 燥热便秘，头痛目赤　本品甘寒质滑，能润肠通便，兼清泄火热，适用于肠燥便秘，兼有头痛目赤者。单味泡服即可，或配大黄、火麻仁等同用。

【临证备要】2~3 枚，沸水泡服或煎服。

【古今研究】

1. 本草摘要　《本草纲目拾遗》："治火闭痘，服之立起，并治一切热症劳伤，吐衄下血，消毒去暑，时行赤眼，风火牙疼……干咳无痰，骨蒸内热，三焦火症，诸疮皆效。"《全国中草药汇编》："清肺热，利咽喉，清肠通便。"

2. 现代研究　主含多糖、2，4-二羟基苯甲酸等，还含胡萝卜苷等。本品有改善黏膜炎症、促进肠蠕动、缓泻、降压、抗病毒、抗菌、抗炎、利尿和镇痛作用。

附：罗汉果

为葫芦科植物罗汉果 *Mormordica grosvenorii* Swingle 的果实。为国家基本医疗保险药品（单味使用不予支付费用）、既是食品又是药品的物品。主产于广西。秋季果熟时采摘。甘，凉；归肺、大肠经。功能清热润肺，利咽开音，滑肠通便。用于肺热燥咳，咽痛失音，肠燥便秘。煎服，9~15g。

NOTE

海 藻

Hǎizǎo

首载于《神农本草经》。为马尾藻科植物海蒿子 *Sargassum pallidum*（Turn.）C. Ag. 或羊栖菜 *Sargassum fusiforme*.（Harv.）Setch. 的藻体。前者习称"大叶海藻"，后者习称"小叶海藻"。主产于辽宁、山东、福建等沿海地区。夏、秋二季采捞。

【处方用名】海藻。

【药品归属】海藻为国家基本医疗保险药品。

【主要药性】苦、咸，寒。归肝、胃、肾经。

【基本功效】消痰软坚散结，利水消肿。

【临床应用】

1. 瘿瘤、瘰疬、睾丸肿痛　本品味咸能软坚散结，苦寒能泄热消痰。"专能消坚硬之病"（《本草新编》），"治项间瘰疬，消颈下瘿囊，偏坠疝气立止"（《药鉴》）。为治瘿瘤、瘰疬、睾丸肿痛之常用药物。若治瘿瘤初起，或肿或硬，但未破溃者，常配浙贝母、昆布、夏枯草等，如消瘿丸（《中国药典》）。治瘰疬，皮下结节，不热不痛者，常配夏枯草、玄参、牡蛎等，如内消瘰疬丸（《疡医大全》），治睾丸肿胀偏坠，痛引脐腹者，常配橘核、川楝子、延胡索等，如橘核丸（《济生方》）。

2. 痰饮水肿　本品有利水消肿之功，可用于痰饮水肿，小便不利。因其力弱，须配伍淡渗利湿药同用，以增疗效。

【临证备要】煎服，6~12g。不宜与甘草同用。

【古今研究】

1. 本草摘要　《神农本草经》："主瘿瘤气，颈下核，破散结气，痈肿癥瘕坚气，腹中上下鸣，下十二水肿。"《本草蒙筌》："治项间瘰疬，消颈下瘿囊；利水道，通癃闭成淋，泻水气，除胀满作肿。"《本草正义》："海藻咸苦而寒，故能软坚散结。瘿瘤结核，皆肝胆火炎，灼痰凝络所致，寒能清热，固其专长，而阴寒凝聚之结核，非其治矣。"

2. 现代研究　主含羊栖菜多糖 A、B、C，马尾藻多糖等，还含有多种维生素、氨基酸与无机元素。本品有预防和纠正缺碘引起的地方性甲状腺功能不足、抗凝血、抗高血压、降低血胆固醇、抑制流感病毒、抗幽门螺旋杆菌、人型结核杆菌及某些真菌、抗肿瘤活性等作用。

昆 布

Kūnbù

首载于《名医别录》。为海带科植物海带 *Laminaria japonica* Aresch. 或翅藻科植物昆布 *Ecklonia kurome* Okam. 的叶状体。产于山东、辽宁、浙江等地。夏、秋二季采捞。

【处方用名】昆布。

【药品归属】昆布为国家基本医疗保险药品。

【主要药性】咸，寒。归肝、胃、肾经。

【基本功效】消痰软坚散结，利水消肿。

【临床应用】

1. 瘿瘤，瘰疬，睾丸肿痛 本品咸寒，"气味、性能、治疗与海藻大略相同"（《本草经疏》），唯力稍强。治疗上述病症，常相须为用，协同增效。

2. 痰饮水肿 本品有利水消肿之功，与海藻相似。因其力弱，常须配伍使用。

【临证备要】煎服，6~12g。

【古今研究】

1. 本草摘要 《本草经疏》："昆布咸能软坚，其性润下，寒能除热散结，故主十二种水肿，瘿瘤聚结气，瘰疬。东垣云：瘿坚如石者，非此不除。正咸能软坚之功也。详其气味、性能、治疗，与海藻大略相同。"

2. 现代研究 主含有多糖、氨基酸、挥发油及碘等多种微量元素。《中国药典》规定：海带含碘（I）不得少于 0.35%；昆布含碘（I）不得少于 0.20%。本品有降血脂、降血糖、抗肿瘤、抗氧化、抗凝血等作用。

黄药子

Huángyàozǐ

首载于《滇南本草》。为薯蓣科植物黄独 *Dioscorea bulbifera* L. 的块茎。产于湖北、湖南、江苏等地。夏末至冬初采挖。

【处方用名】黄药子、黄独。

【主要药性】苦，寒；有小毒。归肺、肝、心经。

【基本功效】化痰散结消瘿，清热凉血解毒。

【临床应用】

1. 瘿瘤 本品苦寒泄降，功擅化痰软坚，散结消瘿，为治瘿瘤之要药。可单以本品浸酒饮，或与海藻同用，如海药散（《证治准绳》）。

2. 疮疡肿毒，咽喉肿痛，虫蛇咬伤 本品苦寒入血分，"解毒凉血最验"（《本草汇言》）。若治疮疡肿毒，可单用为末，冷水调外敷；或与金银花、紫花地丁等同用。治热毒壅盛，咽喉肿痛，每与白僵蚕为伍，如苦药子散（《圣济总录》）。治虫蛇咬伤，则与重楼、八角莲、雄黄同用，内服或外搽均可，如红卫蛇药片（《部颁标准》）。

【临证备要】煎服，5~9g；外用适量，鲜品捣敷，或研末调敷，或磨汁涂。本品有毒，不宜过量。如多服、久服可引起吐泻腹痛等消化道反应，并对肝肾有一定损害，故脾胃虚弱及肝肾功能损害者慎用。

【典型案例】黄药子散结消瘿案。高某，女，24岁。1969年11月15日初诊。因甲状腺肿物，于1968年6月进行手术切除，病理诊断为甲状腺瘤。近一月来感呼吸不畅，经检查甲状腺有圆形肿块，周围有细小结节，左颈后三角肌、斜方肌边缘有绿豆大淋巴结，质软。治宜通络软坚散结。方用黄药子300g，白酒（65°）1.5kg。服完2kg药酒后肿块消失（《百病专方效验录》）。

【古今研究】

1. 本草摘要 《开宝本草》："主恶肿疮瘘，喉痹，蛇犬咬毒。"《本草纲目》："凉血，降火，消瘿，解毒。"

2. 现代研究 主含黄独素 A~D 等，还含皂苷、鞣质、淀粉和微量元素等。本品有治疗甲状腺肿、抗炎、抗肿瘤、降血糖等作用。

蛤　壳
Géqiào

首载于《神农本草经》。为帘蛤科动物文蛤 *Meretrix meretrix* Linnaeus 或青蛤 *Cyclina sinensis* Gmelin 的贝壳。产于江苏、浙江、广东等地。夏、秋二季捕捞。

【处方用名】蛤壳、文蛤、青蛤、海蛤壳、煅蛤壳、蛤粉。

【药品归属】海蛤壳为国家基本医疗保险药品。

【主要药性】苦、咸，寒。归肺、肾、胃经。

【基本功效】清热化痰，软坚散结，制酸止痛；外用收湿敛疮。

【临床应用】

1. 痰热咳嗽 本品苦寒，主入肺经，善清肺热，化稠痰。用于痰热壅肺，肺失清肃之咳嗽喘满，痰黄黏稠，常配瓜蒌、胆南星、贝母等，如清膈煎（《景岳全书》）。治痰火内郁，灼伤肺络之胸胁疼痛，咯吐痰血，常配青黛同用，如黛蛤散（《医说》）。

2. 瘿瘤，瘰疬 本品咸寒，能清热软坚散结。治瘿瘤，常与海藻、昆布、瓦楞子等同用，如含化丸（《证治准绳》）。治瘰疬，常与玄参、牡蛎、夏枯草等同用。

3. 湿疹，烧烫伤 本品研末外用，可收湿敛疮。用于上述病症，可与煅石膏、黄柏、青黛等共为末调敷。

此外，本品煅用可制酸止痛，用于胃痛泛酸。

【临证备要】煎服，6~15g；先煎，蛤粉宜包煎。外用适量，研极细粉撒布或油调后敷患处。

【古今研究】

1. 本草摘要 《神农本草经》："主咳逆止气，喘息，烦满，胸痛寒热。"《药性论》："治水气浮肿，下小便，治嗽逆上气，项下瘤瘿。"《本草纲目》："清热利湿，化痰饮，消积聚，除血痢，妇人血结胸。"

2. 现代研究 主含碳酸钙，还含有壳角质、多种微量元素及氨基酸等。《中国药典》规定：含碳酸钙（$CaCO_3$）不得少于 95.0%。本品有利尿、抗炎、降糖、降脂等作用。

浮海石
Fúhǎishí

本品首载于《日华子本草》。为胞孔科动物脊突苔虫 *Costazia aculeala* Canu et Bassler 的骨骼。我国沿海地区均有生产。夏、秋二季收集。

【处方用名】浮海石、海浮石、煅浮海石。

【主要药性】咸，寒。归肺、肾经。

【基本功效】清肺化痰，软坚散结。

【临床应用】

1. 痰热咳嗽 本品味咸性寒，体虚轻浮，主归肺经。长于"清金降火，消积块，化老痰"（《本草衍义补遗》）。常用于痰热胶固，咳嗽咯痰，色黄质稠者，可单用，或与贝母、胆南星、芥子等同用，如清膈煎（《景岳全书》）。若肝火灼肺之久咳，痰中带血者，可配青黛、山栀、瓜蒌等，如咳血方（《丹溪心法》）。

2. 瘿瘤，瘰疬 本品咸能软坚散结，"消瘿瘤结核"（《本草备要》）。功似蛤壳，用于痰火凝聚之瘰疬、痰核、瘿瘤，常相须为用。

【临证备要】煎服，10~15g。打碎先煎。

【古今研究】

1. 本草摘要 《本草衍义补遗》："海浮石，清金降火，消积块，化老痰。"《本草纲目》："消瘿瘤结核疝气，下气，消疮肿。""浮石，入肺除上焦痰热，止咳嗽而软坚，清其上源，故又治诸淋。"

2. 现代研究 主含碳酸钙，还含少量镁、铁及酸不溶物质、火山喷出的岩浆形成的多孔状石块主含二氧化硅，亦含氯、镁等。本品有促进支气管分泌物排出、促进尿液形成及排泄等作用。

瓦楞子
Wǎléngzǐ

首载于《名医别录》。为蚶科动物毛蚶 *Arca subcrenata* Lischke、泥蚶 *Arca granosa* Linnaeus 或魁蚶 *Arca inflata* Reeve 的贝壳。产于山东、浙江、福建等地。秋、冬至次春采集。

【处方用名】瓦楞子、煅瓦楞子。

【药品归属】瓦楞子为国家基本医疗保险药品。

【主要药性】咸，平。归肺、胃、肝经。

【基本功效】消痰化瘀，软坚散结，制酸止痛。

【临床应用】

1. 痰热咳嗽 本品性平偏凉，能清肺热；"咸可软坚，消老痰至效"（《本草便读》）。用于顽痰胶结，咳嗽痰稠，质黏难咯，宜与竹沥、瓜蒌、黄芩等同用。

2. 瘿瘤，瘰疬，癥瘕痞块 本品既能消痰软坚，又能化瘀除癥，"为妇人血块癥瘕，男子痰癖积聚要药"（《本草求真》）。治瘿瘤，常与海藻、昆布、蛤壳等同用，如含化丸（《证治准绳》）。治瘰疬，常与贝母、夏枯草、连翘等同用。治气滞血瘀所致的癥瘕痞块，可单用，醋淬为丸服，即瓦垄子丸（《万氏家抄方》）。

3. 胃痛泛酸 本品煅用可制酸止痛，用于胃脘疼痛，呕恶泛酸。常与枯矾、珍珠粉、仙鹤草等同用，如溃疡胶囊（《部颁标准》）。

【临证备要】煎服，10~15g，宜打碎先煎。消痰化瘀，软坚散结宜生用；制酸止痛宜煅用。

【古今研究】

1. 本草摘要 《本草拾遗》:"治一切血气,冷气,癥癖。"《医林纂要》:"去一切痰积,血积,气块,破癥瘕,攻瘰疬。"《本草求真》:"此与鳖甲、虻虫同为一类,皆能消疟除积。但虻虫其性最迅,此与鳖甲其性稍缓耳。"

2. 现代研究 主含碳酸钙($CaCO_3$)及少量磷酸钙,还含镁、铁等。毛蚶含蛋白质、糖、氨基酸等。本品有中和胃酸、缓解胃痛、抑制幽门螺旋杆菌、保肝、降血糖、降血脂等作用。

礞 石
Méngshí

首载于《嘉祐本草》。为变质岩类黑云母片岩或绿泥石化云母碳酸盐片岩,或变质岩蛭石片岩或水黑云母片岩。前者药材称"青礞石",产于江苏、湖南、湖北等地;后者药材称"金礞石",产于河南、河北。全年可采。

【处方用名】 礞石、青礞石、金礞石、煅青礞石、煅金礞石。

【药品归属】 礞石(青礞石、金礞石)为国家基本医疗保险药品。

【主要药性】 咸,平。归肺、肝经。

【基本功效】 坠痰下气,平肝镇惊。

【临床应用】

1. 顽痰喘咳 本品"体重而降,能消一切积聚痰结,消积滞,坠痰涎,诚为要药"(《本草经疏》)。适用于顽痰、老痰胶结,咳逆气喘,痰多质稠难咯之实证,常与黄芩、大黄等同用。

2. 癫痫发狂,惊风抽搐 本品能"平肝下气"(《本草从新》),"利痰止惊"(《得配本草》),善"治惊痫痰涎胶粘不化"(《本草便读》)。适用于痰热胶固之癫痫发狂、惊风抽搐。前者常与黄芩、大黄、沉香同用,如滚痰丸(《玉机微义》);后者以煅礞石为末,薄荷汁和白蜜调服,如夺命散(《婴孩宝鉴》)。

【临证备要】 多入丸散,3~6g;煎服,10~15g,宜打碎布包先煎。本品重坠性猛,非痰热内结不化之实证不宜使用。脾虚胃弱,小儿慢惊忌用。孕妇慎用。

【古今研究】

1. 本草摘要 《嘉祐本草》:"治食积不消,留滞在脏腑,食积癥块久不差。"《本草纲目》:"治积痰惊痫,咳嗽喘急。""治惊利痰……然止可用之救急,气弱脾虚者不宜久服。"《本草备要》:"能平肝下气,为治惊利痰之圣药。"

2. 现代研究 黑云母片岩主含钾、镁、铁、铝的硅酸盐;绿泥石化云母主含碳酸盐。本品有化痰、利水、泻下等药理作用。

第十九章　止咳平喘药

一、含义

凡以止咳平喘为主要功效，常用以治疗咳嗽、喘证的药物，称为止咳平喘药。

二、性能特点

止咳平喘药多味苦泄降，药性有寒、温之分，主入肺经。能制止咳嗽、平定喘息。本章药物的主要功效为止咳、平喘。

所谓止咳，即指药物能缓解或抑制咳嗽的治疗作用。所谓平喘，即指药物能缓解或平定喘息的治疗作用。其中，平喘作用较强者，又称定喘。因本章药物大多兼而有之，只是有所侧重而已，故止咳平喘常并称。

三、主治病证

适用于外感或内伤等多种原因导致肺气失于宣发或肃降引起的咳嗽、呼吸急迫，甚则张口抬肩，鼻翼煽动，不能平卧等。

四、应用原则

咳喘有外感内伤之分，寒热虚实之别，其证情复杂，当审因论治，随证配伍。如风寒束表之咳喘，宜配发散风寒药；邪热壅肺之咳喘，宜配清泄肺热药；痰浊阻肺之咳喘，宜配化痰药；阴虚肺燥之干咳无痰或少痰，宜配养阴润肺药；肺气不足或肺肾两虚之久咳虚喘，宜配敛肺止咳平喘药。若咳喘见胸闷气急者，可配伍行气药以利气宽胸。

五、使用注意

止咳平喘药多为治标之品，一般不宜单独使用。部分药物有毒，内服宜注意用法，控制用量。

六、现代研究

止咳平喘药多具有镇咳、平喘、祛痰作用，部分药物还具有抗病毒、抑菌、抗炎、镇静、镇痛、降血压等多种药理作用。

苦杏仁

Kǔxìngrén

首载于《神农本草经》。为蔷薇科植物山杏 *Prunus armeniaca* L. var. *ansu* Maxim. 、西伯利亚杏 *Prunus sibirica* L. 、东北杏 *Prunus mandshurica*（Maxim.）Koehne 或杏 *Prunus armeniaca* L. 的成熟种子。产于东北、华北、西北等地，夏季采收。

【处方用名】杏仁、苦杏仁、炒苦杏仁、燀苦杏仁。

【药品归属】苦杏仁为国家基本医疗保险药品、既是食品又是药品的物品。

【主要药性】苦，微温；有小毒。归肺、大肠经。

【基本功效】降气止咳平喘，润肠通便。

【临床应用】

1. 咳嗽气喘　本品苦泄重降，主入肺经。"功专降气"（《本草便读》），兼能宣发，可使肺的宣肃功能复常而喘咳自平，故为止咳平喘之要药。凡咳嗽喘满，无论新久、寒热，总由肺气壅闭不宣或气逆不降所致者，皆可随证配伍使用。若治风寒束肺之咳喘，可配麻黄、甘草，如三拗汤（《伤寒论》）。治邪热壅肺之喘咳，可与石膏、麻黄、甘草为伍，如麻黄杏仁石膏甘草汤（《伤寒论》）。治燥热伤肺之咳嗽，常与桑叶、贝母、沙参等同用，如桑杏汤（《温病条辨》）。治痰浊阻肺之咳嗽痰多，常与桔梗、陈皮、百部等同用，如杏仁止咳糖浆（《中国药典》）。

2. 肠燥便秘　本品质润多脂，能"温润下行，善降大肠燥结"（《本草便读》）。适用于肠燥津亏之便秘。常配伍柏子仁、郁李仁等，如五仁丸（《世医得效方》）。

【临证备要】煎服，5～10g，宜打碎入煎，生品入煎剂宜后下。有小毒，内服用量不宜过大，婴儿慎用。大便溏泻者慎用。

> 为什么苦杏仁用量不宜过大？尤其是婴儿应慎用？

【古今研究】

1. 本草摘要　《神农本草经》："主咳逆上气雷鸣，喉痹，下气，产乳，金创，寒心，贲豚。"《本草求真》："杏仁，既有发散风寒之能，复有下气除喘之力，缘辛则散邪，苦则下气，润则通秘，温则宣滞行痰。杏仁气味俱备。"《本草便读》："功专降气，气降则痰消嗽止。能润大肠，故大肠气闭者可用之。"

2. 现代研究　主含苦杏仁苷、苦杏仁酶、油酸、亚油酸、棕榈酸等，还含雌酮及可溶性蛋白等。苦杏仁受苦杏仁酶的作用，酶解成剧毒成分氢氰酸。《中国药典》规定：含苦杏仁苷（$C_{20}H_{27}NO_{11}$）不得少于 3.0%，燀苦杏仁不得少于 2.4%，炒苦杏仁不得少于 2.1%。本品有镇咳、祛痰、平喘、抗炎、镇痛、增强免疫、抗消化性溃疡、抗肿瘤、抗脑缺血的作用。

附：甜杏仁

为杏或山杏的某些栽培种而其味甘甜的种子。为国家基本保险药品（单味使用不予支付费用）、既是食品又是药品的物品。甘，平；归肺、大肠经。功效与苦杏仁近似，但药力较缓，滋润之性较佳，主要用于虚劳咳喘，津伤便秘。煎服，5～10g。

紫苏子
Zǐsūzǐ

首载于《本草经集注》。为唇形科植物紫苏 *Perilla frutescens*（L.）Britt. 的成熟果实。产于江苏、安徽、河南等地，秋季采收。

【处方用名】紫苏子、苏子、炒紫苏子。

【药品归属】紫苏子为国家基本医疗保险药品、既是食品又是药品的物品。

【主要药性】辛，温。归肺、大肠经。

【基本功效】降气化痰，止咳平喘，润肠通便。

【临床应用】

1. 咳喘痰多　本品主降，长于降肺气，化痰涎，使气降痰消，肺气畅达，"为除喘定嗽，消痰顺气之良剂"（《本经逢原》）。适用于痰涎壅盛之喘咳，每与白芥子、莱菔子为伍，如三子养亲汤（《韩氏医通》）。若治脾肾阳虚、痰饮阻肺所致的咳嗽，气促发喘，咯吐白痰，畏寒肢冷者，常配干姜、附子、白芥子等，如痰饮丸（《中国药典》）。

2. 肠燥便秘　本品富含油脂，能润燥滑肠，又能降泄肺气以助大肠之传导。适用于妇女产后，及老人、虚人肠燥津亏之便秘，每与火麻仁为伍，如麻子苏子粥（《普济方》）。

【临证备要】煎服，3~10g。脾虚便溏者慎用。

【古今研究】

1. 本草摘要　《药品化义》："苏子主降，味辛气香主散，降而且散，故专利郁痰。咳逆则气升，喘急则肺胀，以此下气定喘。"《本经逢原》："性能下气，故胸膈不利者宜之，与橘红同为除喘定嗽，消痰顺气之良剂。但性主疏泄，气虚久嗽，阴虚喘逆，脾虚便溏者，皆不可用。"

2. 现代研究　主含油酸、亚油酸、亚麻酸、棕榈酸、迷迭香酸等，还含有氨基酸，维生素与微量元素等。《中国药典》规定：含迷迭香酸（$C_{18}H_{16}O_8$）不得少于 0.25%，炒紫苏子不得少于 0.20%。本品有镇咳、平喘、祛痰、降血脂、降血压、抗氧化、改善记忆力、抑菌、抗炎、抗过敏及增强免疫力等作用。

百　部
Bǎibù

首载于《名医别录》。为百部科植物直立百部 *Stemona sessilifolia*（Miq.）Miq.、蔓生百部 *Stemona japonica*（BL.）Miq. 或对叶百部 *Stemona tuberosa* Lour. 的块根。产于安徽、山东、江苏等地，春、秋二季采挖。

【处方用名】百部、蜜百部、炙百部。

【药品归属】百部为国家基本医疗保险药品。

【主要药性】甘、苦，微温。归肺经。

【基本功效】润肺下气止咳，杀虫灭虱。

NOTE

【临床应用】

1. 咳嗽 本品药性平和，主入肺经，擅长止咳。"凡有咳嗽，可通用之"（《本草正义》）。故无论外感内伤，属寒属热，新久咳嗽，皆可配伍使用。若治风寒犯肺之咳嗽咽痒，咳痰不爽者，可配荆芥、桔梗、紫菀等，如止嗽散（《医学心悟》）。外感风热所致的咳嗽，咳痰，常配麻黄、黄芩、桔梗等，如百咳静糖浆（《中国药典》）。因其味甘质润，微温不燥，长于"润肺理嗽"（《药性切用》），尤为治小儿顿咳、阴虚痨嗽者最宜。前者可与黄芩、桑白皮等同用；后者可单用煎浓汁服，或与麦冬、川贝母、阿胶等同用，如月华丸（《医学心悟》）。

> 何谓"润肺"？百部能养肺阴吗？

2. 头虱体虱、蛲虫病、阴痒 本品外用，能"杀虫虱"（《本草分经》）。用于上述病证，可酒浸涂搽，或煎汤坐浴外洗，或浓煎灌肠等，使药物直接作用于病变部位或虫体，以便更好发挥药效。

【临证备要】 煎服，3~10g。外用适量，水煎或酒浸。润肺止咳宜蜜炙用，杀虫灭虱宜生用。

【古今研究】

1. 本草摘要 《名医别录》："主咳嗽上气。"《本草纲目》："百部，亦天冬之类，故皆治肺病杀虫。但百部气温而不寒，寒嗽宜之。天冬性寒而不热，热嗽宜之。此为异耳。"《本经逢原》："百部为杀虫要药。故肺热劳瘵喘嗽，有寸白虫宜之。蛲虫痢及传尸骨蒸多用之。"

2. 现代研究 主含百部碱、原百部碱、百部定碱、异百部定碱、对叶百部碱、直立百部碱、二氢百部碱、原二氢百部碱、蔓生百部碱、异蔓生百部碱等生物碱类成分。还含芝麻素、糖、脂类、蛋白质、有机酸等。本品有镇咳、平喘、抑菌、抗病毒、灭虱、杀蛲虫等作用。

紫 菀
Zǐwǎn

首载于《神农本草经》。为菊科植物紫菀 *Aster tataricus* L. f. 的根及根茎。产于东北、河南、安徽等地，春、秋二季采挖。

【处方用名】 紫菀、蜜紫菀、炙紫菀。

【药品归属】 紫菀为国家基本医疗保险药品。

【主要药性】 辛、苦，温。归肺经。

【基本功效】 润肺下气，消痰止咳。

【临床应用】

咳嗽 本品辛散苦降，主入肺经，"温而不热，润而不燥"（《本草正义》）。专能下肺气，开肺郁，化痰浊，止咳逆，为"肺病要药"（《本草纲目》）。大凡咳嗽，无论外感内伤、病程长短、虚实寒热，无所不治。尤宜于肺气壅塞，咳嗽痰多，咯痰不爽者。若治风寒犯肺，咳嗽咽痒，咯痰不爽者，可配荆芥、桔梗、百部等，如止嗽散（《医学心悟》）。治痰热阻肺，咳嗽痰多，胸满气短，咽干喉痒者，常配化橘红、瓜蒌皮、法半夏等，如止咳橘红丸（《中国药典》）。

【临证备要】煎服，5~10g。外感暴咳宜生用，肺虚久咳宜蜜炙用。

【古今研究】

1. 本草摘要 《神农本草经》："主咳逆上气，胸中寒热结气。"《本草备要》："辛温润肺，苦温下气。补虚调中，消痰止渴。治寒热结气，咳逆上气，咳吐脓血，专治血痰，为血劳圣药。"《本草正义》："紫菀柔润有余，虽曰苦辛而温，非燥烈可比。专能开泄肺郁，定咳降逆，宣通窒滞。其味微辛，则入气分，其色殷紫，则入血分，故能兼疏肺家气血。"

2. 现代研究 主含紫菀酮、表紫菀酮、槲皮素、山柰酚、东莨菪素、大黄素、大黄酚、大黄素甲醚等，还含有甾醇、有机酸、肽类等。《中国药典》规定：含紫菀酮（$C_{30}H_{50}O$）不得少于0.15%，蜜紫菀不得少于0.10%。本品有祛痰、镇咳、抑菌、抗病毒、利尿、抗肿瘤等作用。

款冬花

Kuǎndōnghuā

首载于《神农本草经》。为菊科植物款冬 *Tussilago farfara* L. 的花蕾。产于河南、甘肃、山西等地，12月或地冻前当花尚未出土时采挖。

【处方用名】款冬花、冬花、蜜款冬花、炙款冬花。

【药品归属】款冬花为国家基本医疗保险药品。

【主要药性】辛、微苦，温。归肺经。

【基本功效】润肺下气，止咳化痰。

【临床应用】

咳嗽 本品"温而不燥，润而不寒，散而不泄，故无论寒热虚实，一切咳嗽之属肺病者，皆可用之"（《本草便读》）。为治咳嗽之要药。其性能、功效与紫菀相似，常相须为用，协调增效，广泛用于各种咳嗽。然紫菀偏于化痰，款冬花偏于止咳。

【临证备要】煎服，5~10g。外感暴咳宜生用，内伤久咳宜炙用。

【典型案例】款冬花治咳案。有人病嗽多日，或教以然（燃）款冬花三两枚，于无风处，以笔管吸其烟，满口则咽之，数日效（《本草衍义》）。

【古今研究】

1. 本草摘要 《神农本草经》："主咳逆上气，善喘，喉痹。"《本草备要》："辛温纯阳。泻热润肺，消痰除烦，定惊明目。治咳逆上气，喘渴，肺虚挟火。喉痹，肺痿肺痈，咳吐脓血，为治嗽要药。"《本经逢原》："款冬味辛入气分，色紫归血分。虽其性温，却不燥血，故能轻扬上达。观〈本经〉主治，一皆气升火炎之病。古方用为温肺治嗽之要药，润肺消痰，止嗽定喘，喉痹喉瘖，肺痿肺痈，咸宜用之。"

2. 现代研究 主含芦丁、金丝桃苷、槲皮素、山柰酚、款冬酮、款冬花素、款冬二醇、款冬花碱等，还含有有机酸和挥发油等。《中国药典》规定：含款冬酮（$C_{23}H_{34}O_5$）不得少于0.070%。本品有镇咳、祛痰、平喘、升血压、抑制血小板聚集、抗炎、抗休克、抗肿瘤等作用。

NOTE

马兜铃

Mǎdōulíng

首载于《药性论》。为马兜铃科植物北马兜铃 *Aristolochia contorta* Bge. 或马兜铃 *Aristolochia debilis* Sieb. et Zucc. 的成熟果实。前者产于黑龙江、吉林、河北等地；后者产于山东、江苏、安徽等地，秋季采收。

【处方用名】马兜铃、蜜马兜铃。

【药品归属】马兜铃为国家基本医疗保险药品。

【主要药性】苦，微寒。归肺、大肠经。

【基本功效】清肺降气，止咳平喘，清肠消痔。

【临床应用】

1. 肺热咳喘　本品味苦微寒，入肺经，长于清降肺气，兼能化痰。"清金有平咳之能，涤痰有定喘之效"（《本草征要》）。"凡一切咳嗽痰喘属于肺热者均可用之"（《本草便读》）。若治肺热咳嗽，气急喘闷者，常配桑白皮、葶苈、甘草，如马兜铃汤（《圣济总录》）。治肺虚火盛，喘咳咽干，或痰中带血者，则配阿胶、杏仁、甘草等同用，如补肺阿胶散（《小儿药证直诀》）。

2. 痔疮　本品苦寒清泄，入肺与大肠经。长于清除大肠积热而消痔。又因"痔病属大肠，大肠与肺相表里，清脏热则腑热亦清矣"（《本草经疏》）。故可用于肠热痔血，痔疮肿痛，每与地榆、槐角等配伍。

此外，本品苦寒降泄，可用于肝阳上亢之头晕头痛。

【临证备要】煎服，3~10g。外用适量，煎汤熏洗。一般生用，肺虚久咳蜜炙用。虚寒喘咳及脾虚便溏者慎用。本品含马兜铃酸，可引起肾脏损害等不良反应，儿童及老年人慎用，孕妇、婴幼儿及肾功能不全者禁用。

【古今研究】

1. 本草摘要　《本草纲目》："气寒味苦微辛，寒能清肺热，苦辛能降肺气。钱乙补肺阿胶散用之，非取其补肺，乃取其清热降气也，邪去则肺安也。"《本草经疏》："马兜铃，苦善下泄，辛则善散，寒能除热，而使气下降。咳嗽者，气升之病，气降热除，嗽自平矣。痰结喘促，亦肺热病也，宜并主之。血痔瘘疮，无非血热。况痔病属大肠，大肠与肺为表里，清脏热则腑热亦清矣，故亦主之。"

2. 现代研究　主含马兜铃酸 A~E、7-甲氧基-8-羟基马兜铃酸、青木香酸、7-羟基马兜铃酸、7-甲氧基马兜铃酸等，另含生物碱、挥发油等。本品有镇咳、平喘、祛痰、抗炎、镇痛、抗肿瘤、抗生育等作用。

枇杷叶

Pípayè

首载于《名医别录》。为蔷薇科植物枇杷 *Eriobotrya japonica*（Thunb.）Lindl. 的叶。产于广东、江苏、浙江等地，全年均可采收。

【处方用名】枇杷叶、蜜枇杷叶、炙枇杷叶。

【药品归属】枇杷叶为国家基本医疗保险药品。

【主要药性】苦，微寒。归肺、胃经。

【基本功效】清肺止咳，降逆止呕。

【临床应用】

1. 肺热咳喘　本品味苦降泄，微寒清热，主入肺经。长于清肺止咳，消痰定喘。止咳平喘力佳，为治咳喘之要药。各种原因所致的咳喘皆可随证配伍使用，尤宜于肺热或燥热之咳嗽。可单用，如枇杷叶膏（《中国药典》）；或与桑叶、麦冬、阿胶等同用，如清燥救肺汤（《医门法律》）。

2. 胃热呕吐　本品苦寒，入胃经。能清胃热，"和胃下气，气下则火降痰消，胃和则呕定哕止"（《本经逢原》），具有较好的降逆止呕作用。常用于胃热呕吐，可单本品煮汁饮，或配陈皮、竹茹等。若治脾胃气虚，呕吐不食者，宜与白术、人参、半夏等配伍，如枇杷叶汤（《圣济总录》）。

【临证备要】煎服，6~10g。止咳宜炙用，止呕宜生用。

【古今研究】

1. 本草摘要　《本草纲目》："治肺胃之病，大都取其下气之功耳。气下则火降痰顺，而逆者不逆，呕者不呕，渴者不渴，咳者不咳矣。"《本经逢原》："其叶气味俱薄，故入肺胃二经，治夏月伤暑气逆最良。近世治劳嗽无不用之，盖取其和胃下气，气下则火降痰消，胃和则呕定哕止。"

2. 现代研究　主含熊果酸、齐墩果酸等，尚含挥发油、有机酸类成分等。《中国药典》规定：含齐墩果酸（$C_{30}H_{48}O_3$）和熊果酸（$C_{30}H_{48}O_3$）的总量不得少于0.70%。本品有镇咳、平喘、祛痰、抑菌、抗炎、降血糖等作用。另外，还具有免疫增强作用，增强脾细胞溶血素生成。

桑白皮

Sāngbáipí

首载于《神农本草经》。为桑科植物桑 *Morus alba* L. 的根皮。产于安徽、河南、浙江等地，秋末叶落时至次春发芽前采挖。

【处方用名】桑白皮、蜜桑白皮、炙桑白皮。

【药品归属】桑白皮为国家基本医疗保险药品、可用于保健食品的物品。

【主要药性】甘，寒。归肺经。

【基本功效】泻肺平喘，利水消肿。

【临床应用】

1. 肺热喘咳　本品性寒主降，主入肺经，长于泻肺中之火热，兼泻肺中之水饮而平喘定嗽。故凡"肺中有水气及肺火有余者宜之"（《本草纲目》）。若治肺热壅盛之喘咳，常配地骨皮、甘草，如泻白散（《小儿药证直诀》）。治水饮停肺，胀满喘急者，可与麻黄、杏仁、葶苈子等同用。

2. 水肿　本品"长于利小水"（《本草纲目》），又能肃降肺气，"通达皮毛，引皮肤中水

NOTE

气达膀胱而出"(《脏腑药式补正》)。适用于水肿胀满尿少，面目肌肤浮肿之风水、皮水实证，常与茯苓皮、大腹皮、陈皮等同用，如五皮散(《华氏中藏经》)。

【临证备要】煎服，6～12g。肺虚咳嗽宜蜜炙用，其余生用。

【古今研究】

1. 本草摘要　《名医别录》："去肺中水气，止唾血，热渴，水肿，腹满，胪胀，利水道。"《本草纲目》："桑白皮，长于利小水，及实则泻其子也。故肺中有水气及肺火有余者宜之。"《本草求真》："桑白皮辛甘而寒，能于肺中治火利水，俾火去而水自消，水去而火即灭，而气因尔而治。"

2. 现代研究　主含桑根皮素、环桑根皮素、伞形花内酯、东莨菪素、东莨菪内酯等，还含有多糖、鞣质、挥发油等。具有镇咳、祛痰、平喘、利尿、降血糖、镇痛、镇静、抑菌、解热、抗炎、抗病毒、抗缺氧、抗氧化、延缓衰老、免疫调节、抗肿瘤等作用。

葶苈子

Tínglìzǐ

首载于《神农本草经》。为十字花科植物播娘蒿 *Descurainia sophia* (L.) Webb. ex Prantl. 或独行菜 *Lepidium apetalum* Willd. 的成熟种子。前者习称"南葶苈"，产于江苏、山东、安徽等地；后者习称"北葶苈"，产于河北、辽宁、内蒙古等地。夏季果实成熟时采收。

【处方用名】葶苈子、葶苈、北葶苈、南葶苈。

【药品归属】葶苈子为国家基本医疗保险药品。

【主要药性】辛、苦，大寒。归肺、膀胱经。

【基本功效】泻肺平喘，行水消肿。

【临床应用】

1. 痰涎壅盛之喘咳　本品苦降辛散，大寒清热，专泻肺中水饮及痰火而平定喘咳，有"性急不减硝黄"(《本草求真》)之说。适用于痰涎壅盛，肺气上逆之喘咳痰多，胸闷喘息不得平卧者。因其药性峻猛，常佐大枣以缓其性，如葶苈大枣泻肺汤(《金匮要略》)。若与石膏、蜜麻黄、瓜蒌皮等配伍，也可用于痰热壅肺所致的咳嗽喘息、咯痰、胸闷，如葶贝胶囊(《中国药典》)。

2. 胸腹水肿　本品"以行水走泄为用"(《本草衍义》)。上可泻肺以通调水道，下走膀胱能利水消肿，为"泻肺利小便，治肿满之要药"(《本草经疏》)。功似桑白皮而药力峻猛，主要用于肺气壅滞，水气不化之胸腹水肿，小便不利之实证，可单用，或与防己、椒目、大黄同用，如己椒苈黄丸(《金匮要略》)。

【临证备要】煎服，3～10g，宜包煎。

【典型案例】葶苈子治肺痈案。陈姓，初发时，咳嗽，胸中隐隐作痛，痛连缺盆。其所吐者，浊痰腥臭。遂以桔梗汤，乘其未集而先排之。进五剂，痛稍止，诸证依然，脉滑实。因思是证确为肺痈之正病，治以桔梗汤。今当壅塞之时，不去其壅，反排其腐，何怪其不效也。《淮南子》云：葶苈愈胀，胀者，壅极不通之谓。《金匮》云：肺痈，喘而不得眠，即胀也。《千金》重申其义曰：肺痈胸满胀，故知葶苈泻肺汤非泻肺也，泻肺中壅胀。今有此证，必用此方，乃以葶苈子五钱，大黑枣二枚。凡五进，痛渐止，咳亦爽。其腥臭挟有米粥状之痰，即腐脓也（《曹颖甫医案》）。

【古今研究】

1. 本草摘要　《神农本草经》："主癥瘕积聚，结气，饮食寒热，破坚。"《药性赋》："其用有四：除遍身之浮肿，逐膀胱之留热，定肺气之喘促，疗积饮之痰厥。"《本草正》："善逐水气，不减大黄，但大黄能泄血闭，葶苈能泄气闭，气行而水自行也。若肺中水气膹满胀急者，非此不能除。然性急利甚，凡涉气虚者，不可轻用。"

2. 现代研究　主含槲皮素、挥发油、亚油酸、亚麻酸、油脂、棕榈酸、硬脂酸、芥酸等。还含有生物碱。本品有强心、利尿、降血压、抑菌、抗肿瘤等作用，还有一定的抗抑郁、抗血小板聚集、抑菌等作用。

白　果

Báiguǒ

首载于《日用本草》。为银杏科植物银杏 *Ginkgo biloba* L. 的成熟种子。产于广西、四川、河南等地，秋季采收。

【处方用名】银杏、白果、白果仁、炒白果仁。

【药品归属】白果为国家基本医疗保险药品（单味使用不予支付费用）、既是食品又是药品的物品。

【主要药性】甘、苦、涩，平；有毒。归肺、肾经。

【基本功效】敛肺定喘，止带缩尿。

【临床应用】

1. 喘咳痰多　本品苦降涩敛，主入肺经。能敛肺金而除咳逆，兼能化痰。因其药性平和，故凡喘咳痰多，无论寒热虚实均可配伍使用。若治寒痰遏热，壅塞气道，咳逆气粗，咯痰稠黏者，可与麻黄、桑白皮、半夏等同用，如白果定喘汤（《重订通俗伤寒论》）。治肺虚咳嗽，气喘痰多者，常配黄芪、苦杏仁、五味子等，如复方蛤青片（《中国药典》）。

> 白果药性收涩，为什么可用于喘咳痰多者？

2. 带下白浊，尿频遗尿　本品苦能燥湿，涩能收敛，长于除湿浊，固下焦。对于湿浊下注，或下焦不固之带下白浊，遗尿尿频诸症均可随证配伍使用。如治下元虚衰，带下清稀者，可与山茱萸、薏苡仁、怀山药等同用。治湿热下注，带下黄稠者，可配黄柏、车前子等，如易黄汤（《傅青主女科》）。治小便白浊，可单用捣水饮，如白果浆（《本草纲目》）。治肾虚不固之遗精、尿频、遗尿，常配熟地、山茱肉、覆盆子等同用。

【临证备要】煎服，5~10g。本品生食有毒，不可过量服用，小儿尤当注意。

【古今研究】

1. 本草摘要　《医学入门》："清肺胃浊气，化痰定喘，止咳。"《本草纲目》："温肺益气，定喘嗽，缩小便，止白浊。"《本草便读》："上敛肺金除咳逆，下行湿浊化痰涎。"

2. 现代研究　主含芦丁，白果素，银杏素，银杏内酯 A、C，银杏毒素，白果酸，氢化白果酸，氢化白果亚酸，银杏二酚，白果醇等。还含有蛋白质、脂肪、淀粉、氰苷、维生素 B_2

及多种氨基酸。本品有抑菌（尤其是结核杆菌）、祛痰、平喘、解痉、降血压、抗过敏、抗氧化、抗衰老、调节免疫、抗肿瘤等作用。

附：银杏叶

为银杏的叶。为国家基本医疗保险药品、可用于保健食品的物品。甘、苦、涩，平；归心、肺经。功能活血化瘀，通络止痛，敛肺平喘，化浊降脂。用于瘀血阻络，胸痹心痛、中风偏瘫，肺虚咳喘，高脂血症。煎服，9~12g。有实邪者忌用。

矮地茶
Ǎidìchá

首载于《本草图经》。为紫金牛科植物紫金牛 Ardisia japonica（Thunb.）Blume 的全草。产于福建、江西、湖南。夏、秋二季采挖。

【处方用名】矮地茶、紫金牛。

【药品归属】矮地茶为国家基本医疗保险药品。

【主要药性】辛、微苦，平。归肺、肝经。

【基本功效】化痰止咳，清利湿热，活血化瘀。

【临床应用】

1. 咳喘　本品味辛而苦，主入肺经，以化痰止咳见长，兼能平喘。因其药性平和，能"治诸般咳嗽"（《开宝本草》）。对于痰浊阻肺之咳喘痰多较为适宜，无论属寒属热均可配伍使用。如治肺热咳喘痰多，可与枇杷叶、野菊花、甘草等同用；治寒痰咳喘，则配麻黄、细辛、干姜等同用。

2. 湿热黄疸　本品入肝经，能清利肝胆湿热，主要用治湿热黄疸，常配茵陈、虎杖等药同用。

3. 血瘀经闭，风湿痹痛，跌打损伤　本品味辛行血，可活血化瘀，通经止痛。治上述病症，可分别配伍活血药与祛风湿药同用。

【临证备要】煎服，15~30g。

【古今研究】

1. 本草摘要　《本草图经》："治时疾膈气，去风痰。"《本草纲目》："解毒，破血。"《草木便方》："治风湿顽痹，肺痿久嗽，涂寒毒肿痛。"

2. 现代研究　主含岩白菜素、杨梅树苷、紫金牛素、紫金牛酚等；还含有三萜类及苯醌类等。《中国药典》规定：含岩白菜素（$C_{14}H_{16}O_9$）不得少于 0.50%。本品有镇咳、祛痰、平喘、抑菌、抗病毒、抗炎等作用。

洋金花
Yángjīnhuā

首载于《药物图考》。为茄科植物白花曼陀罗 Darura metel L. 的花。全国大部分地区均产。

4~11 月花初开时采收。

【处方用名】洋金花、曼陀罗花。

【药品归属】洋金花为国家基本医疗保险药品，毒性中药管理品种，保健食品禁用物品。

【主要药性】辛，温；有毒。归肺、肝经。

【基本功效】止咳平喘，解痉定痛。

【临床应用】

1. 哮喘咳嗽 本品性温，峻烈有毒，平喘镇咳力强，但无祛痰作用。对成人或年老咳喘无痰或痰少，而他药乏效者用之。因其性温，故尤宜于寒性哮喘。可单用，或"取其花与叶，作烟吸之者，实有目前捷效"（《医学衷中参西录》）。

2. 心腹疼痛，风湿痹痛，跌打伤痛 本品有良好的麻醉止痛作用，对于上述诸痛症，单用有效。古时有用作麻醉药剂的记载。

3. 癫痫，小儿慢惊风 本品有解痉止抽搐之功，用治小儿慢惊风、癫痫之痉挛抽搐，可配全蝎、天麻、天南星等同用。

【临证备要】内服，宜入丸散，每次 0.3~0.6g。亦可作卷烟分次燃吸，每日不超过 1.5g。外用适量，煎汤洗或研末外敷。本品有毒，应严格控制剂量。外感及痰热咳喘忌用。青光眼、高血压病及心动过速者忌用。孕妇、体弱者慎用。

【古今研究】

1. 本草摘要 《履巉岩本草》："治寒湿脚，面上破，生疮，晒干为末，用少许贴患处。"《本草纲目》："诸风及寒湿脚气，煎汤洗之；又主惊痫及脱肛；并入麻药。"《本草便读》："止疮疡疼痛，宣痹着寒哮。"

2. 现代研究 主含莨菪烷类生物碱成分，以东莨菪碱含量较高，约占生物碱的 80%，其余为阿托品与莨菪碱等。《中国药典》规定：含东莨菪碱（$C_{17}H_{21}NO_4$）不得少于 0.50%。本品有抑制大脑皮层的中枢神经、对海马神经元有保护作用。对心血管系统有增加心排出量，降低外周阻力，抗心律失常的作用。另外还有兴奋延髓和脊髓、镇痛、解痉、改善微循环、抗休克等作用。

第二十章　安神药

一、含义

凡以安定神志为主要功效，常用以治疗心神不宁证的药物，称为安神药，又称宁心安神药。

二、性能特点

安神药多为甘平，主入心经。能安定神志，使各种原因所致的心不藏神，神不守舍的状态得以缓解或恢复。本章药物的主要功效为安神、重镇安神、养心安神等。

所谓安神，是指药物能使心神安定，治疗心神不宁证的作用，又称宁心安神。其中，矿石或介类药物，质重沉降，安神作用较强，以治心火亢盛，或阳气躁动之心神不宁证为主者，称重镇安神，又称镇惊安神、镇心安神。植物种子类药物，质润滋养，安神作用稍缓，以治阴血亏虚，心失所养之心神不宁证为主者，称养心安神。

三、主治病证

适用于心神不宁证，症见烦躁不安、心悸怔忡、失眠多梦，甚至谵狂等。

四、应用原则

应根据安神药物的不同特点，及引起心神不宁证之因选配药物。一般而言，心神不宁因心火亢盛，或肝阳上亢等邪气内扰所致者，宜选用重镇安神药，并相机配伍清心泻火，或平抑肝阳药物同用。若因阴血亏虚，或心脾两虚等正虚不足所致者，宜选用养心安神，并随证配伍滋养阴血，或补益心脾药物同用。

五、使用注意

本章中的矿石、介类安神药多属治标之品，只宜暂用，不可久服，应中病即止；若入煎剂，当打碎先煎或久煎；若作丸散服，易伤胃耗气，须配伍益胃健脾之品。

六、现代研究

安神药主要有镇静、催眠、抗惊厥等中枢神经抑制作用，部分药物尚有祛痰止咳、抑菌防腐、改善冠状动脉血循环、强心及提高机体免疫功能等多种药理作用。

朱 砂

Zhūshā

首载于《神农本草经》。为硫化物类矿物辰砂族辰砂，主含硫化汞。主产于湖南。随时可采。

【处方用名】朱砂、丹砂、飞朱砂、朱砂粉、辰砂。

【药品归属】朱砂为国家基本医疗保险药品、保健食品禁用物品。

【主要药性】甘，微寒；有毒。归心经。

【基本功效】清心镇惊，安神，明目，解毒。

【临床应用】

1. 心神不宁证 本品质重沉降，专入心经，长于镇惊安神，为安神定志之要药，可用于各种原因所致的心神不宁证。因其性寒凉，又"能入心解热而神安魂定"（《本草求真》）。故以治心火亢盛，内扰神明之心神不宁，心悸怔忡，烦躁不眠最宜。常与黄连、甘草等同用，如黄连安神丸（《直指方》）。若治心火亢盛，阴血不足之失眠多梦、惊悸怔忡、心中烦热者，常配伍黄连、当归、生地黄、炙甘草等，如朱砂安神丸（《内外伤辨惑论》）。

2. 癫痫发狂，小儿惊风 本品性寒质重，有清心镇惊止痉之功。凡"心经惊热，非此不除；神志昏乱，有此立效"（《本草约言》）。若治癫痫，狂言乱走，精神恍惚，疾发扑地，口吐白沫者，可与酸枣仁、乳香同用，如丹砂丸（《圣济总录》）。治小儿急慢惊风，可与轻粉、全蝎同用，如万金丹（《百一选方》）。

3. 疮痈肿毒，口疮喉痹，牙龈肿痛 本品性寒，善清心火，解热毒，疗疮肿，内服外用皆宜。若治疗疮疖肿、痄腮、丹毒，常与雄黄、山慈菇、红大戟等同用，醋磨调敷患处，如紫金锭（《中国药典》）。治热毒蕴结所致的咽喉疼痛、牙龈肿痛、口舌生疮，可与冰片、硼砂、玄明粉共为末，吹敷患处，如冰硼散（《外科正宗》）。

此外，本品常用作丸剂的外衣，具有防腐作用。

【临证备要】内服，宜入丸、散服，每次 0.1～0.5g；不宜入煎剂。外用适量。本品有毒，不可过量或持续服用。"独用多用，令人呆闷"（《本草从新》）。孕妇及肝功能异常者禁服。入药只宜生用，忌火煅。"若火煅，则有毒，服饵常杀人"（《本草害利》）。

> 朱砂为矿石类药物，为什么"忌火煅"？

【古今研究】

1. 本草摘要 《神农本草经》："养精神，安魂魄，益气，明目。"《本草正》："入心可以安神而走血脉，入肺可以降气而走皮毛，入脾可逐痰涎而走肌肉，入肝可行血滞而走筋膜，入肾可逐水邪而走骨髓，或上或下，无处不到，故可以镇心逐痰，祛邪降火，治惊痫，杀虫毒，祛中恶及疮疡疥癣之属。"《本草从新》："泻心经邪热，镇心定惊……解毒，定癫狂。"

2. 现代研究 主含硫化汞（HgS）。还含铅、钡、镁、铁、锌等多种微量元素。《中国药典》规定：含硫化汞（HgS）不得少于 96.0%，朱砂粉不得少于 98.0%。本品能降低中枢神经的兴奋性，有镇静、催眠、抗惊厥及抗心律失常等作用，能抑制或杀灭皮肤细菌及寄生虫。

NOTE

磁 石
Císhí

首载于《神农本草经》。为氧化物类矿物尖晶石族磁铁矿，主含四氧化三铁。主产于江苏、山东、辽宁等地。随时可采。

【处方用名】磁石、煅磁石、灵磁石、活磁石。

【药品归属】磁石为国家基本医疗保险药品。

【主要药性】咸，寒。归肝、心、肾经。

【基本功效】镇惊安神，平肝潜阳，聪耳明目，纳气平喘。

【临床应用】

1. 心神不宁证 本品质重沉降，性寒清火，主入心、肝、肾经。能清心、肝之火，兼能益肾滋阴。为顾护真阴、镇摄浮阳、安定神志之佳品。善"治肾虚之恐怯，镇心脏之怔忡"（《本草征要》）。适用于肾虚肝旺，扰动心神，或惊恐气乱，神不守舍之心神不宁，惊悸失眠等。常与朱砂、神曲同用，如磁朱丸（《千金要方》）。

2. 肝阳上亢证 本品味咸质重，性善沉降。能滋养肾阴之不足，潜降上亢之肝阳。适用于阴虚阳亢之头晕目眩、头胀头痛、急躁易怒等，常与牛膝、珍珠母、赭石等同用，如脑立清胶囊（《中国药典》）。

3. 耳鸣耳聋，视物昏花 本品"性禀冲和，无猛悍之气，更有补肾益精之功"（《本草经疏》）。长于"治肾家诸病而通耳明目"（《本草纲目》），凡"肾虚耳聋目昏者皆用之"（《本草衍义》）。若治肾阴不足，耳鸣耳聋者，可与猪肾同煮服，或与熟地黄、山茱萸、山药等同用，如耳聋左慈丸（《中国药典》）。治肝肾不足，目暗不明，视物昏花者，常与枸杞子、女贞子、菊花等同用。

4. 肾虚气喘 本品质重沉降，能"引金气以下行，气纳喘平"（《本草便读》）。适用于肾不纳气之虚喘，宜与蛤蚧、五味子、胡桃肉等配伍。

【临证备要】煎服，10~30g；宜打碎先煎。入丸散，每次1~3g。不可多服、久服，脾胃虚弱者慎用。

【古今研究】

1. 本草摘要 《本草衍义》："养益肾气，补填精髓，肾虚耳聋目昏皆用之。"《本草纲目》："辛寒无毒，明目聪耳，止金疮血。磁石法水，色黑而入肾，故治肾家诸病，而通耳明目。"《药性切用》："引肺金之气入肾而补肾益精，镇坠虚热，为阴虚镇坠之专药。"

2. 现代研究 主含四氧化三铁（Fe_3O_4），还含镉、钴、钙、镁、钾、钠、铬、锰、铜、锌、砷等微量元素。《中国药典》规定：含铁（Fe）不得少于50.0%，煅磁石不得少于45.0%。本品能抑制中枢神经系统，有镇静、催眠及抗惊厥作用，且炮制品作用显著增强。此外，尚有抗炎、镇痛及促凝血等作用。

龙 骨
Lónggǔ

首载于《神农本草经》。为古代哺乳类动物象类、犀类、鹿类、三趾马、牛类等骨骼的化石。产于内蒙古、河北、山西等地。全年可采。

【处方用名】龙骨、煅龙骨。

【主要药性】甘、涩，平。归心、肝、肾经。

【基本功效】镇惊安神，平肝潜阳，收敛固涩。

【临床应用】

1. 心神不宁证，惊痫癫狂 本品甘平，质重沉降，善入心、肝二经，"于安神凝志之效尤多"（《神农本草经百种录》）。凡"小儿惊痫，大人癫狂，神志浮越不宁之证，以此坚重以镇之，所以能安心神，定魂魄，则惊痫狂乱之证，宜其专用之也"（《本草汇言》）。若治心神不宁，心悸怔忡，失眠多梦等，可与朱砂、磁石等同用。治癫狂惊搐，可与琥珀、天竺黄等同用。

2. 肝阳上亢证 本品入肝经，有较强的潜降肝阳作用。适用于肝阳上亢之头晕目眩、耳鸣耳胀、烦躁易怒等。常与代赭石、牡蛎、白芍等同用，如建瓴汤（《医学衷中参西录》）。

3. 滑脱诸证 本品味涩而主收敛。适用于遗精滑精，尿频遗尿，崩漏带下，久泻久痢，自汗盗汗等体虚滑脱诸证。若治肾虚不固之遗精、滑精，常与沙苑子、芡实、牡蛎等同用，如金锁固精丸（《医方集解》）。治尿频遗尿，可与益智仁、山药、乌药等配伍。治脾肾亏虚，冲任不固之崩漏、月经过多，可与黄芪、山茱萸、海螵蛸等同用，如固冲汤（《医学衷中参西录》）。治脾虚泄泻不止，可与赤石脂为伍。治体虚汗出，可与黄芪、麻黄根等同用。

4. 湿疮痒疹，溃疡不敛 本品煅后外用，有收湿、敛疮、生肌之效。若治两耳湿烂，久不收敛，可与赤石脂、海螵蛸共为细末，局部外用。治阴汗瘙痒，常与牡蛎研粉外敷。治水火烫伤，皮肤溃烂，可与生石膏、大黄、儿茶为末。冷茶水调敷。

【临证备要】煎服，15~30g，宜打碎先煎。外用适量。镇惊安神，平肝潜阳多生用；收敛固涩宜煅用。

【古今研究】

1. 本草摘要 《神农本草经》："主咳逆，泄痢脓血，女子漏下，癥瘕坚结，小儿热气惊痫。"《本草经读》："惊痫癫痉，皆肝气上逆，挟痰而归逆入心，龙骨能敛火安神，逐痰降逆，故为惊痫癫痉之圣药。痰，水也，随火而生，龙骨能引逆上之火、泛滥之水，而归其宅，若与牡蛎同用，为治痰之神品。"

2. 现代研究 主含磷酸钙、碳酸钙、氧化镁，并含有铁、铝、钾、钠、铜等多种无机元素及氨基酸。本品有中枢抑制和骨骼肌松弛作用，所含钙离子能促进血液凝固、降低血管通透性。有镇静、催眠和抗惊厥作用。能调节机体免疫功能，有利于消除溃疡，促进伤口的恢复。

附：龙齿

为古代哺乳类动物象类、犀类、鹿类、三趾马、牛类等牙齿的化石。甘、涩，凉；归心、肝经。功能镇惊安神，清热除烦。用于惊痫，癫狂，心悸怔忡，失眠多梦，身热心烦等。煎服，10~15g。先煎。

琥 珀

Hǔpò

本品首载于《雷公炮炙论》。为古代松科植物枫树、松树等的树脂埋藏地下，经年久凝结转化而成的化石样物质。主产于广西、云南、辽宁等地。随时可采。

【处方用名】琥珀、血珀、煤珀。

【药品归属】琥珀为国家基本医疗保险药品（单味或复方均不支付费用）。

【主要药性】甘，平。归心、肝、膀胱经。

【基本功效】镇惊安神，活血散瘀，利尿通淋。

【临床应用】

1. 心神不宁证，惊风癫痫　本品甘平，质重沉降。入心、肝经，长于镇惊安神。凡心神不宁，心悸失眠、健忘多梦者，可单用研末冲服，也可随证配伍运用。若治健忘恍惚，神虚不寐者，可与人参、茯神、远志等同用，如琥珀多寐丸（《景岳全书》）。治血不养心，惊悸怔忡，夜卧不宁者，常与酸枣仁、柏子仁等同用，如琥珀养心丸（《证治准绳》）。本品又能定惊止痉，治痰热内盛之急惊风，症见发热抽搐、痰喘气急、惊痫不安者，可配伍天竺黄、胆南星、茯苓等同用，如琥珀抱龙丸（《中国药典》）。治痰浊内郁之癫痫抽搐，可与胆南星、石菖蒲、全蝎等同用，如定痫丸（《医学心悟》）。

2. 血瘀证　本品入心、肝血分，"能消瘀血，破癥瘕"（《本草备要》），可用于多种血瘀证。若治血瘀经闭痛经，可与没药、生地黄同用，如琥珀散（《普济方》）。治心血瘀阻，胸痹心痛，常与三七同用，研末内服；治癥瘕积聚，可与三棱、鳖甲、大黄等同用。

3. 淋证，癃闭　本品入膀胱经，能通利水道。"凡小肠膀胱血分湿热，致成淋浊癃闭等证皆可用之"（《本草便读》）。因其以散瘀通淋见长，故尤善治血淋。可单味研末为散，灯心草煎汤送服；亦可与小蓟、白茅根、金钱草等同用。

【临证备要】研末冲服，或入丸散，每次1.5~3g。不入煎剂。外用适量。

> 为什么琥珀只入丸散剂，不入煎剂？

【古今研究】

1. 本草摘要　《名医别录》："主安五脏，定魂魄……消瘀血，通五淋。"《日华子本草》："疗蛊毒，壮心，明目摩翳，止心痛，癫邪，破结癥。"《药性解》："主辟百邪，安五脏，定魂魄，止心痛，消瘀血，利水道，通五淋，破癥结，去目翳，傅金疮。"

2. 现代研究　主含树脂、挥发油，另含琥珀氧松香酸、琥珀松香酸、琥珀银松酸、琥珀脂醇、琥珀松香醇及琥珀酸等。本品有中枢抑制，抗惊厥、抗休克等作用。

酸枣仁

Suānzǎorén

本品首载于《神农本草经》。为鼠李科植物酸枣 *Ziziphus jujuba* Mill. var. *spinosa*（Bunge）Hu ex H. F. Chou 的成熟种子。产于辽宁、河北、山西等地。秋末冬初果实成熟时采收。

【处方用名】酸枣仁、炒酸枣仁、枣仁。

【药品归属】酸枣仁为国家基本医疗保险药品（单味使用不予支付费用）、既是食品又是药品的物品。

【主要药性】甘、酸，平。归肝、胆、心经。

【基本功效】养心补肝，宁心安神，敛汗，生津。

【临床应用】

1. 心神不宁证 本品味甘，入心、肝二经，能滋养心肝之阴血，"功专安神定志"（《本草撮要》），为滋养性安神药。适用于心肝阴血亏虚，心失所养之虚烦不眠，惊悸多梦等，可单用，或与麦冬、制何首乌、茯苓等同用，如安神胶囊（《中国药典》）。若治心神不宁属心脾气血两虚者，可配黄芪、当归、茯神等，如归脾汤（《济生方》）；属心肾两虚，阴血虚少，虚火内扰者，可与生地黄、麦冬、五味子等同用，如天王补心丹（《摄生秘剖》）。

2. 体虚多汗，津伤口渴 本品味酸，能敛阴止汗，生津止渴。适用于体虚汗出，津伤口渴。前者可与黄芪、五味子、山茱萸等同用，后者可与生地黄、麦冬、天花粉等同用。

【临证备要】煎服，10~15g。

【古今研究】

1. 本草摘要 《名医别录》："主治烦心不得眠。"《本草纲目》："味酸性收，故主肝病，寒热结气，酸痹，久泄，脐下满痛之症。"《本经逢原》："熟则收敛津液，故疗胆虚不得眠，烦渴虚汗之证；生则导虚热，故疗胆热好眠，神昏倦怠之证。"

2. 现代研究 主含酸枣仁皂苷 A、B，荷叶碱、欧鼠李叶碱、原荷叶碱、去甲异素堇定碱、右旋衡州乌药碱等，还含糖类、蛋白质、挥发油及有机酸等。《中国药典》规定：含酸枣仁皂苷 A（$C_{58}H_{94}O_{26}$）不得少于 0.030%，含斯皮诺素（$C_{28}H_{32}O_{15}$）不得少于 0.080%。本品有镇静、镇痛、催眠、抗惊厥、抗心律失常作用，能协同巴比妥类药物的中枢抑制作用。此外，还有降体温、降血压、降血脂、抗缺氧、抗肿瘤、抑制血小板凝集、改善心肌缺血、增强免疫功能等作用。

柏子仁

Bǎizǐrén

首载于《神农本草经》。为柏科植物侧柏 *Platycladus orientalis*（L.）Franco 的成熟种仁。主产于山东、河南、河北等地。秋、冬二季采收。

【处方用名】柏子仁、侧柏仁、柏子仁霜。

【药品归属】柏子仁为国家基本医疗保险药品、可用于保健食品的物品。

【主要药性】甘，平。归心、肾、大肠经。

【基本功效】养心安神，润肠通便，止汗。

【临床应用】

1. 心神不宁证 本品亦为滋养性安神药，功似酸枣仁而力稍逊。因其主入心经，故主要适用于心阴血不足，心神失养之心悸怔忡、虚烦不眠、头晕健忘等，每与酸枣仁相须为用，或与麦冬、熟地黄、枸杞子等同用，如柏子养心丸（《体仁汇编》）。

NOTE

2. 肠燥便秘 本品药用种仁，富含油脂，能"滑肠开秘"（《玉楸药解》），有润肠通便之效。适用于老年、体虚、产后等阴血亏虚所致的肠燥便秘，可单用，或配郁李仁、杏仁、松子仁等同用，如五仁丸（《世医得效方》）。

3. 阴虚盗汗 本品甘润，能滋补阴液，"益血止汗"（《本草备要》）。用于阴虚盗汗，常配五味子、酸枣仁等。

【临证备要】 煎服，3~10g。本品"体质多油，肠滑作泻者勿服"（《本草汇言》）。

【古今研究】

1. 本草摘要 《神农本草经》："主惊悸，安五脏，益气，除湿痹。久服，令人润泽美色，耳目聪明，不饥，不老，轻身延年。"《本草纲目》："性平而不寒不燥，味甘而补，辛而能润，其气清香，能透心肾，益脾胃，宜乎滋养之剂用之。""养心气，润肾燥，安魂定魄，益智宁神。"《本草分经》："气香性润。透心脾，滋肝肾，养血止汗，除风湿，助脾药中惟此不燥。"

2. 现代研究 主含二萜类、甾醇类成分，还含脂肪油、少量挥发油、皂苷、维生素 A 和蛋白质等。本品能明显延长睡眠、改善记忆、恢复体力，并有镇静、润肠通便等作用。

灵 芝

Língzhī

首载于《神农本草经》。为多孔菌科真菌赤芝 *Ganoderma lucidum*（Leyss. ex Fr.）Karst. 或紫芝 *Ganoderma sinense* Zhao. Xu et Zhang 的子实体。全国大部分地区均产。全年采收。

【处方用名】 灵芝、灵芝片。

【药品归属】 灵芝为国家基本医疗保险药品（单味或复方均不支付费用）。

【主要药性】 甘，平。归心、肺、肝、肾经。

【基本功效】 补气安神，止咳平喘。

【临床应用】

1. 心神不宁证 本品甘平，入心经。能益气养血，宁心安神。适用于气血亏虚，心神失养所致的心神不宁、惊悸多梦、失眠健忘、体倦神疲等，可单用，如灵芝胶囊（《部颁标准》）；或与人参、藤合欢、五味子同用，如益心宁神片（《中国药典》）。

2. 虚劳咳喘 本品入肺、肾二经，能益肺肾，"疗虚劳"（《本草纲目》），平喘咳，适用于肺虚咳喘，虚劳短气，不思饮食等，可单用，或与人参、熟地黄、黄芪等浸酒服，如至宝灵芝酒（《部颁标准》）。

【临证备要】 煎服，6~12g。

【古今研究】

1. 本草摘要 《神农本草经》："主胸中结，益心气，补中，增慧智不忘。久食轻身不老，延年神仙。"《药性论》："保神益寿。"《本草纲目》："紫芝疗虚劳。"

2. 现代研究 主含葡聚糖 A~G、灵芝多糖、灵芝酸 A、B、C_2、C、D、E、F、K、M 等，以及生物碱类、甾醇类、核苷类成分，还含有多种氨基酸、多肽及有机酸等。《中国药典》规定：含灵芝多糖以无水葡萄糖（$C_6H_{12}O_6$）计，不得少于 0.50%。本品有免疫调节、降血糖、降血脂、抗病毒、抗氧化、抗衰老及抗肿瘤作用，并有保肝、镇静、抗惊厥、强心、抗心律失常、降压、镇咳平喘、改善睡眠、抗过敏等作用；此外，还能抗凝血、抑制血小板聚集。

首乌藤

Shǒuwūténg

首载于《日华子本草》。为蓼科植物何首乌 *Polygonum multiflorum* Thunb. 的藤茎。主产于河南、湖北、广西等地。秋、冬二季采割。

【处方用名】首乌藤、夜交藤。

【药品归属】首乌藤为国家基本医疗保险药品，保健药品中可用于保健食品的物品。

【主要药性】甘，平。归心、肝经。

【基本功效】养血安神，祛风通络。

【临床应用】

1. 心神不宁证　本品味甘，入心、肝二经，能益阴补血，"安神催眠"（《饮片新参》）。适用于阴虚血少之心神不宁，失眠多梦，可单用水煎服，或与珍珠母、丹参同用。

2. 血虚身痛，风湿痹痛　本品既能养血祛风，又能"行经络，通血脉"（《本草再新》）。适用于血虚经脉失养所致的肢体疼痛、肌肤麻木不仁，以及风湿痹痛，关节屈伸不利。前者可与鸡血藤、当归、川芎等同用，后者可与威灵仙、秦艽、桑枝等同用。

此外，本品"用于风疮疥癣作痒，煎汤洗浴"（《本草纲目》），有祛风止痒之功。

【临证备要】煎服，9~15g。外用适量，煎水洗患处。

【古今研究】

1. 本草摘要　《本草纲目》："风疮疥癣作痒，煎汤洗浴，甚效。"《本草从新》："补中气，行经络，通血脉，治劳伤。"《饮片新参》："养肝肾，止虚汗，安神催眠。"

2. 现代研究　主含大黄素、大黄酚、大黄素甲醚、木犀草素木糖苷、2，3，5，4′-四羟基二苯乙烯-2-O-β-D-葡萄糖苷等。《中国药典》规定：含 2，3，5，4′-四羟基二苯乙烯-2-O-β-D-葡萄糖苷（$C_{20}H_{22}O_9$）不得少于 0.20%。本品有镇静、催眠作用，与戊巴比妥钠合用有明显的协同作用，并有降血脂、防治动脉粥样硬化、促进免疫功能及抗炎等作用。

合欢皮

Héhuānpí

首载于《神农本草经》。为豆科植物合欢 *Albizia julibrissin* Durazz. 的树皮。全国大部分地区均产。夏、秋二季剥取。

【处方用名】合欢皮。

【药品归属】合欢皮为国家基本医疗保险药品。

【主要药性】甘，平。归心、肝、肺经。

【基本功效】解郁安神，活血消肿。

【临床应用】

1. 心神不宁证　本品味甘性平，入心、肝二经。能解肝郁，安心神，"令人事事遂欲，时常安乐无忧"（《本草蒙筌》）。适用于情志不遂、忿怒忧郁所致心神不宁，烦躁失眠。可单用，或与柏子仁、酸枣仁、首乌藤等配伍。

2. 跌仆伤痛　本品有"活血消肿止痛"（《本草纲目》）之功。用于跌打损伤，瘀肿疼痛，可单用为末，酒调服，醋淬外敷；或与乳香、没药、骨碎补等配伍。

3. 肺痈，疮痈肿毒　本品活血，能消散内外痈肿。若治肺痈胸痛，咳吐脓血者，可单用本品，或与白蔹为伍，如合欢饮（《景岳全书》）。治疗疮痈肿毒，可与野菊花、蒲公英、紫花地丁等同用。

【临证备要】煎服，6~12g。外用适量。

【古今研究】

1. 本草摘要　《神农本草经》："安五脏，利心志，令人欢乐无忧。"《本草纲目》："和血，消肿，止痛。"《本草汇言》："甘温平补，有开达五神，消除五志之妙应也……味甘气平，主和缓心气。心气和缓，则神明自畅而欢乐无忧。神明畅达，则觉照圆通，所欲咸遂矣。如俗语云，萱草忘忧，合欢蠲忿，正二药之谓欤。"

2. 现代研究　主含（-）-丁香树脂酚-4-O-β-D-呋喃芹糖基-（1→2）-β-D-吡喃葡萄糖苷、（-）-丁香树脂酚-4-O-β-D-呋喃芹糖基-（1→2）-β-D-吡喃葡萄糖基-4′-O-β-D-吡喃葡萄糖苷等木质素类成分，还含萜类、皂苷类、鞣质等。《中国药典》规定：含（-）-丁香树脂酚-4-O-β-D-呋喃芹糖基-（1→2）-β-D 吡喃葡萄糖苷（$C_{33}H_{44}O_{17}$）不得少于0.030%。本品有镇静、增强免疫、抗肿瘤、抗炎等作用。

附：合欢花

为豆科植物合欢的花序或花蕾。为国家基本医疗保险药品。甘，平；归心、肝经。功能解郁安神。用于心神不安，忧郁失眠。煎服，5~10g。

远 志
Yuǎnzhì

首载于《神农本草经》。为远志科植物远志 *Polygala tenuifolia* Willd. 或卵叶远志 *Polygala sibirica* L. 的干燥根。主产于山西、陕西、河北等地。春、秋二季采挖。

【处方用名】远志、制远志、炙远志。

【药品归属】远志为国家基本医疗保险药品、可用于保健食品的物品、国家重点保护野生药材物种（Ⅲ级）。

【主要药性】苦、辛，温。归心、肾、肺经。

【基本功效】安神益智，交通心肾，祛痰，消肿。

【临床应用】

1. 心神不宁证　本品苦辛性温，主入心肾经，性善宣泄通达，"能通肾气上达于心，使肾中之水，上交于离，成既济之象，故能益智疗忘"（《本草便读》）。为交通心肾，安定神志，益智强识之佳品。凡心神不宁，失眠多梦、健忘惊悸、神志恍惚等，"由心肾不交所致，远志能交心肾，故治之"（《本草从新》）。常与茯神、朱砂、龙齿等药同用，如远志丸（《和剂局方》)。

2. 咳嗽痰多，咳痰不爽　本品苦温性燥，入肺经。"化痰止咳，颇有奇功"(《本草正义》)。能使"肺中之呼吸于以调，痰涎于以化，即咳嗽于以止矣"(《医学衷中参西录》)。适用于咳嗽痰多，咳痰不爽者。可单用，如远志酊(《中国药典》)；或与桔梗、白前、前胡等同用。

3. 疮痈肿毒，乳房肿痛　本品"善疗痈毒，敷服皆奇。"(《本草征要》)。凡"一切痈疽背发，从七情忧郁而得。单煎酒服，其渣外敷，投之皆愈"(《本草求真》)。

【临证备要】煎服，3～10g。外用适量。化痰止咳宜炙用。实热或痰火内盛者，或有胃溃疡或胃炎者慎用。

【古今研究】

1. 本草摘要　《神农本草经》："主咳逆伤中，补不足，除邪气，利九窍，益智慧，耳目聪明，不忘，强志，倍力。"《药性论》："治心神健忘，安魂魄，令人不迷，坚壮阳道，主梦邪。"《药品化义》："入心开窍，宣散之药。凡痰涎沃心，壅塞心窍，致心气实热，为昏愦神呆，语言蹇涩，为睡卧不宁，为恍惚惊怖，为健忘，为梦魇，为小儿客忤，暂以此豁痰利窍，使心气开通，则神魂自宁也。"

2. 现代研究　主含远志酸、细叶远志皂苷、远志皂苷元 A、B、远志叫酮Ⅲ，及生物碱类、酚性糖苷类成分等。《中国药典》规定：含远志叫酮Ⅲ($C_{25}H_{28}O_{15}$)不得少于0.15%。含3,6'-二芥子酰基蔗糖($C_{36}H_{46}O_{17}$)不得少于0.50%。制远志含远志叫酮Ⅲ不得少于0.10%。含3,6'-二芥子酰基蔗糖不得少于0.30%。含细叶远志皂苷($C_{36}H_{56}O_{12}$)不得少于2.0%。本品有镇静、催眠、抗惊厥、祛痰、镇咳、降压、兴奋子宫等作用，对革兰阳性菌及多种杆菌有明显抑制作用；此外，还有抗衰老、抗突变、抗癌及溶血作用。

第二十一章 平抑肝阳药

一、含义

凡以平抑肝阳为主要功效，常用以治疗肝阳上亢证的药物，称为平抑肝阳药，又称平降肝阳药、平肝潜阳药，简称平肝阳药、平肝药。

二、性能特点

本章药物多为沉降之品，主入肝经。能平抑亢奋之肝阳，减轻或消除肝阳升发太过所致诸症。因其以介类药物居多，故有"介类潜阳"之说。本章药物的主要功效为平抑肝阳、平肝潜阳。

介类药物都能"潜阳"吗？

所谓平抑肝阳，是指药物能潜降肝阳，治疗肝阳上亢证的作用。简称平肝阳、平肝。而传统习惯则根据药材的来源不同将其分为两类。把介类或矿物类药物的此类功效称平肝潜阳、潜阳，把植物类药物的此类功效称平抑肝阳、平降肝阳。一般认为，平肝潜阳的作用较强，平抑肝阳的作用稍逊。

三、主治病证

适用于肝肾阴虚，水不涵木，不能制阳，以致阴虚于下，阳亢于上，症见眩晕耳鸣、头目胀痛、面赤、烦躁、腰膝酸软等肝阳上亢证。

四、应用原则

肝阳上亢属于阴虚阳亢、本虚标实证。故常与补益肝肾之阴的药物同用，以标本兼顾。若肝阳化风，导致肝风内动者，常与息风止痉药同用。兼有肝火亢盛，烦躁易怒者，常配清肝泻火药。兼有心神不宁者，常配伍安神药。

五、使用注意

本类药物多来源于介类或矿石类，用量可稍大，宜打碎先煎。因其有碍消化，故常与消食健脾药为伍。

六、现代研究

平抑肝阳药多具有镇静、降压作用。部分药物尚有保肝、抗炎、抗动脉粥样硬化、抗氧化、抗肿瘤、延缓衰老等多种药理作用。

石决明

Shíjuémíng

首载于《名医别录》。为鲍科动物杂色鲍 *Haliotis diversicolor* Reeve、皱纹盘鲍 *Haliotis discus hannai* Ino、羊鲍 *Haliotis ovina* Gmelin、澳洲鲍 *Haliotis ruber*（Leach）、耳鲍 *Haliotis asinina* Linnaeus 或白鲍 *Haliotis laevigata*（Donovan）的贝壳。主产于广东、福建、山东等沿海地区。夏、秋二季捕捞。

【处方用名】石决明、九孔石决明、九孔贝、煅石决明。

【药品归属】石决明为国家基本医疗保险药品、可用于保健食品的物品。

【主要药性】咸、寒。归肝经。

【基本功效】平肝潜阳，清肝明目。

【临床应用】

1. 肝阳上亢证　本品咸寒质重，专入肝经。能潜镇肝阳，清泄肝火，"为凉肝镇肝之要药"（《医学衷中参西录》），兼能滋养肝阴。适用于肝肾阴虚，肝阳上亢之头痛眩晕，常与夏枯草、牡蛎、白芍等同用。

2. 目赤翳障，视物昏花　本品长于清肝火，益肝阴，明目去翳。无论"内服外点，皆决能明目"（《本草便读》）。大凡目疾，无论属虚属实皆可运用，故为治目疾之要药。若治肝火上炎之目赤肿痛，可与黄连、车前子同用，如决明丸（《圣济总录》）。治目生翳障，可单用水飞点眼，或与木贼、蛇蜕、白菊花等同用，如石决明散（《证治准绳》）。治肝肾阴虚所致羞明畏光、视物模糊，可与熟地黄、枸杞子、谷精草等同用，如复明片（《中国药典》）。

此外，本品煅用有收敛、制酸、止血等作用，可用于疮疡久溃不敛，胃痛泛酸及外伤出血等。

【临证备要】煎服，6～20g；应打碎先煎。平肝、清肝宜生用，外用点眼宜煅用、水飞。本品咸寒，易伤脾胃，故脾胃虚寒，食少便溏者慎用。

【古今研究】

1. 本草摘要　《名医别录》："主治目障翳痛，青盲。"《药性切用》："平肝清热，明目去翳。"《医学衷中参西录》："石决明味微咸，性微凉，为凉肝、镇肝之要药……为其能凉肝，兼能镇肝，故善治脑中充血作疼、作眩晕，因此证多系肝气、肝火挟血上冲也。"

2. 现代研究　主含碳酸钙，还含壳角质及钠、钙、钛等微量元素。《中国药典》规定：含碳酸钙（$CaCO_3$）不得少于93.0%；煅石决明不得少于95.0%。本品有中和胃酸、解热、镇静、解痉、抑菌、抗炎、止血等作用。

珍珠母

Zhēnzhūmǔ

首载于《本草图经》。为蚌科动物三角帆蚌 *Hyriopsis cumingii*（Lea）、褶纹冠蚌 *Cristaria pli-*

cata（Leach）或珍珠贝科动物马氏珍珠贝 *Pteria martensii*（Dunker）的贝壳。产于江苏、浙江、广东等地。全年均可捕捞。

【处方用名】珍珠母、真珠母、煅珍珠母。

【药品归属】珍珠母为国家基本医疗保险药品。

【主要药性】咸、寒。归肝、心经。

【基本功效】平肝潜阳，安神定惊，明目退翳。

【临床应用】

1. 肝阳上亢证　本品咸寒质重，能平肝阳，清肝火，适用于肝阳上亢之头痛眩晕。其药性、功用与石决明相似，每常相须为用；或与夏枯草、煅磁石、钩藤等同用，如清脑降压片（《中国药典》）。

2. 心神不宁证　本品质重沉降，入心经，有镇惊安神之功。治心火亢盛之心神不安，烦躁不眠，可与黄连、朱砂等同用。若治心血不足、虚火内扰所致的心悸失眠、头晕耳鸣，可与五味子、石菖蒲、首乌藤等同用，如安神补心片（《中国药典》）。

3. 目赤翳障，视物昏花　本品咸寒，主入肝经。能清肝明目退翳，亦为治目疾之常用药物。如治肝火上炎之目赤肿痛，羞明畏光，目生翳障，常与石决明、夏枯草、菊花等同用。若治肝肾亏虚之目暗不明，视物昏花，可与苍术、猪肝同煮食，或配菊花、枸杞子等同用。

此外，本品煅用有收敛、制酸、止血等作用，可用于疮疡久溃不敛，胃痛泛酸及外伤出血等。

【临证备要】煎服，10~25g；宜打碎先煎。或入丸、散剂。外用适量。本品咸寒，易伤脾胃，故脾胃虚寒，食少便溏者慎用。

【古今研究】

1. 本草摘要　《本草纲目》："安魂魄，止遗精白浊，解痘疗毒。"《饮片新参》："平肝潜阳，安神魂，定惊痫，消热痞、眼翳。"

2. 现代研究　主含碳酸钙，还含铜、铁、锌等微量元素。本品对抗实验性白内障，四氯化碳引起的实验性肝损伤有保护作用，对大鼠应激性胃溃疡有明显的抑制作用，并有镇静及抗惊厥作用。

牡 蛎

Mǔlì

首载于《神农本草经》。为牡蛎科动物长牡蛎 *Ostrea gigas* Thunberg、大连湾牡蛎 *Ostrea talienwhanensis* Crosse 或近江牡蛎 *Ostrea rivularis* Gould 的贝壳。产于广东、福建、浙江等地。全年均可捕捞。

【处方用名】牡蛎、煅牡蛎。

【药品归属】牡蛎为国家基本医疗保险药品（单味使用不予支付费用）、既是食品又是药品的物品。

【主要药性】咸、微寒。归肝、胆、肾经。

【基本功效】潜阳补阴，重镇安神，软坚散结，收敛固涩，制酸止痛。

【临床应用】

1. 肝阳上亢证 本品咸寒沉降，入肝、肾经，"能益阴潜阳"（《本草便读》）。适用于肝肾阴虚，肝阳上亢之头晕目眩、耳鸣耳胀、烦躁易怒等。常与代赭石、龙骨、白芍等同用，如建瓴汤（《医学衷中参西录》）。

2. 心神不宁证 本品有镇惊安神之功，功似龙骨而力稍逊。治疗心神不安，惊悸怔忡，失眠多梦，二者常相须为用，如舒心冲剂（《部颁标准》）。

3. 瘰疬瘿瘤，癥瘕痞块 本品寒咸，能清热软坚散结，凡"一切痰血癥瘕，瘿瘤瘰疬之类，得之则化"（《长沙药解》）。若治痰火郁结之瘰疬、瘿瘤，可单用为末，调鸡胆汁外敷，或与浙贝母、玄参、夏枯草等同用，如内消瘰疬丸（《医学启蒙》）。治痰瘀互结之胁下痞块，常配鳖甲、柴胡、桃仁等同用。

4. 滑脱诸证 本品煅后，"性多涩固"（《本草便读》），可用于体虚不固所致的多种滑脱证。若治自汗，盗汗，常与黄芪、麻黄根等同用，如牡蛎散（《和剂局方》）。治肾虚不固之遗精滑泄，常与沙苑子、芡实、龙骨等同用，如金锁固精丸（《医方集解》）。治尿频，遗尿，可与桑螵蛸、金樱子、益智仁等同用。治疗崩漏、带下，可与龙骨、海螵蛸、山药等配伍。

此外，本品煅用有制酸止痛之功，可用于胃痛泛酸。

【临证备要】煎服，9~30g；宜打碎先煎。外用适量。收敛固涩，制酸止痛宜煅用，其他宜生用。

【古今研究】

1. 本草摘要 《神农本草经》："主惊恚怒气，除拘缓，鼠瘘，女子带下赤白，久服强骨节。"《饮片新参》："平肝、潜阳，软坚、消痰痞，止脘痛，涩精敛汗。"

2. 现代研究 主含碳酸钙；还含蛋白质及镁、钠、锶等微量元素。《中国药典》规定：含碳酸钙（$CaCO_3$）不得少于94.0%。本品有镇静，抗惊厥、镇痛作用；煅牡蛎有抗实验性胃溃疡作用。

紫贝齿
Zǐbèichǐ

首载于《新修本草》。为宝贝科动物阿拉伯绶贝 *Mauritia arabica* (Linnaeus) 的贝壳。产于海南、台湾、福建等地。夏季捕捞。

【处方用名】紫贝齿、煅紫贝齿。

【主要药性】咸，平。归肝、心经。

【基本功效】平肝潜阳，镇惊安神，明目退翳。

【临床应用】

1. 肝阳上亢证 本品质重潜降，入肝经，能平肝潜阳，用于肝阳上亢之头晕目眩，常与珍珠母、牡蛎等相须为用。

2. 心神不宁证 本品有镇惊安神之功，用于心神不安，惊悸心烦，失眠多梦等，可与龙骨、酸枣仁等同用。

3. 目赤翳障，目暗不明 本品有清肝明目作用。治肝热目赤肿痛，目生翳膜，视物昏花等，可与石决明、珍珠、等同用，如七宝膏（《证治准绳》）。

【临证备要】煎服，10~15g。宜打碎先煎，或研末入丸散剂。脾胃虚弱者慎用。

【古今研究】

1. 本草摘要   《新修本草》："明目，去热毒。"《医学入门》："壳煅灰傅痈疽，点眼明目去翳。"《饮片新参》："清心，平肝安神，治惊惕不眠。"

2. 现代研究   主含碳酸钙，还含磷酸盐、硅酸盐、硫酸盐和氧化物、多种氨基酸、有机质及镁、铁、锌、锰、铜、铬、锶等微量元素。本品具有一定的镇静、催眠作用。

赭 石

Zhěshí

首载于《神农本草经》。为氧化物类矿物刚玉族赤铁矿，主含三氧化二铁（Fe_2O_3）。主产于山西、河北。全年均可采集。

【处方用名】赭石、代赭石、煅赭石。

【药品归属】赭石为国家基本医疗保险药品。

【主要药性】苦，寒。归肝、心、肺、胃经。

【基本功效】平肝潜阳，重镇降逆，凉血止血。

【临床应用】

1. 肝阳上亢证   本品苦寒沉降，主入肝经，能"平肝降火"（《本草再新》）。适用于肝阳上亢之头痛眩晕，目胀耳鸣，烦躁易怒等。常与牡蛎、龙骨、白芍等同用，如建瓴汤（《医学衷中参西录》）；或与磁石、珍珠母、牛膝等同用，如脑立清丸（《中国药典》）。

2. 肺胃气逆证   本品质重沉降，"以镇逆气"（《本经逢原》），为重镇降逆之要药。因其主入肺胃经，故以"降摄肺胃之逆气"（《长沙药解》）见长。若治胃气上逆之呕吐、呃逆、噫气频作者，常与旋覆花相须为用，如旋覆代赭汤（《伤寒论》）。治肺气上逆之咳嗽气喘，可单用，或随证配伍。如肺热咳喘，可与桑白皮、枇杷叶等同用；痰湿阻肺之咳喘，可配半夏、陈皮等同用。

3. 血热出血   本品"堪清血分，苦而寒"（《本草便读》）。能清降气火，凉血止血。尤宜于气火上逆，迫血妄行所致的吐血、衄血。可单用本品醋淬研末冲服，或与瓜蒌、竹茹等同用，如寒降汤（《医学衷中参西录》）。若治血热崩漏下血，可与地榆、槐花等同用。

【临证备要】煎服，10~30g；宜打碎先煎。入丸、散，每次1~3g。外用适量。降逆、平肝宜生用，止血宜煅用。本品苦寒，易伤脾胃，故脾胃虚寒，食少便溏者慎用。孕妇慎用。

【典型案例】赭石降逆止吐案。一室女，中秋节后，感冒风寒，三四日间，胸膈满闷，不受饮食，饮水一口亦吐出，剧时恒以手自挠其胸。脉象滑实，右部尤甚，遂单用生赭石细末两半，俾煎汤温饮下，顿饭顷仍吐出。盖其闭口皆为痰涎壅滞，药不胜病，下行不通复转而吐出也。遂更用赭石四两，煎汤一大碗，分三次陆续温饮下，胸次遂通，饮水不吐（《医学衷中参西录》）。

【古今研究】

1. 本草摘要   《本经逢原》："赭石之重，以镇逆气。"《医学衷中参西录》："能生血兼能凉血，而其质重坠，又善镇逆气，降痰涎，止呕吐，通燥结，用之得当能建奇效。"

2. 现代研究　主含氧化铁，还含有钙、锰、锶等多种微量元素。《中国药典》规定：含铁（Fe）不得少于45.0%。本品有镇静、抗惊厥、抗炎、止血等作用。

蒺　藜
Jílí

首载于《神农本草经》。为蒺藜科植物蒺藜 *Tribulus terrestris* L. 的成熟果实。产于河南、河北、山东等地。秋季果实成熟时采收。

【处方用名】蒺藜、蒺藜子、刺蒺藜、白蒺藜、炒蒺藜。

【药品归属】蒺藜为国家基本医疗保险药品、可用于保健食品的物品。

【主要药性】辛、苦，微温；有小毒。归肝经。

【基本功效】平肝解郁，活血祛风，明目，止痒。

【临床应用】

1. 肝阳上亢证　本品入肝经，能平抑肝阳，作用缓和。适用于肝阳上亢之眩晕头痛，每与钩藤、石决明、珍珠母等同用。

2. 肝郁气滞证　本品辛能行散，主入肝经，长于疏理肝经之郁滞，兼能活血通络。适用于肝气郁滞之胸胁胀痛，乳房作痛等，常与香附、青皮、橘叶等同用。

3. 目赤翳障　本品能平肝散风，明目退翳，善"疗双目赤痛，翳生不已"（《本草蒙筌》）。"为治风明目要药"（《本经逢原》）。适用于风热上攻之目赤肿痛、翳膜遮睛、羞明多眵、眼边赤烂、红肿痛痒、迎风流泪等，常与密蒙花、决明子、蝉蜕等配伍，如明目蒺藜丸（《部颁标准》）。

4. 风疹瘙痒，白癜风　本品有祛风止痒之功，凡"遍身白癜瘙痒难当者，服此治无不效"（《本草求真》）。若治风疹瘙痒，常配伍防风、荆芥、白鲜皮等同用。治白癜风，症见白斑散在分布，色泽苍白，边界较明显者，常与补骨脂、乌梢蛇、白鲜皮等同用，如白癜风胶囊（《中国药典》）。

【临证备要】煎服，6~10g。外用适量。孕妇慎用。

【古今研究】

1. 本草摘要　《本草求真》："宣散肝经风邪，凡因风盛而见目赤肿翳，并遍身白癜瘙痒难当者，服此治无不效。"《本草便读》："善行善破，专入肺、肝，宣肺之滞，疏肝之瘀，故能治风痹目疾，乳痈积聚等证。温苦辛散之品，以祛逐为用，无补药之功也。"

2. 现代研究　主含刺蒺藜皂苷A~E、刺蒺藜苷、山柰酚、槲皮素等；还含挥发油、脂肪酸等。本品有强心、抗动脉硬化、降低血小板聚集性、降血糖、抗过敏、降压、利尿等作用。

罗布麻叶
Luóbùmáyè

首载于《救荒本草》。为夹竹桃科植物罗布麻 *Apocynum venetum* L. 的叶。主产于内蒙古、甘肃、新疆。夏季采收。

【处方用名】罗布麻叶、罗布麻。

【药品归属】罗布麻叶为国家基本医疗保险药品、可用于保健食品的物品。

【主要药性】甘、苦，凉。归肝经。

【基本功效】平肝安神，清热利水。

【临床应用】

肝阳上亢证　本品苦凉，主入肝经。功能平抑肝阳，兼清肝热。适用于肝阳上亢之头晕头胀、心悸失眠等，可单用，如罗布麻叶片、罗布麻叶冲剂（《部颁标准》）；或与夏枯草、钩藤、珍珠母等同用，如罗布麻降压片（《部颁标准》）。

此外，本品尚能清热利水，可用于水肿，小便不利。

【临证备要】煎服或开水泡服，6~12g。

【古今研究】

1. 本草摘要　《中国药植图鉴》："嫩叶，蒸炒揉制后代茶，有清凉去火，防止头晕和强心的功用。"《陕西中草药》："味淡涩，性凉，有小毒，清凉泻火，强心利尿，降血压。治心脏病，高血压，神经衰弱，肾炎浮肿。"

2. 现代研究　主含金丝桃苷、芦丁、山柰素，槲皮素、延胡索酸、琥珀酸、绿原酸等；还含鞣质、蒽醌、氨基酸等。《中国药典》规定：含金丝桃苷（$C_{21}H_{20}O_{12}$）不得少于 0.30%。本品有镇静、抗抑郁、降血脂、降压、强心、利尿、抗动脉粥样硬化等作用。

第二十二章 息风止痉药

一、含义

凡以息风止痉为主要功效，常用以治疗肝风内动证的药物，称为息风止痉药。简称息风药，或止痉药。

二、性能特点

息风止痉药性偏寒凉，主入肝经。能抑制风动，平定抽搐。因其以虫类动物居多，故有"虫类搜风"之说。本章药物的主要功效为息风止痉。

> 虫类药物都能"搜风"吗？

所谓息风止痉，是指药物能平息肝风，以制止痉挛抽搐，治疗肝风内动证的作用。简称息风，或止痉。

三、主治病证

适用于各种原因所致的肝风内动证。症见肢体抽搐、眩晕、震颤等。

四、应用原则

主要根据肝风内动的病因病机及兼证进行配伍用药。如治肝阳化风之眩晕、肢体震颤，甚或卒然昏倒，口眼㖞斜，半身不遂等，常与平抑肝阳药合用。治热极生风之高热、神昏、抽搐等，当配伍清热泻火解毒之品。治阴血亏虚而风动之手足蠕动、震颤，关节拘急，肢体麻木等，当配伍养阴补血之品。若兼窍闭神昏者，当配伍开窍醒神之品；兼心神不安、失眠多梦者，当配伍安神药。

五、使用注意

本章中个别药物有毒，用量不宜过大。孕妇忌服。

六、现代研究

息风止痉药有镇静、抗惊厥作用。能抑制实验性癫痫的发生，可使实验动物自主活动减少，部分药物还有解热、镇痛等多种药理作用。

羚羊角

Língyángjiǎo

首载于《神农本草经》。为牛科动物赛加羚羊 *Saiga tatarica* Linnaeus 的角。主产于俄罗斯。全年均可捕捉。

【处方用名】羚羊角、羚羊角片、羚羊角粉。

【药品归属】羚羊角为国家基本医疗保险药品、国家重点保护野生药材物种（Ⅰ级）。

【主要药性】咸，寒。归肝、心经。

【基本功效】平肝息风，清肝明目，清热解毒。

【临床应用】

1. 肝风内动证　本品性寒，主入厥阴肝经。善"清肝胆之热狂"，"治厥阴之风痉"（《本草便读》），为凉肝息风止痉之要药。因其清热力强，故尤善治热盛风动之惊痫抽搐。可单用锉粉，装胶囊服用，如羚羊角胶囊（《中国药典》）；或与钩藤、白芍、菊花等同用，如羚角钩藤汤（《通俗伤寒论》）。若治热闭心包，热盛动风之高热烦躁，神昏谵语，痉厥抽搐者，宜与水牛角、石膏、寒水石等同用。

2. 肝阳上亢证　本品质重沉降，"为平肝之妙药"（《医学衷中参西录》）。用于肝阳上亢之头晕、头胀、头痛、耳鸣等，常与夏枯草、黄芩、槲寄生同用，如复方羚角降压片（《中国药典》）。

3. 肝火上炎，目赤翳障　本品"善入肝经以泻其邪热，且善伏肝胆中寄生之相火，为眼疾有热者无上妙药"（《医学衷中参西录》）。适用于肝经火盛，上攻头目之头痛，目赤肿痛，羞明流泪，目生翳障等。可单用锉末服，或与决明子、黄芩、龙胆草等同用，如羚羊角散（《和剂局方》）。

4. 温毒发斑，痈肿疮毒　本品"最能清大热，兼能解热中之大毒"（《医学衷中参西录》），有泻火解毒之功。治温毒发斑，可单用锉末服，或配生地黄、赤芍、大青叶等同用。治热毒疮肿，可与金银花、连翘、栀子等同用。

【临证备要】煎服，1~3g，宜另煎2小时以上；磨汁或研粉服，每次0.3~0.6g。本品性寒，脾虚慢惊者忌用。

【典型案例】羚羊角清肝明目案。某女，年五六岁，患眼疾。先经东医治数日不愈，延为诊视。其两目胬肉长满，遮掩目睛，分毫不露，且疼痛异常，号泣不止。遂单用羚羊角二钱，俾急煎汤服之，至夜半，已安然睡去。翌晨，胬肉已退其半。又煎渣服之，痊愈（《医学衷中参西录》）。

【古今研究】

1. 本草摘要　《本草纲目》："羚羊角，入厥阴肝经。肝开窍于目，其发病也，目暗障翳，而羚羊角能平之。肝主风，在合为筋，其发病也，小儿惊痫，妇人子痫，大人中风搐搦及经脉挛急，历节掣痛，而羚羊角能舒之。魂者，肝之神也，发病则惊骇不宁，狂越僻谬，而羚羊角能安之。"《药性切用》："清肝泻热，去翳，舒筋，为惊狂抽搐专药。"

2. 现代研究　主含角质蛋白、磷酸钙及微量元素等。本品对中枢神经系统有抑制作用，能镇静、镇痛，并能增强动物耐缺氧能力，有抗惊厥、解热、降压作用。

附：山羊角

为牛科动物青羊 *Naemorhedus goral* Ltardwicke 的角。咸，寒；归肝经。功能平肝镇惊。用于肝阳上亢之头晕目眩，肝火上炎之目赤肿痛及惊痫抽搐等。其性能、功用与羚羊角相似，惟药力较弱，可作为羚羊角的代用品。煎服，10～15g。

牛　黄
Niúhuáng

首载于《神农本草经》。为牛科动物牛 *Bos taurus domesticus* Gmelin 的胆结石。产于西北、东北、华北等地。全年皆产。

【处方用名】牛黄、天然牛黄、西牛黄、京牛黄、丑宝。

【药品归属】牛黄为国家基本医疗保险药品（单味或复方均不支付费用）。

【主要药性】甘，凉。归心、肝经。

【基本功效】凉肝息风，清心豁痰，开窍醒神，清热解毒。

【临床应用】

1. 肝风内动证　本品性凉，主入心肝二经。能清热凉肝，息风止痉。主要适用于热极生风之惊痫抽搐，癫痫发狂。可使"风火息，神魂清，诸证自瘥"（《本草经疏》）。若治小儿惊风，高热抽搐，牙关紧闭，烦躁不安者，可与全蝎、僵蚕、天竺黄等同用，如牛黄镇惊丸（《中国药典》）。治癫痫，时时发动，不知人事者，常与珍珠、琥珀、钩藤等同用，如定心神牛黄丸（《圣济总录》）。

2. 窍闭神昏　本品性凉，入心经。功能清心豁痰，开窍醒神，为凉开之剂。若治痰火内盛所致烦躁不安，神志昏迷，常与水牛角、冰片、朱砂等同用，如速效牛黄丸（《中国药典》）。治温热病热邪内陷心包，或痰热蒙闭心窍之高热烦躁，神昏谵语，及小儿惊厥属痰热内闭者，常与麝香、安息香、琥珀等同用，如至宝丹（《和剂局方》）。

3. 咽喉肿痛，口舌生疮，疮痈肿毒　本品性凉，为清热解毒之良药，既可内服，也可外用。对于上述诸证属火毒郁结者为佳。若治火热内盛，咽喉肿痛，牙龈肿痛，口舌生疮等，常与雄黄、石膏、大黄等同用，如牛黄解毒片（《中国药典》）。治热毒蕴结，疔痈疮疖，可与珍珠母、蟾酥、青黛等同用，如牛黄消炎丸（《中国药典》）。

【临证备要】入丸、散剂，每次 0.15～0.35g。外用适量，研末敷患处。非实热证不宜用。孕妇慎用。

【古今研究】

1. 本草摘要　《神农本草经》："主惊痫，寒热，热盛狂痉。"《日华子本草》："疗中风失音，口噤，妇人血噤，惊悸，天行时疾，健忘虚乏。"《会药医镜》："疗小儿急惊，热痰壅塞，麻疹余毒，丹毒，牙疳，喉肿，一切实证垂危者。"

2. 现代研究　主含胆红素、胆酸、去氧胆酸、牛黄胆酸等；还含有脂肪酸、卵磷脂、维生素 D 等。《中国药典》规定：含胆酸（$C_{24}H_{40}O_5$）不得少于 4.0%，含胆红素（$C_{33}H_{36}N_4O_6$）不得少于 35.0%。本品有镇静、抗惊厥、解热、降压、利胆、保肝、抗炎、止血、降血脂等作用，对结核杆菌、金黄色葡萄球菌、奈氏双球菌及链球菌等均有抑制作用。

【备注】本品为牛的病理产物。"所谓黄者，牛之病也。牛黄凝于肝胆而成黄，故名牛黄"（《本草纲目》）。

附：体外培育牛黄、人工牛黄

1. 体外培育牛黄　本品以牛科动物牛 *Bos taurus domesticus* Gmelin 的新鲜胆汁作母液，加入去氧胆酸、胆酸、复合胆红素钙等制成。为国家基本医疗保险药品。甘，凉；归心、肝经。功能清心，豁痰，开窍，凉肝，息风，解毒。用于热病神昏，中风痰迷，惊厥抽搐，癫痫发狂，咽喉肿痛，口舌生疮，痈肿疔疮。0.15~0.35g，多入丸散用。外用适量，研末敷患处。孕妇慎用。偶有轻度消化道不适。

2. 人工牛黄　为牛胆粉、胆酸、猪去氧胆酸、牛磺酸、胆红素、胆固醇、微量元素等加工制成。为国家基本医疗保险药品。甘，凉；归心、肝经。功能清热解毒，化痰定惊。用于痰热谵狂，神昏不语，小儿急热惊风，咽喉肿痛，口舌生疮，痈肿疔疮。一次 0.15~0.35g，多作配方用。外用适量敷患处。孕妇慎用。

珍　珠

Zhēnzhū

本品首载于《雷公炮炙论》。为珍珠贝科动物马氏珍珠贝 *Pteria martensii*（Dunker）、蚌科动物三角帆蚌 *Hyriopsis cumingii*（Lea）或褶纹冠蚌 *Cristaria plicata*（Leach）等双壳类动物受刺激形成的珍珠。主产于广西、广东、海南。全年可采。

【处方用名】珍珠、珍珠粉、真珠。

【药品归属】珍珠为国家基本医疗保险药品（单味或复方均不支付费用）、可用于保健食品的物品。

【主要药性】甘、咸，寒。归心、肝经。

【基本功效】安神定惊，明目退翳，解毒生肌，润肤祛斑。

【临床应用】

1. 惊风癫痫　本品性寒质重，善清心、肝之热而定惊止痉。治急惊风，痰热壅盛者，可与天南星、天麻、全蝎等同用，如真珠天麻丸（《普济方》）。治惊风大热者，可与北寒水石为伍，如镇心真珠丸（《幼幼新书》）。治妇人神识不安，癫狂言语失次，如见鬼神者，可与朱砂、琥珀、茯神等同用，如珍珠散（《普济方》）。

2. 心神不宁证　本品性寒质重，能入心清热，"镇心定悸"（《本草便读》）。因其兼能益阴，故对于心阴虚有热之心神不宁，惊悸失眠等尤为适宜。可单用珍珠粉吞服，或与蜂蜜调服，亦可配酸枣仁、柏子仁、五味子等同用。

3. 目赤翳障　本品性寒，入肝经。善清肝经之热邪而明目退翳。善治目疾，尤多用于肝经风热或肝火上攻之目赤涩痛，目生翳膜等。可与石决明、甘菊花、青葙子等共为散服，如真珠散（《圣惠方》）。也可单用，"捣细末务如粉霜，开青盲兼除翳障，渍水洗眼亦妙"（《本草蒙筌》）。或与琥珀、冰片等研极细，点眼，如点眼真珠散（《圣济总录》）。

4. 口舌生疮，咽喉溃烂，疮疡不敛 本品外用，能清热解毒，"长肉生肌，尤臻奇效"（《本草求真》）。治热毒内蕴所致的咽痛、咽部红肿、糜烂，口腔溃疡久不收敛者，可与牛黄共为细末，吹入患处，如珠黄散（《中国药典》）。治一切浸淫恶疮，久不生肌，疮口不敛者，可与白蔹、白及、龙骨等共为极细末，干掺疮上，如真珠散（《杨氏家藏方》）。

此外，本品外用有润肤祛斑之效，可用于皮肤色斑。

【临证备要】 内服入丸、散用，每次 0.1~0.3g。外用适量。

【古今研究】

1. 本草摘要 《海药本草》："主明目，除面黯，止泄。"《本草汇言》："镇心，定志，安魂，解结毒，化恶疮，收内溃破烂。"

2. 现代研究 主含碳酸钙；还含氨基酸微量元素等。本品有镇静、抗惊厥、免疫增强、延缓衰老、抗炎镇痛、抗疲劳、抗心律失常、抗辐射及抗肿瘤作用，外用能促进创面愈合。

钩 藤
Gōuténg

首载于《名医别录》。为茜草科植物钩藤 *Uncaria rhynchophylla*（Miq.）Miq. ex Havil.、大叶钩藤 *Uncaria macrophylla* Wall.、毛钩藤 *Uncaria hirsuta* Havil.、华钩藤 *Uncaria sinensis*（Oliv.）Havil. 或无柄果钩藤 *Uncaria sessilifructus* Roxb. 的带钩茎枝。产于广东、广西、湖南等地。秋、冬二季采收。

【处方用名】 钩藤、双钩藤。

【药品归属】 钩藤为国家基本医疗保险药品。

【主要药性】 甘，凉。归肝、心包经。

【基本功效】 息风定惊，清热平肝。

【临床应用】

1. 肝风内动证 本品甘凉，入肝经。长于清肝热，息肝风，"专理肝风相火之病"（《本草正》）。为治肝风内动，惊痫抽搐之常用药物。尤宜于肝经热极风动之高热惊厥，四肢抽搐等，可使"风静火息，则诸证自除"（《本草纲目》）。常与羚羊角、白芍、菊花等同用，如羚角钩藤汤（《通俗伤寒论》）。若治小儿急惊风，症见壮热惊悸，牙关紧闭，手足抽搐者，可与羚羊角、天麻、全蝎等同用，如钩藤饮（《医宗金鉴》）。

2. 肝阳上亢证 本品既能清肝热，又善平肝阳，可用于肝阳上亢或肝火上炎所致的头痛头胀、眩晕等。前者常与夏枯草、煅磁石、珍珠母等同用，如清脑降压片（《中国药典》）；后者可与夏枯草、栀子、菊花等同用。

此外，本品息风定惊，兼能疏风透热，尚可用于感冒夹惊，风热头痛及小儿惊哭夜啼。

【临证备要】 煎服，3~12g。若"久煎便无力，俟它药煎熟，一二沸即起，颇得力也"（《本草征要》），故宜后下。

【古今研究】

1. 本草摘要 《名医别录》："主小儿寒热，十二惊痫。"《药性论》："主小儿惊啼，瘈疭热壅。"《本草纲目》："钩藤，手、足厥阴药也。足厥阴主风，手厥阴主火，惊痫眩晕，皆肝风相火之病，钩藤通心包于肝木，风静火息，则诸症自除。"

2. 现代研究　主含钩藤碱、异钩藤碱、去氢钩藤碱、常春藤苷元，还含钩藤苷元、槲皮素、槲皮苷等。本品有抗癫痫、镇静、抗精神依赖、降血压、抗脑缺血等作用。

天　麻
Tiānmá

首载于《神农本草经》。为兰科植物天麻 *Gastrodia elata* Bl. 的块茎。产于湖北、四川、云南等地。立冬后至次年清明前采挖。

【处方用名】天麻、明天麻。

【药品归属】天麻为国家基本医疗保险药品（单味使用不予支付费用）、可用于保健食品的物品。

【主要药性】甘，平。归肝经。

【基本功效】息风止痉，平抑肝阳，祛风通络。

【临床应用】

1. 肝风内动证　本品主入肝经，功能"息风平肝，宁神镇静"（《本草正义》），对于各种原因所致的肝风内动、惊痫抽搐均可配伍应用。若治小儿急慢惊风，大人中风涎壅，半身不遂，言语艰难等，可与半夏、茯苓、白术等同用，如天麻散（《卫生宝鉴》）。治肝风上扰所致的癫痫抽搐，可单用研末，装胶囊服，如全天麻胶囊（《中国药典》）。治破伤风，痉挛抽搐、角弓反张等，可与天南星、白附子、防风等配伍，如玉真散（《外科正宗》）。

2. 眩晕头痛　本品既息肝风，又平肝阳。"诸风掉眩，眼黑头眩，风虚内作，非天麻不治"（《本经逢原》）。可用于多种原因所致的眩晕、头痛，尤以治肝阳上亢所致者最为适宜。可单用炖服，或研末吞服；或与钩藤相须为用。若治风痰上扰之眩晕头痛，可与半夏、茯苓、白术等同用，如半夏白术天麻汤（《医学心悟》）。治肝肾阴虚之头晕目眩、头痛耳鸣等，可与何首乌、熟地、黄精等同用，如天麻首乌片（《中国药典》）。

天麻有没有补益作用？

3. 肢体麻木，手足不遂，风湿痹痛　本品以治风见长。"内风可定，外风亦可定"（《本草便读》）。能祛风通络，"通关透节"（《本草撮要》）。治风湿麻木瘫痪，可与独活、羌活浸酒饮。治妇人风痹，手足不遂，可与牛膝、杜仲、附子浸酒饮。治风湿痹痛，肢体拘挛、手足麻木、腰腿疼痛等，常与独活、杜仲、牛膝等同用，如天麻丸（《中国药典》）。

【临证备要】煎服，3~10g。研末冲服，每次 1~1.5g。

【古今研究】

1. 本草摘要　《开宝本草》："主诸风湿痹，四肢拘挛，小儿风痫，惊气，利腰膝，强筋力。"《本草汇言》："主头风，头痛，头晕虚旋，癫痫强痉，四肢挛急，语言不顺，一切中风，风痰。"

2. 现代研究　主含天麻素、天麻苷元、天麻多糖等。《中国药典》规定：含天麻素（$C_{13}H_{18}O_7$）不得少于 0.20%。本品有抗惊厥、抗癫痫、抗抑郁、镇痛及镇静催眠作用，能改善学习记忆、改善微循环、抗衰老、抗氧化、抗缺氧、抗辐射、扩血管、降血压、抗炎、抗凝血、抗血栓、抗血小板聚集等，天麻多糖还有增强机体非特异性免疫和细胞免疫的作用。

地　龙

Dìlóng

首载于《神农本草经》。为钜蚓科动物参环毛蚓 *Pheretima aspergillum*（E. Perrier）、通俗环毛蚓 *Pheretima vulgaris* Chen、威廉环毛蚓 *Pheretima guillelmi*（Michaelsen）或栉盲环毛蚓 *Pheretima pectinifera* Michaelsen 的全体。前一种习称"广地龙"，产于广东、广西、福建等地；后三种习称"沪地龙"，产于上海、河南、山东等地。春季至秋季捕捉。

【处方用名】地龙、干地龙、广地龙、蚯蚓。

【药品归属】地龙为国家基本医疗保险药品。

【主要药性】咸，寒。归肝、肺、脾、膀胱经。

【基本功效】清热定惊，通络，平喘，利尿。

【临床应用】

1. 肝风内动证　本品咸寒，入肝经，能清热息风止惊。"定心中之乱"，"治发狂如神"（《本草新编》）。主要适用于肝经热极风动之证。如治伤寒热极烦闷，狂躁不安，可单用生品绞汁或水煎服（《肘后方》）。治小儿急慢惊风，可以之为末，加朱砂为丸服（《摄生众妙方》）。治心疯狂言不寐，可用本品洗净捣烂，滚水冲汁，饮数次，大能获效（《药性纂要》）。

2. 中风偏瘫，痹证　本品性善走窜，长于通经活络。凡经络阻滞，血脉不畅，肢体关节不利者皆可用之。若治气虚血滞，脉络瘀阻之中风，半身不遂、口眼㖞斜等，常与黄芪、当归、川芎等同用，如补阳还五汤（《医林改错》）。本品通经络又善治痹。因其性寒清热，故以治疗关节红肿热痛、屈伸不利之热痹为宜，常与秦艽、防己、忍冬藤等同用。若治风寒湿痹，肢体关节疼痛、麻木拘挛、屈伸不利等，宜配川乌、草乌、乳香等同用，如小活络丹（《和剂局方》）。

3. 肺热喘咳　本品性寒降泄，长于清肺热，平喘息。适用于邪热壅肺之喘息，可单味研末服，或与麻黄、苦杏仁、桑白皮等同用。若治痰热阻肺，咳嗽气喘，吐痰黄稠者，可与麻黄、石膏、葶苈子等同用，如清肺消炎丸（《中国药典》）。

4. 水肿尿少　本品"性寒下行，能解热疾而利小便"（《药性纂要》）。适用于热结膀胱之水肿、小便不利或尿闭。可单用捣烂浸水，滤取浓汁服，或与泽泻、车前子、木通等同用。

【临证备要】煎服，5~10g。研末吞服，每次 1~2g。外用适量。本品咸寒，易伤脾胃，故脾胃虚寒者慎用。

【典型案例】地龙清热定惊案。昔有人治热病发狂，用白颈蚯蚓十数条，同荆芥穗捣汁与饮之，得臭汗而解，其为治伤寒伏热狂谬之明验也（《本草经疏》）。

【古今研究】

1. 本草摘要　《名医别录》："疗伤寒伏热，狂谬，大腹，黄疸。"《本草拾遗》："疗温病大热，狂言，主天行诸热，小儿热病癫痫。"《本草纲目》："主伤寒疟疾，大热狂烦，及大人小儿小便不通，急慢惊风，历节风痛。""性寒故能解诸热疾，下行故能利小便，治足疾而通经络也。"

2. 现代研究　主含蚯蚓解热碱、蚯蚓毒素、6-羟基嘌呤、黄嘌呤、腺嘌呤、鸟嘌呤、胆碱等，还含多种氨基酸、脂肪酸等。本品有解热、镇静、抗惊厥、抗血栓、抗凝血、降血压、抗炎、镇痛、平喘、增强免疫、抗肿瘤、抗菌、利尿、兴奋子宫及肠平滑肌作用。

全 蝎
Quánxiē

首载于《蜀本草》。为钳蝎科动物东亚钳蝎 *Buthus martensii* Karsch 的全体。产于河南、山东、湖北等地。春末至秋初捕捉。

【处方用名】全蝎、全虫。

【药品归属】全蝎为国家基本医疗保险药品（单味使用不予支付费用）。

【主要药性】辛，平；有毒。归肝经。

【基本功效】息风镇痉，通络止痛，攻毒散结。

【临床应用】

1. 肝风内动证　本品性善走窜，主入肝经。搜风定搐之力较强，为息风止痉之要药。可用于多种原因引起的动风抽搐，每与蜈蚣相须为用。若治小儿惊风，中风口眼㖞斜，手足偏废不举等，可与僵蚕、天麻、天南星等同用，如全蝎散（《阎氏小儿方论》）。治破伤风，痉挛抽搐、角弓反张，可配蜈蚣、天南星、蝉蜕等同用。治风痰阻于头面经络之口眼㖞斜，可与白僵蚕、白附子同用，如牵正散（《杨氏家藏方》）。治癫痫抽搐，口吐涎沫者，可与天麻、石菖蒲、僵蚕等同用，如癫痫康胶囊（《中国药典》）。

2. 风湿顽痹，偏正头痛　本品具有较强的搜风通络止痛之功。常用于痹证日久不愈，筋脉拘挛，甚则关节变形之顽痹，可与麝香少许共为末，温酒送服，如全蝎末方（《直指方》）；或与僵蚕、白附子等同用，如通灵丸（《妇人良方》）。若治顽固性偏正头痛，可单味研末吞服，或与细辛、麻黄等同用，如神圣散（《圣济总录》）。

3. 疮痈肿毒，瘰疬痰核　本品味辛有毒，能以毒攻毒，解毒散结。用于疮疡肿毒、瘰疬痰核等，内服外用均可。如治诸疮毒肿，可与栀子、黄蜡制膏外敷。治瘰疬，可与胡桃肉为丸服，如全蝎丸（《外科启玄》）。

【临证备要】煎服，3~6g。研末吞服，每次0.6~1g。外用适量。本品有毒，用量不宜过大。孕妇禁用。

【典型案例】全蝎治中风不遂案。邻庄张马村一壮年，中风半身麻木，无论服何药发汗，其半身分毫无汗。后得一方，用药方中蝎子二两，盐炒轧细，调红糖水中顿服之，其半身即出汗，麻木遂愈（《医学衷中参西录》）。

【古今研究】

1. 本草摘要　《本草纲目》："蝎，足厥阴经药也，故治厥阴诸病。诸风掉眩，搐掣，疟疾寒热，耳聋无闻，皆属厥阴风木，故李杲云：凡疝气带下，皆属于风，蝎乃治风要药，俱宜加而用之。"《本草求真》："全蝎，专入肝祛风，凡小儿胎风发搐，大人半身不遂，口眼㖞斜，语言謇涩，手足抽掣，疟疾寒热，耳聋，带下，皆因外风内客，无不用之。"《玉楸药解》：

"穿筋透节，逐湿除风。"

2. 现代研究　主含蝎毒素、酶等，还含多种氨基酸、脂肪酸等。本品有抗惊厥、抗癫痫、镇痛、抗凝、抗血栓形成、抗肿瘤、降血压及抑菌等作用。

蜈　蚣
Wúgōng

首载于《神农本草经》。为蜈蚣科动物少棘巨蜈蚣 *Scolopendra subspinipes mutilans* L. Koch 的全体。产于湖北、浙江、江苏等地。春、夏二季捕捉。

【处方用名】蜈蚣。

【药品归属】蜈蚣为国家基本医疗保险药品。

【主要药性】辛，温；有毒。归肝经。

【基本功效】息风镇痉，通络止痛，攻毒散结。

【临床应用】

1. 肝风内动证　本品性善走窜，内通脏腑，外达经络，搜风定搐。"内治肝风萌动，癫痫眩晕，抽掣瘛疭，小儿脐风；外治经络中风，口眼歪斜，手足麻木"（《医学衷中参西录》）。功似全蝎而止痉之力尤甚，凡风动抽搐之证，二者常相须为用，协同增效。

2. 风湿顽痹，偏正头痛　本品长于搜风，"旁达经络"（《医林纂要》），具有较好的祛风通络止痛之功，与全蝎相似。如治风湿顽痹，疼痛麻木，多与蕲蛇、威灵仙、川乌等同用。治疗顽固性偏正头痛，可与地龙、川芎、僵蚕等配伍。

3. 疮痈肿毒，瘰疬痰核，蛇虫咬伤　本品以毒攻毒，解毒散结，功似全蝎而力强。"凡一切疮疡诸毒皆能消之"（《医学衷中参西录》）。如治疮痈肿毒，可与雄黄共为末，用猪胆汁调敷患处。治瘰疬痰核，可单用研末调服，或用夏枯草煎汤送服。治疗蛇虫咬伤，可配白芷、雄黄、樟脑等，油调外搽患处。

【临证备要】煎服，3~5g。外用适量。本品有毒，用量不宜过大。孕妇忌用。

【典型案例】蜈蚣治口眼歪斜案。一人年三十余，陡然口眼歪斜，其受病之边目不能瞬，用全蜈蚣二条为末，以防风五钱煎汤送服，三剂痊愈（《医学衷中参西录》）。

【古今研究】

1. 本草摘要　《本草纲目》："治小儿惊痫抽搐，脐风口噤，丹毒，秃疮，瘰疬，便毒，痔漏，蛇瘕，蛇瘴，蛇伤。"《医学衷中参西录》："蜈蚣，走窜之力最速，内而脏腑，外而经络，凡气血凝聚之处皆能开之。性有微毒，而转善解毒，凡一切疮疡诸毒皆能消之。其性尤善搜风，内治肝风萌动、癫痫眩晕、抽掣契疭、小儿脐风；外治经络中风、口眼歪斜、手足麻木。"

2. 现代研究　主含蛋白质（包括毒性蛋白、非毒性蛋白）、磷酸酶 A、蛋白水解酶、乙酰胆碱酯酶、精氨酸酯酶、类凝血酶、纤维素酶、酸性磷酸酶等，还含多种氨基酸、脂肪酸等。本品有中枢抑制、抗惊厥和明显的镇痛作用，并能抗炎、抗菌、改善微循环、抗凝血、降低血黏度。此外，还有溶血和组织胺样作用。

僵 蚕

Jiāngcán

首载于《神农本草经》。为蚕娥科昆虫家蚕 *Bombyx mori* Linnaeus 4~5 龄的幼虫感染（或人工接种）白僵菌 *Beauveria bassiana*（Bals.）Vuillant 而致死的全体。产于浙江、江苏、四川等地。多于春、秋二季，将感染白僵菌病死的蚕收集而得。

【处方用名】僵蚕、白僵蚕、炒僵蚕。

【药品归属】僵蚕为国家基本医疗保险药品。

【主要药性】咸、辛，平。归肝、肺、胃经。

【基本功效】息风止痉，祛风止痛，化痰散结。

【临床应用】

1. 肝风内动证　本品息风止痉，功似全蝎、蜈蚣而力稍逊。因其性平偏凉，兼能化痰，"善治一切风痰相火之病"（《本草汇言》），对于风动抽搐挟有痰热者尤为适宜。若治疗小儿痰热急惊风，可与全蝎、牛黄、胆南星等同用，如千金散（《寿世保元》）治破伤风，牙关紧闭，角弓反张者，可与生姜汁调服或局部外敷，如白僵蚕散（《圣济总录》）。治中风手足不遂，语言不正，可与制川乌、蜈蚣、没药同用，如僵蚕丸（《圣济总录》）。

2. 风热头痛，目赤咽痛，风疹瘙痒　本品辛散，平而偏凉，入肝肺经，长于疏散风热而收止痛、明目、利咽、止痒之效。若治风热头痛，可单用研末，葱茶调服；或与菊花、石膏为伍，如白僵蚕丸（《圣济总录》）。治风热目赤肿痛，可与桑叶、菊花等同用。治喉痹，咽喉肿痛，可与冰片、硼砂等研末吹喉，或与牛蒡子为伍，如消毒丸（《杨氏家藏方》）。治疗风疹瘙痒，可与地肤子、蝉蜕、赤芍等同用。

3. 瘰疬痰核，发颐痄腮　本品味辛能散，咸能软坚，兼可化痰。治痰火郁结之瘰疬痰核，可与浙贝母、牡蛎、玄参等同用；若瘰疬疮破，久不收口者，可与黄芪、当归、白芷等同用，如黄白僵蚕散（《洞天奥旨》）。治疗肿、痄腮等，可单用为末调敷，如白僵蚕散（《普济方》）。

【临证备要】煎服，5~10g。研末吞服，每次 1~1.5g；散风热宜生用，其余多制用。

【典型案例】僵蚕祛风止痛案。刘某某，男，41 岁，教师。自述近 5 年来，间断性头痛，劳累加重。经脑电图、头部 CT 等检查，均正常。西医诊断为：血管神经性头痛。舌有齿痕、舌苔薄白，脉弱，证属中气虚弱。处方：补中益气汤，3 剂后疗效不显著，在原方中加入僵蚕 10g，连服 3 剂后，头痛缓解，上访继续服用 6 剂，随访 2 年未复发〔中医杂志，2007，（1）：60〕。

【古今研究】

1. 本草摘要　《本草求真》："僵蚕，祛风散寒，燥湿化痰，温行血脉之品。故书载能入肝兼入肺胃，以治中风失音，头风齿痛，喉痹咽肿，是皆风寒内入，结而为痰……又云能治丹毒瘙痒，亦是风与热炽，得此辛平之味，拔邪外出，则热自解。"《本草思辨录》："白僵蚕，味辛气温而性燥，故治湿胜之风痰，而不治燥热之风痰。小儿惊痫夜啼，是肝热生风，又为痰湿所痼而阳不得伸，是以入夜弥甚。僵蚕劫痰湿而散肝风，故主之。"

2. 现代研究　主含蛋白质和脂肪，脂肪中主要有棕榈酸、油酸、亚油酸、少量硬脂酸等，尚含多种氨基酸以及铁、锌、铜、锰、铬等多种微量元素。本品有镇静、催眠、抗惊厥、抗凝血、抗菌、抗肿瘤、降血糖等作用。

第二十三章　开窍药

一、含义

凡以开窍醒神为主要功效，常用以治疗闭证神昏的药物，称为开窍药。因其气味芳香，又称芳香开窍药。

二、性能特点

开窍药味辛、气味芳香，主入心经。善能辛香走窜，启闭开窍，使窍闭神昏的患者得以苏醒。本章药物的主要功效为开窍。

所谓开窍，是指辛香走窜的药物能开通闭塞之心窍，主要用于闭证神昏的治疗作用。又称芳香开窍、开窍醒神、开关通窍、醒脑回苏、开闭等。其中，药性温热且能开窍者，称温开；药性寒凉且能开窍者，称凉开。

三、主治病证

适用于各种邪气壅盛，蒙闭心窍所致的神志昏迷。其中，闭证兼见面红、身热、苔黄、脉数者为热闭，闭证兼见面青、身凉、苔白、脉迟者为寒闭，均可用本章药物急救之。

四、应用原则

闭证有寒闭与热闭之分，必须明辨。根据闭证的不同性质，正确选用"温开"或"凉开"的药物，并随证配伍。如寒闭宜温开，配以温里祛寒药同用。热闭宜凉开，配以清热泻火解毒药。若窍闭神昏兼惊厥抽搐者，宜配息风止痉药；兼见烦躁不安者，宜配安神药。

五、使用注意

首先必须辨清闭证与脱证，开窍药只用于闭证，若神志昏迷而见大汗欲脱、手撒尿遗、脉微欲绝之脱证，治当急救固脱，忌用开窍药。开窍药多为救急、治标之品，易耗伤正气，故只宜暂服，不可久用。本类药物气味辛香，有效成分易于挥发，一般不入煎剂；多入丸、散剂，以备临床之急需；孕妇慎用或忌用。

> 开窍药忌用于"脱证"，为什么？

六、现代研究

多数开窍药可透过血脑屏障，具有兴奋中枢或双向调节中枢神经作用。此外，尚有镇静、催眠、抗惊厥、抗癫痫、脑保护、抗缺氧、抗炎、镇痛、抗病原体等多种药理作用。

麝 香

Shèxiāng

首载于《神农本草经》。为鹿科动物林麝 *Moschus berezovskii* Flerov、马麝 *Moschus sifanicus* Przewalski 或原麝 *Moschus moschiferus* Linnaeus 成熟雄体香囊中的干燥分泌物。主产四川、西藏、云南等地。野麝多在冬季至次春猎取。猎获后，割取香囊，习称"毛壳麝香"；剖开香囊，除去囊壳，习称"麝香仁"。家麝直接从其香囊中取出麝香仁。

【处方用名】麝香、元寸香、元寸、寸香、当门子。

【药品归属】麝香为国家基本医疗保险药品（单味或复方均不支付费用）、国家重点保护野生药材物种（Ⅱ级）。

【主要药性】辛，温。归心、脾经。

【基本功效】开窍醒神，活血通经，消肿止痛。

【临床应用】

1. 闭证神昏 本品辛温气香，性善走窜，主入心经。长于通关开窍，为醒神回苏之要药。大凡闭证神昏，无论属寒属热均可作为首选。因其性温，为"温开"之品，以治寒闭神昏最宜。若治温病热陷心包，高热烦躁，神昏谵语，或小儿惊厥属邪热内闭者，常配牛黄、冰片、朱砂等同用，如安宫牛黄丸（《温病条辨》）。治寒邪秽浊蒙闭清窍，突然昏倒，不省人事等，常与苏合香、檀香、安息香等同用，如苏合香丸（《和剂局方》）。

2. 血瘀证 本品辛散走窜，"内透骨窍脏腑，外彻皮肉及筋"（《本草经疏》）。"能通诸窍之不利，开经络之壅遏"（《本草纲目》），行血脉之瘀滞。有活血通经、消癥、止痛、疗伤之效，可广泛用于瘀血阻滞的病证。若治血瘀经闭，常与丹参、川芎、红花等同用。治癥瘕痞块，可与水蛭、三棱等同用，如化癥回生丹（《温病条辨》）。治胸痹心痛，常与牛黄、苏合香、冰片等同用，如麝香保心丸（《中国药典》）。治各种跌打损伤，瘀血肿痛，风湿瘀阻，关节疼痛等，可与红花、冰片、三七等同用，如麝香祛痛搽剂（《中国药典》）。

3. 痈肿瘰疬，咽喉肿痛 本品味辛行散，能"除一切恶疮痔漏肿痛"（《本草正义》），有消肿止痛之功，内服、外用均可。治痈疽发背及诸恶疮，可与珍珠、雄黄、矾石为末，加猪膏调服，如麝香膏（《千金要方》）。治咽喉肿痛，可与冰片、黄连为末，吹撒局部，如麝香散（《医学心悟》）。若与冰片、三七、珍珠等制成栓剂，早晚或大便后塞于肛门内，可用于各类痔疮和肛裂，如麝香痔疮栓（《中国药典》）。

此外，本品活血通经，辛香走窜，有催生下胎之效，传统用以治疗难产、死胎等，但现已少用。

【临证备要】入丸散，每次 0.03~0.1g。外用适量。不宜入煎剂。孕妇禁用。

【古今研究】

1. 本草摘要 《名医别录》："主治中恶，心腹暴痛，胀急痞满，风毒，妇人产难，堕胎。"《本草纲目》："通诸窍，开经络，透肌骨，解酒毒，消瓜果食积，治中风、中气、中恶、痰厥、积聚癥瘕。""盖麝香走窜，能通诸窍之不利，开经络之壅遏，若诸风、诸气、诸血、诸痛，惊痫，癥瘕诸病，经络壅闭，孔窍不利者，安得不用为引导以开之通之耶？"

2. 现代研究 主含麝香酮、麝香醇、麝香吡啶、胆酸、胆甾酮、胆甾醇、甘油三油酸酯、棕榈酸甲酯等；还含蛋白质，多肽氨基酸等。《中国药典》规定：含麝香酮不得少于2.0%。本品对中枢神经系统有双向调节作用，小剂量兴奋，大剂量抑制；还能增强中枢神经系统的耐缺氧能力、抗脑水肿、改善脑循环、兴奋呼吸、强心、调节血压、抗炎、抗菌、抗早孕等。

冰 片
Bīngpiàn

首载于《新修本草》。为龙脑香科植物龙脑香 *Dryobalanops aromatica* Gaertn. f. 树干经蒸馏冷所得的结晶，或为菊科植物艾纳香（大艾）*Blumea balsamifera* DC. 的叶中提取的结晶。前者又称"龙脑冰片""梅片"，主产于印度尼西亚。后者又称"艾片"，产于广东、广西、云南等地。现多应用合成冰片，即用松节油、樟脑等经化学方法合成，又称"合成龙脑""机制冰片"。

【处方用名】冰片、梅花冰片、梅片、艾片、龙脑香。

【药品归属】合成龙脑（冰片）为国家基本医疗保险药品。

【主要药性】辛、苦，微寒。归心、脾，肺经。

【基本功效】开窍醒神，清热止痛。

【临床应用】

1. 闭证神昏 本品辛香芳烈，"性善走窜开窍，无往不达"（《本草经疏》）。凡"一切卒暴气闭，痰结神昏之病，非此不能治"（《本草汇言》）。其开窍醒神之功似麝香而力稍逊，治疗闭证神昏，每作辅助药用，无论寒闭、热闭皆宜。因其性偏寒凉，为"凉开"之品，以治热闭神昏为宜，常配麝香、牛黄、朱砂等同用，如安宫牛黄丸（《温病条辨》）。若治寒闭神昏，常与苏合香、檀香、安息香等同用，如苏合香丸（《和剂局方》）。

2. 目赤口疮，咽喉肿痛，耳道流脓 本品外用有清热解毒、消肿止痛之功，为治五官科等多种热毒病证的常用药物。如治"目热赤疼，调膏点上即止；喉痹肿塞，擂末吹入立消"（《本草蒙筌》）。治咽喉肿痛，口舌生疮，常与硼砂、朱砂、玄明粉共研细末，吹敷患处，如冰硼散（《外科正宗》）。若"以油调冰片少许滴耳中，治耳内生耳"（《本草撮要》），可用于耳疖，耳道流脓。

3. 胸痹心痛 本品辛香走窜，通窍止痛效佳。用于气滞血瘀所致的胸痹心痛，可与丹参、三七为伍，如复方丹参滴丸（《中国药典》）。

【临证备要】入丸、散，每次 0.15~0.3g。外用适量，研粉点敷患处。孕妇慎用。

【典型案例】冰片治耳道流脓案。崔某，男，6岁。两耳流脓 1 个月，诊为化脓性中耳炎，经对症治疗无效，现仍然流脓不止，并头痛、发热。用冰片霜（用 2 个平口瓷碗，将冰片适量放入 1 个碗中，将 2 个碗口上下对准，用白胶布密封。碗底用武火熏烤 3~5 分钟，冷却后开封，将飞到碗边的霜刮下入药。用时先用棉签清洗耳内脓液，再用棉签蘸冰片霜塞入耳内，每天 2 次）治疗 10 天后，两耳无脓，听力正常（《中药临床新用》）。

【古今研究】

1. 本草摘要　《新修本草》："主心腹邪气，风湿积聚，耳聋。明目，去目赤肤翳。"《本草纲目》："疗喉痹、脑痛、鼻瘜、齿痛、伤寒舌出、小儿痘陷。通诸窍，散郁火。"《医林纂要》："冰片主散郁火，能透骨热，治惊痫、痰迷、喉痹，舌胀、牙痛、耳聋、鼻息、目赤浮翳、痘毒内陷、杀虫、痔疮、催生，性走而不守，亦能生肌止痛。"

2. 现代研究　主含龙脑、异龙脑，及少量樟脑。《中国药典》规定：含樟脑不得过0.50%，含龙脑不得少于55.0%。本品对中枢神经系统有双向调节作用，并有镇静、催眠、抗炎、抗菌、调节血脑屏障功能、促进神经胶质细胞生长、抗脑损伤等作用。局部应用对感觉神经有轻微刺激，有一定的止痛及温和的防腐作用。

苏合香
Sūhéxiāng

首载于《新修本草》。为金缕梅科植物苏合香树 *Liquidambar orientalis* Mill. 的树干渗出的香树脂经加工精制而成。产于土耳其、埃及、叙利亚等国，现我国广西、云南有引种。初夏采集。

【处方用名】苏合香。

【药品归属】苏合香为国家基本医疗保险药品。

【主要药性】辛，温。归心、脾经。

【基本功效】开窍，辟秽，止痛。

【临床应用】

1. 闭证神昏　本品"芳香气窜，通达诸窍"（《本草通玄》），开窍醒神之力不及麝香。长于温通辟秽，为温开之剂。"凡一切中风中痰中气属邪陷内闭者，皆可用此开之"（《本草便读》）。对神志昏迷属寒邪痰浊内闭心窍之寒闭者，"服此使闭闷者疏通，昏乱者省觉"（《本草汇言》）。常配伍麝香、安息香、檀香等，如苏合香丸（《和剂局方》）。

2. 胸痹心痛　本品辛能行散，温可祛寒，主入心经。长于温散寒凝，止痛效佳。主要适用于寒凝气滞、心脉不通所致的胸痹，症见胸闷心痛者，常与冰片、乳香、檀香等同用，如冠心苏合香丸（《中国药典》）。

此外，本品温通散寒，泡酒外涂可用于冻疮。

【临证备要】入丸剂和酒剂，0.3~1g。外用适量。

【古今研究】

1. 本草摘要　《本草纲目》："苏合香气窜，能通诸窍脏腑，故其功能辟一切不正之气。"《本经逢原》："能透诸窍藏，辟一切不正之气。凡痰积气厥，必先以此开导，治痰以理气为本也。凡山岚瘴湿之气袭于经络，拘急弛缓不均者，非此不能除。"

2. 现代研究　主含肉桂酸、月桂烯、柠檬烯等。《中国药典》规定：含肉桂酸不得少于5.0%。本品有催眠、抗惊厥、脑保护、抗心肌缺血、祛痰、抗炎、抗血栓形成、抗血小板聚集、改善血液流变性等作用。

石菖蒲

Shíchāngpú

首载于《神农本草经》。为天南星科植物石菖蒲 *Acorus tatarinowii* Schott 的根茎。产于四川、浙江、江苏等地。秋、冬二季采挖。

【处方用名】石菖蒲、菖蒲。

【药品归属】石菖蒲为国家基本医疗保险药品。

【主要药性】辛、苦，温。归心、胃经。

【基本功效】开窍豁痰，醒神益智，化湿开胃。

【临床应用】

1. 闭证神昏　本品辛香走窜，苦燥温通。"力能通心利窍，开郁豁痰"（《药性切用》）。"凡心窍之闭，非石菖蒲不能开"（《本草新编》）。其开窍醒神作用较为和缓，主要用于痰湿秽浊之邪蒙蔽心窍所致的神志昏乱、舌强不语等，常与半夏、天南星、橘红等同用，如涤痰汤（《济生方》）。若治湿热痰浊蒙蔽清窍，身热不甚、神昏谵语等，常与郁金、竹沥、栀子等配伍，如菖蒲郁金汤（《温病全书》）。治癫痫风痰闭阻，痰火扰心，神昏抽搐，口吐涎沫者，常与僵蚕、胆南星、全蝎等同用，如癫痫康胶囊（《中国药典》）。

2. 湿阻中焦证　本品辛香苦燥，能化湿醒脾，开胃宽中。适用于湿浊中阻，运化失常所致的脘腹痞满，纳呆少食，苔腻者，常与藿香、厚朴、苍术等同用。若治湿热毒盛，下痢呕逆，食不得入之噤口痢，可与黄连、陈皮、石莲子等同用，如开噤散（《医学心悟》）。

3. 健忘失眠，耳鸣耳聋　本品能宁神益智。治健忘，常与远志、人参、茯苓为伍，可增强记忆，令人不忘，如开心散（《千金要方》）。治心血不足、虚火内扰所致的心悸失眠、头晕耳鸣，常与丹参、五味子等同用，如安神补心丸（《中国药典》）。本品又能通窍聪耳。治耳鸣耳聋，可与巴豆捣筛为丸，绵裹塞于耳中，如菖蒲根丸（《肘后方》）；或与附子共为末，猪肾、葱白、米共作羹食，如菖蒲羹（《圣济总录》）。

【临证备要】煎服，3~10g。

【典型案例】石菖蒲化湿止呕案。吕某，女，32岁。因上腹部不适，食后呕吐2个月，以"神经性呕吐"收入院。2个月前因情绪不畅，焦虑失眠，渐至胸闷、上腹胀满，吞咽食物时咽中如梗，食后即吐，吐后则安。诊断为肝胃不和，湿浊滞阻。予以石菖蒲15g，水煎2次，取汁500mL，分10次于1天内服完。服药3天后，症状缓解。又服2天，呕吐完全停止，其他伴随症状亦完全消失。停药观察2周后，未见复发（《中药临床新用》）。

【古今研究】

1. 本草摘要　《神农本草经》："主风寒湿痹，咳逆上气，开心孔，补五脏，通九窍，明耳目，出音声。久服轻身，不忘，不迷惑，延年。"《滇南本草》："治九种胃气，止疼痛。"《本草从新》："辛苦而温，芳香而散……去湿除风，逐痰消积，开胃宽中，疗噤口毒痢。"

2. 现代研究　主含挥发油，另含黄酮类成分以及氨基酸、有机酸、糖类等。《中国药典》规定：含挥发油不得少于1.0%（mL/g），饮片不得少于0.7%（mL/g）。本品有镇静、抗惊厥、抗抑郁、抗脑损伤、改善学习记忆、解痉、促进消化、抗心肌缺血、抗心律失常、平喘、祛痰、镇咳等作用。

NOTE

【备注】石菖蒲为天南星科植物，以"一寸九节者良"（《名医别录》），又名"九节菖蒲"，为石菖蒲之别名。现代所用之九节菖蒲为毛茛科植物阿尔泰银莲花 *Anemone altaica* Fisch. 的根茎，不得与石菖蒲相混淆。

安息香
Ānxīxiāng

首载于《新修本草》。为安息香科植物白花树 *Styrax tonkinensis*（Pierre）Craib *ex* Hart. 的树脂。主产于印度尼西亚，我国广西、云南、广东地区也产。树干经自然损伤或于夏、秋二季割裂树干，收集流出的树脂。

【处方用名】安息香。

【药品归属】安息香为国家基本医疗保险药品。

【主要药性】辛、苦，平。归心、脾经。

【基本功效】开窍醒神，行气活血，止痛。

【临床应用】

1. 闭证神昏　本品香而不燥，窜而不烈，能芳香开窍，"通神明而辟诸邪"（《本草经疏》），功似苏合香而力稍逊。主要用于窍闭神昏，痰涎壅盛者，常与麝香、苏合香、檀香等同用，如苏合香丸（《和剂局方》）。因其兼能行气散瘀，对于产后血晕，神志昏迷，因恶露不下所致者，可与五灵脂为伍，如安息香丸（《方脉正宗》）。

2. 心腹疼痛　本品味辛，能"宣行气血"（《本草从新》），具有行气活血止痛之功。适用于气血运行不畅所致的心腹疼痛。如治胸痹心痛，可单用研末服。若治心胸憋闷疼痛属痰瘀痹阻者，可与石菖蒲、郁金、乳香等同用，如通窍镇痛散（《中国药典》）。治胸闷心痛属心气不足，心阳不振，瘀血闭阻者，常与红参、附子、三七等同用，如益心丸（《中国药典》）。治久冷腹痛不止者，可与补骨脂、阿魏同用，如安息香丸（《圣济总录》）。

此外，本品单用，也可治疗小儿惊风。

【临证备要】入丸、散，0.6~1.5g。

【古今研究】

1. 本草摘要　《新修本草》："主心腹恶气。"《本草述》："治中风，风痹，风痛，鹤膝风，腰痛，耳聋。"《本草从新》："宣行气血。研服行血下气，安神。"

2. 现代研究　主含松柏醇桂皮酸酯、苏合香素、香草醛、桂皮酸苯丙醇酯、苯甲酸、桂皮酸等。《中国药典》规定：含总香脂酸以苯甲酸计，不得少于 27.0%。本品有祛痰、防腐等作用。

第二十四章　补虚药

一、含义

凡以补虚扶弱，纠正人体的气血阴阳不足为主要功效，常用以治疗各种虚证的药物，称为补虚药，亦称补养药或补益药，简称补药。

补虚药一般分为补气药、补阳药、补血药和补阴药四类。

二、性能特点

补虚药多具甘味，能补益虚损，扶助正气，增强抗病能力，消除各种虚弱证候。即所谓"虚则补之"（《内经》）之意。本章药物的主要功效为补虚、补气、补阳、补血、补阴等。

所谓补虚，即补益气血阴阳虚损，治疗各种虚证的功效，又称补益、补养。根据其补益虚损的侧重不同，又分别有补气、补阳、补血、补阳等不同表述。其中，补气，又称益气；补阳，又称助阳；补血，又称养血；补阴，又称滋阴、养阴、益阴、育阴。

三、主治病证

适用于各种虚证，包括气虚证、阳虚证、血虚证和阴虚证等，详见各节概述。

四、应用原则

应根据虚证的不同证型，分别选用不同功效的补虚药。由于人体的气血阴阳，在生理上相互依存，在病理上相互影响，故运用补虚药时，常需相兼为用。如气为血之帅，血为气之母。故治气虚证当配补血药，使气有所归；治血虚证当配补气药，使气旺则生血。《景岳全书》云："善补阳者必于阴中求阳，则阳得阴助而生化无穷；善补阴者必于阳中求阴，则阴得阳升而泉源不竭。"故治阳虚证常配补阴药，治阴虚证常配补阳药。又如气虚不能化生津液而致津亏，津亏则气无所依附而随津脱，以致气阴两虚，故补气药常与补阴药同用。阴虚多兼血虚，血虚易致阴虚，故补阴药每与补血药为伍。因此，气血双补、阴阳兼顾等是补虚药常用的配伍方法。

五、使用注意

补虚药是因虚而设，非正气虚弱者，不得滥用补药，以免导致阴阳失衡，产生新的病变。若邪实而正不虚者，当以祛邪为要，不宜使用补益药，以免"闭门留寇"，助邪益疾。邪盛正衰或正气虚弱而病邪未尽者，当攻补兼施，扶正祛邪。部分药物滋腻碍胃、易于滞气，故湿阻中焦，或脘腹满闷者不宜使用。虚证一般病程较长，故补虚药多作丸剂、膏剂、片剂等成药制剂，便于服用；若入汤剂宜久煎，使药味尽出。

六、现代研究

补虚药能增强机体免疫功能和对各种有害刺激的非特异性抵抗能力，调节或促进物质代谢和能量代谢，改善机体对内外环境的适应能力及造血功能，增强机体解毒功能，提高机体各种能力。尚有抗肿瘤、抗氧化、抗菌以及镇痛等多种药理作用。

第一节　补气药

本节药物多为甘温或甘平，能补益脏气。因其主入脾、肺二经，尤善补脾气和益肺气，故主要适用于脾、肺气虚之证。脾主运化，为气血生化之源。脾气虚则见食欲不振，脘腹虚胀，大便溏薄，体倦神疲，面色萎黄或㿠白，消瘦或一身虚浮，甚或脱肛、脏器下垂等。肺司呼吸，主一身之气，肺气虚则见气少不足以息，动则益甚，咳嗽无力，声音低怯，甚或喘促，体倦神疲，易出虚汗等。至于其他各脏之气虚证也可选用本节药物治疗。

补气药用之不当则有滞气之弊，易致中满腹胀，故常须配理气药同用，可使之补而不滞。

人　参

Rénshēn

首载于《神农本草经》。为五加科植物人参 *Panax ginseng* C. A. Mey. 的根和根茎。主产于吉林、辽宁、黑龙江。传统以吉林所产者为佳，名"吉林人参""吉林参"。其中，野生的名"山参"，人工栽培的名"园参"，播种在山林野生状态下自然生长的名"林下山参"，习称"籽海"。多于秋季采挖。

【处方用名】生晒参、红参、白糖参、人参须、野山参、移山参、朝鲜红参。

> "人参"可作为处方用名吗？为什么？

【药品归属】人参为国家重点保护野生药材物种（Ⅱ级）、可用于保健食品的物品。红参、白糖参、野山参、移山参、朝鲜红参均为国家基本医疗保险药品（单味或复方均不支付费用）。生晒参为国家基本医疗保险药品（单味使用不予支付费用）。

【主要药性】甘、微苦，微温。归脾、肺、心、肾经。

【基本功效】大补元气，复脉固脱，补脾益肺，生津养血，安神益智。

【临床应用】

1. 元气虚脱证　本品味甘补虚，能大补元气，复脉固脱，"回阳气于垂绝，却虚邪于俄顷"（《本草经疏》），故为拯危救脱之要药。对于元气虚极欲脱，气短神疲，脉微欲绝之急危重证，可单用人参大量浓煎服，如独参汤（《景岳全书》）。若气虚欲脱兼见汗出，四肢逆冷等亡阳征象者，常与附子为伍，如参附汤（《正体类要》）。

2. 脾肺气虚证　本品甘温，"职专补气"（《本草通玄》）。"凡脏腑之有气虚者，皆能补之"（《本草正》），尤为补肺脾气之要药。治脾气虚弱，运化失职之食少倦怠，腹胀便溏等，每与白术、茯苓、甘草配伍，如四君子汤（《和剂局方》）。治脾气虚弱，失于统血而致便血或崩漏者，可与黄芪、白术、当归等同用，如归脾汤（《济生方》）。治肺气不足，咳嗽无力，气短喘促者，常与黄芪、五味子、紫菀等配伍，如补肺汤（《千金要方》）。若治喘促日久，肺肾两虚者，常与胡桃仁同用，即人参胡桃汤（《济生方》）。

3. 津伤口渴，内热消渴 本品补气，可使"气回则津液生，津液生则渴自止"（《本草经疏》），故有益气生津止渴之效。适用于气津两伤之口渴，及消渴见气阴两伤者。若治热病气津两伤，身热烦渴，口舌干燥者，常与石膏、知母等配伍，如白虎加人参汤（《伤寒论》）。治气阴两亏之消渴，症见口渴喜饮、自汗盗汗、倦态乏力、五心烦热等，常与黄芪、天花粉、五味子等同用，如参芪消渴胶囊（《中国药典》）。

4. 气血亏虚，久病虚羸 本品"味甘纯正，所以能补血"（《本草正》）。又能益气，使"气盛自能生血"（《医学衷中参西录》），故有气血双补之效。适用于气血两虚，久病虚羸者，每与白术、当归、熟地黄等配伍，如八珍汤（《正体类要》）。

5. 心神不宁证 本品入心经，能补益心气，可使心得所养，心神得宁，心智得聪。适用于心气虚弱，失眠多梦，健忘等，可与茯苓、远志、石菖蒲等同用，如定志小丸（《千金要方》）。若治心脾两虚，气血不足，心悸怔忡，健忘失眠，体倦食少者，常配黄芪、当归、龙眼肉等，如归脾汤（《济生方》）。治阴虚血少，心悸失眠，虚烦神疲，梦遗健忘者，常配地黄、当归、酸枣仁等，如天王补心丹（《摄生秘剖》）。

总之，本品善能补气，可使元气充沛，脾肺气足，阴血津液得以化生，故凡一切气、血、阴津不足之证皆可应用，素有"虚劳内伤第一要药"（《本草纲目》）之称。

【临证备要】煎服 3～9g；挽救虚脱可用 15～30g。宜文火另煎分次兑服。研末吞服，每次2g，日服 1～2 次。实证、热证而正气不虚者忌用。不宜与藜芦、五灵脂同用。

【古今研究】

1. 本草摘要 《神农本草经》："主补五脏，安精神，定魂魄，止惊悸，除邪气，明目，开心，益智。"《用药法象》："人参甘温，能补肺中元气，肺气旺则四脏之气皆旺，精自生而形自盛，肺主诸气故也。"《本草正》："人参，气虚血虚俱能补。阳气虚竭者，此能回之于无何有之乡；阴血崩溃者，此能障之于已决裂之后。惟其气壮而不辛，所以能固气；惟其味甘而纯正，所以能补血。故凡虚而发热，虚而自汗，虚而眩晕，虚而困倦，虚而惊惧，虚而短气，虚而遗泄，虚而泄利，虚而头疼，虚而腹痛，虚而欲食不运，虚而痰涎塞滞，虚而咳血吐血，虚而淋沥便闭，虚而呕逆躁烦，虚而下血失气等证，是皆必不可缺者。"

2. 现代研究 主含人参皂苷 Ro、Ra$_1$、Ra$_2$、Rb$_1$、Rb$_2$、Rc、Re、Rf、Rg$_1$、Rs$_3$ 等，尚含多糖、多种氨基酸、挥发油、有机酸、脂肪酸、黄酮类等。《中国药典》规定：含人参皂苷 Rg$_1$（C$_{42}$H$_{72}$O$_{14}$）和人参皂苷 Re（C$_{48}$H$_{82}$O$_{18}$）的总量不得少于 0.30%，人参皂苷 Rb$_1$（C$_{54}$H$_{92}$O$_{23}$）不得少于 0.20%。本品有增强免疫、增强非特异性抵抗力、影响心血管、促进造血、降血糖、提高记忆力、延缓衰老、促进食欲和蛋白合成、性激素样作用及抗骨质疏松、抗肿瘤等作用。

【备注】

1. 人参系各类规格人参入药饮片的通用名，一般不以人参这个笼统的名称作为处方用名。

NOTE

2. 关于人参去芦。人参芦系人参主根与茎之间的根状茎。在古代本草中，有"参芦催吐"的记载。如《海药本草》谓："用时去其芦头，不去者吐人，慎之。"《本经逢原》："参芦能耗气，专入吐剂。"此说对后世影响较大，如1990年版以前历版《中国药典》均记载人参"去芦"。现代有学者对参芦是否有催吐作用进行了验证。用红参芦头投药3536人次，其中，单用参芦者1500余人次，服用总量为100~700g/人，复方以参芦代党参者2000余人次，每剂用参芦6~24g，短者3~4剂，长者达2月之久。结果无1例引起呕吐（北京中医，1986，1：30）。强调人参应用无须去芦，这一观点得到了学界的普遍认同。1995年以后，历版《中国药典》在人参"炮制"项下取消了"去芦"的规定。既符合临床用药的实际，又避免了人参因去芦而导致药材浪费。

附：人参叶

为人参的叶。为国家基本医疗保险药品、可用于保健食品的物品。性味苦、甘，寒；归肺、胃经。功能补气，益肺，祛暑，生津。用于气虚咳嗽，暑热烦躁，津伤口渴，头目不清，四肢倦乏。煎服，3~9g。不宜与藜芦、五灵脂同用。

西洋参

Xīyángshēn

首载于《本草从新》。为五加科植物西洋参 *Panax quinque folium* L. 的根。主产于美国、加拿大。我国亦有栽培。秋季采挖。

【处方用名】西洋参、西洋人参、花旗参。

【药品归属】西洋参为国家基本医疗保险药品（单味或复方均不支付费用）、可用于保健食品的物品。

【主要药性】甘、微苦，凉。归心、肺、肾经。

【基本功效】补气养阴，清热生津。

【临床应用】

1. 气阴两虚证　本品性凉而补，既能补气，又能清热养阴生津，为补气药中"清养"之品。"凡欲用人参而不受人参之温补者，皆可以此代之"（《医学衷中参西录》）。因其主入肺、胃经，对于肺胃气阴（津）两伤，"虚而有火者相宜"（《本草从新》）。若治阴虚肺热之干咳少痰、胸闷气短、口燥咽干者，可与五味子、川贝母、玄参等同用，如洋参保肺丸（《部颁标准》）。治胃热津伤之身热汗多、口渴心烦、小便短赤、体倦少气者，常与西瓜翠衣、麦冬、石斛等同用，如清暑益气汤（《温热经纬》）。若治消渴属气阴两伤有热者，可与黄芪、麦冬、天花粉等同用。

2. 气阴两脱证　本品补气力强，功似人参而力稍逊；兼能清火养阴生津。对于元气虚脱，阴津耗损之神疲乏力、气短息促、自汗热黏、心烦口渴、脉细数无力等，可与麦冬、五味子等同用。

> 人参与西洋参均能补气，其主要区别是什么？临床如何选择运用？

【临证备要】另煎兑服，3~6g。本品不宜与藜芦同用。凡中阳虚衰，寒湿中阻及气郁化火等一切实证、火郁之证均忌服。

【古今研究】

1. 本草摘要　《本草从新》："补肺降火，生津液，除烦倦。虚而有火者相宜"。《本草纲目拾遗》引《药性考》："补阴退热。姜制益气，扶正气。"《医学衷中参西录》："能补助气分，兼能补益血分，为其性凉而补，凡欲用人参而不受人参之温补者，皆可以此代之。"

2. 现代研究　主含人参皂苷、拟人参皂苷等，尚含多糖、黄酮类、挥发油、蛋白质、氨基酸、核酸、肽类、甾醇类、脂肪酸、有机酸等。《中国药典》规定：含人参皂苷 Rg_1（$C_{42}H_{72}O_{14}$）、人参皂苷 Re（$C_{48}H_{82}O_{18}$）和人参皂苷 Rb_1（$C_{54}H_{92}O_{23}$）的总量不得少于 2.0%。本品有增强免疫、增强机体非特异性抗体、降血糖、降血脂、改善血液指标等作用。

党 参
Dǎngshēn

首载于《本草从新》。为桔梗科植物党参 *Codonopsis pilosuld*（Franch.）Nannf.、素花党参 *Codonopsis pilosuld* Nannf. var. *modesta*（Nannf.）L. T. Shen 或川党参 *Codonopsis tangshen* Oliv. 的根。前二者主产于甘肃、四川，后者产于四川、山西、陕西等地。秋季采挖。

【处方用名】党参、上党人参、上党参、潞党参、台党参、党参片、米炒党参。

【药品归属】党参为国家基本医疗保险药品（单味使用不予支付费用）、可用于保健食品的物品。

【主要药性】甘，平。归脾、肺经。

【基本功效】补脾益肺，养血生津。

【临床应用】

1. 脾肺气虚证　本品性味甘平，主归脾肺二经。"用以培补脾肺元气颇佳"（《本草便读》）。功似人参而药力和缓，故对于脾、肺气虚诸证，"凡古今成方所用人参，无不可以潞党参当之"（《本草正义》）。如"四君、补中益气等汤，皆以代人参，往往见效"（《药笼小品》）。因其药性平和，不燥不腻，故凡气虚之轻证需用人参者，皆可以党参替代之。"若遇重症断难恃以为治"（《本草分经》），则仍以人参为宜。

2. 气血亏虚及气津两伤证　本品有类似于人参气血双补及益气生津之功。用于气血不足之面色萎黄、肢倦乏力、头晕心悸等，常与黄芪、当归、熟地黄等配伍。用于气津两伤之口渴及内热消渴，宜与麦冬、五味子等同用。

【临证备要】煎服，10~30g。实证、热证而正气不虚者不宜使用，不宜与藜芦同用。

【古今研究】

1. 本草摘要　《本草从新》："补中益气，和脾胃，除烦渴。中气微虚，用以调补，甚为平安。"《本草纲目拾遗》："治肺虚，能益肺气。"《本草正义》："力能补脾养胃，润肺生津，健运中气……健脾运而不燥，滋胃阴而不滞，润肺而不犯寒凉，养血而不偏滋腻。"

2. 现代研究　主含党参苷、党参多糖、植物甾醇、党参内酯、黄酮类、生物碱、香豆素类、无机元素、氨基酸、微量元素等。具有提高免疫功能、提高学习记忆、改善肺功能、改善胃肠功能、抗缺氧、抗疲劳、延缓衰老、降血糖、调节血脂等作用。

太子参
Tàizǐshēn

首载于《中国药用植物志》。为石竹科植物孩儿参 *Pseudostellaria heterophylla*（Miq.）Pax ex Pax et Hoffm. 的块根。主产于江苏、山东。夏季采挖。

【处方用名】 太子参、孩儿参、童参。

【药品归属】 太子参为国家基本医疗保险药品、可用于保健食品的物品。

【主要药性】 甘、微苦，平。归脾、肺经。

【基本功效】 益气健脾，生津润肺。

【临床应用】

气阴两虚证 本品味甘苦，性平偏凉，主入脾肺二经。既能补脾肺之气，又能生津润燥。因其作用平和，药力较弱，故为补气药中"轻补"之品。对于热病后期或体质虚弱，气阴两伤而不受峻补或温补者，用之较为适宜。若治脾气虚弱、胃阴不足所致的纳呆厌食、口干燥渴、大便久泻、面黄体弱、精神不振，盗汗等，常与北沙参、白扁豆、山药等同用，如儿宝颗粒（《中国药典》）。治肺虚燥咳，可与麦冬、甘草同用。

【临证备要】 煎服，10~30g。邪实而正气不虚者慎用。

【古今研究】

1. 本草摘要 《本草再新》："治气虚肺燥，补脾土，消水肿，化痰止渴。"《饮片新参》："补脾肺元气，止汗生津，定虚悸。"《中国药用植物志》："治小儿出虚汗为佳。"

2. 现代研究 主含太子参皂苷、太子参环肽、棕榈酸、亚油酸、胡萝卜苷、太子参多糖等。另含有多种氨基酸和微量元素等。《中国药典》规定：含太子参环肽 B（$C_{40}H_{58}O_8N_8$）不得少于 0.020%。本品有改善脾虚模型症候、提高免疫、延缓衰老、保肺、降血糖等作用。

【备注】 太子参之名，始见于清吴仪洛《本草从新》。随后《本草纲目拾遗》收载并明确指出："太子参及辽参之小者，非别种也"。可见，古代本草著作所记载的太子参，实为五加科人参之小者。今之所用太子参，《中国药典》定为石竹科孩儿参的块根。二者同名异物，古今有别，不可混淆。

黄 芪
Huángqí

首载于《神农本草经》。为豆科植物蒙古黄芪 *Astragalus membranaceus*（Fisch.）Bge. var. *mongholicus*（Bge.）Hsiao 或膜荚黄芪 *Astragalus membranaceus*（Fisch.）Bge. 的根。产于内蒙古、山西、黑龙江等地。春、秋二季采挖。

【处方用名】 黄芪、北芪、黄耆、炒黄芪、蜜炙黄芪。

【药品归属】 黄芪为国家基本医疗保险药品（单味使用不予支付费用）、可用于保健食品的物品。

【主要药性】 甘，微温。归脾、肺经。

【基本功效】 补气升阳，固表止汗，利水消肿，生津养血，行滞通痹，托毒排脓，敛疮生肌。

【临床应用】

1. 脾虚气陷证　本品甘温，以补气见长。主入脾经，为补中益气之要药，又能升举阳气。凡"中阳不振，脾土虚弱，清气下陷者最宜"（《本草正义》）。若治脾气虚弱，倦怠乏力、食少便溏者，可单用熬膏服，或与人参相须为用，如参芪片（《中国药典》）。治中气下陷之久泻脱肛、内脏下垂等，每与人参、升麻、柴胡等同用，如补中益气汤（《脾胃论》）。

2. 肺气虚证，表虚自汗　本品入肺经，能补益肺气，用于肺气虚弱、咳嗽无力、气短喘促、咳痰清稀、声低懒言者，常配人参、紫菀、五味子等，如补肺汤（《千金要方》）。又"能直达人之肌表肌肉，固护卫阳，充实表分，是其专长"（《本草正义》）。适用于卫虚不固，腠理不密之自汗，常与白术、防风为伍，如玉屏风散（《丹溪心法》）。

3. 气虚水肿　本品长于补脾肺之气，使肺气得补则水道通调，脾气得补则水津四布，而有利水消肿之效。主要适用于气虚不运，水湿停聚之水肿、小便不利。常与白术、茯苓、防己等配伍，如防己黄芪汤（《金匮要略》）。

4. 血虚萎黄，消渴　本品"功用甚多，而其独效者，尤在补血"（《本草新编》），为气血双补之剂。适用于血虚及气血两虚所致的面色萎黄、神倦脉虚等，每与当归为配，即当归补血汤（《兰室秘藏》）；或与制何首乌、女贞子、白芍等同用，如生血宝颗粒（《中国药典》）。本品补气，使气旺则津生。适用于气虚津亏之消渴，口渴引饮，常与地黄、黄精、天花粉等同用，如降糖甲片（《中国药典》）。

5. 半身不遂，痹痛麻木　本品功擅补气，能使营卫之气充足，方能鼓动血脉，使气旺则血行，而收行滞通络之效。"凡脉之甚弱而（肢体）痿废者，多服皆能奏效"（《医学衷中参西录》）。用于气虚血滞，因虚致瘀之中风不遂及风湿痹痛。前者常与当归、丹参、川芎等同用，如补阳还五汤（《医林改错》）；后者常与羌活、当归、姜黄等同用，如蠲痹汤（《百一选方》）。

6. 疮疡难溃或溃久不敛　本品甘温补气，能"内托阴证之疮疡"（《本草约言》）。凡"痈疡之证，脓血内溃，阳气虚而不愈者，黄芪可以生肌肉；又阴疮不能起发，阳气虚而不溃者，黄芪可以托脓毒"（《本草汇言》）。适用于正虚毒盛，不能托毒外达，疮疡难溃，以及溃疡后期，毒势已去，因气血虚弱，脓水清稀，疮口难敛者。前者常与人参、当归、穿山甲等同用，如托里透脓散（《医宗金鉴》）；后者可与人参、当归、肉桂等同用，如十全大补汤（《和剂局方》）。

> 黄芪治疮疡与连翘有何不同？

【临证备要】煎服，10～30g。补气升阳宜炙用，其余多生用。

【古今研究】

1. 本草摘要　《神农本草经》："主治痈疽，久败疮，排脓止痛……补虚。"《名医别录》："补丈夫虚损，五劳羸瘦。止渴，腹痛，泄痢，益气，利阴气。"《本草纲目》："元素曰：黄芪甘温纯阳，其用有五：补诸虚不足，一也；益元气，二也；壮脾胃，三也；去肌热，四也；排脓之痛，活血生血，内托阴疽，为疮家圣药，五也。"

2. 现代研究　主含黄芪皂苷Ⅰ、Ⅱ、Ⅲ、Ⅳ（黄芪甲苷），大豆皂苷Ⅰ、荚膜黄芪苷Ⅰ、

Ⅱ，芒柄花素等，另含多糖、氨基酸等。《中国药典》规定：含黄芪甲苷（$C_{41}H_{68}O_{14}$）不得少于0.040%。本品有提高免疫和机体非特异性抵抗力、促进胃肠运动、利尿与抗肾损伤、抗肝损伤、促进造血、延缓衰老、降血糖、降血脂、降血压等作用。

白　术

Báizhú

首载于《神农本草经》。为菊科植物白术 *Atractylodes macrocephala* Koidz. 的根茎。主产于浙江、安徽。冬季采挖。

【处方用名】白术、於术、於潜术、炒白术、焦白术、麸炒白术。

【药品归属】白术为国家基本医疗保险药品、可用于保健食品的物品。

【主要药性】甘、苦，温。归脾、胃经。

【基本功效】健脾益气，燥湿利水，止汗，安胎。

【临床应用】

1. 脾气虚证　本品甘温，主入脾、胃经。"为脾脏补气第一要药"（《本草求真》）。若"脾虚不健，术能补之；胃虚不纳，术能助之"（《本草汇言》）。适宜于脾胃气虚，运化无力，食少便溏，脘腹胀满，肢软神疲等，每与人参、茯苓、甘草同用，如四君子汤（《和剂局方》）。

2. 痰饮眩悸，水肿尿少　本品"专主脾胃，以补土胜湿见长"（《本草正义》）。可使"土旺自能胜湿，痰水易化"（《本草征要》）。故"凡水湿诸邪，靡不因其脾健而自除"（《本草求真》）。若治中阳不振，脾失健运，痰饮内停之胸胁支满、目眩心悸、短气而咳者，常与桂枝、茯苓等配伍，如苓桂术甘汤（《金匮要略》）。治脾虚不运，水湿内停之水肿、小便不利等，可与黄芪、茯苓、猪苓等同用。治脾虚湿浊下注，带下量多清稀者，常配伍山药、苍术、车前子等，如完带汤（《傅青主女科》）。

3. 气虚自汗　本品能补气固表止汗，凡"有汗因脾虚，故能止之"（《药性解》）。用于卫气不固，表虚自汗，每与黄芪、防风同用，如玉屏风散（《丹溪心法》）。

4. 胎动不安　本品"主安胎，盖为妊娠养胎，依赖脾土，术能健脾故也"（《本草正义》）。本品益气健脾，使脾气健旺，则胎儿得养而自安，故有安胎要药之称。可用于各种原因所致的胎动不安，尤宜于脾气虚弱之妊娠恶阻、胎动不安，可与人参、甘草、丁香等同用，如白术散（《妇人良方》）。若治妊娠血虚有热，胎动不安者，可与当归、白芍、黄芩等同用。治肝肾亏虚，胎元不固者，可配杜仲、川断、阿胶等。

【临证备要】煎服，6~12g。本品温燥，阴虚有热及燥热伤津者慎用。

> 白术为苦温燥湿之品，可否用于肠燥便秘？

【古今研究】

1. 本草摘要　《神农本草经》："主风寒湿痹，死肌，痉，疸，止汗，除热，消食。"《医学启源》："和中益气，温中，去脾胃中湿，除胃热，强脾胃，进饮食，和胃，生津液，主肌热，四肢困倦，目不欲开，怠惰嗜卧，不思饮食，止渴，安胎。"《本草汇言》："白术，乃扶植脾胃，散湿除痹，消食除痞之要药。脾虚不健，术能补之；胃虚不纳，术能助之。"

2. 现代研究　主含苍术酮、茅术醇、苍术内酯、双白术内酯等，另含东莨菪素、甘露聚糖以及多种氨基酸。本品有提高免疫功能、促进胃肠运动、抑制子宫平滑肌收缩、利尿等作用。

【备注】关于白术与苍术。二者在早期的本草著作中不分，统称为"术"。据《本草崇原》记载："《本经》未分苍白，而仲祖《伤寒》方中，皆用白术，《金匮》方中，又用赤术，至陶弘景《别录》，则分而为二。须知赤白之分，始于仲祖，非弘景始分之也。赤术，即是苍术"。《中国药典》已将其作为两个品种单列，临证应区别应用。

山　药
Shānyào

首载于《神农本草经》。为薯蓣科植物薯蓣 *Dioscorea opposita* Thunb. 的根茎。主产于河南。冬季采挖。

【处方用名】山药、怀山药、薯蓣、麸炒山药。

【药品归属】山药为国家基本医疗保险药品（单味使用不予支付费用）、既是食品又是药品的物品。

【主要药性】甘，平。归脾、肺、肾经。

【基本功效】补脾养胃，生津益肺，补肾涩精。

【临床应用】

1. 肺、脾、肾诸虚证　本品甘平，既能补气，又能益阴，归肺、脾、肾经。作用平和，补而不滞，养而不腻，为平补三焦之剂，且略兼涩性。"凡脾虚泄泻，肺虚咳嗽，肾虚遗滑等证皆可用之"（《本草便读》）。若治脾胃虚弱，食少便溏，肢倦乏力者，可与人参、白术、白扁豆等同用，如参苓白术散（《和剂局方》）。治肺虚久咳或虚喘，常与太子参、麦冬、南沙参等同用。治肾阴精亏虚之腰膝酸软、头晕耳鸣等，常与熟地黄、山茱萸、茯苓等同用，如六味地黄丸（《小儿药证直诀》）。治下元虚寒之尿频、遗尿等，可与乌药、益智仁同用，如缩泉丸（《魏氏家藏方》）。因其"性缓力微，剂宜倍用"（《药品化义》）。对慢性久病或病后虚弱羸瘦者，可作为营养调补品长期服用。

2. 消渴　本品"生捣最多津液而稠黏"（《神农本草经读》），有生津止渴之效。适用于气阴两虚所致的消渴病，症见多饮、多尿、多食、消瘦、体倦无力等，常与黄芪、天花粉、葛根等同用，如消渴丸（《中国药典》）。

【临证备要】煎服，15~30g。麸炒山药可增强补脾止泻作用。

【典型案例】山药治虚喘烦渴案。一人，年四十余，得温病十余日，外感之火已消十之八九。大便忽然滑下，喘息迫促，且有烦渴之意。其脉甚虚，两尺微按即无。亦急用生山药六两，煎汁两大碗，徐徐温饮下，以之当茶，饮完煎渣再饮，两日共享山药十八两，喘与烦渴皆愈，大便亦不滑泻（《医学衷中参西录》）。

【古今研究】

1. 本草摘要　《神农本草经》："主伤中，补虚羸，除寒热邪气，补中益气力，长肌肉。"

《名医别录》："补虚劳羸瘦，充五脏，除烦热，强阴。"《本草正》："山药能健脾补虚，滋精固肾，治诸虚百损，疗五劳七伤。"

2. 现代研究 主含氨基酸，另含多糖、薯蓣皂苷元、多巴胺、山药碱、尿囊素、果胶、粗纤维、淀粉酶、微量元素等。有调节胃肠功能和降血糖、增强免疫、延缓衰老、保肝等作用。

【备注】本品原名"薯蓣"，因避讳曾两易其名。"薯蓣即今山药，因唐代宗名预，避讳改为薯药；又因宋英宗名署，避讳改为山药"（《本草崇原》）。

白扁豆
Báibiǎndòu

首载于《名医别录》。为豆科植物扁豆 *Dolichos lablab* L. 的成熟种子。全国大部分地区均产。秋、冬二季采收。

【处方用名】白扁豆、扁豆、炒扁豆。

【药品归属】扁豆为国家基本医疗保险药品、既是食品又是药品的物品。

【主要药性】甘，微温。归脾、胃经。

【基本功效】健脾化湿，和中消暑。

【临床应用】

1. 脾虚湿滞证 本品甘温补脾而不滋腻，芳香化湿而不燥烈，"能养胃健脾，脾胃得治，则清浊可分，吐利可愈"（《本草便读》）。适用于脾虚湿滞之食少便溏、泄泻，或脾虚湿浊下注之白带过多。因其"味轻气薄，单用无功，必须同补气之药共用为佳"（《本草新编》）。前者可与人参、白术等同用，如参苓白术散（《和剂局方》）。后者可与白术、山药等同用。因其轻清缓补，对于病后体虚，初进补剂者用之较为适宜。

2. 暑湿吐泻 本品味甘微温，能"调脾暖胃，通利三焦，降浊升清，消暑除湿。能消脾胃之暑，止渴止泻，专治中宫之病"（《本草备要》）。适用于夏日暑湿伤中，脾胃不和之吐泻、胸闷腹胀等。可单用水煎服，或与香薷、厚朴等同用，如香薷散（《和剂局方》）。

【临证备要】煎服，9~15g。健脾止泻宜炒用；化湿消暑宜生用。

【古今研究】

1. 本草摘要 《名医别录》："主和中下气。"《本草纲目》："止泄痢，消暑，暖脾胃，除湿热，止消渴。"《本草从新》："补脾除湿，消暑。"

2. 现代研究 主含棕榈酸、亚油酸、反油酸、油酸、硬脂酸、花生酸等，另含胡芦巴碱、维生素 B、维生素 C、胡萝卜素、蔗糖、植物凝集素，以及微量元素等。本品有增强 T 淋巴细胞活性等作用。

附：扁豆衣、扁豆花

1. 扁豆衣 为扁豆的种皮。其性能、功用与白扁豆相似而健脾之力略逊，偏于化湿。用于暑湿内蕴，呕吐泄泻，胸闷纳呆，脚气浮肿，妇女带下。煎服，5~10g。

2. 扁豆花 为扁豆的花。为既是食品又是药品的物品。甘，平；归脾、胃经。功能解暑化湿，和中健脾。用于中暑发热，呕吐泄泻，妇女带下。煎服，5~10g。

甘 草
Gāncǎo

首载于《神农本草经》。为豆科植物甘草 *Glycyrrhiza uralensis* Fisch.、胀果甘草 *Glycyrrhiza inflata* Bat. 或光果甘草 *Glycyrrhiza glabra* L. 的根和根茎。产于内蒙古、新疆、甘肃等地。春、秋二季采挖。

【处方用名】甘草、生甘草、粉甘草、甘草梢、炙甘草。

【药品归属】甘草为国家基本医疗保险药品（单味使用不予支付费用）、既是食品又是药品的物品、国家重点保护野生药材物种（Ⅱ级）。炙甘草为国家基本医疗保险药品。

【主要药性】甘，平。归心、肺、脾、胃经。

【基本功效】补脾益气，清热解毒，祛痰止咳，缓急止痛，调和诸药。

【临床应用】

1. 脾气虚证 本品味甘，能"健脾胃，固中气之虚羸"（《本草汇言》）。适用于脾气虚弱，食少便溏、倦怠乏力等。因其作用缓和，常作为辅助药用，能"助参芪成气虚之功"（《本草正》），如四君子汤（《和剂局方》）。

2. 心气虚证 本品味甘，能益气养心。对于心气不足，无力鼓动血脉，脉气不相接续之脉结代，以及阴血亏虚，血脉失充，心失所养之心动悸，有复脉宁心之效。常重用炙甘草，并与人参、阿胶、生地黄等配伍，如炙甘草汤（《伤寒论》）。

3. 咳嗽 本品甘平入肺，长于"止咳嗽，润肺道"（《药鉴》），兼能祛痰。因其性平力缓，故对于各种咳嗽，无论寒热虚实、有痰无痰、新病久病皆宜。如治风寒咳嗽，可与麻黄、苦杏仁等同用；治风热咳嗽，可与桑叶、苦杏仁等同；治咳嗽痰多，可与半夏、陈皮等同用；治干咳无痰或少痰，可与沙参、麦冬等同用。

4. 脘腹、四肢挛急疼痛 本品味甘，能缓和急迫，解除拘挛，有止痛之效。适用于脘腹及四肢挛急作痛。每与白芍为伍，即芍药甘草汤（《伤寒论》）。

5. 热毒疮疡，咽喉肿痛，药食中毒 本品既能解火热之毒，又能解药食之毒，临床运用较为广泛。如治热毒疮疡，可单用入口嚼烂，搽之甚效；或与金银花、连翘、紫花地丁等同用。治热毒壅盛之咽喉肿痛，可单用本品煎服，或与玄参、麦冬、桔梗同用，如玄麦甘桔含片（《中国药典》）。对于多种药物或食物中毒，本品也有一定的解毒作用。

6. 调和诸药 本品能"调和诸药相协，共为力而不争"（《药类法象》）。一则用以缓解药物的毒性、烈性或副作用，确保用药安全。毒药得之解其毒，刚药得之和其性，热药得之缓其热，寒药得之缓其寒，寒热相杂者，用之得其平。二则用以矫正方药中的异味，便于服用。因其"调和使诸药有功，故号国老之名"（《药性论》）。

> 何谓"调和诸药"？在任何方中都可用甘草调和诸药吗？为什么？

【临证备要】煎服，2~10g。不宜与海藻、京大戟、红大戟、甘遂、芫花同用。本品有助湿壅气之弊，湿盛胀满、水肿者不宜用。大剂量久服可导致水钠潴留，引起浮肿。

【古今研究】

1. 本草摘要　《神农本草经》："主五脏六腑寒热邪气，坚筋骨，长肌肉，倍气力，金疮肿，解毒。"《名医别录》："温中下气，烦满短气，伤脏咳嗽，止渴，通经脉，利血气，解百药毒。"《本草正》："得中和之性，有调补之功，故毒药得之解其毒，刚药得之和其性，表药得之助其外，下药得之缓其速。"

2. 现代研究　主含甘草甜素、甘草酸、甘草黄酮、异甘草黄酮、甘草素等，尚含生物碱、多糖、香豆素、氨基酸等。《中国药典》规定：含甘草苷不得少于 0.50%，甘草酸不得少于 2.0%。本品有抗消化道溃疡、调整胃肠活动、抗肝损伤、抗肺损伤、增强免疫、延缓衰老、抗病毒、抗菌、解毒、抑制子宫平滑肌收缩，以及对中枢、心脑血管、血液系统影响和皮质激素样等作用。

大　枣
Dàzǎo

首载于《神农本草经》。为鼠李科植物枣 *Ziziphus jujuba* Mill. 的成熟果实。产于河北、河南、山东等地。秋季采收。

【处方用名】　大枣、红枣。

【药品归属】　大枣为国家基本医疗保险药品（单味使用不予支付费用）、既是食品又是药品的物品。

【主要药性】　甘，温。归脾、胃、心经。

【基本功效】　补中益气，养血安神。

【临床应用】

1. 脾气虚证　本品"甘能补中，温能益气"（《本草经疏》）。适用于脾气虚弱，倦怠乏力，食少便溏等。因其药力和缓，常与黄芪、党参、白术等同用。

2. 脏躁，失眠　本品入心经。"味浓而质厚，则长于补血"（《长沙药解》）；"又能补人身津液之不足"（《医学衷中参西录》），有养心安神之功。适用于阴血不足，心肝失养，神魂不宁之脏躁，症见精神恍惚，悲伤欲哭，心中烦乱等，每与小麦、甘草同用，如甘麦大枣汤（《金匮要略》）。治心血不足所致的失眠、多梦、头晕、乏力等，可与甘草、浮小麦、灵芝等同用，如夜宁糖浆（《中国药典》）。

此外，本品能调和诸药。"能缓猛药健悍之性，使不伤脾胃。是以十枣汤、葶苈大枣汤诸方用之"（《医学衷中参西录》）。

【临证备要】　煎服，6~15g。宜剪破入煎。

【典型案例】　大枣健脾补虚案。赵某，身体素羸弱，年届五旬，饮食减少，日益消瘦，询方于愚，俾日食熟大枣数十枚，当点心用之。后年余觌面貌较前丰腴若干，自言："自闻方后，即日服大枣，至今未尝间断，饮食增于从前三分之一，是以身形较前强壮也"（《医学衷中参西录》）。

【古今研究】

1. 本草摘要　《神农本草经》："主心腹邪气，安中养脾，助十二经。平胃气，通九窍，补少气、少津液，身中不足，大惊，四肢重，和百药。"《名医别录》："补中益气，强力，除烦闷，治心下悬。"《本草汇言》："补中益气，壮心神，助脾胃，养肝血，保肺气，调营卫，生津之药也。"

2. 现代研究 主含有机酸、糖类、氨基酸、三萜苷类、生物碱类、黄酮类、维生素类、挥发油及微量元素等。本品有提高免疫功能和延缓衰老等作用。

刺五加

Cìwǔjiā

首载于《东北药用植物志》。为五加科植物刺五加 *Acanthopanax senticosus*（Rupr. et Maxim.）Harms 的根及根茎或茎。主产于黑龙江。春、秋二季采挖。

【处方用名】刺五加。

【药品归属】刺五加为国家基本医疗保险药品、可用于保健食品的物品、国家重点保护野生药材物种（Ⅲ级）。

【主要药性】甘、微苦，温。归脾、肺、肾、心经。

【基本功效】益气健脾，补肾安神。

【临床应用】

1. 肺、脾、肾诸虚证 本品甘温，归肺、脾、肾经。长于补气，兼能助阳。凡上述诸脏虚证皆可应用。如治脾气虚弱，食欲不振，肢倦乏力等，可与黄芪、太子参、白术等同用。治元气亏损，肺虚咳嗽，病后衰弱等，可与人参、蛤蚧、肉苁蓉同用，如五加参蛤蚧精（《部颁标准》）。治肾虚阳痿、梦遗滑泄、小便频数、腰酸背痛、足膝无力等，常与雄蚕蛾、菟丝子、淫羊藿等同用，如龙蛾酒（《部颁标准》）。

2. 失眠多梦 本品入心、脾经，能补益心脾，安神定志。用于心脾两虚，心神失养的失眠、多梦、健忘等，常与酸枣仁、远志、石菖蒲等同用。

【临证备要】煎服，10～30g。

【古今研究】

1. 本草摘要 《东北药用植物志》："为强壮剂。有驱风、化湿、利尿、健胃之效。治阴痿、筋骨疼痛、四肢不遂及疝气疼痛等症。"《全国中草药汇编》："治跌打损伤。"

2. 现代研究 主含刺五加苷 A、B、D、E、F、G、I、L、K、M，紫丁香苷、异秦皮啶、芝麻脂素等。另含多糖、微量元素、脂肪酸及醌类等。《中国药典》规定：含紫丁香苷（$C_{17}H_{24}O_9$）不得少于 0.050%。本品有提高免疫功能、抗疲劳、抗氧化、抗癌等作用。

绞股蓝

Jiǎogǔlán

首载于《救荒本草》。为葫芦科植物绞股蓝 *Gynostemma pentaphllam*（Thunb.）Makino. 的根茎或全草。主产于陕西、福建。秋季采收。

【处方用名】绞股蓝。

【药品归属】 绞股蓝为可用于保健食品的物品。

【主要药性】 甘、苦、寒。归脾、肺经。

【基本功效】 益气健脾，化痰止咳，清热解毒。

【临床应用】

1. 脾气虚证 本品味甘，入脾经，能益气健脾。适用于脾胃气虚，体倦乏力，食少纳呆等，常配伍白术、茯苓等同用。

2. 肺虚咳嗽 本品入肺经，能益肺气，清肺热，化痰止咳。适用于肺气阴两虚，燥咳咳嗽，痰少而黏等，可单用研末吞服，或与川贝母、百合等同用。

此外，本品尚能清热解毒，用于热毒上攻之咽喉肿痛；又能化浊降脂，用于高脂血症。

【临证备要】 煎服，10~20g；亦可泡服。

【古今研究】

1. 本草摘要 《临床中药辞典》：“化痰止咳，健脾理气，益气活血，生津止渴，解毒利湿”。

2. 现代研究 主含绞股蓝皂苷、人参皂苷、七叶胆皂苷、芦丁，商路苷，商路黄素等，另含多糖、无机元素、维生素、氨基酸、磷脂、有机酸、生物碱及蛋白质等。本品有提高免疫、提高机体非特异性抵抗力、提高学习记忆、调节血糖、降血脂、延缓衰老、抗胃溃疡、抗肿瘤、抗肝损伤、抗肾损伤、抗缺血缺氧、抗血栓等作用。

红景天

Hóngjǐngtiān

首载于《四部医典》。为景天科植物大花红景天 *Rhodiola crenulata*（Hook. F. et Thoms）H. Ohba 的根和根茎。产于云南、西藏、青海等地。秋季采挖。

【处方用名】 红景天。

【药品归属】 红景天为国家基本医疗保险药品、可用于保健食品的物品。

【主要药性】 甘，苦，平。归肺、心经。

【基本功效】 益气活血，通脉平喘。

【临床应用】

1. 肺虚喘咳 本品味甘，入肺经。能益肺气，平喘咳。适用于肺虚喘咳，常与人参、黄芪、五味子等同用。

2. 胸痹心痛，半身不遂 本品入心经，能益气活血，通脉止痛。适用于气虚血瘀所致胸痹心痛、心悸气短、神疲乏力、少气懒言等，可与黄芪、三七等同用。若治脑卒中后遗症，半身不遂，偏身麻木，属于气虚血瘀者，可与黄芪、川芎、地龙等同用。

【临证备要】 煎服，3~6g。

【古今研究】

1. 本草摘要 《西藏常用中草药》：“活血止血，清肺止咳，解热。治咳血，咯血，肺炎咳嗽，妇女白带等症。外用治跌打损伤。”《青藏高原药物图鉴》：“退烧，利肺，治肺炎，神经麻痹症。”

2. 现代研究 主含红景天苷、山奈酚、正辛醇、芳香醇氧化物等，另含多糖类、有机酸类、无机元素及脂肪类化合物等。本品有提高免疫功能、增强机体非特异性抵抗力、抗脑缺血、降血脂等作用。

沙 棘
Shājí

首载于《晶珠本草》。为胡颓子科植物沙棘 *Hippophae rhamnoides* L. 的成熟果实。主产于内蒙古、新疆。秋、冬二季采收。

【处方用名】沙棘。

【药品归属】沙棘为国家基本医疗保险药品（单味使用不予支付费用）、既是食品又是药品的物品。

【主要药性】酸、涩，温。归脾、胃、肺、心经。

【基本功效】健脾消食，止咳祛痰，活血祛瘀。

【临床应用】

1. 脾虚食少，食积腹痛 本品入脾、胃经。既能补气健脾，又能消食和中。适用于脾胃虚弱，食少纳呆；或饮食积滞，脘腹胀痛等。前者可与党参、白术、茯苓等同用，后者可与山楂、神曲、麦芽等同用。

2. 咳嗽痰多 本品入肺经，能止咳祛痰，适用于痰浊阻肺之咳嗽痰多。可单用，如沙棘颗粒（《部颁标准》）。

3. 血瘀证 本品有活血化瘀之功。适用于胸痹心痛、经闭痛经、跌打损伤等多种瘀血证，可单用，如心达康片《部颁标准》，或与川芎、三七、丹参等同用。

【临证备要】煎服，3～10g。

【古今研究】

1. 本草摘要 《西藏常用中草药》："活血散瘀，化痰宽胸，补脾健胃。"《新疆药用植物志》："滋补肝肾。"

2. 现代研究 主含异鼠李素、槲皮素、芦丁、紫云英苷、棕榈酸、硬脂酸、油酸、亚油酸、亚麻酸等，尚含抗坏血酸、叶酸，以及矿物质和微量元素等。《中国药典》规定：含异鼠李素（$C_{16}H_{12}O_7$）不得少于0.10%。本品有增强免疫功能、增强心功能、抗心肌缺血、抗血栓形成、抗疲劳、抗缺氧、抗肿瘤、抗突变、祛痰、止咳、平喘、降血脂、降血糖等作用。

饴 糖
Yítáng

首载于《名医别录》。为米、大麦、粟或玉蜀黍等粮食经发酵糖化制成。全国各地均产。有软硬两种，软者称胶饴，硬者称白饴糖，均可入药，药用以胶饴为主。

【处方用名】饴糖、胶饴。

【药品归属】饴糖为国家基本医疗保险药品（单味使用不予支付费用）。

【主要药性】甘，温。归脾、胃、肺经。

【基本功效】补益中气，缓急止痛，润肺止咳。

【临床应用】

1. 脾胃虚寒证　本品甘温，入脾、胃经。功似甘草、大枣，能补中气，缓诸急，止疼痛。适用于中气虚寒，脘腹隐痛，喜温喜按者，常与桂枝、白芍、甘草等同用，如小建中汤（《伤寒论》）。若治中虚寒盛，脘腹冷痛甚，呕吐不能食者，可与人参、干姜、花椒同用，如大建中汤（《金匮要略》）。

2. 阴虚燥咳　本品味甘质润，入肺经，能润肺止咳。若治顿咳不止，可与萝卜汁蒸化，趁热缓缓含咽。治阴虚久咳，肺燥咳嗽，病后虚咳等，可与南沙参、阿胶、百部等同用，如复方梨膏（《部颁标准》）。

【临证备要】入汤剂须烊化冲服，30～60g。亦可熬膏或为丸服。本品有助湿壅中之弊，湿阻中满者不宜服。

【古今研究】

1. 本草摘要　《名医别录》："主补虚乏，止渴。"《本草从新》："甘温。益气补中健脾，化痰润肺止嗽。"

2. 现代研究　主含大量麦芽糖，尚含少量蛋白质、脂肪及维生素（B_2、C）等。本品有缓中、润肺，及治疗便秘的作用。

蜂　蜜
Fēngmì

首载于《神农本草经》。为蜜蜂科昆虫中华蜜蜂 *Apis cerana* Fabricius 或意大利蜂 *Apis mellifera* Linnaeus 所酿的蜜。全国各地均产。春至秋季采收。

【处方用名】蜂蜜、石蜜、食蜜、蜜。

【药品归属】蜂蜜为国家基本医疗保险药品（单味或复方均不支付费用）、既是食品又是药品的物品。

【主要药性】甘，平。归肺、脾、大肠经。

【基本功效】补中，润燥，止痛，解毒；外用生肌敛疮。

【临床应用】

1. 脾气虚证，脘腹虚痛　本品"甘味益脾，脾和则谷纳，所以益气补中"（《本草经解》）。可用于脾虚诸证，使脾气得所养，食少便溏可愈。因其作用缓和，药食兼备，故常作为脾气虚弱者的调补品用。本品又能"止痛者，味甘能缓诸急"（《神农本草经读》）。适用于中气虚寒，脘腹疼痛，喜温喜按者，可单用，或配白芍、甘草等同用。

2. 肺虚燥咳，肠燥便秘　本品甘平滋润，上能补肺气，"润肺清燥，所以治嗽甚效"（《医学衷中参西录》）。适用于肺虚久咳及肺燥咳嗽，可单用，或与桑叶、阿胶、川贝母等同用。下能润肠燥，"滋大肠之结燥难通"（《本草便读》）。适宜于体虚津亏，肠燥便秘，可单用冲服，或与当归、火麻仁、肉苁蓉等同用，亦可制成栓剂，纳入肛内，以通导大便，如蜜煎导（《伤寒论》）。

3. 解乌头类药毒 本品"甘而和平，故能解毒"（《本草纲目》），尤善解乌头类药毒。本品与乌头类药物同煎，可降低其毒性。若服乌头类药物中毒者，大剂量服用本品，亦有一定解毒作用。

此外，本品外用能生肌敛疮，可用于疮疡久溃不敛，烧烫伤等。若作为炮制辅料，可增强某些药物的补益作用；作为丸、膏剂的赋形剂，不仅有矫味和黏合作用，也能增强补益之力。

【临证备要】煎服或冲服，15~30g。本品有助湿壅中之弊，又能滑肠，故湿阻中满，湿热痰滞，便溏或泄泻者慎用。

【古今研究】

1. 本草摘要 《神农本草经》："益气补中，止痛解毒，除众病，和百药。"《名医别录》："养脾胃，除心烦，食饮不下，止肠澼，肌中疼痛，口疮，明耳目，延年。"《本草纲目》："蜂蜜入药之功有五：清热也，补中也，解毒也，润燥也，止痛也。"

2. 现代研究 主含糖类、挥发油、蜡质、有机酸、泛酸、异菸酸、花粉粒、乙酰胆碱、维生素、抑菌素、酶类、微量元素等。《中国药典》规定：含还原糖不得少于64.0%。本品有解毒、保肝、增强免疫功能、降血糖、降血脂、降血压等作用。

第二节 补阳药

本节药物多为甘温，主入肾经，能温助一身之元阳，主要适用于肾阳虚衰诸证。肾主命门，乃诸阳之本，对人体各个脏腑起温煦作用，肾阳虚则一身阳气皆虚。症见微寒肢冷，下肢尤甚，腰膝酸软，面色白或黧黑，头晕耳鸣，阳痿，不孕，小便清长，夜尿多，或尿少浮肿，或五更泻等。也可用于其他各脏之阳虚证。

补阳药与温里药均能助阳，如何区别使用？

本类药物性多燥烈，易助火伤阴，故阴虚火旺者忌用。

鹿茸
Lùróng

首载于《神农本草经》。为鹿科动物梅花鹿 *Cervus nippon* Temminck 或马鹿 *Cervus elaphus* Linnaeus 的雄鹿未骨化密生茸毛的幼角。前者习称"花鹿茸"，后者习称"马鹿茸"。产于吉林、辽宁、黑龙江等地。夏、秋二季锯茸。

【处方用名】鹿茸、花鹿茸、马鹿茸、鹿茸片、鹿茸粉。

【药品归属】鹿茸为国家基本医疗保险药品（单味或复方均不支付费用）。梅花鹿茸为国家重点保护野生药材物种（Ⅰ级）。马鹿茸为国家重点保护野生药材物种（Ⅱ级）、可用于保健食品的物品。

【主要药性】甘、咸，温。归肾、肝经。

【基本功效】壮肾阳，益精血，强筋骨，调冲任，托疮毒。

【临床应用】

1. 肾阳虚证 本品甘温能补，味咸入肾。"为峻补命门真元之专药"（《本经逢原》）。适宜于肾阳虚衰所致的阳痿遗精、宫冷不孕、腰膝酸软、畏寒肢冷、夜尿频数等，可单用，如鹿茸口服液（《部颁标准》）；或与山药、山茱萸、熟地黄等同用，如强肾片（《中国药典》）。

2. 肝肾亏虚，筋骨不健 本品入肝肾经，能补肝肾，益精血，"健骨有功"（《本草便读》）。适用于肝肾不足，精血亏虚所致的筋骨痿软，或小儿发育不良，骨软行迟，囟门不合等，常与熟地、怀牛膝、山茱萸等同用，如加味地黄丸（《寿世保元》）。

3. 崩漏带下 本品能补肝肾，调冲任，固崩止带。适用于肝肾亏虚，冲任不固之崩漏不止，及下焦虚寒，带脉失约之白带过多等。前者可与乌贼骨、蒲黄炭同用，如鹿茸散（《千金要方》）；后者可与白蔹、狗脊为伍，如白敛丸（《济生方》）。

4. 疮疡内陷不起或久溃不敛 本品长于温补，能托毒外出。适用于阳气不足、精血亏虚之阴疽疮肿内陷不起，肤色暗淡，或疮疡久溃不敛，脓出清稀等，可与黄芪、当归、肉桂等同用。

【临证备要】1～2g，研末冲服。服用本品宜从小量开始，缓缓增加，不宜骤用大量，以免阳升风动，头晕目赤，或伤阴动血。凡阴虚阳亢，血分有热，胃火炽盛，肺有痰热，外感热病者均当忌用。

【典型案例】鹿茸益精血案。王某，男，23岁。患再生障碍性贫血，经多方治疗5个月后，症状反而加重。方用鹿茸40g，加入黄酒2kg中浸泡1周。开始每天服鹿茸酒100mL，分2～3次服完。20天后，每天服50mL，分2次服完。血色素由原来的2.5g上升至13g，血小板由原来的4万上升至11万。继服补血中药而愈〔浙江中医杂志，1989，（2）：568〕。

【古今研究】

1. 本草摘要 《本草纲目》："生精补髓，养血益阳，强筋健骨，治一切虚损、耳聋、目暗、眩晕、虚痢。"《本经逢原》："鹿茸功用，专主伤中劳绝，腰痛羸瘦，取其补火助阳，生精益髓，强筋健骨，固精摄便。"

2. 现代研究 主含雌二醇、磷脂、氨基酸、活性肽、中性多糖、葡萄糖胺及生物碱等，同时含有蛋白质以及多种无机元素。本品有性激素样作用，能促进子宫发育、提高性功能、增强免疫、抗肿瘤、增强记忆、延缓衰老、抗应激、抗氧化、促进红细胞和血色素新生、促进体内蛋白质和核酸合成、抗溃疡、抗辐射及化学药物损伤等作用。

附：鹿角、鹿角胶、鹿角霜

1. 鹿角 为马鹿或梅花鹿已骨化的角或锯茸后翌年春季脱落的角基。为国家基本医疗保险药品。咸，温；归肝、肾经。功能温肾阳，强筋骨，行血消肿。用于肾阳不足，阳痿遗精，腰脊冷痛，阴疽疮疡，乳痈初起，瘀血肿痛。煎服，6～15g。

2. 鹿角胶 为鹿角经水煎煮、浓缩制成的固体胶。为国家基本医疗保险药品（单味或复方均不支付费用）。甘、咸，温；归肾、肝经。功能温补肝肾，益精养血。用于肝肾不足所致的腰膝酸冷，阳痿遗精，虚劳羸瘦，崩漏下血，便血尿血，阴疽肿痛。宜烊化兑服，3～6g。

3. 鹿角霜 为鹿角去胶质的角块。为国家基本医疗保险药品。咸，温；归肝、肾经。功能温肾助阳，收敛止血。用于脾肾阳虚，白带过多，遗尿尿频，崩漏下血，疮疡不敛。煎服，9～15g。宜先煎。

淫羊藿

Yínyánghuò

首载于《神农本草经》。为小檗科植物淫羊藿 *Epimedium brevicornu* Maxim.、箭叶淫羊藿 *Epimedium sagittatum*（Sieb. et Zucc.）Maxim.、柔毛淫羊藿 *Epimedium pubescens* Maxim. 或朝鲜淫羊藿 *Epimedium koreanum* Nakai 的叶。产于山西、四川、湖北等地。夏、秋季茎叶茂盛时采收。

【处方用名】淫羊藿、炙淫羊藿、仙灵脾。

【药品归属】淫羊藿为国家基本医疗保险药品、可用于保健食品的物品。

【主要药性】辛、甘，温。归肝、肾经。

【基本功效】补肾阳，强筋骨，祛风湿。

【临床应用】

1. 肾阳虚证　本品味辛甘，性温燥烈，主入肾经，长于"温补命门之火，故能兴阳"（《本草新编》）。"治男子阳弱不生，女子阴衰不育，老人昏耄失灵"（《本草汇言》），为温肾强阳起痿之要药。适用于肾阳不足所致的阳痿遗精、腰酸腿软、精神倦怠等，可单味使用，如仙灵脾冲剂（《部颁标准》）；或与肉苁蓉、阳起石、补骨脂等同用，如强阳保肾丸（《中国药典》）。

2. 风湿痹痛，筋骨痿软　本品甘温，入肝肾经。能"强筋健骨，除关节拘挛之急；驱风逐寒，疗皮肤麻木之痹"（《本草易读》）。"凡下焦一切风寒湿痹之病，皆可治之"（《本草便读》）。尤以"火衰风冷麻痹，则必用以淫羊藿"（《本草求真》）。可单用浸酒服，或与枸杞子、丹参同用，如复方仙灵脾酒（《部颁标准》）。

【临证备要】煎服，6～10g。阴虚火旺者忌用。

【古今研究】

1. 本草摘要　《神农本草经》："主阴痿绝伤，茎中痛。利小便，益气力，强志。"《日华子本草》："治一切冷风劳气，补腰膝，强心力，丈夫绝阳不起，女子绝阴无子，筋骨挛急，四肢不任，老人昏耄，中年健忘。"《本草求真》："因气味甘温，则能补火助阳；兼有辛香，则冷可除而风可散耳。"

2. 现代研究　主含淫羊藿苷、宝藿苷、淫羊藿次苷、大花淫羊藿苷、鼠李糖基淫羊藿次苷、金丝桃苷等，另含有生物碱、挥发油、鞣质、脂肪酸等。《中国药典》规定：含总黄酮以淫羊藿苷（$C_{33}H_{40}O_{15}$）计，不得少于 5.0%。本品有性激素样作用、能抗骨质疏松、促进骨折愈合、有增强免疫、抗肝肾损伤、改善心脑功能、延缓衰老等作用。

巴戟天

Bājǐtiān

首载于《神农本草经》。为茜草科植物巴戟天 *Morinda officinalis* How 的根。主产于广东、广西、福建等地。全年均可采挖。

【处方用名】巴戟天、巴戟、巴戟肉、盐巴戟天、制巴戟天。

【药品归属】巴戟天为国家基本医疗保险药品、可用于保健食品的物品。

【主要药性】甘、辛，微温。归肾、肝经。

【基本功效】补肾阳，强筋骨，祛风湿。

【临床应用】

1. 肾阳虚证　本品甘温，"功专温补元阳"（《本草撮要》），"扶男子阳绝不兴而子嗣难成，启女子阴器不举而胎孕少育"（《本草汇言》）。若治肾阳不足，命门火衰而致的神疲不振，阳痿不举或早泄等，常与淫羊藿、肉苁蓉等同用，如巴戟口服液（《部颁标准》）。治下元虚冷，宫寒不孕，月经不调，少腹冷痛等，常与肉桂、吴茱萸、高良姜等同用，如巴戟丸（《和剂局方》）。

2. 风湿痹痛，筋骨痿软　本品甘温能补，辛温能散，能补肾阳，强筋骨，祛风除湿。且"补而不滞，宣而不燥，故凡一切风寒湿痹于下焦腰膝诸证，皆可治之"（《本草便读》）。尤宜于肾阳不足，兼有风湿痹痛，筋骨酸软，肢体拘挛等。常与杜仲、肉苁蓉、菟丝子等配伍，如金刚丸（《张氏医通》）。

【临证备要】煎服，3~10g。阴虚火旺或有湿热者忌用。

【古今研究】

1. 本草摘要　《神农本草经》："主大风邪气，阴痿不起，强筋骨，安五脏，补中增志益气。"《名医别录》："补五劳，益精，利男子。"《本草求真》："巴戟天，据书称为补肾要剂，能治五痨七伤，强阴益精，以其体润故耳。然气味辛温，又能祛风除湿，故凡腰膝疼痛，风气脚气水肿等症，服之更为有益。"

2. 现代研究　主含甲基异茜草素、大黄素甲醚、水晶兰苷、四乙酰车叶草苷、耐斯糖等，尚含甾醇、有机酸、维生素 C 等。《中国药典》规定：含耐斯糖（$C_{24}H_{42}O_{21}$）不得少于 2.0%。本品有增加体重、抗疲劳、抗衰老、抗自由基作用，并有雄性激素样作用。

仙 茅
Xiānmáo

首载于《雷公炮炙论》。为石蒜科植物仙茅 *Curculigo orchioides* Gaertn. 的根茎。产于四川、云南、贵州等地。秋、冬二季采挖。

【处方用名】仙茅、制仙茅。

【药品归属】仙茅为国家基本医疗保险药品。

【主要药性】辛，热；有毒。归肾、肝、脾经。

【基本功效】补肾阳，强筋骨，祛寒湿。

【临床应用】

1. 肾阳虚证　本品性热，主入肾经。善"补命门，助阳道，其力颇雄"（《本草便读》）。适用于肾阳不足，命门火衰之阳痿精冷，多尿或不禁等，常与鹿茸、淫羊藿、巴戟天等同用，如仙茸壮阳精（《部颁标准》）。

2. 腰膝冷痹，筋骨痿软　本品辛散燥烈，既能补肝肾，强筋骨，又能祛寒湿，暖腰膝，"与巴戟天、仙灵脾相类，而猛烈又过之"（《本草正义》）。治肾阳不足，寒湿入侵之腰膝冷痛、筋骨痿软等，可单用浸酒服，或与狗脊、羌活、防风等同用，如草还丹（《博济方》）。

此外，本品善补命门之火以温煦脾土，可用于脾肾阳虚之脘腹冷痛、泄泻不止等，常与补骨脂、益智仁等配伍。

【临证备要】　煎服，3～10g。本品燥热有毒，不宜大量久服。阴虚火旺者忌服。

【古今研究】

1. 本草摘要　《海药本草》："益筋力，填骨髓，益阳。"《开宝本草》："腰脚风冷挛痹不能行，丈夫虚劳，老人失溺，无子，益阳道。久服通神强记，助筋骨，益肌肤，长精神，明目。"

2. 现代研究　主含仙茅苷、仙茅皂苷，另含仙茅素、石蒜碱、环木菠萝烯醇、豆甾醇等。《中国药典》规定：含仙茅苷（$C_{22}H_{26}O_{11}$）不得少于 0.10%，饮片不得少于 0.080%。本品有增强免疫功能、抗缺氧、抗炎、镇痛、保肝、抗骨质疏松等作用。

杜　仲
Dùzhòng

首载于《神农本草经》。为杜仲科植物杜仲 *Eucommia ulmoides* Oliv. 的树皮。产于陕西、四川、云南等地。4～6 月剥取。

【处方用名】　杜仲、盐杜仲、炙杜仲。

【药品归属】　杜仲为国家基本医疗保险药品、可用于保健食品的物品、国家重点保护野生药材物种（Ⅱ级）。

【主要药性】　甘、温。归肝、肾经。

【基本功效】　补肝肾，强筋骨，安胎。

【临床应用】

1. 肝肾亏虚证　本品甘温，"补肝益肾，诚为要剂"（《本草汇言》）。"补肾则精充而骨髓坚强，益肝则筋健而屈伸利"（《本草通玄》）。故能强筋健骨，适用于肝肾亏虚之腰膝酸痛、筋骨无力、起坐不利等。其中，以治腰痛不能屈伸者最为擅长，可用于各种原因所致的腰痛，尤为治肾虚腰痛之要药。可单用浸酒服，或与杜仲叶为伍，如杜仲冲剂（《部颁标准》）。

2. 胎漏，胎动不安　本品甘温，能补肝肾，固冲任，"因其气温，故暖子宫；因其性固，故安胎气"（《本草正》）。适用于肝肾不足，冲任不固之妊娠下血、胎动不安等，可单用为末，煮枣肉为丸服，如杜仲丸（《圣济总录》）；或与白术、菟丝子、续断等同用，如千金保孕丸（《部颁标准》）。

此外，本品尚能补肾平肝，用于肾虚肝旺之头晕目眩，常与钩藤为伍，如杜仲降压片（《部颁标准》）。

【临证备要】　煎服，6～10g。阴虚火旺者慎用。

【典型案例】　杜仲补肝肾强筋骨案。一人新娶，后得脚软病，且痛甚。医作脚气治不效。路铃孙琳诊之。用杜仲一味，寸断片折，每以一两，用半酒半水一大盏煎服，三日能行，又三日痊愈。琳曰：此乃肾虚，非脚气也。杜仲能治腰膝病，以酒行之，则为效容易矣（《本草纲目》）。

【古今研究】

1. 本草摘要　《神农本草经》："主腰脊痛，补中，益精气，坚筋骨。"《日华子本草》："治肾劳，腰脊挛。"《本草汇言》："方氏《直指》云：凡下焦之虚，非杜仲不补；下焦之湿，非杜仲不利；足胫之酸，非杜仲不去；腰膝之疼，非杜仲不除。然色紫而燥，质绵而韧，气温而补，补肝益肾，诚为要剂。"

2. 现代研究　主含松脂醇二葡萄糖苷、杜仲胶、杜仲苷、杜仲醇、绿原酸、脂肪、黄酮类、鞣质、氨基酸等。《中国药典》规定：含有松脂醇二葡萄糖苷不得少于 0.10%。本品有降血压、增强免疫、促进骨细胞增殖、延缓衰老、降血脂、镇痛、镇静、抗炎等作用。

附：杜仲叶

为杜仲的叶。为国家基本医疗保险药品、可用于保健食品的物品。微辛，温；归肝、肾经。功能补肝肾，强筋骨。用于肝肾不足，头晕目眩，腰膝酸痛，筋骨痿软。煎服，10~15g。

续　断
Xùduàn

首载于《神农本草经》。为川续断科植物川续断 *Dipsacus asper* Wall. ex Henry 的根。主产于四川、湖北等地。秋季采挖。

【处方用名】续断、川续断、盐续断、酒续断。

【药品归属】续断为国家基本医疗保险药品。

【主要药性】苦、辛，微温。归肝、肾经。

【基本功效】补肝肾，强筋骨，续折伤，止崩漏。

【临床应用】

1. 肝肾亏虚证　本品能补益肝肾，"宣行血脉，通利关节。凡经络筋骨血脉诸病，无不主之。而通痹起痿，尤有特长"（《本草正义》）。适用于肝肾不足，腰背酸痛、足膝痿软、关节痹痛等，常与杜仲、牛膝、补骨脂等同用，如续断丸（《扶寿精方》）。

2. 跌扑损伤，筋伤骨折　本品辛散温通，能"续筋骨，调血脉，专疗跌扑折损"（《本草蒙筌》）。"大抵所断之血脉非此不续，所伤之筋骨非此不养"（《本草汇言》）。"凡跌扑折伤痈肿，暨筋骨曲节气血滞之处，服此即能消散"（《本草求真》）。适用于跌打损伤，瘀血肿痛，筋骨折伤等，常与土鳖虫、自然铜、骨碎补等同用，如接骨丸（《部颁标准》）。

3. 胎漏，胎动不安　本品能补益肝肾，调理冲任，且"补而不滞，行而不泄"（《本草分经》），有固经安胎之效。适用于肝肾不足，冲任不固所致的滑胎、及胎漏下血，胎动不安。常与桑寄生、菟丝子、阿胶等为伍，如寿胎丸（《医学衷中参西录》）。

【临证备要】煎服，10~15g。酒续断多用于风湿痹痛，跌扑损伤，伤筋骨折。盐续断多用于腰膝酸软。

【古今研究】

1. 本草摘要　《神农本草经》："主伤寒，补不足，金疮，痈疡，折跌，续筋骨，妇人乳难，久服益气力。"《本草汇言》："续断，补续血脉之药也。大抵所断之血脉非此不续；所伤之筋骨非此不养；所滞之关节非此不利；所损之胎孕非此不安。久服常服，能益气力，有补伤生血之效，补而不滞，行而不泄，故女科、外科取用恒多也。"

2. 现代研究　主含常春藤苷、川续断皂苷、木通皂苷、喜树次碱、川续断碱、熊果酸、番木鳖苷、常春藤皂苷元等，另含黄酮类、甾醇及多糖。《中国药典》规定：含川续断皂苷Ⅵ（$C_{47}H_{76}O_{18}$）不得少于 2.0%。本品有促进组织再生、促进骨损伤愈合作用、能延缓衰老、抗氧化、有促进子宫发育、抗炎、镇痛等作用。

肉苁蓉

Ròucōngróng

首载于《神农本草经》。为列当科植物肉苁蓉 *Cistanche deserticola* Y. C. Ma 或管花肉苁蓉 *Cistanche tubulosa*（Schrenk）Wight 的带鳞叶的肉质茎。产于内蒙古、甘肃、青海等地。春季苗刚出土或秋季冻土之前采收。

【处方用名】肉苁蓉、淡大芸、肉苁蓉片、酒苁蓉。

【药品归属】肉苁蓉为国家基本医疗保险药品（单味使用不予支付费用）、国家重点保护野生药材物种（Ⅲ级）。

【主要药性】甘、咸，温。归肾、大肠经。

【基本功效】补肾阳，益精血，润肠通便。

【临床应用】

1. 肾阳不足，精血亏虚证　本品甘温质润，入肾经。能补肾阳，益精血，起阳痿，暖腰膝。且温而不燥，补而不腻，滑而不泄，为"平补之剂"（《本草汇言》）。适用于肾阳亏虚、精血不足所致的腰膝酸软、精神萎靡、畏寒怕冷、阳痿遗精等，可与淫羊藿、熟地黄、鹿角胶等同用，如添精补肾膏（《中国药典》）。

2. 肠燥便秘　本品性温质润，"善滑大肠而下结粪"（《玉楸药解》），"通腑而不伤津液"（《本草正义》）。适用于老人肾虚肠燥、产后血虚、病后津液不足之便秘，可单用大剂量煎服，或与当归、何首乌、蜂蜜等同用。

【临证备要】煎服，6~10g。阴虚火旺及便溏泄泻者忌服。肠胃实热、热结便秘者不宜用。

【古今研究】

1. 本草摘要　《神农本草经》："养五脏，强阴，益精气，多子，妇人癥瘕。"《药性论》："益髓，悦颜色，延年，治女人血崩，壮阳……大补益，主赤白下。"《本草汇言》："养命门，滋肾气，补精血之药也。"

2. 现代研究　主含松果菊苷、毛蕊花糖苷、肉苁蓉苷A、B、C、H，甜菜碱等。《中国药典》规定：含果菊苷和毛蕊花糖苷的总量不得少于 0.30%。本品有增强记忆、强壮、抗衰老、抗疲劳、调整内分泌、促进代谢、抗应激、通便、降血压、抗动脉粥样硬化等作用。

锁　阳

Suǒyáng

首载于《本草衍义补遗》。为锁阳科植物锁阳 *Cynomorium songaricum* Rupr. 的肉质茎。产于内蒙古、甘肃、青海等地。春季采挖。

【处方用名】锁阳。

【药品归属】锁阳为国家基本医疗保险药品。

【主要药性】甘，温。归肝、肾、大肠经。

【基本功效】补肾阳，益精血，润肠通便。

【临床应用】

1. 肾阳不足，精血亏虚证　本品甘温质润，入肾经。能补肾阳，益精血，功用与肉苁蓉相似。而偏于补阳，"最助阳事"（《玉楸药解》）。若治肾虚阳痿，可与淫羊藿、肉苁蓉、枸杞子等同用。治肾阳不足所致的腰膝酸软、头晕耳鸣、遗精早泄等，常与巴戟天、补骨脂、菟丝子等同用，如锁阳固精丸（《中国药典》）。

2. 肠燥便秘　本品性温质润，能"润燥滑肠"（《本草分经》），善"治虚而大便燥结"（《本草集要》），对老人肾阳不足，精血亏虚者尤宜，常与肉苁蓉、火麻仁、当归等同用。

【临证备要】煎服，5~10g。阴虚阳旺、脾虚泄泻、实热便秘者不宜使用。

【古今研究】

1. 本草摘要　《本草衍义补遗》："大补阴气，益精血，利大便。虚人大便燥结者，啖之可代苁蓉，煮粥弥佳。"《本草原始》："补阴血虚火，兴阳固精，强阴益髓。"《本草从新》："益精兴阳，润燥养筋，治痿弱，滑大肠。"

2. 现代研究　主含锁阳苷、乙酰熊果酸、熊果酸等，另含黄酮、氨基酸等。本品有增强免疫、滋补强壮、抗氧化、兴奋造血功能、促进性成熟、降压等作用。

补骨脂

Bǔgǔzhī

首载于《雷公炮炙论》。为豆科植物补骨脂 *Psoralea corylifolia* L. 的成熟果实。产于河南、四川、陕西等地。秋季果实成熟时采收。

【处方用名】补骨脂、炒补骨脂、盐补骨脂、炙补骨脂。

【药品归属】补骨脂为国家基本医疗保险药品、可用于保健食品的物品。

【主要药性】辛、苦，温。归肾、脾经。

【基本功效】温肾助阳，纳气平喘，温脾止泻；外用消风祛斑。

【临床应用】

1. 肾阳虚证　本品性温，入肾经。"能固下元，暖水脏"（《本草正》），有温肾助阳之功。如治肾虚阳痿，常与淫羊藿、鹿角胶等同用。治肾气虚冷，遗精尿频等，可与小茴香为伍，如补骨脂散（《圣济总录》）。治肾虚腰膝疼痛无力等，可与杜仲、胡桃肉、牛膝等同用。

2. 肾虚作喘　本品既能补肾助阳，又"能纳气归肾"（《本草分经》）。适用于肾阳虚衰，肾不纳气之虚喘，常与附子、肉桂、熟地黄等同用，如固肾定喘丸（《中国药典》）。

3. 五更泄泻　本品入脾、肾二经，能"温暖水土"（《玉楸药解》）。适用于脾肾阳虚，久泻不止，或五更泄泻，常与吴茱萸、肉豆蔻、五味子配伍，如四神丸（《证治准绳》）。

此外，本品外用能消风祛斑，用于白癜风、斑秃等。

【临证备要】煎服，6~10g。外用20%~30%酊剂涂患处。本品温燥，能伤阴助火，故阴虚火旺及大便秘结者忌服。

【古今研究】

1. 本草摘要 《药性论》："主男子腰疼膝冷，囊湿，逐诸冷痹顽，止小便利，腹中冷。"《开宝本草》："主五劳七伤，风虚冷，骨髓伤败，肾冷精流及妇人血气堕胎。"《本草纲目》："治肾泄，通命门，暖丹田，敛精神。"

2. 现代研究 主含补骨脂素、异补骨脂素等，尚含补骨脂多糖、氨基酸等。《中国药典》规定：含有补骨脂素和异补骨脂素的总量不得少于0.70%。本品有性激素样作用、能促进成骨细胞增殖、有调节免疫、调节内分泌、抗氧化、延缓衰老、平喘、抗急性心肌缺血、扩张冠状动脉等作用。

益 智

Yìzhì

首载于《本草拾遗》。为姜科植物益智 *Alpinia oxyphylla* Miq. 的成熟果实。产于海南、广东、广西等地。夏、秋间果实由绿变红时采收。

【处方用名】益智、益智仁、盐益智仁。

【药品归属】益智为国家基本医疗保险药品（单味使用不予支付费用）、既是食品又是药品的物品。

【主要药性】辛，温。归肾、脾经。

【基本功效】暖肾固精缩尿，温脾止泻摄唾。

【临床应用】

1. 肾气不固证 本品性温入肾，能补肾助阳；性兼收涩，能固精缩尿，有标本兼顾之效。如治肾气不固之遗精滑泄，可与金樱子、芡实等同用。治下元虚冷，膀胱气化失司之小便频数、遗尿不止等，可与乌药、山药同用，如缩泉丸（《魏氏家藏方》）。治下焦虚寒之小便频数，混浊不清，白如米泔，凝如膏糊等，可与萆薢、乌药、石菖蒲同用，如萆薢分清饮（《杨氏家藏方》）。

2. 脾胃寒证 本品性温而涩，能温中焦之寒凝，止虚泻，摄涎唾。如治脾胃虚寒所致的脘腹冷痛、呕吐泄泻等，常与干姜、白术等配伍。治脾阳不振，摄纳失职，水液上溢之口多涎唾或小儿流涎不禁，常与党参、白术、陈皮等配伍。

【临证备要】煎服，3~10g。阴虚火旺及大便秘结者忌用。

【古今研究】

1. 本草摘要 《本草拾遗》："主遗精虚漏，小便余沥，益气安神，补不足，安三焦，调诸气，夜多小便者。"《本草备要》："温中进食，摄涎唾，缩小便。"《本草经疏》："以其敛摄，故治遗精虚漏，及小便余沥，此皆肾气不固之证也。肾主纳气，虚则不能纳矣。又主五液，涎乃脾之所统，脾肾气虚，二脏失职，是肾不能纳，脾不能摄，故主气逆上浮，涎秽泛滥而上溢也，敛摄脾肾之气，则逆气归元，涎秽下行。"

2. 现代研究 主含挥发油，尚含维生素、氨基酸、胡萝卜苷、糖类、蛋白质等。《中国药典》规定：含挥发油不得少于1.0%。本品有延缓衰老、强心、抗利尿作用，能抑制前列腺素合成酶活性、有抗过敏、镇静、镇痛等作用。

菟丝子
Tùsīzǐ

首载于《神农本草经》。为旋花科植物南方菟丝子 *Cuscuta australis* R. Br. 或菟丝子 *Cuscuta chinensis* Lam. 的成熟种子。我国大部分地区均产。秋季果实成熟时采收。

【处方用名】菟丝子、盐菟丝子、炙菟丝子。

【药品归属】菟丝子为国家基本医疗保险药品、可用于保健食品的物品。

【主要药性】辛、甘，平。归肝、肾、脾经。

【基本功效】补益肝肾，固精缩尿，安胎，明目，止泻；外用消风祛斑。

【临床应用】

1. 肾气不固证　本品甘平，主入肾经。"补而不峻，温而不燥"（《本草汇言》）。既能补肾阳，又能益肾精，"为肾虚平补良药"（《药性切用》），兼能固精，缩尿，止带。若治肾虚精亏所致的阳痿遗精，常与枸杞子、覆盆子、五味子等同用，如五子衍宗丸（《丹溪心法》）。治小便过多或失禁，可与茯苓、石莲子同用，如菟丝子丸（《世医得效方》）。治肾虚不固之遗精、带下、尿浊，常与茯苓、石莲子为伍，如茯菟丸（《和剂局方》）。

2. 胎漏，胎动不安　本品能补益肝肾而安胎，治疗肝肾不足、胎元不固之胎动不安，常与桑寄生、续断、阿胶等配伍，如寿胎丸（《医学衷中参西录》）。

3. 目暗耳鸣　本品入肝、肾经，能益肾养肝，善能明目。适宜于肝肾不足所致的目暗耳鸣、眼睛干涩不舒、视物模糊等，常与熟地黄、枸杞子、黄精等同用，如障眼明片（《中国药典》）。

4. 脾肾虚泻　本品能补肾益脾而止泻，治疗脾肾两虚之便溏泄泻，常与山药、茯苓、莲子同用。

此外，本品外用能消风祛斑，用于白癜风，可单用浸酒外涂。

【临证备要】煎服，6~12g。外用适量。本品为平补之药，但偏补阳，故阴虚火旺，大便燥结、小便短赤者不宜服。

【古今研究】

1. 本草摘要　《神农本草经》："主续绝伤，补不足，益气力，肥健……久服明目，轻身延年。"《名医别录》："主茎中寒，精自出，溺有余沥。"《药性论》："治男子女人虚冷，添精益髓，去腰疼膝冷，又主消渴热中。"

2. 现代研究　主含金丝桃苷、菟丝子苷、绿原酸等，另含钙、钾、磷等多种微量元素及氨基酸。《中国药典》规定：含金丝桃苷（$C_{21}H_{20}NO_{12}$）不得少于 0.10%。本品有性激素样作用，能促进造血功能、增强免疫、抗氧化、延缓衰老、抗骨质疏松、保肝、增加冠脉血流量、改善动脉硬化、降血脂、软化血管、降血压等作用。

沙苑子
Shāyuànzǐ

首载于《本草衍义》。为豆科植物扁茎黄芪 *Astragalus complanatus* R. Br. 的成熟种子。主产于陕西、河北。秋末冬初果实成熟尚未开裂时采收。

【处方用名】沙苑子、盐沙苑子、沙苑蒺藜、潼蒺藜。

【药品归属】沙苑子为国家基本医疗保险药品、可用于保健食品的物品。

【主要药性】甘，温。归肝、肾经。

【基本功效】补肾助阳，固精缩尿，养肝明目。

【临床应用】

1. 肾虚证　本品甘温不燥，为"和平柔润之剂"（《本草汇言》）。主入肾经，能补肾助阳，兼能收涩。适用于肾虚腰痛、阳痿遗精，遗尿尿频，白浊带下等。因其最能固精，"为泄精虚劳要药"（《本经逢原》），故尤宜于肾虚精关不固之遗精滑泄等，可单用，如沙苑子颗粒（《部颁标准》）；或与龙骨、牡蛎、芡实等同用，如金锁固精丸（《医方集解》）。

2. 目暗昏花，头晕目眩　本品补益肝肾，益精养肝而明目，治疗肝肾不足，目失所养之目暗不明，视物模糊，以及头晕目眩等，可单用，或与枸杞子、菟丝子、菊花等同用。

【临证备要】煎服，9~15g。本品为温补固涩之品，阴虚火旺及小便不利者忌服。

【古今研究】

1. 本草摘要　《本草汇言》："沙苑蒺藜，补肾涩精之药也。其气清香，能养肝明目，润泽瞳人。补肾固精，强阳有子，不烈不燥，兼止小便遗沥，乃和平柔润之剂也。"《本草从新》："补肾，强阴，益精，明目。"

2. 现代研究　主含沙苑子苷、沙苑子新苷，以及脂肪酸类、酚类、鞣质、蛋白质、多糖等。《中国药典》规定：含沙苑子苷不得少于 0.060%。本品有改善血液流变学、抑制血小板凝聚、镇静、镇痛、抗炎、降脂、保肝等作用。

蛤　蚧
Géjiè

首载于《雷公炮炙论》。为壁虎科动物蛤蚧 *Gekko gecko* Linnaeus 的全体。主产于广西、广东。全年均可捕捉。

【处方用名】蛤蚧、酒蛤蚧。

【药品归属】蛤蚧为国家基本医疗保险药品（单味或复方均不支付费用）、可用于保健食品的物品、国家重点保护野生药材物种（Ⅱ级）。

【主要药性】咸，平。归肺、肾经。

【基本功效】补肺益肾，纳气定喘，助阳益精。

【临床应用】

1. 肺肾两虚之喘咳　本品主入肺、肾二经，长于"补肺气，益精血，定喘止咳"（《本草纲目》），使"肺肾皆得所养而劳热咳嗽自除"（《本草经疏》），为纳气平喘之良药。"故肺虚咳嗽，肾虚喘逆者，皆可用之"（《本草便读》）。若治肺肾两虚，肾不纳气之虚喘气促、精神倦怠等，常与人参、黄芪为伍，如参芪蛤蚧补浆（《部颁标准》）。治气阴两虚所致的久咳气喘、体弱痰多等，常与黄芪、麦冬、麻黄等同用，如如意定喘片（《部颁标准》）。

2. 阳痿，遗精　本品入肾经，既助肾阳，又益精血。对肾阳不足，肾精亏虚所致的阳痿、遗精等，有助阳起痿，固本止遗之效。可单用浸酒服，或与金樱子、淫羊藿、山茱萸等同用，如金蚧片（《部颁标准》）。

【临证备要】多入丸散或酒剂，3~6g。

【古今研究】

1. 本草摘要　《海药本草》："主肺痿上气，咯血咳嗽。"《本草纲目》："补肺气，益精血，定喘止嗽，疗肺痈，消渴，助阳道。"《本草经疏》："蛤蚧，其主久肺劳……咳嗽、淋沥者，皆肺肾为病，劳极则肺肾虚则生热，故外邪易侵，内证兼发也。"

2. 现代研究　主含蛋白质、脂肪、微量元素、氨基酸，尚含甾醇脂、胆固醇、硫酸钙等。本品有性激素样作用、能耐缺氧、可提高自由基代谢酶活性、抗衰老、增强免疫、有抗高温、耐低温、解痉平喘、抗炎等作用。

核桃仁
Hétáorén

首载于《神农本草经》。为胡桃科植物胡桃 *Juglans regia* L. 的成熟种子。产于陕西、山西、河北等地。秋季果实成熟时采收。

【处方用名】核桃仁、炒核桃仁、胡桃肉。

【药品归属】核桃仁为国家基本医疗保险药品（单味使用不予支付费用）。

【主要药性】甘，温。归肾、肺、大肠经。

【基本功效】补肾，温肺，润肠。

【临床应用】

1. 肾虚腰痛，阳痿遗精　本品甘温，"最能补肾"（《医学衷中参西录》）。能补肾温阳，强健腰膝，兼能固精缩尿。若治肾虚腰痛，可与补骨脂、杜仲同用，如胡桃汤（《景岳全书》）。治疗阳痿遗精，常配伍益智、菟丝子等。

2. 虚寒喘嗽　本品能温补肺肾，"止嗽定喘"（《玉楸药解》）。适用于肺肾两虚，气不摄纳之虚寒喘嗽，常与生姜、杏仁为伍，如三生丸（《儒门事亲》）。

3. 肠燥便秘　本品甘润，富含油脂，能"润大肠"（《医林纂要》），通燥结，适用于老人、病后及产后肠燥津亏之便秘。可单用，或与肉苁蓉、当归、火麻仁等同用。

【临证备要】煎服，6~10g。本品性温滑润，故阴虚火旺，痰热咳喘及大便稀溏者慎用。

【古今研究】

1. 本草摘要　《本草纲目》："补气养血，润燥化痰，益命门，利三焦，温肺润肠。"《本草从新》："治萎，强阴。"《医林纂要》："补肾，润命门，固精，润大肠，通热秘，止寒泻虚泻。"

2. 现代研究　主含脂肪油，尚含蛋白质、碳水化合物、胡萝卜素、黄酮类、苷类、槲皮素、糖类等。本品有抗氧化、抗衰老、抗菌、抗肿瘤作用、能促进生长。

冬虫夏草

Dōngchóngxiàcǎo

首载于《本草从新》。为麦角菌科真菌冬虫夏草菌 *Cordyceps sinensis*（BerK.）Sacc. 寄生在蝙蝠蛾科昆虫幼虫上的子座及幼虫尸体的干燥复合体。产于四川、青海、西藏等地。夏初子座出土、孢子未发散时挖取。

【处方用名】冬虫夏草、虫草。

【药品归属】冬虫夏草为国家基本医疗保险药品（单味或复方使用均不予支付费用）。

【主要药性】甘，平。归肺、肾经。

【基本功效】补肾益肺，止血化痰。

【临床应用】

1. 肾虚精亏证　本品味甘，性平偏温。能补肾益精，助阳起痿。适宜于肾阳不足，精血亏虚所致的腰膝酸痛，阳痿遗精，不孕不育等，可单用，或与人参、鹿角胶、补骨脂等同用，如温肾全鹿丸（《部颁标准》）。

2. 肺肾两虚之喘咳　本品甘平，能"保肺益肾，止血化痰，已劳嗽"（《本草从新》），为平补肺肾之品。若治肺肾两虚之久咳虚喘，可单用，如至灵胶囊（《部颁标准》）；或与核桃仁、蛤蚧、人参等同用。治肺痨咳嗽、咯痰咯血等，可与百部、百合、白及等同用，如利肺片（《部颁标准》）。

此外，本品"温和平补之性"（《重庆堂随笔》），对于病后体虚不复，自汗畏寒，头晕乏力等，可与鸡、猪肉等炖服，有补虚扶弱，促进机体功能恢复之效。

【临证备要】煎服，3~9g。

【典型案例】冬虫夏草补肾益肺案。某男患怯汗大泄，虽盛暑处密室帐中，犹畏风甚，病三年，医药不效，症在不起，适有戚自川归，遗以夏草冬虫三斤，逐日和荤蔬作肴炖食，渐至愈。因信此物保肺气，实腠理，确有征验，用之皆效（《本草纲目拾遗》）。

【古今研究】

1. 本草摘要　《本草从新》："保肺益肾，止血化痰，已劳嗽。"《药性考》："秘精益气，专补命门。"《柑园小识》："治腰膝间痛楚，有益肾之功。"

2. 现代研究　主含腺苷、腺嘌呤核苷、麦角甾醇、虫草酸多糖醇、蛋白质、氨基酸、脂肪酸、维生素、生物碱等。《中国药典》规定：含腺苷不得少于0.010%。本品有调节免疫、抗衰老、祛痰、平喘、抗炎、抗菌、抗病毒、减慢心率、抗心肌缺血、降血压、抑制血栓形成、抗癌、降血脂以及保护细胞免受损伤等作用。

胡芦巴

Húlúbā

首载于《嘉祐本草》。为豆科植物胡芦巴 *Trigonella foenum-graecum* L. 的成熟种子。产于河南、四川、安徽等地。夏季果实成熟时采收。

【处方用名】胡芦巴、盐胡芦巴。

【药品归属】胡芦巴为国家基本医疗保险药品、可用于保健食品的物品。

【主要药性】苦，温。归肾经。

【基本功效】温肾助阳，祛寒止痛。

【临床应用】

1. 下焦寒凝痛证　本品性温，主入肾经。长于暖下元，散寒凝，止冷痛。为"温养下焦，疏泄寒气之药"（《本草正义》）。适用于肾阳亏虚，寒从内生之胁腹疼痛，常与附子、硫黄同用，如胡芦巴丸（《圣济总录》）。治寒疝腹痛，痛引睾丸等，常与吴茱萸、川楝子、巴戟天等配伍，如胡芦巴丸（《和剂局方》）

2. 寒湿脚气　本品苦温，能温肾助阳，祛寒逐湿。适用于寒湿脚气，腿膝疼痛、行步无力等，常与木瓜、补骨脂同用，如胡芦巴丸（《杨氏家藏方》）。

【临证备要】煎服，5~10g。阴虚火旺者忌用。

【古今研究】

1. 本草摘要　《嘉祐本草》："主元脏虚冷气。"《本草纲目》："元阳不足，冷气潜伏，不能归元者宜之。"

2. 现代研究　主含胡芦巴碱、龙胆宁碱、番木瓜碱、胆碱、薯蓣皂苷、槲皮素等，尚含脂肪油、水苏糖、挥发油、苦味素及酶类等。《中国药典》规定：含胡芦巴碱不得少于0.45%。本品有缓解胃肠平滑肌痉挛、止痛、镇咳、祛痰、能调节植物体内激素含量平衡等作用。

韭菜子

Jiǔcàizǐ

首载于《名医别录》。为百合科植物韭菜 *Allium tuberosum* Rottl. 的成熟种子。全国各地均产。秋季果实成熟时采收。

【处方用名】韭菜子、韭子、盐韭菜子。

【药品归属】韭菜子为国家基本医疗保险药品。

【主要药性】辛、甘，温。归肝、肾经。

【基本功效】温补肝肾，壮阳固精。

【临床应用】

1. 阳痿遗精，遗尿尿频，白浊带下　本品甘温，补而兼涩。能补肾壮阳，固精止遗，缩尿止带，可用于肾气不固诸证。如治肾虚阳痿遗精、遗尿尿频，可与补骨脂、益智、龙骨等同用。治疗肾阳不足，带脉失约之白浊带下，可与白果、茯苓、糯米等同用。

2. 腰膝酸痛　本品甘温，能"补肝肾，暖腰膝"（《滇南本草》），适用于肝肾不足之腰膝酸痛，筋骨无力等，常与枸杞子、牛膝、杜仲等同用。

【临证备要】煎服，3~9g。阴虚火旺者忌用。

【古今研究】

1. 本草摘要　《滇南本草》："补肝肾，暖腰膝，兴阳道，治阳痿。"《本草纲目》："补肝及命门。治小便频数、遗尿，女人白淫白带。"《本草再新》："治筋骨疼痛，赤白带下。"

2. 现代研究　主含生物碱、皂苷、蛋白质、维生素 C、硫化物、黄酮类等。本品有雄激素样作用、能抗菌、祛痰。

阳起石
Yángqǐshí

首载于《神农本草经》。为硅酸盐类矿物焦闪石族透闪石。主含含水硅酸钙。产于湖北、河南、山西等地。全年均可采挖。

【处方用名】阳起石、煅阳起石。

【主要药性】咸，微温。归肾经。

【基本功效】温肾壮阳。

【临床应用】

肾虚阳痿，宫寒不孕　本品性温，能壮阳起痿，暖宫助孕。若治肾阳不足，阳痿早泄，腰腿酸痛等，可与鹿茸、海螵蛸、黄芪等同用，如强龙益肾胶囊（《部颁标准》）。治宫冷不孕，少腹冷痛等，可与吴茱萸、牛膝、干姜等配伍，如阳起石丸（《和剂局方》）。

【临证备要】多入丸剂服，5~9g。阴虚火旺者忌用。不宜久服。

【古今研究】

1. 本草摘要　《神农本草经》："主崩中漏下，破子脏中血，癥瘕结气，寒热腹痛，无子，阴痿不起，补不足。"《名医别录》："疗男子茎头寒，阴下湿痒，去臭汗，消水肿。久服不饥，令人有子。"《药性本草》："补肾气精乏。"

2. 现代研究　主含碱式硅酸镁钙〔$Ca_2Mg_5(Si_4O_{11})_2(OH)_2$〕，并含有少量铁、镁、铝、钛、锰等。本品能增加血中矿物质，改善性功能。

紫石英
Zǐshíyīng

首载于《神农本草经》。为氟化物类矿物萤石族萤石。主含氟化钙。产于浙江、甘肃、陕西等地。全年均可采挖。

【处方用名】紫石英、煅紫石英。

【药品归属】紫石英为国家基本医疗保险药品。

【主要药性】甘，温。归肾、心、肺经。

【基本功效】温肾暖宫，镇心安神，温肺平喘。

【临床应用】

1. 肾阳亏虚，宫冷不孕　本品甘温，长于温肾助阳，散寒暖宫，"为女子暖子宫之要药"（《本草经疏》），"血海虚寒不孕者宜之"（《本草纲目》）。适宜于妇女胞宫虚寒，久不受孕，或受孕多小产者，常与熟地、川芎、香附等同用。

2. 心神不宁证　本品质重入心。"惊悸属心虚，得镇坠之力而心气有以镇摄"（《本草经疏》），故有镇心安神之功。适用于心神不宁，惊悸不安，失眠多梦等，可单用，如紫石英汤

NOTE

（《圣惠方》）；或与茯神、酸枣仁、柏子仁等同用。

3. 肺寒咳喘 本品性温，入肺经。能温肺寒，止喘嗽，用于肺寒咳逆上气，可单用火煅醋淬为末，花椒泡汤服下。

【临证备要】先煎，9~15g。

【古今研究】

1. 本草摘要 《神农本草经》："主心腹咳逆邪气，补不足，女子风寒在子宫，绝孕十年无子。"《名医别录》："主治上气心腹痛，寒热，邪气，结气，补心气不足，定惊悸。"《本草纲目》："上能镇心。"

2. 现代研究 主含氟化钙（CaF_2）、氧化铁等。《中国药典》规定：含氟化钙不得少于85.0%，醋煅紫石英不得少于80.0%。本品有兴奋中枢神经、促进卵巢分泌等作用。

海狗肾

Hǎigǒushèn

首载于《本草图经》。为海狮科动物海狗 *Callorhinus ursins* Linnaeus 及海豹科动物多种海豹的雄性外生殖器。海狗主要分布北太平洋，海豹分布于我国渤海沿岸海域。春季捕捉雄兽，割取阴茎和睾丸。

【处方用名】海狗肾、腽肭脐。

【主要药性】咸，热。归肾经。

【基本功效】暖肾壮阳，益精补髓。

【临床应用】

1. 肾阳虚证 本品性热味咸，入肾经，为血肉有情之品。有补肾壮阳，益精补髓之功。若治肾阳不足之阳痿早泄、精冷不育，腰膝痿弱等，可与肉苁蓉泡酒饮。

2. 心腹疼痛 本品性热，能温散寒凝而止痛。适用于下元久冷，心腹寒凝疼痛不止，常与吴茱萸、甘松、高良姜等同用，如腽肭脐散（《圣济总录》）。

【临证备要】煎服，3~9g。或研末，或浸酒。阴虚火旺及骨蒸劳嗽等忌用。

【古今研究】

1. 本草摘要 《药性论》："治积冷，劳气羸瘦，肾精衰损。"《海药本草》："主五劳七伤，阴痿少力，肾气衰弱，虚损，中恶邪气，宿血结块，痃癖羸瘦。"《日华子本草》："益肾气，暖腰膝，助肾阳。"

2. 现代研究 主含雄性激素、蛋白质、脂肪等。本品有雄性激素样作用。

【备注】海狗、斑海豹、点斑海豹均为国家二级保护动物，禁止滥捕。

附：黄狗肾

为犬科动物黄狗 *Canis familiaris* L. 的阴茎和睾丸。咸，温；归肾经。功能暖肾壮阳，益精补髓。用于阳痿早泄，精冷不育，腰膝痿弱，心腹疼痛。煎服，10~15g；研末服，2~6g。

紫河车

Zǐhéchē

首载于《本草拾遗》。为健康产妇的胎盘。

【处方用名】紫河车、胎盘。

【药品归属】紫河车为国家基本医疗保险药品（单味或复方均不支付费用）。

【主要药性】甘、咸，温。归肺、肝、肾经。

【基本功效】温肾补精，益气养血。

【临床应用】

1. 虚劳 本品甘温，为血肉有情之品。能温肾补精，益气养血，作用平和，为平补气血阴阳之品。"治一切虚劳损极，大有奇效"（《本草分经》）。"凡精血不足之证，用此精血所化之物，而补精血所亏之地，则精血完足而诸虚之证自除矣。设男子精气虚寒，子嗣难成，女人血气有亏，胎孕不遇，以此修制服之，则精血充足，自能有子矣"（《本草汇言》）。单用即可，但须久服方能奏效。

2. 肺肾两虚之咳喘 本品既能补益肺气，又能温肾纳气。适用于肺肾两亏，虚劳咳嗽，骨蒸潮热等，常与熟地黄、天冬、麦冬等同用，如河车大造丸（《中国药典》）。因其药力和缓，也可作预防用药，平素单用久服，能扶正固本，防止发作。

3. 气血不足诸证 本品能补益气血，用于面色萎黄，食少气短，体倦乏力，及产后乳汁缺少等，可单用，或与党参、黄芪、当归等同用。

【临证备要】研末吞服，2~3g。

【古今研究】

1. 本草摘要 《图经本草》："男女虚损劳极，不能生育，下元衰惫。"《本草蒙筌》："疗诸虚百损，劳瘵传尸，治五劳七伤，骨蒸潮热，喉咳音哑，体瘦发枯，吐衄来红。"《本草纲目》："安神养血，益气补精。"

2. 现代研究 主含蛋白质、氨基酸、多种激素、酶、抗体、干扰素、细胞生成素、多糖等。本品有增强免疫功能、抗癌、抗过敏、延缓衰老作用，能促进乳腺、子宫、阴道、卵巢、睾丸的发育等。

海 马

Hǎimǎ

首载于《本草拾遗》。为海龙科动物线纹海马 *Hippocampus kelloggi* Jordan et Snyder、刺海马 *Hippocampus histrix* Kaup、大海马 *Hippocampus kuda* Bleeker、三斑海马 *Hippocampus trimaculatus* Leach 或小海马（海蛆）*Hippocampus japonicus* Kaup 的全体。主产于广东、福建、台湾等沿海地区。夏、秋二季捕捞。

【处方用名】海马。

【药品归属】海马为国家基本医疗保险药品（单味或复方使用均不予支付费用）。

【主要药性】甘、咸，温。归肝、肾经。

NOTE

【基本功效】温肾壮阳，散结消肿。

【临床应用】

1. 肾阳虚证　本品甘温，主入肾经。能"暖水脏，壮阳道"（《本草分经》）。适用于肾阳虚衰之阳痿不举、遗尿尿频等。前者可单味研末服，或与海狗肾、驴肾、鹿肾等同用，如海马三肾丸（《部颁标准》）；后者可与鱼鳔胶、枸杞子、红枣同用。若治肾阳不足，摄纳无权之虚喘，常与蛤蚧、胡桃肉、人参等同用。

2. 血瘀证　本品能"调气和血"（《本草品汇精要》），"破癥块，消疔肿，平痈疽"（《玉楸药解》），有散结消肿之效。若治癥瘕积聚，可与大黄、青皮等同用。治跌扑损伤，瘀血肿痛，可与三七、川芎、红花等同用，如海马舒活膏（《部颁标准》）。治痈肿疔疮，可与朱砂、穿山甲、雄黄等同用，如海马拔毒散（《急救仙方》）。

【临证备要】煎服，3~9g。外用适量，研末撒敷患处。阴虚火旺者忌用。

【古今研究】

1. 本草摘要　《本草拾遗》："主妇人难产。"《宝庆本草折衷》："能补元阳。"《本草纲目》："暖水脏，壮阳道，消瘕块，治疗疮肿毒。"

2. 现代研究　主含蛋白质，尚含甾体、氨基酸、脂肪酸及微量元素等。本品有性激素样作用，能调节免疫、抗血栓、抗脑损伤，以及增加子宫、卵巢重量，提高抗应激能力等作用。

哈蟆油

Hámayóu

首载于《神农本草经》。为蛙科动物中国林蛙 *Rana temporaria chensinensis* David 雌蛙的输卵管。产于黑龙江、吉林、辽宁等地。秋季捕捉采取。

【处方用名】蛤蟆油、哈士蟆油。

【药品归属】蛤蟆油为国家基本医疗保险药品。

【主要药性】甘、咸，平。归肺、肾经。

【基本功效】补肾益精，养阴润肺。

【临床应用】

1. 病后体虚　本品性味甘平，入肾经。能补肾益精，作用和缓。适用于病后体虚，神疲乏力，心悸失眠，盗汗等，可单用炖服。

2. 劳嗽咯血　本品能补益肺肾，养阴润燥。适用于肺肾阴伤之劳嗽咯血，可与白木耳、白糖同用，加水煎服。

【临证备要】炖服，5~15g，或作丸散。

【古今研究】

1. 本草摘要　《饮片新参》："养肺、肾阴，治虚劳咳嗽。"

2. 现代研究　主含睾酮、黄体酮、雌二醇、色氨酸、赖氨酸、蛋氨酸、亮氨酸、维生素A、维生素 E 等。本品有促进性成熟、增强免疫力、增强应激能力、抗疲劳、抗衰老等作用。

第三节　补血药

本节药物多为甘温或甘平，质地滋润，主入心肝血分。功能补血，主治血虚证。血主濡之。血虚则不能濡养脏腑、经络、组织，症见面色淡白或萎黄，唇爪甲色淡，头晕目眩，心悸不寐，手足发麻，妇女月经量少，色淡，愆期或闭经等。

因"有形之血不能自生，生于无形之气"（《医方考》），故运用补血药时常配伍补气药同用。本类药物多滋腻黏滞碍胃，故脾虚湿阻，气滞食少者慎用。必要时，可配伍化湿行气消食药，以助运化。

当 归

Dāngguī

首载于《神农本草经》。为伞形科植物当归 Angelica sinensis（Oliv.）Diels 的根。主产于甘肃。秋末采挖。

【处方用名】当归、全当归、酒当归、秦当归、西当归。

【药品归属】当归为国家基本医疗保险药品（单味使用不予支付费用）、可用于保健食品的物品。

【主要药性】甘、辛，温。归肝、心、脾经。

【基本功效】补血活血，调经止痛，润肠通便。

【临床应用】

1. 血虚证　本品味甘质润，入心肝经，功擅补血，"为养血之要品"（《神农本草经百种录》）。适用于心肝血虚之头晕心悸、面色无华等，每与熟地黄、白芍、川芎配伍，即四物汤（《和剂局方》）。若治气血两虚之证，每与黄芪同用，即当归补血汤（《兰室秘藏》）。

2. 月经不调，经闭痛经　本品"味甘而重，故专能补血；其气轻而辛，故又能行血，补中有动，行中有补，诚血中之气药，亦血中之圣药也"（《本草正》），"既不虑其过散，复不虑其过缓"（《本草求真》）。尤善调经止痛，为妇科之要药。大凡妇女月经不调、经闭痛经等，无论寒热虚实，皆可运用，尤以血虚、血滞所致者最宜，常与熟地黄、白芍、川芎配伍，即四物汤（《和剂局方》）。若治冲任虚寒，瘀血阻滞之月经不调、小腹冷痛等，每与人参、吴茱萸、桂枝等同用，如温经汤（《金匮要略》）。治气滞血瘀所致的经前、经期腹部胀痛或痉挛性疼痛，以及经期伴头痛，可与川芎、白芍、香附等同用，如痛经口服液（《部颁标准》）。

3. 各种痛证　本品性温，既能补血活血，又能温散寒凝。凡血滞能通，血虚能补，血寒能散，止痛效佳。凡血虚、血瘀、血寒所致诸痛，皆可随证配伍应用。若治血虚寒凝之腹痛，常与桂枝、白芍、生姜等同用，如当归建中汤（《千金方》）。治风寒湿痹，肢体关节疼痛，常与羌活、独活、桂枝等同用，如蠲痹汤（《医学心悟》）。治跌扑损伤，瘀肿疼痛，常与桃仁、乳香、没药同用，如复元活血汤（《医学发明》）。治疮疡初起，肿胀疼痛，常配金银花、赤芍、天花粉等，如仙方活命饮（《校注妇人良方》）。

NOTE

4. 肠燥便秘　本品味甘质润，"最能滑肠"（《医学衷中参西录》）。凡"大便燥结，非君之以当归，则硬粪不能下"（《药性通考》）。常用于年老体弱、妇女产后血虚津枯之肠燥便秘，可与肉苁蓉、火麻仁、地黄等同用。

此外，本品尚能止咳平喘，"主咳逆上气"（《神农本草经》）。

> 当归能止咳平喘吗？

【临证备要】　煎服，6~12g。酒炒可增强活血通经之力。湿盛中满、大便溏泻者忌用。

【典型案例】　当归补血调经案。一少妇，身体羸弱，月信一次少于一次，浸至只来少许，询问治法。时愚初习医未敢疏方，俾每日单用当归八钱煮汁饮之，至期所来经水遂如常，由此可知当归生血之效也（《医学衷中参西录》）。

【古今研究】

1. 本草摘要　《神农本草经》："主咳逆上气……妇人漏下，绝子，诸恶疮疡、金疮。"《日华子本草》："破恶血，养新血，及主癥癖，肠胃冷。"《本草纲目》："治头痛、心腹诸痛，润肠胃筋骨皮肤。治痈疽，排脓止痛，和血补血。"

2. 现代研究　主含藁本内酯、正丁烯呋内酯、香荆芥酚、马鞭草烯酮、阿魏酸、香草酸、烟酸、琥珀酸，还含多糖等。《中国药典》规定：含阿魏酸（$C_{10}H_{10}O_4$）不得少于0.050%。本品有促进造血、调节血压、改善微循环、抗凝血、降血脂、提高免疫力、抑制子宫平滑肌收缩及抗肝损伤、抗炎镇痛等作用。

熟地黄

Shúdìhuáng

首载于《本草拾遗》。为生地黄的炮制加工品。

【处方用名】　熟地黄、熟地。

【药品归属】　熟地黄为国家基本医疗保险药品、可用于保健食品的物品。

【主要药性】　甘，微温。归肝、肾经。

【基本功效】　补血滋阴，益精填髓。

> 熟地黄属甘温之品，为什么能"滋阴"？与养阴药之"补阴"有何不同？

【临床应用】

1. 血虚证　本品味甘微温，"质又重厚，味最浓郁，而多脂膏，故为补中补血良剂"（《本草正义》），为治血虚证之要药。适宜于血虚萎黄，头眩心悸，月经不调或经闭不行等，每与当归相须为用，四物汤（《和剂局方》）。

2. 肝肾阴虚证　本品味甘滋润，入肝、肾经。能"滋肾水，补真阴，填骨髓，生精血，聪耳明目，黑发乌须"（《本草备要》），善"治一切肝肾阴亏，虚损百病"（《本草分经》）。若治肝肾阴虚之腰膝酸软、头目眩晕、视物昏花、耳鸣耳聋、骨蒸潮热，盗汗遗精，内热消渴等，常配山药、山茱萸、牡丹皮等同用，如六味地黄丸（《小儿药证直诀》）。治肝肾不足，精血亏虚之须发早白，常与制何首乌同用，如首乌地黄丸（《部颁标准》）。

【临证备要】煎服，10~15g。本品性质黏腻，有碍消化，凡气滞痰多、脘腹胀痛、食少便溏者忌服。

【古今研究】

1. 本草摘要　《珍珠囊》："主补血气，滋肾水，益真阴。"《本草纲目》："填骨髓，长肌肉，生精血。补五脏内伤不足，通血脉，利耳目，黑须发。"《本草从新》："滋肾水，封填骨髓，利血脉，补益真阴，聪耳明目，黑发乌须。"

2. 现代研究　主含毛蕊花糖苷、单糖和多氨基酸等。《中国药典》规定：含毛蕊花糖苷（$C_{29}H_{36}O_{15}$）不得少于 0.020%。本品有促进造血、增强记忆、增强免疫、降血糖等作用。

何首乌

Héshǒuwū

首载于《日华子本草》。为蓼科植物何首乌 *Polygonum multiflorum* Thunb. 的块根。主产于湖北、贵州、四川等地。秋、冬二季采挖。

【处方用名】何首乌、首乌、生首乌、制何首乌、制首乌。

【药品归属】何首乌为国家基本医疗保险药品（单味使用不予支付费用），生何首乌、制何首乌均为可用于保健食品的物品。

【主要药性】苦、甘、涩，微温。归肝、心、肾经。

【基本功效】制何首乌：补肝肾，益精血，乌须发，强筋骨，化浊降脂。生何首乌：解毒，消痈，截疟，润肠通便。

【临床应用】

1. 血虚证　本品味甘微温，入肝、心经，为补血之佳品。用于血虚萎黄，心悸怔忡等，常与熟地黄、当归、酸枣仁等配伍。治肝血不足，目失涵养，两目干涩，视力减退等，常与熟地黄、枸杞子、女贞子等同用。

2. 肝肾阴虚证　本品"气温味苦涩。苦补肾，温补肝，涩能收敛精气。所以能养血益肝，固精益肾，健筋骨，乌髭发"（《本草纲目》），"为平补阴血之良药"（《药性切用》）。用于肝肾不足，精血亏虚所致的精神疲惫、失眠多梦、头晕目眩、体乏无力、记忆力减退等，常与人参、熟地黄、山药等配伍，如参乌健脑胶囊（《中国药典》）。本品补肝肾，益精血，尤善乌发生发，适用于肝肾不足、气血亏虚所致的头发早白、斑秃等，常与地黄、女贞子、桑椹子等同用，如生发片（《部颁标准》）。

3. 疮痈瘰疬，风疹瘙痒，久疟体虚　本品生用，能解毒，消痈，截疟。如治瘰疬结核，可与夏枯草、玄参、贝母等同用；治痈肿疮毒，可与金银花、连翘、苦参等同用；治风疹瘙痒，常与荆芥、苦参、防风等同用。治久疟不止，气血耗伤者，常与人参、当归等同用。

4. 肠燥便秘　本品苦泄甘润，生用能润肠通便。"治津血枯燥及大肠风秘，用鲜者数钱，煎服即通"（《本经逢原》）。或与当归、火麻仁等同用。

此外，制何首乌还能化浊降脂，用于高脂血症。

【临证备要】煎服，6~12g。本品制用补益力强，且兼收敛之性，湿痰壅盛者忌用。生用滑肠，大便溏泄者忌用。

【典型案例】何首乌补肝肾、益精血案。孙某，男，17 岁。患者近一月多梦，学习中常觉乏力，头晕，记忆力下降，腰酸不适，纳食一般，二便正常，舌淡、苔薄白，脉细。证属精血不足，脑髓失充，神明失养。处方：制何首乌 18g，黄精 15g，日一剂，分 2 次煎服。连服 1 月，乏力、头晕诸症消失，偶有梦，记忆力明显改善。之后间断服药，随访 1 年学习成绩优良（《现代名医用药心得》）。

【古今研究】

1. 本草摘要　《开宝本草》："主瘰疬，消痈肿，疗头面风疮，治五痔，止心痛，益血气，黑髭鬓，悦颜色，久服长筋骨，益精髓，延年不老；亦治妇人产后及带下诸疾。"《滇南本草》："治赤白癜风，疮疥顽癣，皮肤瘙痒。截疟，治痰疟。"《本草纲目》："能养血益肝，固精益肾，健筋骨，乌髭发，为滋补良药，不寒不燥，功在地黄、天门冬诸药之上。"

2. 现代研究　主含大黄素、大黄酚、大黄素甲醚、大黄酸、大黄酚蒽酮等蒽醌类成分。《中国药典》规定：何首乌含结合蒽醌以大黄素（$C_{15}H_{10}O_5$）和大黄素甲醚（$C_{16}H_{12}O_5$）的总量计，不得少于 0.10%。制何首乌不得少于 0.05%。本品有延缓衰老、增强免疫力、降血脂、抗动脉粥样硬化、提高记忆力等作用。制何首乌还有抗骨质疏松、延缓衰老、改善类肾阳虚证等作用。

【备注】何首乌有生用与制用之分，其功用有别。《中国药典》将何首乌与制何首乌作为二个品种分列。此处将其一并论述，临床遣药当区别用之。

白 芍

Báisháo

首载于《神农本草经》。为毛茛科植物芍药 *Paeonia lactiflora* Pall. 的根。主产于浙江、安徽。夏、秋二季采挖。

【处方用名】白芍、白芍药、炒白芍、酒白芍、杭白芍。

【药品归属】白芍为国家基本医疗保险药品、可用于保健食品的物品。

【主要药性】苦、酸，微寒。归肝、脾经。

【基本功效】养血调经，敛阴止汗，柔肝止痛，平抑肝阳。

【临床应用】

1. 血虚证　本品味酸入肝，长于养血调经。适宜于血虚萎黄，头眩心悸，月经不调或经闭不行等，每与熟地黄、当归等同用，如四物汤（《和剂局方》）。

2. 自汗盗汗　本品味酸收敛，能敛阴津，固腠理，止虚汗。如治气虚自汗，常与白术、黄芪等同用。治阴虚盗汗，常与牡蛎、浮小麦等同用。若治营卫不和，表虚自汗，每与桂枝配伍，如桂枝汤（《伤寒论》）。

3. 胁腹、四肢挛急疼痛　本品味酸，入肝脾二经。"一以益脾阴而收摄至阴耗散之气，一以养肝阴而和柔刚木桀骜之威"（《本草正义》）。有调和肝脾，柔肝止痛之功。适用于肝郁血虚之两胁作痛，肝脾失和之脘腹挛急疼痛及肝血亏虚、筋脉失养四肢挛急作痛等。尤为"治腹中痛之圣药"（《药类法象》），每与甘草为伍，即芍药甘草汤（《伤寒论》）。"惟力近和缓，必重用之始能建功"（《医学衷中参西录》）。

> 何谓"柔肝"？如何理解白芍"柔肝止痛"？

4. 肝阳上亢证　本品味酸入肝，养血敛阴，平抑肝阳。适用于肝阳上亢之眩晕、头痛，常与生地黄、牛膝、赭石等同用，如建瓴汤（《医学衷中参西录》）。

【临证备要】煎服，6~15g。不宜与藜芦同用。

【古今研究】

1. 本草摘要　《滇南本草》："收肝气逆疼，调养心肝脾经血，舒经降气，止肝气疼痛。"《本草纲目》："白芍药益脾，能于土中泻木。"

2. 现代研究　主含芍药苷、氧化芍药苷、苯甲酰芍药苷、白芍苷等单萜类成分，尚含甾醇、鞣质、酚类等。《中国药典》规定：含芍药苷（$C_{23}H_{28}O_{11}$）不得少于 1.6%，饮片不得少于 1.2%。本品有抗肾损伤、抗肝损伤、抗抑郁、抗脑缺血、抗炎、镇静、调节胃肠功能、调节免疫等作用。

【备注】白芍与赤芍在《神农本草经》中统称"芍药"。《本草经集注》首次提出芍药有赤、白之别。《本草蒙筌》对赤、白芍的性能及临床药征分别作了记述，沿用至今。

阿　胶
Ējiāo

首载于《神农本草经》。为马科动物驴 *Equus asinus* L. 的干燥皮或鲜皮经煎煮、浓缩制成的固体胶。主产于山东。

【处方用名】阿胶、驴皮胶、阿胶珠。

【药品归属】阿胶、阿胶珠均为国家基本医疗保险药品（单味使用不予支付费用），阿胶为既是食品又是药品的物品。

【主要药性】甘，平。归肺、肝、肾经。

【基本功效】补血滋阴，润燥，止血。

【临床应用】

1. 血虚证　本品味甘性平，质地滋润，"专入肝经养血"（《本草求真》）。"为补血圣药，不论何经，悉其所任"（《本草思辨录》）。故可广泛用于血虚诸证。若治久病体弱，血亏目昏等，可与熟地黄、黄芪等同用，如阿胶补血口服液（《中国药典》）。治气血双亏，四肢无力，腰膝酸软，面黄肌瘦，健忘失眠，妇女产后诸虚。可与人参、熟地黄、制何首乌等同用，如阿胶益寿晶（《部颁标准》）。

2. 阴虚证　本品味甘质润，入肺经，能"滋润肺家阴虚，亦能降逆定喘，而止燥咳，疗咯血"（《脏腑药式补正》）。若治燥伤肺阴，干咳无痰，鼻燥咽干等，常与麦冬、桑叶、苦杏仁等同用，如清燥救肺汤（《医门法律》）。治肺阴虚有热之咳嗽气喘、咽喉干燥、痰中带血等，可与牛蒡子、马兜铃、苦杏仁等同用，如补肺阿胶汤（《小儿药证直诀》）。本品又入肾经，能滋肾阴以补水，"养血治风"（《本草求真》）。用于热病伤阴，肾水亏而心火亢，虚烦不眠等，每与黄连、白芍、鸡子黄等同用，如黄连阿胶汤（《伤寒论》）。若治温热病后期，真阴欲竭，阴虚风动，手足瘛疭等，常与龟甲、白芍、牡蛎等同用，如大定风珠（《温病条辨》）。

NOTE

3. 出血 本品质黏，能凝络而止血，"为诸失血要药"（《饮片新参》），可用于各种原因所致的多种出血。因其长于补血、滋阴，故对于出血兼有血虚、阴虚者尤宜。常与当归、地黄等同用，如喜字阿胶（《部颁标准》）。

【临证备要】烊化兑服，3～10g。脾虚便溏者慎用。

> 阿胶可否入汤煎服？为什么？

【典型案例】阿胶补血止血案。患者，女，82岁。尿血1年。西医诊断为膀胱癌，右侧盆壁淋巴结转移。给予阿胶30g，每天1剂，隔水炖，熔化后服。次日病情即有转机。5天后小便色清，肉眼血尿消失，小便通畅自解，尿常规检查正常。继续隔天1次服，1年后随访仍健在（《中药临床新用》）。

【古今研究】

1. 本草摘要 《神农本草经》："主心腹内崩，劳极洒洒如疟状，腰腹痛，四肢酸疼，女子下血。安胎。"《名医别录》："主丈夫少腹痛，虚劳羸瘦阴气不足，脚疼不能久立，养肝气。"《汤液本草》："益肺气，肺虚极损，咳嗽唾脓血，非阿胶不补。"

2. 现代研究 主含蛋白质及肽类成分，水解可产生多种氨基酸等。《中国药典》规定：含L-羟脯氨酸不得少于8.0%，甘氨酸不得少于18.0%，丙氨酸不得少于7.0%，L-脯氨酸不得少于10.0%。本品有促进造血、降低血黏度、抗肺损伤、增强免疫等作用。

龙眼肉

Lóngyǎnròu

首载于《神农本草经》。为无患子科植物龙眼 *Dimocarpus longan* Lour. 的假种皮。产于广东、广西、福建等地。夏、秋二季采收。

【处方用名】龙眼肉、龙眼、桂圆、桂圆肉。

【药品归属】龙眼为国家基本医疗保险药品（单味使用不予支付费用）、既是食品又是药品的物品。

【主要药性】甘，温。归心、脾经。

【基本功效】补益心脾，养血安神。

【临床应用】

气血亏虚证 本品甘温，入心、脾经。"于补气之中，又更存有补血之力"（《本草求真》）。且不滋腻，不壅气，为滋补良药。"功专补心长智，悦胃培脾，疗健忘与怔忡，能安神而熟寐"（《本草撮要》）。适用于思虑过度，劳伤心脾，气血两虚而致惊悸怔忡、失眠健忘等，常与当归、酸枣仁、黄芪等同用，如归脾汤（《济生方》）。若治过度疲劳或病后气血虚弱所致的心悸气短，四肢酸痛，全身无力，精神疲惫，烦躁失眠，食欲不振等，常与人参、当归、山楂等同用，如消疲灵颗粒（《部颁标准》）。

【临证备要】煎服，10～15g。湿盛中满或有停饮、痰、火者忌用。

【典型案例】龙眼肉养血安神案。一少年心中怔忡，夜不能寐，其脉弦硬微数，知其心脾血液短也，俾购龙眼肉，饭甑蒸熟，随便当点心，食之至斤余，病遂除根（《医学衷中参西录》)。

【古今研究】

1. 本草摘要　《神农本草经》："主五脏邪气，安志厌食，久服强魂聪明。"《开宝本草》："归脾而能益智。"《药品化义》："桂圆，大补阴血。凡上部失血之后，入归脾汤同莲肉、芡实以补脾阴，使脾旺统血归经；如神思劳倦，心经血少，以此助生地、麦冬补养心血；又筋骨过劳，肝脏空虚，以此佐熟地、当归，滋肝补血。"

2. 现代研究　主含葡萄糖、果糖、蔗糖、腺嘌呤和胆碱等，还含有机酸、蛋白质及脂肪等。本品有延长小鼠常压耐缺氧存活时间、减少低温下死亡率、并有抗应激、抗焦虑、抗菌、抗衰老等作用。

第四节　补阴药

本节药物多为甘寒或甘凉，质润多汁。能补阴滋液，生津润燥，兼能清热，适用于肺、胃、肝、肾等各脏腑阴液亏少，滋润、濡养作用减退所表现各种干燥症状及虚热证。肺阴虚证是指肺阴不足，清肃失职，虚热内扰所致的病证，症见干咳无痰，或痰少而黏，或痰中带血，或声音嘶哑，形体消瘦，颧红潮热，或手足心热，或盗汗等。胃阴虚证是指胃阴不足，胃失濡养所致的病证，症见胃脘灼热隐痛，口干咽燥，似饥不欲食，或胃脘嘈杂，痞胀不舒，或干呕呃逆，大便干结等。肝肾阴虚证是指肝肾阴液亏虚，虚热内扰所致的病证，症见眩晕耳鸣，腰膝酸软，发脱齿摇，两目干涩，男子遗精，女子不孕，潮热盗汗，五心烦热等。

本节药物大多甘寒滋腻，故脾胃虚弱，痰湿内阻，腹满便溏者慎用。

北沙参

Běishāshēn

首载于《本草汇言》。为伞形科植物珊瑚菜 *Glehnia littoralis* Fr. Schmidt ex Miq. 的根。产于山东、河北、辽宁等地。夏秋二季采收。

【处方用名】北沙参、北条参、条参。

【药品归属】北沙参为国家基本医疗保险药品、可用于保健食品的物品。

【主要药性】甘、微苦，微寒。归肺、胃经。

【基本功效】养阴清肺，益胃生津。

【临床应用】

1. 肺阴虚证　本品甘润苦寒，"专补肺阴、清肺火"(《本草从新》)。为"肺经轻清淡补之品"(《药笼小品》)。凡"肺虚劳热者最宜"(《药性切用》)。适用于阴虚肺燥之咳嗽，咽喉痛痒，声音沙哑等，常与川贝母、枇杷叶等同用，如蜜炼川贝枇杷膏(《部颁标准》)。

2. 胃阴虚证　本品甘寒养阴，苦寒清热，主入胃经。功能滋养胃阴，润燥生津，兼清胃热，且"清而不腻"(《本草正义》)，"无寒中败土之弊"(《玉楸药解》)，适用于胃阴虚或热伤胃阴，津液不足之口渴咽干，舌质红绛，或胃脘隐痛、嘈杂、干呕等，常与石斛、玉竹、麦冬等同用。

【临证备要】煎服，5~12g。不宜与藜芦同用。

【典型案例】北沙参治咳嗽案。某女，自六七岁时恒发咳嗽，后至十一二岁嗽浸增剧，概服治嗽药不效。愚俾用生怀山药细末熬粥，调以白糖令适口，送服生鸡内金细末二三分，或西药百布圣二瓦，当点心服之，年余未间断。劳嗽虽见愈，而终不能除根。诊其脉，肺胃似皆有热，遂俾用北沙参轧为细末，每服二钱，日两次。服至旬余，咳嗽痊愈。然恐其沙参久服或失于凉，改用沙参三两、甘草二两，共轧细，亦每服二钱，以善其后（《医学衷中参西录》）。

【古今研究】

1. 本草摘要　《本草从新》："甘苦味淡，微寒。专补肺阴，清肺火，治久咳肺痿。"《本草正义》："清而不腻，滋养肺胃，生津润燥，最为无弊。"《饮片新参》："养肺胃阴，治劳咳痰血。"

2. 现代研究　主含补骨脂素、香柑内酯、花椒毒素、欧前胡内酯、异欧前胡内酯、香柑素等。有镇咳、祛痰、平喘、解热、镇痛、免疫调节、抗胃溃疡、抗肿瘤、抗菌、抗氧化等作用。

南沙参

Nánshāshēn

首载于《神农本草经》。为桔梗科植物轮叶沙参 *Adenophora tetraphylla*（Thunb.）Fisch. 或沙参 *Adenophora stricta* Miq. 的根。产于安徽、江苏、浙江等地。春、秋二季采挖。

【处方用名】南沙参、沙参。

【药品归属】南沙参为国家基本医疗保险药品。

【主要药性】甘，微寒。归肺、胃经。

【基本功效】养阴清肺，益胃生津，益气，化痰。

【临床应用】

1. 肺阴虚证　本品甘润微寒，"体质轻清，气味俱薄，具有轻清上浮之性，故专主上焦，而走肺家"（《本草正义》）。能"补阴，清肺火，功似北参，而力稍逊"（《本草从新》），兼能祛痰，用于阴虚肺燥有热之干咳少痰，或痰黏不易咯出者，常与天冬、川贝母、阿胶等同用，如月华丸（《医学心悟》）。

2. 胃阴虚证　本品入胃经，能清胃热，养胃阴，生津液，功似北沙参而力稍逊，兼能益气，用于热病后期，气津不足或脾胃虚弱，症见咽干口燥，舌红少津，食少不饥，或干呕呃逆等，常与玉竹、麦冬、生地等同用，如益胃汤（《温病条辨》）。

【临证备要】煎服，10~15g。不宜与藜芦同用。

【古今研究】

1. 本草摘要　《神农本草经》："除寒热，补中，益肺气。"《本草纲目》："清肺火，治久咳肺痿。"《饮片新参》："清肺养阴，治虚劳咳呛痰血。"

2. 现代研究　主含三萜类、甾类、生物碱类、多糖、鞣质等。本品有镇咳、祛痰、抗氧化、抗辐射、延缓衰老、清除自由基、加强学习记忆、强心等作用。

百　合
Bǎihé

首载于《神农本草经》。为百合科植物卷丹 *Lilium lancifolium* Thunb.、百合 *Lilium brownii* F. E. Brown var. *viridulum* Baker 或细叶百合 *Lilium pumilum* DC. 的肉质鳞叶。全国各地均产。秋季采挖。

【处方用名】百合、蜜百合。

【药品归属】百合为国家基本医疗保险药品（单味使用不予支付费用）、既是食品又是药品的物品。

【主要药性】甘，寒。归肺、心经。

【基本功效】养阴润肺，清心安神。

【临床应用】

1. 肺阴虚证　本品甘寒质润，入肺经，"功专补虚清热"（《本草便读》）。长于补肺阴之虚，兼清肺经之热。适宜于阴虚肺燥有热之干咳少痰，劳嗽久咳，痰中带血等，常与生地黄、桔梗、贝母等同用，如百合固金汤（《慎斋遗书》）。

2. 心神不宁证　本品甘寒入心，能养阴清心，宁心安神。其药性平和，补虚不碍邪，祛邪不伤正。适用于阴虚内热之百合病，症见精神恍惚，行住坐卧不定等，每与生地黄为伍，如百合地黄汤（《金匮要略》）。

【临证备要】煎服，6~12g。清心宜生用；润肺宜炙用。

【古今研究】

1. 本草摘要　《日华子本草》："安心，定胆，益志，养五脏。"《本草征要》："行住坐卧不定，如有神灵，谓之百合病。以百合治之，是亦清心安神之效。"《药品化义》："主治肺热咳嗽，痰中带血，必不可缺。"

2. 现代研究　主含甾体皂苷、生物碱、多糖、磷脂、氨基酸、微量元素等，及少量秋水仙碱等成分。本品有止咳、祛痰、耐缺氧、抗疲劳、抗肿瘤、降血糖、免疫调节、镇静等作用。

麦　冬
Màidōng

首载于《神农本草经》。为百合科植物麦冬 *Ophiopogon japonicus*（L. f）Ker Gawl. 的块根。产于浙江、四川、江苏等地。夏季采收。

【处方用名】麦门冬、麦冬、寸麦冬、寸冬。

【药品归属】麦冬为国家基本医疗保险药品、可用于保健食品的物品。

【主要药性】甘、微苦，微寒。归肺、胃、心经。

【基本功效】养阴生津，润肺清心。

【临床应用】

1. 肺阴虚证　本品甘寒入肺，能"退肺中隐伏之火，生肺中不足之金"（《药性解》），长

NOTE

于润肺清金，"果是肺有燥热，斯为润燥滋液之要药"（《脏腑药式补正》）。若治阴虚肺燥，咽喉干痛、干咳少痰或痰中带血等，常与地黄、玄参、川贝母等同用，如养阴清肺膏（《中国药典》）。治阴虚火旺，虚火上浮之口鼻干燥、咽喉肿痛等，常与玄参、甘草、桔梗同用，如玄麦甘桔含片（《中国药典》）。

2. 胃阴虚证　本品"津液浓厚，能入胃以养胃液"（《医学衷中参西录》），兼"清清胃中之热邪"（《本草新编》）。"凡胃火偏盛，阴液渐枯，及热病伤阴，病后虚羸，津液未复，火炎暑燥津，短气倦怠，秋燥逼人，肺胃液耗等证，麦冬寒润，补阴解渴，皆为必要之药"（《本草正义》）。若治胃阴不足所致的胃脘隐隐灼痛、口干舌燥、纳呆干呕等，常与北沙参、石斛、玉竹等同用，如阴虚胃痛颗粒（《中国药典》）。治津伤口渴，或内热消渴，常与天花粉、太子参、乌梅等同用。治肠燥津伤之便秘，每与生地、玄参同用，如增液汤（《温病条辨》）。

3. 心神不宁　本品甘寒养阴，苦寒清火，入心经。既养心阴，清心火，兼能除烦安神。若治阴血虚少之心悸失眠，常与生地黄、酸枣仁、柏子仁等同用，如天王补心丹（《摄生秘剖》）。治邪热初入营分之身热夜甚，神烦少寐等，每与黄连、生地、玄参等合用，如清营汤（《温病条辨》）。

【临证备要】煎服，6~12g。

【古今研究】

1. 本草摘要　《本草蒙筌》："兼行手少阴心，每每清心降火。"《本草便读》："甘苦而寒，专入肺胃。以其柔润多汁，故最能养阴退热。然寒润之品，只可用治肺胃阴液不足而有热邪者。"

2. 现代研究　主含麦冬皂苷 B、D，高异类黄酮类成分、多糖等。《中国药典》规定：含麦冬总皂苷以鲁斯可皂苷元（$C_{27}H_{42}O_4$）计，不得少于 0.12%。本品有提高免疫功能、降血糖、抗心肌缺血、耐缺氧、增加冠脉流量、镇静、抗菌等作用。

天　冬
Tiāndōng

首载于《神农本草经》。为百合科植物天冬 Asparagus cochinchinensis（Lour.）Merr. 的块根。产于贵州、四川、广西等地。秋、冬二季采挖。

【处方用名】天冬、天门冬。

【药品归属】天冬为国家基本医疗保险药品、可用于保健食品的物品、国家重点保护野生药材物种（Ⅲ级）。

【主要药性】甘、苦、寒。归肺、胃、肾经。

【基本功效】养阴润燥，清肺生津。

【临床应用】

1. 肺阴虚证　本品甘苦，体润性寒，入肺经。能"润燥滋阴，清金降火"（《本草纲目》）。功似麦冬，"而清冷之气过于麦冬"（《本草述》）。适用于阴虚肺燥有热之干咳痰少、痰中带血、咽痛音哑等，可与麦冬、石斛、知母等同用，如玉露保肺丸（《部颁标准》）。

2. 胃阴虚证　本品味甚甘，"气薄味厚，纯以柔润养液为功"（《本草正义》）。又"入胃以消实热，故善生津止渴"（《医学衷中参西录》）。适用于热病津伤之口渴及内热消渴，常与人参、生地黄为伍，如三才汤（《温病条辨》）。本品质润之性，又能润肠燥，通大便。用于肠燥津伤之便秘，可与麦冬、火麻仁、玄参等配伍。

3. 肾阴虚证　本品甘寒入肾，能滋肾阴，降虚火。适用于肾阴亏虚之头晕、耳鸣、腰膝酸软以及阴虚火旺之潮热、盗汗等，可与熟地、知母、女贞子等配伍。

【临证备要】煎服，6~12g。脾胃虚寒，食少便溏及外感风寒咳嗽者忌服。

【古今研究】

1. 本草摘要　《名医别录》："保定肺气，去寒热，养肌肤，益气力，利小便，冷而能补。"《本草汇言》："天门冬，润燥滋阴，降火清肺之药也。统理肺肾火燥为病，如肺热叶焦，发为痿痹，吐血咳嗽，烦渴传为肾消，骨蒸热劳诸证，在所必需者也。"

2. 现代研究　主含甲基原薯蓣皂苷、伪原薯蓣皂苷等甾体皂苷、天冬多糖等各种寡糖和多糖类、多种氨基酸等成分。本品有抗菌、平喘、镇咳、祛痰、延缓衰老、抑制肿瘤等作用。

石　斛
Shíhú

首载于《神农本草经》。为兰科植物金钗石斛 *Dendrobium nobile* Lindl.、鼓槌石斛 *Dendrobium chrysotoxum* Lindl. 或流苏石斛 *Dendrobium fimbriatum* Hook. 的栽培品及其同属植物近似种的新鲜或干燥茎。产于广西、云南、贵州等地。全年均可采收。

【处方用名】石斛、金钗石斛、铁皮石斛。

【药品归属】石斛为国家基本医疗保险药品（单味使用不予支付费用）、可用于保健食品的物品（需提供可使用证明）、国家重点保护野生药材物种（Ⅲ级）。

【主要药性】甘，微寒。归胃、肾经。

【基本功效】益胃生津，滋阴清热。

【临床应用】

1. 胃阴虚证　本品甘寒，主入胃经。能"清胃除虚热，生津已劳损"（《本草纲目拾遗》）。"清中有补，补中有清"（《得配本草》），"为胃虚挟热伤阴专药"（《药性切用》）。适用于胃阴不足所致的胃脘隐隐灼痛、口干舌燥、纳呆干呕等，常与北沙参、玉竹、麦冬等同用，如阴虚胃痛片（《部颁标准》）。治病后虚热口渴，可用鲜石斛与麦冬、五味子煎水代茶饮。

2. 肾阴虚证　本品既能滋养肾阴，又能清退虚热。治阴火虚旺，骨蒸劳热者，可与知母、黄柏等同用。治肾虚精亏之筋骨痿软，常与牛膝、山茱萸、续断等同用。治肝肾阴虚之目暗不明、视物昏花等，常与枸杞子、菊花、决明子等同用，如石斛明目丸（《部颁标准》）。

【临证备要】煎服，6~12g。鲜品 15~30g。

【古今研究】

1. 本草摘要　《神农本草经》："主伤中，除痹，下气，补五脏虚劳羸瘦，强阴。久服厚肠胃，轻身延年。"《得配本草》："清肾中浮火而摄元气，除胃中虚热而止烦渴。"《本草纲目拾遗》："清胃，除虚热，生津，已劳损。"

2. 现代研究 主含石斛碱、毛兰素、石斛酮碱、鼓槌菲等，尚含大黄酸、大黄素甲醚等成分。《中国药典》规定：金钗石斛含石斛碱（$C_{16}H_{25}NO_2$）不得少于0.40%。鼓槌石斛含毛兰素（$C_{18}H_{22}O_5$）不得少于0.030%。本品有促进胃液分泌、延缓衰老、抗肿瘤、抗突变、抗骨质疏松、镇痛、解热等作用。

玉 竹
Yùzhú

首载于《神农本草经》。为百合科植物玉竹 *Polygonatum odoratum*（Mill.）Druce 的根茎。产于湖南、湖北、江苏等地。秋季采挖。

【处方用名】玉竹、葳蕤。

【药品归属】玉竹为国家基本医疗保险药品（单味使用不予支付费用）、既是食品又是药品的物品。

【主要药性】甘，微寒。归肺、胃经。

【基本功效】养阴润肺，生津止渴。

【临床应用】

1. 肺阴虚证 本品性微寒，"味甘多脂，为清热滋润之品"（《本草正义》）。入肺金，长于"清肺金而润燥"（《长沙药解》）。适用于肺燥咳嗽，咽喉干痛，常与罗汉果为伍，如罗汉果玉竹冲剂（《部颁标准》）。

2. 胃阴虚证 本品"甘寒润泽，谓能滋养脾胃，正以甘能滋阴，润能养液耳"（《脏腑药正补式》）。适用于胃阴虚证，症见胃脘灼热隐痛、饥不欲食、口干咽燥、大便干结，或干呕、呃逆等，常与沙参、麦冬、生地等同用，如益胃汤（《温病条辨》）。

此外，本品药性平和，养阴而不碍邪，对于阴虚外感之身热，微恶风寒等，每常配伍用之，如加减葳蕤汤（《重订通俗伤寒论》）。

【临证备要】煎服，6~12g。

【古今研究】

1. 本草摘要 《神农本草经》："主中风暴热，不能动摇，跌筋结肉，诸不足。"《本草纲目》："予每用治虚劳寒热痁疟及一切不足之症，用代参、芪，不寒不燥，大有殊功。"《本草正义》："治肺胃燥热，津液枯涸，口渴嗌干等证。"

2. 现代研究 主含玉竹黏多糖、玉竹果聚糖、甾体皂苷、黄酮类、微量元素、氨基酸、黏液质等成分，同时还有少量铃兰苦苷、铃兰苷等成分。《中国药典》规定：含玉竹多糖以葡萄糖（$C_6H_{12}O_6$）计，不得少于6.0%。本品有降血糖、降血脂、抗肿瘤、抗突变、缓解动脉粥样斑块形成、扩张外周血管和冠脉、延长耐缺氧时间、强心、抗氧化、抗衰老等作用。

黄 精
Huángjīng

首载于《名医别录》。为百合科植物滇黄精 *Polygonatum kingianum* Coll. et Hemsl.、黄精

Polygonatum sibiricum Red. 或多花黄精 *Polygonatum cyrtonema* Hua 的根茎。产于贵州、湖南、湖北等地。春、秋二季采挖。

【处方用名】黄精、酒黄精。

【药品归属】黄精为国家基本医疗保险药品、既是食品又是药品的物品。

【主要药性】甘，平。归脾、肺、肾经。

【基本功效】补气养阴，润肺，健脾，益肾。

【临床应用】

1. 肺气阴两虚证 本品甘平质润，入肺经。既能滋阴润肺，又能补益肺气。适用于咳嗽日久，或虚劳久咳，属气阴两虚者，可单用，或与北沙参、麦冬、苦杏仁等同用。

2. 脾胃气阴虚证 本品味甘如饴，能补脾气，养胃阴。适用于气阴两亏、内热津伤所致的消渴，症见少气乏力、口干多饮、易饥、形体消瘦等，常与红参、黄芪、葛根等同用，如参精止渴丸（《中国药典》）。

3. 肾精亏虚证 本品味甘入肾，能补肾精，强腰膝，乌须发。如治肾虚腰痛，可与黑豆同煮食。治肝肾不足，精血亏虚之腰膝酸软、失眠多梦、耳鸣健忘、头发脱落，及须发早白等，可与制何首乌、女贞子、墨旱莲为伍，如精乌颗粒（《部颁标准》）。

【临证备要】煎服，10~15g。本品性质黏腻，易助湿滞气，故凡脾虚湿阻，痰湿壅滞者宜慎用。

【古今研究】

1. 本草摘要 《名医别录》："主补中益气，除风湿，安五脏。久服轻身延年不饥。"《本草纲目》："补诸虚，止寒热，填精髓。"《本草便读》："此药味甘如饴，性平质润，为补养脾阴之正品。"

2. 现代研究 主含黄精多糖 A、B、C 等，以及皂苷类成分、黄酮类成分、生物碱、醌类、木脂素、芹菜黄素、氨基酸等成分。《中国药典》规定：含黄精多糖以无水葡萄糖（$C_6H_{12}O_6$）计，不得少于 7.0%。本品有提高机体免疫功能、改善动物学习记忆功能、增加冠脉流量、降压、降血脂、降血糖、抗氧化、延缓衰老、抗病原微生物等作用。

明党参

Míngdǎngshēn

首载于《本草从新》。为伞形科植物明党参 *Changium smyrnioides* Wolff 的根。产于江苏、安徽、浙江等地。4~5 月采挖。

【处方用名】明党参。

【药品归属】明党参为国家基本医疗保险药品。

【主要药性】甘，微苦，微寒。归肺、脾、肝经。

【基本功效】润肺化痰，养阴和胃，平肝，解毒。

【临床应用】

1. 肺阴虚证 本品甘寒入肺，既能养阴润燥，又能清肺化痰。适用于阴虚肺燥之干咳少痰、痰中带血、咽干等，常与北沙参、南沙参、麦冬等同用。

2. 胃阴虚证　本品甘寒质润，能养阴和胃，生津止渴。适用于胃热津伤之口燥咽干、干呕呃逆、舌红少津等，可与石斛、北沙参、山药等同用。

此外，本品兼能平肝阳，解热毒。可用于阴虚阳亢之眩晕头痛，及疔毒疮疡。

【临证备要】　煎服，6~12g。

【古今研究】

1. 本草摘要　《本草从新》："补肺气，通下行。"《本草求原》："养血生津，清热解毒。"《饮片新参》："温脾，化痰湿，平肝风。治头晕泛恶，中风昏仆。"

2. 现代研究　主含挥发油、脂肪酸类、磷脂、多糖、氨基酸、多种微量元素等。本品有抗凝、降血脂、改善微循环、抗氧化、耐缺氧、抗高温、抗疲劳等作用。

枸杞子

Gǒuqǐzǐ

首载于《神农本草经》。为茄科植物宁夏枸杞 *Lycium barbarum* L. 的成熟果实。主产于宁夏。夏、秋二季果实呈红色时采收。

【处方用名】枸杞、枸杞子。

【药品归属】枸杞子为国家基本医疗保险药品（单味使用不予支付费用）、既是食品又是药品的物品。

【主要药性】甘，平。归肝、肾经。

【基本功效】滋补肝肾，益精明目。

【临床应用】

肝肾阴虚证　本品甘润滋养，药性平和，滋而不腻，补而不峻，"为滋补肝肾最良之药"（《医学衷中参西录》）。使"精血充则目可明，渴可止，筋骨坚利，虚劳等证悉除"（《本草便读》）。若治肝肾不足之虚劳羸瘦、腰膝酸软等，可与熟地黄、黄精、百合等泡酒饮，如枸杞药酒（《部颁标准》）。治肝肾阴虚之两目昏花、视物模糊，或眼睛干涩等，常与菊花、熟地黄、山茱萸等同用，如杞菊地黄丸（《麻疹全书》）。治肾虚腰痛，尿后余沥，遗精早泄，阳痿不育等，可与菟丝子、覆盆子、五味子等同用，如五子衍宗口服液（《部颁标准》）。

【临证备要】　煎服，6~12g。

【古今研究】

1. 本草摘要　《本草纲目》："甘平而润，性滋而补，不能退热，止能补肾润肺，生精益气。此乃平补之药，所谓精不足者，补之以味也。分而用之，则备有所主。兼而用之，则一举两得。"《本草求真》："枸杞专入肾，兼入肝。甘寒性润。据书皆载祛风明目，强筋健骨，补精壮阳。然究因于肾水亏损，服此甘润，阴从阳长，水至风息，故能明目强筋，是明指为滋水之味，故书又载能治消渴。"

2. 现代研究　主含甜菜碱、多糖、多种维生素、多种微量元素、多种氨基酸等成分。《中国药典》规定：含枸杞多糖以葡萄糖（$C_6H_{12}O_6$）计，不得少于1.8%。本品有免疫调节作用、延缓衰老、抗肿瘤、降血脂、保肝、抗脂肪肝、降血糖、降压、抑菌、促进造血功能。

墨旱莲

Mòhànlián

首载于《新修本草》。为菊科植物鳢肠 *Eclipta prostrata* L. 的地上部分。产于江苏、江西、浙江等地。花开时采割。

【处方用名】墨旱莲、旱莲草。

【药品归属】墨旱莲为国家基本医疗保险药品、可用于保健食品的物品。

【主要药性】甘、酸，寒。归肝、肾经。

【基本功效】滋补肝肾，凉血止血。

【临床应用】

1. 肝肾阴虚证 本品甘寒，入肝肾经。能"益肝肾，乌须发"（《玉楸药解》）。适用于肝肾阴虚所致的须发早白、眩晕耳鸣、腰膝酸软等，每与女贞子相须为用，如二至丸（《医方集解》）。

2. 出血 本品寒凉入血，能清血分之热邪而止血，"为止血凉血要剂"（《本草求真》）。可"止一切失血"（《玉楸药解》）。适用于血热或阴虚血热所致的咳血、衄血、便血、尿血等多种出血。可单用捣汁饮，或与其他止血药同用。若用鲜品捣烂外敷，还可用于外伤出血。

【临证备要】煎服，6~12g。外用适量。

【古今研究】

1. 本草摘要 《新修本草》："洪血不可止者，傅之立已。汁涂发眉，生速而繁。"《本草纲目》："乌须发，益肾阴。"《本草正义》："入肾补阴而生长毛发，又能入血，为凉血止血之品。"

2. 现代研究 主含芹菜素、木樨草素，另含香豆素类成分、甾醇类、三萜类、蟛蜞菊内酯类、生物碱、含硫化合物及维生素等成分。《中国药典》规定：含蟛蜞菊内酯（$C_{16}H_{12}O_7$）不得少于 0.040%。本品有提高机体非特异性免疫功能、保肝、增加冠状动脉流量、延缓衰老、促进毛发生长、止血、抗菌、抗阿米巴原虫、抗癌等作用。

女贞子

Nǚzhēnzǐ

首载于《神农本草经》。为木犀科植物女贞 *Ligustrum lucidum* Ait. 的成熟果实。产于浙江、江苏、湖南等地。冬季采收。

【处方用名】女贞子、女贞实、酒女贞子。

【药品归属】女贞子为国家基本医疗保险药品、可用于保健食品的物品。

【主要药性】甘、苦，凉。归肝、肾经。

【基本功效】滋补肝肾，明目乌发。

【临床应用】

1. 肝肾阴虚证 本品味甘能补，长于补益肝肾，"有变白明目之功"（《本草经疏》）。主要适用于肝肾阴虚所致的须发早白、目暗不明等。前者可单用，如女贞子膏（《部颁标准》），或与墨旱莲相须为用，如二至丸（《医方集解》）；后者常与熟地黄、枸杞子等同用，如加味坎离丸（《审视瑶函》）。

2. 阴虚发热　本品"甘苦性凉，入少阴而益阴退热，为阴虚有火，不胜腻补之良药"（《药性切用》）。适用于肝肾阴虚，虚热内扰之头晕失眠、心悸乏力、低热或午后发热等，可与当归、熟地黄、墨旱莲等同用，如滋补肝肾丸（《部颁标准》）。

【临证备要】　煎服，6~12g。黄制可增强滋补肝肾作用。

【古今研究】

1. 本草摘要　《本草纲目》："强阴，健腰膝，变白发，明目。"《本草备要》："益肝肾，安五脏，强腰膝，明耳目，乌须发，补风虚，除百病。"

2. 现代研究　主含齐墩果酸、熊果酸、女贞苷、特女贞苷、槲皮素等，尚含磷脂、挥发油、多糖等。《中国药典》规定：含特女贞苷（$C_{31}H_{42}O_{17}$）不得少于 0.70%。本品有增强非特异性免疫功能、升高白细胞、降低胆固醇、预防和消减动脉粥样硬化斑块、保肝、抗衰老、强心、利尿、降血糖、缓泻、抗菌、抗肿瘤等作用。

桑　椹

sāngshèn

首载于《新修本草》。为桑科植物桑 *Morus alba* L 的果穗。产于江苏、浙江、湖南等地。4~6月果实变红时采收。

【处方用名】　桑椹、桑椹子。

【药品归属】　桑椹为国家基本医疗保险药品（单味使用不予支付费用）、既是食品又是药品的物品。

【主要药性】　甘、酸，寒。归心、肝、肾经。

【基本功效】　滋阴补血，生津润燥。

【临床应用】

1. 肝肾阴虚证　本品味甘酸，主入肝肾经，能"滋肝肾，充血液"（《随息居饮食谱》），"久服黑发明目"（《滇南本草》）。适用于肝肾不足，阴血亏虚所致的头晕耳鸣、目暗昏花、须发早白等，可单用，如桑椹冲剂（《部颁标准》）。

2. 津伤口渴，肠燥便秘　本品甘寒，既能生津止渴"主消渴"（《新修本草》），用于津伤口渴，内热消渴，可鲜品食用，或与麦冬、天花粉等同用。又能"润而下行"（《本草经疏》）通大便。用于肠燥津亏之便秘，常与当归、何首乌、火麻仁等同用，如常通舒冲剂（《部颁标准》）。

【临证备要】　煎服，10~15g。大便溏薄者慎用。

【古今研究】

1. 本草摘要　《新修本草》："单食，主消渴。"《本草崇原》："止消渴，利五脏，关节痛，安魂，镇神，令人聪明，变白不老。"《本草新编》："桑椹，专黑髭须，尤能止渴润燥，添精益脑。"

2. 现代研究　主含黄酮苷、脂肪酸、挥发油、有机酸、糖类、胡萝卜素、维生素 B_1、B_2、C 等成分。本品有增强免疫、促进造血、降低红细胞膜 NA^+-K^+-ATP 酶的活性等作用。

黑芝麻
Hēizhīmá

首载于《神农本草经》。为脂麻科植物脂麻 *Sesamum indicum* L. 的成熟种子。我国各地均产。秋季采收。

【处方用名】黑芝麻、黑脂麻、胡麻、炒黑芝麻。

【药品归属】黑芝麻为国家基本医疗保险药品（单味使用不予支付费用）、既是食品又是药品的物品。

【主要药性】甘，平。归肝、肾、大肠经。

【基本功效】补肝肾，益精血，润肠燥。

【临床应用】

1. 肝肾阴虚证 本品甘平，药食兼备，主入肝、肾经。能补肝肾，益精血，有乌须明目之功。适用于肝肾精血亏虚之须发早白、目暗不明等。前者可与墨旱莲、制何首乌、女贞子等同用，如乌发丸（《部颁标准》）；后者可与桑叶为伍，如桑麻丸（《部颁标准》）。

2. 肠燥便秘 本品甘平滑利，"服之令人肠滑"（《本草从新》），"缘体质多油故也"（《本草汇言》）。无论老人、病后或产后，凡津枯血少之便秘皆宜。可单用，或与肉苁蓉、火麻仁、柏子仁等配伍。

【临证备要】煎服，10~15g。大便溏薄者慎用。

【古今研究】

1. 本草摘要 《神农本草经》："主伤中虚羸，补五内，益气力，长肌肉，填脑髓。"《本草备要》："补肝肾、润五脏，滑肠。"《本草新编》："益元阳，兴阴茎，最生津液，入口即生。"

2. 现代研究 主含油酸、亚油酸、植物蛋白、氨基酸、木脂素、植物甾醇、糖类、磷脂、多种微量元素等。本品有抗衰老、降低胆固醇、防治动脉硬化、降低血糖、通便等作用。

龟 甲
Guījiǎ

首载于《神农本草经》。为龟科动物乌龟 *Chinemys reevesii*（Gray）的背甲及腹甲。产于浙江、湖北、湖南等地。

【处方用名】龟甲、醋龟甲。

【药品归属】龟甲为国家基本医疗保险药品（单味使用不予支付费用）、可用于保健食品的物品。

【主要药性】咸、甘，微寒。归肝、肾、心经。

【基本功效】滋阴潜阳，益肾强骨，养血补心，固经止崩。

【临床应用】

1. 肝肾阴虚证 本品甘寒质重，入肝肾经，"大有补水制火之功"（《本草通玄》）。能"壮肾水，退骨蒸，通任脉，潜虚阳"（《本草便读》）。凡肝肾阴虚所致的阳亢、内热及风动诸证均可运用。若治阴虚阳亢之头晕目眩,常与白芍、天麻、夏枯草等同用,如养阴降压胶囊(《部颁标准》)。治阴虚内热之骨蒸盗汗,常与熟地、知母、黄柏等同用,如大补阴丸(《丹溪心法》)。治虚风内动之手足蠕动,常与阿胶、鸡子黄、白芍等同用,如大定风珠(《温病条辨》)。

2. 肾虚骨痿、囟门不合 本品"专补阴衰,善滋肾损"(《本草蒙筌》)。有滋肾养肝,健骨强筋之功。适用于肝肾不足之腰膝酸软、下肢痿弱、步履艰难等,常与熟地黄、豹骨、当归等同用,如健步丸(《中国药典》)。若治小儿先天不足,精血亏损之行迟、齿迟、囟门难合,发育迟缓等,常与黄芪、龙骨、牡蛎等同用,如龙牡壮骨颗粒(《中国药典》)。

3. 心神不宁证 本品入心经,能滋养阴血而安神定志,适用于阴血亏虚,心神失养所致的惊悸、失眠、健忘等,常与石菖蒲、远志等同用,如龟甲散(《圣济总录》)。

4. 崩漏 本品入下焦,能滋阴制火,固冲止血,适用于阴虚血热,冲脉不固之月经先期、经血量多、色紫黑等,常与白芍、黄芩、椿皮等配伍,如固经丸(《中国药典》)。

【临证备要】煎服,10~25g;先煎。脾胃虚寒者慎用。

【古今研究】

1. 本草摘要 《神农本草经》:"主漏下赤白,破癥瘕,痎疟,五痔,阴蚀,湿痹,四肢重弱,小儿囟门不合。"《本草蒙筌》:"专补阴衰,借性气引达诸药。善治肾损。"《本草纲目》:"治腰脚酸痛。补心肾,益大肠。"

2. 现代研究 主含动物胶、角蛋白、骨胶原蛋白、胆甾醇、脂肪、氨基酸、微量元素、甾体类、维生素等。本品有增强免疫功能、兴奋离体和在体子宫、解热、补血、镇静等作用。

【备注】关于龟板与龟甲。1985年版《中国药典》以前均以"龟板"为正名,药用其腹甲。1990年版改为"龟甲(龟板)",背甲及腹甲均入药用。1995年版去掉了"(龟板)",直接用"龟甲"为正名,以后历版《中国药典》均从之。在古代本草中,龟之背甲与腹甲皆入药用。如《本草纲目》在"龟甲"条下曰:"古者上下甲皆用之"。

附:龟甲胶

为龟甲经水煎煮、浓缩制成的固体胶。为国家基本医疗保险药品。咸、甘,凉;归肝、肾、心经。功能滋阴,养血,止血。用于阴虚潮热,骨蒸盗汗,腰膝酸软,血虚萎黄,崩漏带下。烊化兑服,3~9g。

鳖 甲
Biējiǎ

首载于《神农本草经》。为鳖科动物鳖 *Trionyx sinensis* Wiegmann 的背甲。产于湖北、湖南、江苏等地。全年均可采集。

【处方用名】鳖甲、醋鳖甲。

【药品归属】鳖甲为国家基本医疗保险药品(单味使用不予支付费用)、可用于保健食品的物品。

【主要药性】咸,微寒。归肝、肾经。

【基本功效】滋阴潜阳，退热除蒸，软坚散结。

【临床应用】

1. 肝肾阴虚证 本品咸寒质重，入肝肾经。能滋补肝肾，潜阳息风，清退虚热，适用于肝肾阴虚所致的阴虚内热、阴虚阳亢、阴虚风动诸证。功用与龟甲相似，每常相须为用。但滋养之力不及，尤善退虚热、除骨蒸，为治阴虚发热之要药。若治肝肾阴虚，虚火内扰之骨蒸潮热，或低热日久不退者，常与秦艽、知母、胡黄连等同用，如清骨散（《证治准绳》）。治温病后期，阴液已伤，余热未尽之夜热早凉，热退无汗者，多与青蒿、生地黄、丹皮等配伍，如青蒿鳖甲汤（《温病条辨》）。

2. 癥瘕积聚 本品味咸，善能软坚散结。凡"癥瘕坚积之在心腹者可除"（《本经疏证》）。适用于癥块积于胁下，推之不移；久疟不愈，胁下痞硬；女子血瘀经闭等，常与土鳖虫、大黄、桃仁等同用，如鳖甲煎丸（《金匮要略》）。

【临证备要】煎服，10~25g；先煎。孕妇慎用。

【古今研究】

1. 本草摘要 《神农本草经》："主心腹癥瘕坚积寒热，去痞，息肉，阴蚀，痔，恶肉。"《名医别录》："主治温疟，血瘕，腰痛，小儿胁下坚。"《本草经疏》："甲能益阴除热而消散，故为治疟之要药，亦是退劳热在骨及阴虚往来寒热之上品。"

2. 现代研究 主含骨胶原、碳酸钙、磷酸钙，以及天门冬氨酸、谷氨酸、苏氨酸等多种氨基酸，多种微量元素，角蛋白等。本品有增强免疫功能、促进造血功能、提高血红蛋白含量、抗肝纤维化、防止细胞突变、抑制结缔组织增生、镇静等作用。

第二十五章　收涩药

一、含义

凡以收敛固涩为主要功效，常用以治疗各种滑脱证的药物，称收涩药，又称固涩药。

收涩药一般分为固表止汗药、敛肺涩肠药和固精缩尿止带药三类。

二、性能特点

收涩药味多酸涩，能收敛固涩，防止体内精微物质耗散，使之固守于内，不致滑脱外泄。本章药物的总体功效为收敛固涩。分之则有固表止汗、敛肺止咳、涩肠止泻、固精缩尿、固崩止带等不同称谓。

所谓收敛固涩，是指药物对正气虚弱，气、血、精、津液耗散或滑脱的病证发挥治疗作用的功效，又称收涩或固涩。其中，以治疗表虚不固，或阴液不能内守之自汗、盗汗为主者，称固表止汗，又称敛汗。以治疗肺虚，或肺肾两虚之久咳虚喘为主者，称敛肺，或敛肺止咳。以治脾肾虚寒之大便滑脱不禁为主者，称涩肠，或涩肠止泻。以治肾虚封藏失职，精关不固之遗精滑精为主者，称固精，或涩精。以治肾气不固，膀胱失约之遗尿尿频为主者，称缩尿。以治妇女崩中漏下，或带下日久不止为主者，称固崩止带。

三、主治病证

适用于久病体虚、正气不固、脏腑功能衰退所致的自汗盗汗、久咳虚喘、久泻久痢、遗精滑精、遗尿尿频、崩漏带下等滑脱不禁诸证。

四、应用原则

滑脱证皆由正虚不固所致。收涩药只能敛其耗散，固其滑脱，长于治标。故常需与相应的补益药配伍，以期标本兼顾。

五、使用注意

本类药物性涩敛邪，故凡表邪未解、麻疹未透、湿热未除或郁热未清者，均不宜用，误用有"闭门留寇"之弊。

六、现代研究

收涩药含大量有机酸、鞣质，能抑制腺体分泌，具有敛汗、固精、止带作用。能促进局部止血，保护肠黏膜、抑制肠蠕动而止泻，部分能抑制呼吸中枢而止咳，此外，尚有抑菌抗炎、吸收肠内有毒物质等多种药理作用。

第一节 固表止汗药

本节药物多甘平，性收敛。能行走肌表，顾护腠理而有固表止汗之功。常用于气虚不固，腠理疏松，津液外泄之自汗，及阴虚不能制阳，阳热迫津外泄之盗汗。

若治气虚自汗，常与益气固表药同用；治阴虚盗汗，可配滋阴除蒸药同用，凡实邪所致汗出，应以祛邪为主，非本节药物所宜。

麻黄根

Máhuánggēn

首载于《名医别录》。为麻黄科植物草麻黄 *Ephedra sinica* Stapf 或中麻黄 *Ephedra intermedia* Schrenk et C. A. Mey. 的根及根茎。产于陕西、河北、甘肃等地。秋末采挖。

【处方用名】麻黄根。

【药品归属】麻黄根为国家基本医疗保险药品。

【主要药性】甘、涩，平。归心、肺经。

【基本功效】固表止汗。

【临床应用】

自汗，盗汗 本品甘涩性平，入肺经。长于走肌表、固腠理，"能使外发之汗敛而不出"（《本草正义》）。故为固表止汗之要药。凡体虚之汗出，皆可配伍用之。若治气虚不固之多汗，可与黄芪、白术、五味子等同用，如复芪止汗颗粒（《中国药典》）。治虚劳盗汗不止，可与黄芪、牡蛎同用，如麻黄根汤（《圣济总录》）。治产后虚汗不止，可与黄芪、当归为伍，如麻黄根散（《圣惠方》）。

> 麻黄根与黄芪均可用于自汗、盗汗，其作用机理有何不同？

【临证备要】煎服，3~9g。外用适量，研粉撒扑。本品性敛，有表邪者忌用。

【古今研究】

1. 本草摘要 《名医别录》："止汗，夏月杂粉用之。"《本草纲目》："麻黄发汗之气，不能御，而根节止汗，效如影响。"《本草正义》："麻黄发汗，而其根专于止汗，昔人每谓为物理之奇异。不知麻黄轻扬，故表而发汗，其根则深入土中，自不能同其升发之性。况苗则轻扬，根则重坠，一升一降，理有固然。"

2. 现代研究 主含麻根素，麻黄根碱 A、B、C、D，麻黄宁 A、B、C、D，麻黄酚等。本品有止汗、降血压等作用。

浮小麦

Fúxiǎomài

首载于《本草蒙筌》。为禾本科植物小麦 *Triticum aestivum* L. 的干瘪轻浮的颖果。全国各地均产。

【处方用名】浮小麦。

【主要药性】甘，咸，凉。归心经。

【基本功效】益气，止汗，除热。

【临床应用】

1. 自汗，盗汗　本品轻浮走表，能固表止汗，功同麻黄根。又甘凉入心，能益气除热，养心敛液。凡体虚多汗者均可应用。若治气阴不足之自汗、盗汗及小儿盗汗，可与黄芪、糯稻根、大枣等同用，如虚汗停颗粒（《部颁标准》）。

2. 阴虚发热　本品甘凉并济，略能益气阴，除虚热，适用于"骨蒸劳热尤良"（《本草易读》）。常与青蒿、鳖甲、白薇等同用。

【临证备要】煎服，6~12g。表邪未尽而汗出者不宜用。

【古今研究】

1. 本草摘要　《本草纲目》："气味甘、咸，寒，无毒。主治益气除热，止自汗盗汗，骨蒸虚热，妇人劳热。"《本草汇言》："枯浮无肉，体轻性燥，善除一切风湿在脾胃中。如湿胜多汗，以一、二合炒燥煎汤饮。"《本经逢原》："能敛盗汗，取其散皮腠之热也。"

2. 现代研究　主含淀粉、蛋白质、糖类、粗纤维等，还含谷甾醇、卵磷脂、尿囊素、精氨酸、淀粉酶、蛋白分解酶及维生素等。本品有抑制汗腺分泌的作用。

糯稻根

Nuòdàogēn

首载于《本草再新》。为禾本科植物糯稻 *Oryza sativa* L. var. *glutinosa* Matsum. 的根及茎基。全国各地均产。

【处方用名】糯稻根须、糯稻根。

【主要药性】甘，平。归肺、胃、肾经。

【基本功效】固表止汗，退虚热，益胃生津。

【临床应用】

1. 自汗，盗汗　本品甘平质轻，能固表止汗，兼能生津止渴。故对于体虚汗出，兼有津伤口渴者较宜。因其作用缓和，单用力薄。故治疗各种体虚汗出，多入复方使用，或作为辅助药用。

2. 阴虚发热　本品甘平清凉，清退虚热而不苦泄。对于病后阴虚汗多、虚热不退及骨蒸潮热等，常与生地、知母、地骨皮等同用。

【临证备要】煎服，30~60g。

【古今研究】

1. 本草摘要　《本草再新》："补气化痰，滋阴壮胃，除风湿。治阴寒，安胎和血，疗冻疮、金疮。"

2. 现代研究　主含黄酮、糖类、氨基酸等，有治疗丝虫病、高脂血症等作用。

第二节　敛肺涩肠药

本节药物酸涩收敛，主入肺或大肠经。能收敛肺气以止咳喘，固涩大肠以止泻痢。适用于肺虚喘咳，或肺肾两虚，摄纳无权的虚喘，以及脾肾虚寒之久泻久痢，肠滑不禁等。

若治久咳虚喘，常配补益肺气或纳气平喘药同用；治久泻久痢，常配温补脾肾药同用。对于痰涎壅肺所致的咳喘，泻痢初起、邪气方盛，或伤食腹泻者均不宜使用。

五味子
Wǔwèizǐ

首载于《神农本草经》。为木兰科植物五味子 *Schisandra chinensis*（Turcz.）Baill. 的成熟果实。习称"北五味子"，主产于辽宁，吉林。秋季果实成熟时采收。

【处方用名】五味子、北五味子、醋五味子。

【药品归属】五味子为国家基本医疗保险药品、可用于保健食品的物品、国家重点保护野生药材物种（Ⅲ级）。

【主要药性】酸、甘，温。归肺、心、肾经。

【基本功效】收敛固涩，益气生津，补肾宁心。

【临床应用】

1. 久咳虚喘　本品酸能收敛，甘能补虚，"入肺肾二经，收敛耗散之金，滋助不足之水"（《本草蒙筌》）。能敛能补，标本兼得，"为咳嗽要药"（《本草求真》）。适用于肺虚久咳，及肺肾两虚之喘咳。前者常与罂粟壳同用，如五味子丸（《卫生家宝方》）。后者可与麻黄、核桃仁、苦杏仁等同用，如桂灵丸（《部颁标准》）。对于寒饮咳喘，痰多清稀色白者，每与温散之干姜、细辛等同用，既可敛肺止咳，又可防其耗散肺气，如苓甘五味姜辛汤（《金匮要略》）。

2. 梦遗滑精　本品酸涩性温，能补肾固精。适用于肾虚精关不固之梦遗滑精，可单用熬膏服，如五味子膏（《医学入门》）；或与附子、龙骨、桑螵蛸同用，如桑螵蛸丸（《杨氏家藏方》）。

3. 久泻不止　本品能涩肠止泻，适用于脾肾阳虚，肠失固涩之五更泄泻或久泻不止，可与补骨脂、肉豆蔻、吴茱萸等同用，如四神丸（《证治准绳》）。

4. 自汗盗汗　本品能益气固表，"敛汗液之耗亡"（《本草便读》）。凡体虚汗出，无论自汗、盗汗均可使用。常与黄芪、牡蛎、麻黄根等配伍。

5. 津伤口渴，内热消渴　本品甘以益气，使气旺则津生；酸能生津，使津足则渴止，"乃生津之要药"（《药性解》）。治热伤气阴，口渴汗多者，常与人参、麦冬同用，如生脉散（《内外伤辨惑论》）；治阴虚内热，口渴多饮之消渴，常与山药、知母、天花粉等同用，如玉液消渴冲剂（《部颁标准》）。

6. 心神不宁证 本品上益心气、下滋肾阴，能宁心安神。适用于阴血亏损，心神失养，或心肾不交之虚烦心悸、失眠多梦等，可单用，如五味子糖浆（《中国药典》）；或与酸枣仁、川芎、茯苓等同用，如安神胶囊（《中国药典》）。

【临证备要】煎服，2~6g。凡表邪未解，内有实热，咳嗽初起，麻疹初期，均不宜用。

【典型案例】重用五味子治疗失眠健忘案。刘某，男，50 岁，教授。因长期伏案读书、写作，致彻夜不寐，继而健忘。自诉数年来常服安眠药方能入睡 2 小时，近日加大数倍剂量，亦不能入睡。神志恍惚，心悸，健忘，饮食欠佳，舌苔薄黄，脉象弦细。属肝肾不足，痰火上逆，胃气不降所致。投以五味子、茯神各50g，合欢花、法半夏各15g。煎服 5 剂，即能安然入睡〔中医杂志，1998，（6）：325〕。

【古今研究】

1. 本草摘要 《神农本草经》："主益气，咳逆上气，劳伤羸瘦，补不足，强阴，益男子精。"《药性解》："虽入肺肾，而五脏咸补，乃生津之要药，收敛之妙剂。"《药性赋》："其用有四：滋肾经不足之水，收肺气耗散之金，除烦热生津止渴，补虚劳益气强阴。"

2. 现代研究 主含五味子甲素、乙素，五味子醇甲、醇乙等，还含挥发油、多糖、氨基酸等。《中国药典》规定：含五味子醇甲（$C_{24}H_{32}O_7$）不得少于 0.40%。本品有保肝、免疫增强、镇静、抗抑郁、抗氧化、抗肿瘤、保护心肌等作用。

附：南五味子

为木兰科植物华中五味子 *Schisandra sphenanthera* Reha. et Wils. 的成熟果实。为国家基本医疗保险药品。1995 年版《中国药典》及以前均用作五味子。2000 版《中国药典》以后将北五味子作为五味子的正品，而将南五味子单列。二者性能、功用相似，略有区别。如"风寒咳嗽，南五味为奇，虚损劳伤，北五味最妙"（《本草蒙筌》）。即南五味子止咳作用较好，北五味子补虚作用为优。

乌 梅
Wūméi

首载于《神农本草经》。为蔷薇科植物梅 *Prunus mume*（Sieb.）Sieb. et Zucc. 的近成熟果实。产于四川、浙江、福建等地。于夏季果实近成熟时采收。

【处方用名】乌梅、乌梅肉、乌梅炭。

【药品归属】乌梅为国家基本医疗保险药品（单味使用不予支付费用）、既是食品又是药品的物品。

【主要药性】酸、涩，平。归肝、脾、肺、大肠经。

【基本功效】敛肺，涩肠，生津，安蛔。

【临床应用】

1. 肺虚久咳，久泻久痢 本品味酸涩，上入肺经敛肺止咳，下入大肠涩肠止泻。适用于肺虚久咳少痰或干咳无痰，肠滑不禁之久泻久痢，单用有效，如乌梅冲剂（《部颁标准》）。若配半夏、陈皮等，可用于湿痰咳嗽，如二陈汤（《和剂局方》）；配黄连、黄柏等，可用于湿热泻痢，如乌梅丸（《圣惠方》）。方中乌梅之用，仍在敛肺、涩肠，使之祛邪而不伤正。

2. 津伤口渴　本品味酸性平，善能生津液、止烦渴。适用于气阴不足之口渴多饮及虚热消渴，可单用煎汤饮服，或与天花粉、麦冬、人参等同用，如玉泉片（《部颁标准》）。若治夏季暑热，口渴多汗等，可与金银花、淡竹叶、甘草同用，如金梅清暑颗粒（《部颁标准》）。

3. 蛔厥证　本品味"最酸"（《本草经疏》），"能安蛔者，虫得酸则伏也"（《本草便读》）。适用于蛔厥证，症见腹痛时作，手足厥逆，烦闷呕吐等，可单用，或与花椒、细辛、干姜等同用，如乌梅丸（《伤寒论》）。

此外，本品炒炭可止血，"治溲血，下血，诸血证"（《本草求原》）。

【临证备要】煎服，6~12g。外有表邪或内有实热积滞者均不宜服。

【典型案例】乌梅治久痢案。病某痢血百余日，国医不能疗。陈应之用盐水梅肉一枚研烂，合腊茶，入醋服之，一啜而安（《本草纲目》）。

【古今研究】

1. 本草摘要　《神农本草经》："下气，除热烦满，安心，肢体痛，偏枯不仁，死肌，去青黑痣，恶疾。"《汤液本草》："乌梅，能收肺气，治燥咳，肺欲收，急食酸以收之。"《日华子本草》："除劳，治骨蒸，去烦闷，涩肠止痢，消酒毒，治偏枯皮肤麻痹，去黑点，令人得睡。又入建茶、干姜为丸，止休息痢。"

2. 现代研究　主含苹果酸、枸橼酸、琥珀酸、酒石酸、齐墩果酸，谷甾酸、熊果酸、芦丁、油菜甾醇、豆甾醇及胆甾醇等。《中国药典》规定：含枸橼酸（$C_6H_8O_7$）不得少于12.0%，乌梅炭不得少于6.0%。本品有收缩平滑肌、镇咳、止血、止泻、驱虫、抗菌、抗肿瘤、抗生育、抗过敏、抗氧化等作用。

五倍子
Wǔbèizǐ

首载于《本草拾遗》。为漆树科植物盐肤木 *Rhus chinensis* Mill.、青麸杨 *Rhus potaninii* Maxim. 或红麸杨 *Rhus punjabensis* Stew. var. *sinica*（Diels）Rehd. et Wils. 叶上的虫瘿，主要由五倍子蚜 *Melaphis chinensis*（Bell）Baker 寄生而形成。产于四川、贵州、陕西等地。秋季采摘。

【处方用名】五倍子。

【药品归属】五倍子为国家基本医疗保险药品。

【主要药性】酸、涩，寒。归肺、大肠、肾经。

【基本功效】敛肺降火，涩肠止泻，敛汗，止血，收湿敛疮。

【临床应用】

1. 肺虚久咳，肺热痰嗽　本品味酸涩，性寒凉，入肺经，能"敛肺降火，化痰饮，止咳嗽"（《本草纲目》），"为久嗽痰结劫药"（《药性切用》）。若治肺虚久咳，可与五味子、罂粟壳同用。治咳嗽痰多，气促气喘者，可与桔梗、苦杏仁、甘草等同用，如痰咳净片（《部颁标准》）。

2. 自汗盗汗，久泻久痢、遗精滑精　本品收敛固涩。外可收敛止汗，治体虚汗出，可单用研末，水调敷脐中；或与浮小麦、五味子等煎服。入大肠经，能涩肠止泻。治久泻久痢，可单用为末，米饮调服；或与诃子、五味子等同用。入肾经，能固精止遗。用于肾虚精关不固之遗精、滑精，可与金樱子、芡实、龙骨等同用。

3. 出血　本品能收敛止血，可用于体内外多种出血，内服外用均宜。如治衄血，可单用末吹之；治牙龈出血，可单用烧炭，研末敷之；治便血，可与地榆、槐花同煎服；治外伤出血，可单用末贴敷。

此外，本品外用能"敛溃疡金疮，收脱肛子肠坠下"（《本草纲目》），用于湿疮流水、溃疡不敛、疮疖肿毒、肛脱不收、子宫下垂等，可单用或研末外敷或煎汤熏洗。

【临证备要】煎服，3~6g。外用适量。湿热泻痢者忌用。

【典型案例】五倍子敛汗案。郑某，男，45岁。患下半身多汗症3年，尤以晚上为甚，每当夜寐即汗出如洗，舌淡红、苔薄白，脉细弦。兼精神倦怠，肢体乏力，乃气虚所致。先予五倍子粉外敷脐部，连续3天以观疗效。3天后汗出基本已止。遂嘱再用3包五倍子粉外敷，并给予归脾汤等中药口服以巩固疗效，随访1年未再复发（《中药临床新用》）。

【古今研究】

1. 本草摘要　《本草拾遗》："肠虚泻痢，熟汤服。"《本草蒙筌》："煎汤洗眼目，消赤目止疼，专为收敛之剂。"《本草纲目》："其味酸咸，能敛肺止血，化痰，止渴，收汗；其气寒，能散热毒疮肿；其性收，能除泄痢湿烂。"

2. 现代研究　主含鞣质，另含癸酸、月桂酸、肉豆蔻酸、棕榈酸、硬脂酸、亚油酸等。《中国药典》规定：本品含鞣质不得少于50.0%；含鞣质以没食子酸计，不得少于50.0%。本品有收敛、抗菌、抗突变等作用。

罂粟壳

Yīngsùqiào

首载于《本草发挥》。为罂粟科植物罂粟 *Papaver somniferum* L. 的成熟果壳。主产于甘肃。秋季采收。

【处方用名】罂粟壳、蜜罂粟壳。

【药品归属】罂粟壳为国家基本医疗保险药品（单味使用不予支付费用）、保健食品禁用物品，麻醉药品管理品种。

> 罂粟壳为麻醉药品管理品种。临证处方用药时应注意哪些问题？

【主要药性】酸、涩，平；有毒。归肺、大肠、肾经。

【基本功效】敛肺，涩肠，止痛。

【临床应用】

1. 久咳，久泻，脱肛　本品酸涩收敛，入肺、大肠经。"以固涩为用"（《本草便读》），有较强的敛肺止咳，涩肠止泻之功。"治久嗽、久痢，诚有效验"（《医学衷中参西录》）。若治肾虚作喘，肺虚久咳，可与麻黄、五味子、核桃仁等同用，如桂灵丸（《部颁标准》）。治脾胃虚弱，久痢脱肛，可与肉豆蔻、诃子、党参等同用，如泻痢固肠片（《部颁标准》）。然"治嗽用粟壳，不必疑。但要先去病根，此乃收后药也。治痢亦然"（《要药分剂》）。

2. 脘腹疼痛，筋骨疼痛 本品有良好的止痛之功，可用于多种痛证，尤以"心腹筋骨诸痛者最宜"（《本草求真》）。可单用，或配入复方中使用。

【临证备要】 煎服，3~6g。本品过量或持续服用易成瘾，不宜常服；咳嗽或泻痢初起邪实者忌用；孕妇及儿童禁用；运动员慎用。

【古今研究】

1. 本草摘要 《丹溪心法》："治嗽多用粟壳，不必疑，但要先去病根，此乃收后药也。治痢亦同。"《滇南本草》："收敛肺气，止咳嗽，止大肠下血，止日久泻痢赤白。"《本草纲目》："罂子粟壳，酸主收涩，故初病不可用之。泄泻下痢既久，则气散不固而肠滑肛脱，咳嗽诸痛既久，则气散不收而肺胀痛剧，故俱宜此涩之、固之、收之、敛之。"

2. 现代研究 主含吗啡、可待因、罂粟壳碱等。《中国药典》规定：含吗啡（$C_{17}H_{19}O_3N$）应为 $0.06\% \sim 0.40\%$。本品有止泻、镇咳、镇痛、镇静等作用，并可使机体产生药物依赖性。

【备注】 麻醉药品是指连续使用后容易产生身体依赖性，能成瘾癖的药品（《麻醉药品临床应用指导原则》）。2005 年，国务院重新修订并颁布了《麻醉药品和精神药品管理条例》。明确指出：国家对麻醉药品药用原植物以及麻醉药品和精神药品实行管制。麻醉药品目录中的罂粟壳只能用于中药饮片和中成药的生产以及医疗配方使用。2007 年 3 月 12 日，国家中医药管理局和卫生部发布了《医院中药饮片管理规范》，第三十三条指出："罂粟壳不得单方发药，必须凭有麻醉药处方权的执业医师签名的淡红色处方方可调配，每张处方不得超过三日用量，连续使用不得超过七天，成人一次的常用量为每天 3~6 克。处方保存三年备查。"

诃 子

Hēzǐ

首载于《本草图经》。为使君子科植物诃子 *Terminalia chebula* Retz. 或绒毛诃子 *Terminalia chebula* Retz. var. *tomentella* Kurt. 的成熟果实。主产于云南。秋、冬二季果实成熟时采收。

【处方用名】 诃子、诃黎勒、诃子肉、煨诃子。

【药品归属】 诃子为国家基本医疗保险药品、可用于保健食品的物品、国家重点保护野生药材物种（Ⅲ级）。

【主要药性】 苦、酸、涩，平。归肺、大肠经。

【基本功效】 涩肠止泻，敛肺止咳，降火利咽。

【临床应用】

1. 久泻久痢，脱肛 本品酸涩收敛，入大肠经，长于涩肠止泻，为治久痢久泻，甚则脱肛的常用药物。可单用为散，粥饮送服，如诃黎勒散（《金匮要略》）；或与人参、白术、肉豆蔻等同用，如泻痢固肠丸（《部颁标准》）。

2. 肺虚久咳，咽痛音哑 本品苦涩降敛，"能收摄肺气之涣散"（《脏腑药式补正》）；苦平偏寒，能清降肺火而利咽开音。"盖金空则鸣，肺气为火邪郁遏，以致吼喘咳嗽，或至声哑，用此降火敛肺，则肺窍无壅塞，声音清亮矣"（《药品化义》）。若治肺虚久咳，可与杏仁、煨姜、通草同用，如诃子饮（《济生方》）。治肺热津伤之咽干口燥、声音嘶哑、咽喉疼痛等，常与青果、玄参、桔梗等同用，如铁笛丸（《部颁标准》）。

【临证备要】煎服，3~10g。涩肠止泻宜煨用，敛肺利咽开音宜生用。本品性收敛，凡外有表邪，内有湿热积滞者不宜用。

【古今研究】

1. 本草摘要　《本草纲目》："诃子，同乌梅、五倍子用，则收敛；同橘皮、厚朴用，则下气；同人参用，则补肺治咳嗽。"《日华子本草》："消痰，下气，除烦，治水，调中，止泻痢，霍乱，奔豚肾气，肺气喘急，消食开胃，肠风泻血，崩中带下，五膈气。"《本经逢原》："生用清金止嗽，煨熟固脾止泻。"

2. 现代研究　主含鞣质，去核果肉较全果含鞣质为高，嫩的果实较成熟的果含鞣质多，其主要成分为诃子酸，又含莽草酸、去氢莽草酸、奎宁酸、阿拉伯糖、果糖、葡萄糖、蔗糖、鼠李糖和氨基酸等。本品有抗病原微生物、抑制气管平滑肌收缩、收敛、止泻、解痉、抗动脉粥样硬化、抗肿瘤、强心等作用。

石榴皮

Shíliupí

首载于《雷公炮炙论》。为石榴科植物石榴 *Punica granatum* L. 的果皮。全国大部分地区均产。秋季果实成熟后采收。

【处方用名】石榴皮、石榴皮炭。

【药品归属】石榴皮为国家基本医疗保险药品。

【主要药性】酸、涩，温。归大肠经。

【基本功效】涩肠止泻，止血，驱虫。

【临床应用】

1. 久泻久痢，脱肛　本品酸涩收敛，入大肠经，"功专涩肠止痢"（《本草撮要》）。若治久泻、久痢，甚或脱肛者，可单用为末，米饮调下；或与赤石脂、禹余粮或煅龙骨、煨诃子同用，如石榴皮散（《圣惠方》）。

2. 便血，崩漏，带下　本品"皮中之液最涩"（《医学衷中参西录》），能收敛止血、止带。若治"肠红吐血烧灰服，带下崩中煎水尝"（《本草便读》）。可单用，也可配伍使用。

此外，本品能安蛔驱虫止痛，可用于蛔虫、钩虫、绦虫等多种肠道寄生虫病。

【临证备要】煎服，3~9g。止血宜炒炭用。对于实证、湿热泻痢初起者不宜用。

【典型案例】石榴皮止泻案。高某，曾向愚问治泄泻方，语以酸石榴连皮捣烂，煮服甚效。后岁值壬寅，霍乱盛行，有甫受其病泄泻者，彼与以服酸石榴方，泄泻止而病亦遂愈（《医学衷中参西录》）。

【古今研究】

1. 本草摘要　《名医别录》："疗下痢，止漏精。"《本草纲目》："止泻痢，下血脱肛，崩中带下。"《本草求原》："洗治疥癞。"

2. 现代研究　主含鞣质、槲皮素、石榴皮碱、异石榴皮碱、伪石榴皮碱，还含没食子酸等。《中国药典》规定：含鞣质不得少于10.0%。本品有抗菌、抗病毒、抗氧化等作用。

肉豆蔻
Ròudòukòu

首载于《药性论》。为肉豆蔻科植物肉豆蔻 *Myristica fragrans* Houtt. 的种仁。主产于马来西亚、印度尼西亚、斯里兰卡。我国广东、广西、云南等地亦有栽培。冬、春二季果实成熟时采收。

【处方用名】肉豆蔻、煨肉豆蔻。

【药品归属】肉豆蔻为国家基本医疗保险药品（单味使用不予支付费用）、既是食品又是药品的物品。

【主要药性】辛，温。归脾、胃、大肠经。

【基本功效】涩肠止泻，温中行气。

【临床应用】

1. 久泻久痢 本品辛温气香，主入中焦。功专"暖脾胃，固大肠"（《本草纲目》）。"为脾胃虚冷，泻痢不愈之要药"（《本草约言》）。适用于脾胃虚寒之久泻不止或脾肾阳虚之五更泄泻。前者可与白术、莲子肉、罂粟壳等同用，如温脾固肠散（《部颁标准》）；后者可吴茱萸、补骨脂、五味子同用，如四神丸（《证治准绳》）。

2. 脘腹胀痛，食少呕吐 本品"味辛能散能消，温气能和中通畅"（《本草经疏》）。适用于中焦寒凝气滞之脘腹胀痛，食少呕吐等，可与丁香、甘草同用，如豆蔻汤（《和剂局方》）。

【临证备要】煎服，3~9g。湿热泻痢及胃热疼痛者忌用。

【古今研究】

1. 本草摘要 《药性类明》："肉豆蔻，温中补脾，泄痢久不已则用之，故《本草》言冷热虚泄，久则虽热者其气亦虚，非概用以温中也。"《海药本草》："主心腹虫痛，脾胃虚冷气并，冷热虚泄，赤白痢等。凡痢以白粥饮服佳；霍乱气并，以生姜汤服良。"《本草经疏》："肉豆蔻辛味能散能消，温气能和中通畅，其气芬芳，香气先入脾，脾主消化，温和而辛香，故开胃，胃喜暖故也。"

2. 现代研究 主含挥发油。《中国药典》规定：含去氢二异丁香酚（$C_{20}H_{22}O_4$）不得少于0.10%。饮片含挥发油不得少于4.0%（mL/g）；含去氢二异丁香酚不得少于0.080%。本品有止泻、减慢心率、抗肿瘤、免疫调节、抗炎、镇痛、抗菌、抗氧化、保肝等作用。

赤石脂
Chìshízhī

首载于《神农本草经》。为硅酸盐类矿物多水高岭石族多水高岭石，主含四水硅酸铝。产于山西、河南、江苏等地。

【处方用名】赤石脂、煅赤石脂。

【药品归属】赤石脂为国家基本医疗保险药品。

【主要药性】甘、酸、涩，温。归大肠、胃经。

【基本功效】涩肠，止血，生肌敛疮。

【临床应用】

1. 久泻久痢 本品甘涩性温，主入胃肠经。能温中和胃，涩肠止泻。凡"病有泄泻太滑者，非此不能止"（《本草新编》）。适用于久泻久痢，虚寒滑脱者，常与禹余粮相须而用，如赤石脂禹余粮汤（《伤寒论》）。若治脾肾阳虚所致的五更泄泻，常与党参、姜炭、补骨脂等同用，如肠胃宁片（《中国药典》）。

2. 大便出血，崩漏带下 本品"质重色赤，能入下焦血分"（《本草求真》）。"功专止血固下"（《本经逢原》），善治便血、崩漏等下部出血。若治便血、痔疮出血，可与地榆、槐花等同用。治崩漏下血，可单用为末服。治月经过多，可与补骨脂为伍，如调经散（《普济方》）。本品性温而涩，又能止带，用于带脉失约之带下清稀，可与白芍、干姜同用。

3. 溃疡不敛，湿疹湿疮 本品外用，有收湿敛疮，生肌收口之功。"凡有溃疡，收口长肉甚验"（《本草新编》）。适用于疮疡溃烂，久不收口，或诸疮多脓水，久不干，不收口，可单用研末外掺，或与龙骨、滑石、白及等同用。

【临证备要】煎服，9~12g，先煎。外用适量，研细末敷患处。本品性收涩，湿热积滞泻痢者不宜用。孕妇慎用。不宜与肉桂同用。

【古今研究】

1. 本草摘要 《神农本草经》："主黄疸，泄痢，肠澼脓血，阴蚀下血赤白，邪气痈肿，疽痔恶疮，头疡疥瘙。"《本草汇言》："渗停水，去湿气，敛疮口，固滑脱，止泻痢肠澼，禁崩中淋带。"《本经逢原》："赤石脂功专止血固下。仲景桃花汤治下利便脓血者，取石脂之重涩，入下焦血分而固脱……火热暴注，初痢有积热者勿用。"

2. 现代研究 主含四水硅酸铝〔$Al_4(Si_4O_{10})(OH)_8 \cdot 4H_2O$〕，还含有钛、镍、锶、钡等微量元素。本品有止血、止泻、抗炎、保护消化道黏膜、促进尿磷排泄等作用。

禹余粮

Yǔyúliáng

首载于《神农本草经》。为氢氧化物类矿物褐铁矿，主含碱式氧化铁。主产于河南、江苏。

【处方用名】禹余粮、煅禹余粮。

【药品归属】禹余粮为国家基本医疗保险药品。

【主要药性】甘、涩、微寒。归胃、大肠经。

【基本功效】涩肠止泻，收敛止血。

【临床应用】

1. 久泻久痢 本品质重味涩，入大肠经。能"收大肠之滑泄"（《长沙药解》），有涩肠止泻之功。用于下焦不固之久泻久痢，常与赤石脂为伍，如赤石脂禹余粮汤（《伤寒论》）。

2. 大便出血，崩漏带下 本品质重下沉，"功专镇固下焦"（《本草撮要》）。长于收敛止血，固崩止带，"主下焦前后诸病"（《本草纲目》）。功用与赤石脂相似，每常相须为用，或随证配伍使用。

【临证备要】煎服，9～15g。先煎。本品质重性坠，孕妇慎用；其性涩敛，暴病邪实者，不宜使用。

【古今研究】

1. 本草摘要　《神农本草经》："主咳逆上气，癥瘕血闭漏下。"《本草汇言》："禹余粮，养肺金，固大肠之药也。凡属水土不和，清浊混乱诸疾，用之奏效。"《本草求真》："禹余粮功与石脂相同，而禹余粮之质，重于石脂，石脂之温，过于余粮，不可不辨。"

2. 现代研究　主含碱式氧化铁〔$FeO \cdot (HO)$〕。又含多量的磷酸盐，以及Al、Ca、Mg、K、Na等和黏土杂质。本品有止泻、止血、抗衰老、抗肿瘤等作用。

第三节　固精缩尿止带药

本节药物酸涩收敛，主入肾、膀胱经。具有固精、缩尿、止带作用，部分药物兼有补肾之功。适用于肾虚不固之遗精滑精、遗尿尿频以及带下清稀等。

对于外邪内侵，湿热下注所致的遗精、尿频等不宜使用。

山茱萸

Shānzhūyú

首载于《神农本草经》。为山茱萸科植物山茱萸 *Cornus officinalis* Sieb. et Zucc. 的成熟果肉。主产于河南、浙江。秋末冬初果皮变红时采收。

【处方用名】山茱萸、枣皮、山萸肉、酒萸肉。

【药品归属】山茱萸为国家基本医疗保险药品、可用于保健食品的物品、国家重点保护野生药材物种（Ⅲ级）。

【主要药性】酸、涩，微温。归肝、肾经。

【基本功效】补益肝肾，收涩固脱。

【临床应用】

1. 肝肾亏虚证　本品味酸质润，主入肝肾经。温而不燥，补而不峻，既能益精，又可助阳。"在阴则能使阴谐而阳不僭，在阳则能使阳秘而阴不耗"（《本经疏证》）。故为平补肝肾阴阳之要药。凡肝肾亏虚诸证均可配伍运用。若治肝肾阴虚之腰膝酸软、头晕耳鸣等，常与熟地黄、山药、茯苓等药同用，如六味地黄丸（《小儿药证直诀》）。治肾阳不足之腰膝冷痛，或阳痿早泄等，可与附子、肉桂、熟地黄等同用，如肾气丸（《金匮要略》）。

2. 体虚滑脱证　本品既补益虚损，又收涩固脱，能补能涩，标本兼顾。"凡人身之阴阳气血将散者，皆能敛之。故救脱之药，当以萸肉为第一"（《医学衷中参西录》）。可用于多种体虚滑脱之证。如治肾虚精关不固之遗精、滑精，或膀胱失约之遗尿、尿频等，有固精缩尿之功。前者可与金樱子、芡实等同用，后者可与益智仁、山药等配伍。治肝肾亏虚，冲任不固之崩漏下血，或带脉失约之带下不止，有固崩止带之功。前者常与熟地黄、白芍、当归等同用，如加味四物汤（《傅青主女科》）；后者常与莲子、芡实等同用。治阳虚腠理不密之遍身汗出，或冷汗不止，元气耗散，气息欲断者，有敛汗固脱之功。前者可与黄芪、熟地、白芍等同用，后者宜与人参、附子、龙骨等同用，如来复汤（《医学衷中参西录》）。

此外，本品尚可用于肝肾亏虚、内热消渴及肾不纳气之虚喘。

【临证备要】煎服，6~10g，急救固脱20~30g。本品温补收敛，故命门火炽，素有湿热而致小便淋涩者，不宜使用。

【典型案例】山茱萸止汗固脱案。张某，产后角弓反张，汗出如珠，六脉散乱无根，有将脱之象，迎为延医。急用净萸肉二两，俾煎汤服之，一剂即愈（《医学衷中参西录》）。

【古今研究】

1. 本草摘要 《药性论》："补肾气，兴阳道，添精髓，疗耳鸣。"《本草新编》："山茱萸补肾水，而性又兼涩，一物二用而成功也，推之而精滑可止也，小便可缩也。"《医学衷中参西录》："萸肉既能敛汗，又善补肝，是以肝虚极而元气将脱者，服之最效。"

2. 现代研究 主含马钱苷、山茱萸裂苷、莫罗忍冬苷、山茱萸苷、熊果酸、鞣质、没食子酸等，还含有挥发油等。《中国药典》规定：含马钱苷（$C_{17}H_{26}O_{10}$）不得少于0.60%，酒萸肉不得少于0.50%。本品有免疫调节、降血糖、抗心律失常、抗氧化、抗肿瘤、改善认知能力、防治骨质疏松等作用。

覆盆子

Fùpénzi

首载于《名医别录》。为蔷薇科植物华东覆盆子 *Rubus chingii* Hu 的果实。主产于浙江、福建、湖北等地。夏初果实由绿变绿黄时采收。

【处方用名】覆盆子。

【药品归属】覆盆子为国家基本医疗保险药品、既是食品又是药品的物品。

【主要药性】甘、酸，微温。归肝、肾、膀胱经。

【基本功效】益肾固精缩尿，养肝明目。

【临床应用】

1. 遗精遗尿，阳痿早泄 本品甘酸微温，能"温补命门，益精固下"（《本草便读》），"起阳治痿，固精摄溺。强阳而无燥湿之偏，固精而无凝涩之害"（《本草通玄》）。补中兼涩，标本兼顾，为平补收涩之品。适用于肾虚腰痛，尿后余沥，遗精早泄，阳痿不育等，常与枸杞子、菟丝子、五味子等配伍，如五子衍宗片（《部颁标准》）。若治膀胱虚冷，小便频数不尽，可与乌药、补骨脂、山茱萸等同用，如覆盆子丸（《圣济总录》）。因其作用平和，"单味服之，终觉效轻"（《本草新编》），故常配伍或作为辅助用药。

2. 目暗昏花 本品"为滋养真阴之药"（《本草正义》）。能益肾，"补肝虚而明目"（《本草备要》），适用于肝肾不足，目暗不明，视物昏花等，可单用捣汁点眼，或与当归、制何首乌、菟丝子等同用，如益视颗粒（《部颁标准》）。

【临证备要】煎服，6~12g。肾虚有火，小便短赤涩痛者慎用。

【古今研究】

1. 本草摘要 《本草衍义》："益肾脏，缩小便。"《本草纲目》："其补益与桑椹同功。"

《本草备要》："益肾脏而固精，补肝虚而明目，起阳痿，缩小便。"

2. 现代研究　主含有机酸、多糖及萜类等。本品有调节下丘脑-垂体-性腺轴功能、改善学习记忆力能力、延缓衰老等作用。

桑螵蛸

Sāngpiāoxiāo

首载于《神农本草经》。为螳螂科昆虫大刀螂 *Tenodera sinensis* Saussure、小刀螂 *Statilia maculata*（Thunberg）或巨斧螳螂 *Hierodula patellifera*（Serville）的卵鞘。全国大部分地区均产。深秋至次春采集。

【处方用名】桑螵蛸。

【药品归属】桑螵蛸为国家基本医疗保险药品。

【主要药性】甘、咸，平。归肝、肾经。

【基本功效】固精缩尿，补肾助阳。

【临床应用】

1. 遗精滑精，遗尿尿频，小便白浊　本品甘咸性平，"固摄疗遗，益精壮肾"（《本草便读》），能涩能补。"故男子虚损，肾虚阳痿，梦中失精，遗溺白浊方多用之"（《本经逢原》）。若治肾虚精关不固之精泄不尽，可与龙骨、茯苓同用，如锁阳丹（《普济方》）。治肾虚小便白浊久不愈，可与菟丝子、熟地、山茱萸等同用，如桑螵蛸丸（《圣惠方》）。治肾阳不足，膀胱虚冷之遗尿、尿频等，本品可单用，或与肉桂、补骨脂、大青盐同用，如夜尿宁丸（《部颁标准》）。

2. 阳痿　本品有补肾助阳之功，常与鹿茸、肉苁蓉、补骨脂等同用，可用于肾阳不足之阳痿。

【临证备要】煎服，5~10g。本品助阳固涩，故阴虚火旺之遗精，膀胱有热之小便频数者不宜使用。

【古今研究】

1. 本草摘要　《名医别录》："疗男子虚损，五脏气微，梦寐失精，遗溺。"《药性论》：主"男子肾衰漏精，精自出。"《本经逢原》："桑螵蛸，肝肾命门药也。功专收涩，故男子虚损，肾虚阳痿，梦中失精，遗溺白浊方多用之。《本经》又言通五淋，利小便水道，盖取以泄下焦虚滞也。"

2. 现代研究　主含蛋白质、脂肪、氨基酸、维生素、粗纤维，并有铁、钙、及胡萝卜素样的色素。本品有耐缺氧、抗利尿、促进食物消化、降血糖等作用。

金樱子

Jīnyīngzǐ

首载于《雷公炮炙论》。为蔷薇科植物金樱子 *Rosa laevigata* Michx. 的成熟果实。产于四川、湖北、广东等地。10~11 月果实成熟变红时采收。

【处方用名】金樱子、金樱子肉。

【药品归属】金樱子为国家基本医疗保险药品、可用于保健食品的物品。

【主要药性】酸、甘、涩，平。归肾、膀胱、大肠经。

【基本功效】固精缩尿，固崩止带，涩肠止泻。

【临床应用】

1. 遗精滑精、遗尿尿频　本品味酸且涩，"其功全在固涩"（《本草便读》）。能"涩精滑自流，梦中泄精，止小便数，去睡后尿遗"（《本草约言》），具有固精缩尿之功。适用于肾虚不固之遗精滑精，可单用，如金樱子糖浆（《部颁标准》）；或与芡实为伍，如水陆二味丸（《部颁标准》）。治膀胱虚冷之遗尿尿频，可与桑螵蛸、莲须、山药同用。

2. 久泻，带下　本品收敛固涩，又能止泻、止带。若"脾虚滑泄不禁，非涩剂无以固之"（《本草经疏》）。可单用，或与党参、白术、芡实等同用，如秘元煎（《景岳全书》）。治带下不止，可单用水煎服，或与蛤蚧、淫羊藿、山茱萸等同用，如金蚧片（《部颁标准》）。

【临证备要】煎服。6~12g。本品功专收涩，故邪实者不宜使用。

【古今研究】

1. 本草摘要　《本草蒙筌》："涩精滑自流，梦中精泄；止小便数去，睡后尿遗。"《本草经疏》："味酸涩，气平温无毒。……脾虚滑泄不禁，非涩剂无以固之。膀胱虚寒则小便不禁，肾与膀胱为表里，肾虚则精滑，时从小便出。此药气温味酸涩，入三经而收敛虚脱之气，故能主诸证也。"

2. 现代研究　主含多糖、黄酮类、三萜类及鞣质等。《中国药典》规定：含金樱子多糖以无水葡萄糖（$C_6H_{12}O_6$）计，不得少于 25.0%。本品有增强免疫、降脂、抗氧化、抑菌抗炎、保护肾脏、抗动脉粥样硬化等作用。

海螵蛸

Hǎipiāoxiāo

首载于《神农本草经》。为乌贼科动物无针乌贼 Sepiella maindroni de Rochebrune 或金乌贼 Sepia esculenta Hoyle 的内壳。产于浙江、江苏、广东等地。

【处方用名】海螵蛸、乌贼骨。

【药品归属】海螵蛸为国家基本医疗保险药品。

【主要药性】咸、涩，温。归脾、肾经。

【基本功效】收敛止血，固精止带，制酸止痛，收湿敛疮。

【临床应用】

1. 出血　本品性涩，内服、外用均能收敛止血，"诸血病皆治"（《本草纲目》），故可用于体内外多种出血。若治吐血、衄血，可单用为末服。治妇女冲任不固，崩漏下血者，常与熟地黄、地榆、蒲黄等同用，如妇科止血灵（《部颁标准》）。治外伤出血，可单用研末外敷。

2. 遗精滑精，赤白带下　本品功专温涩固下，能固精止带。如治肾虚不固之遗精、滑精，可与山茱萸、菟丝子、沙苑子等同用。治脾肾虚寒之带下清稀，常与党参、白术、芡实等同用，如除湿白带丸（《部颁标准》）。

3. 胃痛吞酸 本品煅用，能制酸止痛，为治疗胃脘疼痛、胃酸过多之佳品。可单用，或与延胡索、白矾同用，如安胃胶囊（《部颁标准》）。

4. 湿疮湿疹，溃疡不敛 本品外用能收湿敛疮，治湿疮湿疹，常与黄柏、青黛、煅石膏等研末外用。治疮疡久溃不敛，可与煅石膏、煅龙骨、枯矾等研末撒敷患处。

【临证备要】煎服，5~10g。外用适量，研末敷患处。

【典型验案】海螵蛸止血案。某女，经水行时多而且久。用微火将海螵蛸煨至半黑、半黄为末，用鹿角胶化水送服，一次即愈，其性之收涩可知（《医学衷中参西录》）。

【古今研究】

1. 本草摘要 《神农本草经》："主女子漏下赤白经汁，血闭，阴蚀肿痛，寒热癥瘕，无子。"《本草品汇精要》："止精滑，去目翳。"《本草纲目》："乌贼骨，厥阴血分药也，其味咸而走血也，故血枯、血瘕、经闭、崩带、下痢、疳疾，厥阴本病也；寒热疟疾、聋、瘿、少腹痛、阴痛，厥阴经病也；目翳、流泪，厥阴窍病也。厥阴属肝，肝主血，故诸血病皆治之。"

2. 现代研究 主含碳酸钙，含量约为80.0%。本品有中和胃酸、保护黏膜、抗溃疡、促进成骨、降磷、抗放射、止血等作用。

莲 子

Liánzǐ

首载于《神农本草经》。为睡莲科植物莲 *Nelumbo nucifera* Gaertn. 的成熟种子。主产于湖南、湖北、江苏。秋季采收。

【处方用名】莲子、莲子肉。

【药品归属】莲子为国家基本医疗保险药品（单味使用不予支付费用）、既是食品又是药品的物品。

【主要药性】甘、涩，平。归脾、肾、心经。

【基本功效】补脾止泻，止带，益肾涩精，养心安神。

【临床应用】

1. 脾虚泄泻 本品"味甘，气温而性涩，禀清芳之气，得稼穑之味，乃脾之果也"（《本草纲目》）。"甚益脾胃，而固涩之性，最宜滑泄之家"（《玉楸药解》）。适用于脾胃虚弱，大便溏泻，食欲不振等，常与人参、茯苓、白术等同用，如参苓白术散（《和剂局方》）。

2. 遗精，带下 本品味甘涩，既能补脾益肾，又能收涩固下。若治小便白浊，梦遗泄精，可与益智仁、龙骨同用，如莲肉散（《奇效良方》）。治带下清稀，量多色白，可与之白术、芡实、山药等同用。

3. 心神不宁证 本品甘平，入心肾经。上能养心，"下交肾水，安宁神智"（《本草便读》），"使心肾交而成既济之妙"（《本经逢原》）。适用于心肾不交之虚烦、心悸失眠，常与酸枣仁、夜交藤、柏子仁等同用。

【临证备要】煎汤，6~15g。

【古今研究】

1. 本草摘要 《神农本草经》："主补中养神，益气力。"《日华子本草》："治腰痛，泄精。"《本草纲目》："交心肾，厚肠胃，固精气，强筋骨，补虚损，利耳目，除寒湿，止脾泄久痢，赤白浊，女人带下崩中诸血病。"《本草新编》："养神定志，能交君相二火。"

2. 现代研究　主含槲皮素、金丝桃苷、芦丁等，还含蛋白质、脂肪、淀粉等。本品有抗氧化、增强免疫、增殖双歧杆菌、双向调节胃肠功能、镇静改善睡眠、降血糖、促进脂肪分解等作用。

附：莲须、莲房、莲子心、荷叶、荷梗、石莲子

1. 莲须　为莲的雄蕊。为国家基本医疗保险药品。甘、涩，平；归心、肾经。功能固肾涩精。用于遗精滑精，带下，尿频。煎服，3～5g。

2. 莲房　为莲的成熟花托。为国家基本医疗保险药品。苦、涩，温；归肝经。功能化瘀止血。用于崩漏，尿血，痔疮出血，产后瘀阻，恶露不尽。煎服，5～10g。

3. 莲子心　为莲的种子中的幼叶及胚根。为国家基本医疗保险药品。苦，寒；归心、肾经。功能清心安神，交通心肾，涩精止血。用于热入心包，神昏谵语，心肾不交，失眠遗精，血热吐血。煎服，2～5g。

4. 荷叶　为莲的叶。为国家基本医疗保险药品。苦，平；归肝、脾、胃经。功能清热解暑，升发清阳，凉血止血。用于暑热烦渴，暑湿泄泻，脾虚泄泻，血热吐衄，便血崩漏。煎服，3～9g；荷叶炭3～6g。

5. 荷梗　为莲的叶柄及花柄。苦，平；归肺、脾、肾经。功能解暑清热，理气化湿。用于暑湿胸闷不舒、泄泻、痢疾、淋病、带下等。煎服，9～15g。

6. 石莲子　为莲老熟的果实。苦、涩、微苦，寒；归脾、胃、心经。功能清热利湿，开胃进食，除烦，涩精。用于噤口痢、反胃、心烦失眠、遗精、淋浊、带下等。煎服，9～12g。"无湿热而虚寒者勿服"（《本草从新》）。

芡　实
Qiànshí

首载于《神农本草经》。为睡莲科植物芡 *Euryale ferox* Salisb. 的成熟种仁。主产于山东、江苏、安徽等地。秋末冬初采收。

【处方用名】芡实、麸炒芡实。

【药品归属】芡实为国家基本医疗保险药品（单味使用不予支付费用）、既是食品又是药品的物品。

【主要药性】甘、涩，平。归脾、肾经。

【基本功效】益肾固精，补脾止泻，除湿止带。

【临床应用】

1. 脾虚泄泻　本品"味甘补脾，故能利湿"（《本草求真》）；味涩能固，故能止泻。作用平和，能补能涩。适用于脾胃夹湿之肠鸣泄泻，常与人参、白术、莲子等同用。

2. 遗精白浊、小便不禁　本品味甘涩，入肾经。能益肾固精缩尿。若治肾虚遗精、白浊，每与芡实为伍，如水陆二味丸（《部颁标准》）。治肾虚小便频数，甚至失禁或遗尿，常与菟丝

子、益智仁、桑螵蛸等同用。

3. 带下　本品既能补益脾肾，又能收涩、除湿而止带，为治带下的常用药物。主要适用于脾肾两虚，下元虚冷，带脉失约之带下清稀如注者，常与山茱萸、菟丝子、金樱子等同用。若治湿热带下色黄，质稠腥臭者，常与黄柏、车前子、山药等同用，如易黄汤（《傅青主女科》）。

【临证备要】　煎服，10~15g。

【古今研究】

1. 本草摘要　《本经逢原》："芡生水中而能益脾利湿，观《本经》所主，皆脾肾之病。遗精浊带，小便不禁者宜之。"《本草求真》："芡实如何补脾，以其味甘之故；芡实如何固肾，以其味涩之故。惟其味甘补脾，故能利湿，而泄泻腹痛可治；惟其味涩固肾，故能闭气，而使遗带小便不禁皆愈。功与山药相似，然山药之阴，本有过于芡实，而芡实之涩，更有甚于山药；且山药兼补肺阴，而芡实则止脾肾而不及于肺。"

2. 现代研究　主含淀粉、蛋白质、脂肪及多种维生素。本品有抗氧化、降血糖、镇痛、保护肾功能、抗血栓等作用。

刺猬皮

Cìwèipí

首载于《神农本草经》。为刺猬科动物刺猬 *Erinaceus europaeus* L. 的外皮。全国大部地区均产。全年均可捕捉。

【处方用名】　刺猬皮、炒刺猬皮。

【主要药性】　苦，涩，平。归肾、胃、大肠经。

【基本功效】　固精缩尿，收敛止血，化瘀止痛。

【临床应用】

1. 遗精滑精，遗尿尿频　本品味苦涩收敛，入肾经，长于固精缩尿。治肾虚遗精滑精，可单用为末，黄酒调服，如刺猬皮散（《医林改错》）。治肾气不固，膀胱失约之遗尿尿频，可与益智仁、金樱子等同用。

2. 便血痔血　本品苦以降泄，收涩为用，入血分能收敛止血，兼能化瘀，有止血而不留瘀的特点。善治下焦出血，尤以便血、痔血见长。若治大便下血，可与木贼为伍，如猬皮散（《杨氏家藏方》）。治内痔出血，外痔肿痛等，可与地榆、槐角、大黄等同用，如痔血丸（《部颁标准》）。

3. 胃脘刺痛，反胃吐食　本品苦泄性降，入胃经。能化瘀止痛，降逆和胃。适用于瘀滞日久，胃脘刺痛，反胃吐食等，单用即可。如"烧灰酒服治胃逆，又煮汁服治反胃"（《食疗本草》）。

【临证备要】　煎服，6~12g。炮制后用，煎服或研末服。

【古今研究】

1. 本草摘要　《神农本草经》："主五痔，阴蚀，下血赤白，五色血汁不止。"《名医别录》："主腹痛，疝积。"《本草经疏》："猬皮治大肠湿热血热为病，及五痔阴蚀下血，赤白五色血汁不止也。阴肿痛引腰背，腹痛疝积，皆下焦湿热邪气留结所致，辛以散之，苦以泄之，故主之也。"

2. 现代研究　主含角蛋白、胶原蛋白等。本品有收敛、止血等作用。

椿　皮
Chūnpí

首载于《药性论》。为苦木科植物臭椿 *Ailanthus altissima*（Mill.）Swingle 的根皮或干皮。产于浙江、江苏、湖北等地。全年均可剥取。

【处方用名】椿皮、椿白皮、臭椿皮、炒椿皮。

【药品归属】椿皮为国家基本医疗保险药品。

【主要药性】苦、涩，寒。归大肠、胃、肝经。

【基本功效】清热燥湿，收涩止带，止泻，止血。

【临床应用】

1. 泻痢，带下　本品苦可燥湿，涩能收敛，寒以清热。既可清热燥湿，又能收涩止泻、止带。凡泻痢、带下，无论湿热所为，或正虚不固所致者皆可随证配伍应用。如治久泻久痢，可与诃子、肉豆蔻、芡实等同用；治湿热久痢，休息痢，可与黄连、鸦胆子等同用，如久痢丸（《部颁标准》）。治脾肾两虚所致的带下量多、色白清稀等，可与党参、白术、补骨脂等同用，如千金止带丸（《中国药典》）；治湿热下注，赤白带下，可与黄柏、白芍、香附等同用，如白带丸（《中国药典》）。

2. 崩漏，便血　本品苦寒敛涩，既能清热，又能收敛止血，尤善治血热之崩漏及便血。若治妇女血虚有热之经行不止及崩中漏下，常与黄柏、黄芩、白芍等同用，如固经丸（《医学入门》）。治大便下血，大肠积热，痔疮肿痛，常与槐角、地榆、栀子等同用，如槐角地榆丸（《部颁标准》）。

【临证备要】煎服，6~9g；外用适量。脾胃虚寒者慎用。

【古今研究】

1. 本草摘要　《药性论》："治赤白痢，肠滑，痔疾泻血不止。"《食疗本草》："主疳痢，杀蛔虫。"

2. 现代研究　主含苦楝素、苦木素、臭椿苦酮、新苦木素、臭椿双内酯、臭椿苦内酯、丁香酸，香草酸等；还含生物碱等。本品有抗菌、抗肿瘤等作用。

鸡冠花
Jīguānhuā

首载于《滇南本草》。为苋科植物鸡冠花 *Celosia cristata* L. 的花序。我国大部分地区均产。秋季花盛开时采收。

【处方用名】鸡冠花、鸡冠花炭。

【药品归属】鸡冠花为国家基本医疗保险药品。

【主要药性】甘、涩，凉。归肝、大肠经。

【基本功效】收敛止血，止带，止痢。

【临床应用】

1. 出血　本品甘涩性凉，具有收敛凉血止血之功。适用于血热出血诸症。若治鼻衄不止，可与生地、麝香同用。治崩漏下血，可单用为末服。治便血、痔血，可与棕榈炭、羌活同用，如鸡冠花散（《圣惠方》）。

2. 赤白带下，久痢不止　本品性凉收涩，能止带止痢。若治脾肾两虚之带下，宜与白术、茯苓、芡实等同用，如复方白带丸（《部颁标准》）。治久痢不止者，可与椿根皮、石榴皮等同用。

【临证备要】煎服，6~12g。

【古今研究】

1. 本草摘要　《滇南本草》："止肠风下血，妇人崩中带下，赤痢。"《本草纲目》："主治痔漏下血，赤白下痢，崩中，赤白带下，分赤白用。"《药性考》："泻肝热，疗痔疮。"

2. 现代研究　主含山柰苷、苋菜红素、松醇及多量硝酸钾。本品有抗衰老、预防骨质疏松、止血等作用。

第二十六章　涌吐药

一、含义

凡以促使呕吐为主要功效，常用以治疗毒物、宿食、痰涎等停滞在胃脘或胸膈以上所致病证为主的药物，称涌吐药，又称催吐药。

二、性能特点

本类药物味多酸苦辛，归胃经。具有强烈的涌吐作用，对于胃脘或胸膈以上的有形实邪，能因势利导，使之迅速排出，以达到治疗疾病的目的。

三、主治病证

适用于误食毒物，停留胃中，未被吸收；或宿食停滞，尚未入肠，胃脘胀痛；或痰涎壅盛，阻于胸膈或咽喉，呼吸急促；或痰浊上涌，蒙蔽清窍，癫痫发狂等。

四、使用注意

涌吐药作用强烈，易伤胃气，且多具毒性，能耗损正气，故仅适用于形证俱实者。因其毒副作用较强，而且药后患者反应强烈，痛苦不堪，故现代临床已很少使用。

若运用本类药物，宜采用"小量渐增"的方法，切忌骤用大量；同时要注意"中病即止"，只可暂用，不可久服，以免中毒或涌吐太过，导致不良反应。若用药后未引起呕吐或未达到必要的呕吐程度，可饮热水以助药力，或以翎毛探喉以助涌吐。若药后呕吐不止，应立即停药，并积极采取措施，及时抢救。吐后应适当休息，不宜马上进食。待胃肠功能恢复后，再进流质或易消化的食物，以养胃气。忌食油腻辛辣荤腥以及不易消化的食物。凡年老体弱、小儿、妇女胎前产后等均当忌用。

五、现代研究

本类药物能刺激胃黏膜的感受器，反射性地引起呕吐中枢兴奋而致吐。

常　山

Chángshān

首载于《神农本草经》。为虎耳草科植物常山 *Dichroa febrifuga* Lour. 的根。主产于四川、贵州。秋季采挖。

【处方用名】常山、恒山、炒常山。

【药品归属】常山为国家基本医疗保险药品。

【主要药性】苦、辛，寒；有毒。归肺、肝、心经。

【基本功效】涌吐痰涎，截疟。

【临床应用】

1. 胸中痰饮证　本品"生用则上行必吐"（《本草纲目》），能"吐胸膈之顽痰"（《本草约言》）。用于痰饮停聚，胸膈壅塞，不欲饮食，欲吐而不能吐者。可与甘草煎汤，和蜜温服。

2. 疟疾　"疟疾必有黄涎聚于胸中，故曰无痰不成疟"（《本草从新》）。本品"消痰至捷，疗疟如神"（《本草通玄》）。凡一切疟疾，寒热往来，发作有时者，每与槟榔并用，如胜金丸（《和剂局方》）。若治疟疾久不愈，致成疟母者，可与鳖甲、三棱、莪术等同用，如圣济鳖甲丸（《部颁标准》）。其中，以治间日疟和三日疟的效果最佳。可与厚朴、草豆蔻、槟榔等同用，如常山饮（《圣济总录》）。

【临证备要】煎服 5~10g。涌吐可生用，截疟宜酒制用。治疟宜在寒热发作前半天或 2 小时服用。本品有毒，且能催吐，故用量不宜过大，体虚及孕妇不宜用。

> 常山不同炮制方法功用有何区别？

【典型案例】常山治疗疟疾案。患某病疟，乃于不发疟之清晨，用常山八钱，煎汤一大碗，徐徐温饮之，一次止饮一大口，饮至日夕而剂尽，心中分毫未觉难受，而疟亦遂愈（《医学衷中参西录》）。

【古今研究】

1. 本草摘要　《神农本草经》："主伤寒寒热，热发温疟鬼毒，胸中痰结吐逆。"《本草通玄》："常山发吐，惟生用与多用为然，与甘草同行则必吐，若酒浸炒透，但用钱许，余每用必见奇功，未有见其吐也。"

2. 现代研究　主含常山碱甲、乙、丙，常山次碱，常山素 A、B 等。本品有抗疟、催吐等作用。

甜瓜蒂
Tiánguādì

首载于《神农本草经》。为葫芦科植物甜瓜 *Cucumis melo* L. 的果蒂。全国各地均产。夏、秋二季果熟采集。

【处方用名】瓜蒂、甜瓜蒂。

【主要药性】苦，寒；有毒。归心、胃、胆经。

【基本功效】涌吐痰食，祛湿退黄。

【临床应用】

1. 喉痹，癫痫，宿食停滞，食物中毒　本品味极苦，"功专涌泄"（《本草求真》）。"能吐风热痰涎，上膈宿食"（《本草备要》）。适用于痰涎郁结胸中所致的癫痫发狂、喉痹喘息，以及宿食、毒物停留胃中，尚未吸收者，单用本品研末服之，或与赤小豆、香豉同用，如瓜蒂散

（《伤寒论》）。

2. 湿热黄疸　本品味苦性寒，借其涌吐之力，能引湿热之邪外出。可用于湿热黄疸，"取其蒂烧灰存性，用少许吸鼻中，流出黄水而愈，极验"（《本草崇原》）。

【临证备要】煎服，2.5~5g；入丸、散服，每次0.3~1g；外用适量，研末吹鼻，待鼻中流出黄水即可停药。体虚、吐血、咯血、胃弱、孕妇及上焦无实邪者忌用。

【古今研究】

1. 本草摘要　《神农本草经》："主大水，身面四肢浮肿，下水，杀蛊毒，咳逆上气，及食诸果病在胸腹中，皆吐下之。"《名医别录》："去鼻中息肉，疗黄疸。"《本草纲目》："瓜蒂，乃阳明经除湿热之药，故能引去胸脘痰涎，头目湿气，皮肤水气，黄疸湿热诸证。凡胃弱人及病后、产后用吐药，皆宜加慎，何独瓜蒂为然。"

2. 现代研究　主含葫芦素B、E（即甜瓜素或甜瓜毒素）、D，异葫芦素B及葫芦素B苷，尚含皂苷、氨基酸等。本品有催吐等作用。

胆　矾
Dǎnfán

首载于《神农本草经》。为三斜晶系胆矾的矿石，主含含水硫酸铜。主产于云南、山西。全年均可采集。

【处方用名】胆矾。

【主要药性】酸、辛，寒；有毒。归肝、胆经。

【基本功效】涌吐痰涎，解毒收湿，祛腐蚀疮。

【临床应用】

1. 喉痹，癫痫，误食毒物　本品其性上升，能"涌风热痰涎"（《本草纲目》），开通闭塞。用于风痰壅塞所致的喉痹、癫痫发狂。可单用为末，温醋汤调下；或与白僵蚕共为末，吹喉，以吐出痰涎。若误食毒物，尚未吸收者，也可用此法以排出毒物。

2. 风眼赤烂，口疮，牙疳　本品性寒，外用有解毒收湿之功，以治口、眼诸窍火热之证为宜。如治风眼赤烂，可单用烧研，泡汤洗眼。治口舌生疮，可与干蟾共研末，掺于疮上。治牙疳，牙龈腐烂，可单用外敷。

3. 胬肉，疮疡不溃　本品外用有祛腐蚀疮之功。如治胬肉疼痛，可用本品煅研外敷；治疮肿不溃，皮色不变，漫肿无头，可与血竭、麝香等外敷。

【临证备要】温水化服，0.3~0.6g；外用适量，研末撒敷或调敷，或以水溶化后外洗。孕妇、体虚者忌服。

【古今研究】

1. 本草摘要　《神农本草经》："主明目，目痛，金疮，诸痫痉，女子阴蚀痛，石淋，寒热，崩中下血，诸邪毒气。"《本草图经》："入吐风痰药用最快。"《本草纲目》："其性收敛上行，能涌风热痰涎，发散风木相火，又能杀虫，故治咽喉口齿疮毒有奇功也。"

2. 现代研究　主含含水硫酸铜（$CuSO_4 \cdot 5H_2O$）。本品有利胆、催吐、腐蚀、退翳、抑菌等作用。

藜　芦

Lílú

首载于《神农本草经》。为百合科植物黑藜芦 *Veratrum nigrum* L. 的根茎。产于山西、河北、河南等地。夏季抽花茎前采挖。

【处方用名】藜芦。

【药品归属】藜芦为保健食品禁用物品。

【主要药性】苦、辛，寒；有毒。归肺、肝、胃经。

【基本功效】涌吐风痰，杀虫。

【临床应用】

1. 中风，癫痫，喉痹，误食毒物　本品内服有宣壅导滞之功，"能使邪气痰热，胸膈部分之病，悉皆吐出"（《本草经疏》）。用于中风、癫痫、喉痹见痰涎涌盛者，或误食毒物尚未吸收者，可与瓜蒂、防风研末为散服，如三圣散（《儒门事亲》）。

2. 疟疾　本品能祛痰截疟。治久疟不能食，胸中郁郁如吐，欲吐不能吐者，可单用为末服，以吐为度，如藜芦散（《素问病机气宜保命集》）。

3. 疥癣，恶疮　本品外用能杀虫止痒。如治疥癣，可以本品为末，油调涂之。

【临证备要】内服 0.3~0.6g，入丸散，温水送服以催吐；外用适量，研末加油调成软膏外涂或外掺。体虚及孕妇忌服。不宜与细辛、白芍、赤芍、人参、党参、西洋参、南沙参、北沙参、丹参、玄参、苦参同用。本品的治疗量与中毒量距离很近，故使用不当或过量易发生中毒。

【古今研究】

1. 本草摘要　《神农本草经》："主蛊毒，咳逆，泄痢肠澼，头疡疥瘙恶疮，杀诸虫毒，去死肌。"《名医别录》："疗哕逆，喉痹不通，鼻中息肉，马刀烂疮。"《药性论》："主上气，去积年脓血泄痢。治恶风疮、疥癣、头秃，杀虫。"

2. 现代研究　主含原藜芦碱、藜芦碱、伪藜芦碱、秋水仙碱、藜芦酰棋盘花碱等生物碱。本品有催吐、降压、抑制呼吸、抑制结核菌、抗微生物、灭虫等作用。

第二十七章　攻毒杀虫止痒药

一、含义

凡以攻毒疗疮，杀虫止痒为主要功效，常用以治疗痈肿疮毒、疥癣瘙痒等为主的药物，称为攻毒杀虫止痒药。

二、性能特点

本章药物大多有毒，以外用为主，兼可内服。主要功效为攻毒、杀虫等。

所谓攻毒，即指有毒的药物外用治疗各种疮毒、蛇虫之毒的作用，即所谓"以毒攻毒"之意。所谓杀虫，详见驱虫药。本章主要是指药物杀灭体表寄生虫，治疗湿疹湿疮、疥癣瘙痒等皮肤病的作用。

三、主治病证

主要用于外科、皮肤科及五官科病症，如疮痈疔毒，疥癣，湿疹湿疮，聤耳，梅毒，虫蛇咬伤及癌肿等。

四、使用注意

本类药物因为有不同程度的毒性，无论外用或内服均应严格掌握剂量，不可过量或持续使用，以防发生不良反应。制剂时应严格遵守炮制和制剂法度，以确保用药安全。

五、现代研究

攻毒杀虫止痒药大都具有杀菌消炎作用，可杀灭细菌、真菌、疥虫、螨虫、滴虫等。且局部外用后能形成薄膜以保护创面，减轻炎症反应与刺激；部分药物有收敛作用，能凝固表面蛋白质，收缩局部血管，减少充血与渗出，促进伤口愈合。

硫　黄

Liúhuáng

首载于《神农本草经》。为自然元素类矿物硫族自然硫，或用含硫矿物经加工制得。产于山西、山东、河南等地。全年均可采挖。

【处方用名】硫黄、制硫黄。

【药品归属】硫黄为国家基本医疗保险药品。

【主要药性】酸，温；有毒。归肾、大肠经。

【基本功效】外用解毒杀虫疗疮，内服补火助阳通便。

【临床应用】

1. 疥癣湿疹，阴疽恶疮　本品温燥有毒，能以毒攻毒，"外杀疮疥、一切虫蛊恶毒"（《本草求真》）。为"治疮杀毒要药"（《本草纲目》）。用于疥癣、湿疹，可与硼砂同用，如复方硫黄乳膏（《部颁标准》）。治一切无名肿毒恶疮，可与轻粉、白矾共为细末，麻油调涂。

2. 肾阳虚证　本品"秉纯阳之精，赋大热之性，能补命门真火不足"（《本草纲目》）。适用于肾阳衰微，下元虚冷之阳痿，小便频数，常与鹿茸、菟丝子、蛇床子等同用。若治肾阳不足，下元虚冷之寒喘，常与附子、肉桂、沉香等同用，如黑锡丹（《和剂局方》）。

3. 虚冷便秘　本品"性虽热而疏利大肠，与燥涩者不同。热药多秘，惟硫黄暖而能通"（《本草备要》）。为温阳通便之要药，"专治虚寒之便秘"（《脏腑药式补正》）。每与半夏为伍，如半硫丸（《和剂局方》）。

【临证备要】外用适量，研末油调涂敷患处。内服 1.5~3g，炮制后入丸散服。孕妇慎服。不宜与芒硝、玄明粉同用。

【典型案例】硫黄治不孕案。一女性，36 岁。婚后 10 年未孕，终年白带清稀量多，淋沥不断，小腹冷痛。曾延多医诊治，屡用紫河车、肉桂、淫羊藿等补肾壮阳之品，终未能愈。后以右归丸化裁，另加硫黄冲服，每日 3g，连服 1 个月，小腹凉痛感全消，白带十去八九，翌年怀孕有子（《名老中医用药心得》）。

【古今研究】

1. 本草摘要　《神农本草经》："主妇人阴蚀，疽痔恶血，坚筋骨，除头秃。"《本草纲目》："主虚寒久痢，滑泄，霍乱，补命门不足，阳气暴绝，阴毒伤寒，小儿慢惊。"《本草求真》："能外杀疮疥一切虫蛊恶毒。"

2. 现代研究　主要成分为硫（S），《中国药典》规定：含硫（S）不得少于 98.5%，另杂有砷、硒、铁等成分。本品能杀真菌、杀疥虫，内服可产生缓泻作用。

雄　黄
Xiónghuáng

首载于《神农本草经》。为硫化物类矿物雄黄族雄黄，主含二硫化二砷。产于湖南、湖北、贵州等地，全年可采。

【处方用名】雄黄、雄黄粉。

【药品归属】雄黄为国家基本医疗保险药品、保健食品禁用物品、毒性中药管理品种。

【主要药性】辛，温；有毒。归肝、大肠经。

【基本功效】解毒杀虫，燥湿祛痰，截疟。

> 硫黄、雄黄均为性温有毒之品，如何理解其"解毒"作用？

【临床应用】

1. 疮痈肿毒，蛇虫咬伤　本品辛散温燥，有毒，有较强的以毒攻毒之功。既可内服，也

NOTE

可外用，但以外用为主，"为疮家要药"（《本草经疏》）。若治一切痈疽肿毒势甚者，可与明矾、寒水石加开水融化后洗患处，如雄黄解毒散（《外科理例》）；或与穿山甲、乳香、没药等同用，如一粒珠（《部颁标准》）。治毒蛇咬伤肿痛，蜈蚣、鼠咬及蜂蜇伤等，可与半边莲、两面针、全蝎等同用，如蛇咬丸（《部颁标准》）。

2. 湿疹疥癣 本品有燥湿杀虫止痒之功，为治皮肤湿疮、疥癣的常用药物。如治干癣、顽癣、癫癣、桃花癣、头癣、体癣、牛皮癣等，常与赤石脂、金蝎、轻粉等同用，如癣药玉红膏（《部颁标准》）。治热疖、痱、痤、疥、疹、风湿痒疮，可与白矾共为末，茶清调化，局部外用，如二味消毒散（《外科大成》）。

3. 虫积腹痛，惊痫，疟疾 本品"性热有毒，外用易见其长，内服难免无害"（《本草经疏》）。虽内服有杀虫，祛痰，截疟之功，可用于上述病症，但临床用之甚少。

【临证备要】内服，0.05~0.1g，入丸、散剂。外用适量，研末撒敷，或以香油、醋调敷。内服宜慎，不可过量或持续服用。外用也不宜大面积涂擦及长期持续使用，以免皮肤吸收过多，导致中毒。切忌火煅，煅烧后可生成砒霜，有剧毒。孕妇忌用。

【古今研究】

1. 本草摘要 《神农本草经》："主寒热，鼠瘘，恶疮，疽痔，死肌，杀精物，恶鬼，邪气，百虫毒。"《日华子本草》："主疥癣，风邪癫痫、岚障、一切蛇虫、犬兽伤咬。"《本草从新》："燥湿杀虫。治劳疳蛇伤，敷杨梅疔毒。"

2. 现代研究 主要成分为二硫化二砷（As_2S_2），还有痕量有毒成分三氧化二砷。《中国药典》规定：含砷量以二硫化二砷计，不得少于90.0%。本品有抑菌、抗肿瘤、抗炎等作用。

白　矾

Báifán

首载于《神农本草经》。为硫酸盐类矿物明矾石经加工提炼制成，主含含水硫酸铝钾。产于甘肃、山西、湖北等地，全年均可采挖。

【处方用名】白矾、明矾、枯矾。

【药品归属】白矾为国家基本医疗保险药品。

【主要药性】酸、涩，寒。归肺、脾、肝、大肠。

【基本功效】外用解毒杀虫，燥湿止痒；内服止血止泻，祛除风痰。

【临床应用】

1. 疥癣，湿疮 本品"味烈性寒，故能杀湿热之虫，除湿热之毒"（《神农本草经百种录》）。外用有解毒杀虫之效，尤以收湿止痒见长，适用于疮面湿烂、皮肤瘙痒等皮肤疾患。若治疥疮瘙痒，可与硫黄、蛇床子、黄连等共为散，局部调涂，如白矾散（《圣惠方》）。治湿疹，可与艾叶、百部煎水外洗。治一切干湿顽癣，可单用米醋调涂。治聤耳流脓，耳边溃烂，可与硼酸、枯矾等共研细粉，喷撒耳内或烂处，如烂耳散（《部颁标准》）。治阴部湿痒、灼痛、赤白带下等，常与苦参、蛇床子、百部等同用，如妇炎灵胶囊（《部颁标准》）。

2. 出血，久泻不止 本品"酸涩而收"（《本草便读》），能收敛止血，涩肠止泻。若治便血、崩漏下血，常与五倍子、地榆等同用。治外伤出血，可单用，或与乳香、松香研末外掺。若治脾胃虚弱，腹泻腹痛，可与山药、白术、罂粟壳等同用，如小儿止泻片（《部颁标准》）。

3. 癫痫发狂　本品性寒，能清化热痰，"长于治顽痰热痰，急证用之，诚有捷效"（《医学衷中参西录》）。适用于痰迷心窍，神识皆乱，癫痫发狂等。常与牛黄、巴豆霜、朱砂同用，如癫狂龙虎丸（《部颁标准》）。

【临证备要】　内服 0.6~1.5g，入丸散剂。外用适量，研末外敷或化水熏洗患处。

【古今研究】

1. 本草摘要　《神农本草经》："主寒热泄痢，白沃，阴蚀，恶疮，目痛，坚筋骨齿。"《本草纲目》："矾石之用有四：吐利风热之痰涎，取其酸苦涌泄也；治诸血痛、脱肛、阴挺、疮疡，取其酸涩而收也；治痰饮、泄利、崩带、风眼，取其收而燥湿也；治喉痹、痈疽、中蛊、蛇虫伤螫，取其解毒也。"

2. 现代研究　主含含水硫酸铝钾 [$KAl(SO_4)_2 \cdot 12H_2O$]。《中国药典》规定：含含水硫酸铝钾不得少于 99.0%。本品有广谱抗菌、抗阴道滴虫、消炎、防腐、止血、止汗、收敛、止泻、促进溃疡愈合、净水和做硬化剂等作用。

附：皂矾

为硫酸盐类矿物水绿矾的矿石。主含含水硫酸亚铁（$FeSO_4 \cdot 7H_2O$）。为国家基本医疗保险药品。酸，凉；归肝、脾经。功能解毒燥湿，杀虫补血。用于黄肿胀满，疳积久痢，肠风便血，血虚萎黄，湿疮疥癣，喉痹口疮。煎服，0.8~1.6g；外用适量。孕妇慎用。

蛇床子
Shéchuángzǐ

首载于《神农本草经》。为伞形科植物蛇床 *Cnidium monnieri*（L.）Cuss. 的成熟果实。全国大部分地区均产，夏、秋二季采收。

【处方用名】　蛇床子。

【药品归属】　蛇床子为国家基本医疗保险药品。

【主要药性】　辛、苦，温；有小毒。归肾经。

【基本功效】　燥湿祛风，杀虫止痒，温肾壮阳。

【临床应用】

1. 阴痒带下，湿疹疥癣　本品辛苦温燥，长于"去下部寒湿，去风杀虫"（《医林纂要》）。"能除妇人男子一切虚寒湿所生病"（《本草经疏》），"功用颇奇，内外俱可施治，而外治尤良"（《本草新编》）。为治瘙痒性皮肤疾病之常用药物。若治妇人阴痒带下，常与白矾煎汤频洗。治湿疹瘙痒，可与苦参、枯矾、黄柏等同用，如湿疹散（《部颁标准》）。治头癣、体癣、足癣、慢性湿疹、疥疮，可与蛇床子、樟脑、冰片等涂搽患处，如消炎癣湿药膏（《部颁标准》）。

2. 肾阳虚证　本品"入肾而补元阳，大有奇功"（《本草通玄》）。"治男子阳痿腰疼，大益阳事；女人阴中肿痛，善暖子宫"（《本草正》）。有壮阳暖宫起痿之功，适用于肾阳虚衰，下焦虚寒所致的男子阳痿不育，女子宫冷不孕等。常与鹿茸、淫羊藿、熟地黄等同用，如阳春玉液（《部颁标准》）。

此外，本品"气味香温而燥，逐冷痹，利关节，止腰痛，健四肢顽软酸痛"（《本草汇言》）。对于寒湿久痹兼有肾阳不足者也可配伍适用。

【临证备要】煎服，3~10g。外用适量，多煎汤熏洗，或研末调敷，或制成软膏、栓剂外用。阴虚火旺或下焦有湿热者不宜内服。

【古今研究】

1. 本草摘要 《神农本草经》："主妇人阴中肿痛，男子阴痿，湿痒，除痹气，利关节。"《名医别录》："温中下气，令妇人子脏热，男子阴强。"《药性论》："治男子、女人虚，湿痹，毒风，顽痛，去男子腰疼。浴男女阴，去风冷，大益阳事。主大风身痒，煎汤浴之差。疗齿痛及小儿惊痫。"

2. 现代研究 主含蛇床子素、异虎耳草素、花椒毒酚，及挥发油等。《中国药典》规定：含蛇床子素不得少于 1.0%。本品有杀灭阴道滴虫、抗炎抑菌、抗病毒、抗心律失常、降血压、祛痰平喘、延缓衰老、促进记忆、局麻、抗诱变、抗骨质疏松、杀精子等作用。

土荆皮

Tǔjīngpí

首载于《本草纲目拾遗》。为松科植物金钱松 *Pseudolarix amabilis*（Nelson）Rehd. 的根皮或近根树皮。产于江苏、浙江、安徽等地。夏季剥取。

【处方用名】土荆皮、土槿皮。

【药品归属】土荆皮为国家基本医疗保险药品。

【主要药性】辛，温；有毒。归肺、脾经。

【基本功效】杀虫，止痒。

【临床应用】

疥癣湿疹，皮肤瘙痒 本品辛，温，有毒。外用能杀虫止痒。如治皮肤癣疮，可单用浸酒涂搽患处。治湿疹作痒，可单用煎浓汁，温洗患处。治蚊虫叮咬瘙痒、足癣趾间瘙痒等，可与白鲜皮、苦参浸酒外搽，如止痒酊（《部颁标准》）。

【临证备要】外用适量，醋浸或酒浸涂擦，或研末调涂患处。只供外用，不可内服。

【古今研究】

1. 本草摘要 《本草纲目拾遗》："其皮治一切血，杀虫瘴癣，合芦荟香油调搽。"《全国中草药汇编》："主治手足癣、神经性皮炎、湿疹、癞痢头。"

2. 现代研究 主含土荆皮甲酸、土荆皮乙酸、土荆皮内酯、去甲氧基脱乙酸基土荆皮酸B，还含 β-谷甾醇、杨梅树皮素、苦杏碱醇 A 和 B 等。《中国药典》规定：含土荆皮乙酸不得少于 0.25%。本品有抗真菌、抗肿瘤、抗生育等作用。

蜂　房
Fēngfáng

首载于《神农本草经》。为胡蜂科昆虫果马蜂 *Polistes olivaceous*（DeGeer）、日本长脚胡蜂 *Polistes japonicus* Saussure 或异腹胡蜂 *Parapolybia varia* Fabricius 的巢。全国大部分地区均产。秋、冬二季采收。

【处方用名】蜂房、露蜂房。

【药品归属】蜂房为国家基本医疗保险药品。

【主要药性】甘，平。归胃经。

【基本功效】攻毒杀虫，祛风止痛。

【临床应用】

1. 疮痈肿毒，乳痈瘰疬　本品味甘性平，质轻有毒，能"驱风攻毒，散疔肿恶疮"（《本草汇言》）。"治一切附骨疔疽乳岩等证，毒根连及脏腑者可用此拔之"（《本草便读》）。若治无名肿毒，痈疽发背，痰核瘰疬，常与玄参、生马钱子、穿山甲等制膏贴于患处，如消核膏（《部颁标准》）。治乳痈肿痛，可单用煮服。治癌肿，可与莪术、全蝎等同用。

2. 风湿痹痛，牙痛　本品其质轻扬，性善走窜，长于祛风，能通痹痛、止牙痛。若治风寒湿痹，关节疼痛，可配独头蒜、百草霜捣敷；或与制川乌、青风藤、全蝎等浸酒服，如风湿止痛药酒（《部颁标准》）。治牙痛，可与白蒺藜、花椒、细辛等醋煎，含漱，如蜂窝散（《万病回春》）。

3. 皮肤顽癣，瘾疹瘙痒　本品能祛风止痒，如治瘾疹瘙痒，可与蝉蜕为末，酒送服，或与芒硝入煎外敷。治顽癣，可与白矾煅炭为末，醋调敷。

【临证备要】煎服，3~5g。外用适量，研末油调敷患处，或煎水漱口，或外洗患处。

【古今研究】

1. 本草摘要　《神农本草经》："主惊痫瘛疭，寒热邪气，癫疾，鬼精，蛊毒，肠痔。"《本草纲目》："露蜂房，阳明药也。外科齿科及他病用之者，亦皆取其以毒攻毒，兼杀虫之功焉耳。"《本草汇言》："驱风攻毒，散疔肿恶毒。"

2. 现代研究　主含蜂蜡、蜂胶、挥发油（露蜂房油）还含有蛋白质和微量元素等。本品有抗炎抗菌、镇痛、促凝血、降血压、扩张血管、强心、利尿、抗癌、轻泻、驱蛔虫、驱绦虫等作用。

樟　脑
Zhāngnǎo

首载于《本草品汇精要》。为樟科植物 *Cinnamomum camphora*（L.）Presl. 的枝、叶及根部，经提炼加工制得的结晶。产于长江以南及西南等地，以台湾产量最大，质量亦佳。多在9~12月采集。

【处方用名】樟脑。

【主要药性】辛，热；有毒。归心、脾经。

【基本功效】除湿杀虫，温散止痛，开窍辟秽。

【临床应用】

1. 疥癣瘙痒，湿疮溃烂　本品辛热燥烈，外用既除湿杀虫，又消肿止痒。治疥疮有脓，可与硫黄、枯矾、川椒为末，香油调匀外擦，如樟脑散（《不知医必要》）。治头癣，体癣，足癣，慢性湿疹，疥疮等，可与蛇床子、冰片等同用，如消炎癣湿药膏（《部颁标准》）。治皮肤湿毒，干湿疥癣，瘙痒成疮，溃流浓水，浸淫作痛等，可与苦楝皮、硫黄、冰片等制膏涂搽患处，如癣药膏（《部颁标准》）。

2. 跌打伤痛，牙痛　本品辛热行散，有良好的止痛之功。若治跌打损伤，筋骨折伤，瘀肿疼痛者，可与土鳖虫、红花、大黄等同用，如损伤骨药膏（《部颁标准》）。治扭伤、挫伤、挤压伤等，可与芙蓉叶、徐长卿、雪上一枝蒿等浸酒涂擦患处，如伤痛酊（《部颁标准》）。治风火牙痛，可与细辛为伍，放牙痛处咬定即可。

3. 痧胀腹痛，吐泻神昏　本品辛香走窜，有开窍辟秽之功。适用于夏伤暑湿秽浊或疫疠之气所致痧胀腹痛、吐泻昏厥等，如《现代实用中药》以之浸酒服。

【临证备要】外用适量，研末撒或调敷。内服 0.1~0.2g，入散剂或用酒溶化服。气虚阴亏，有热者及孕妇忌服。

【古今研究】

1. 本草摘要　《本草品汇精要》："主杀虫，除疥癣，疗汤火疮，敌秽气。"《本草纲目》："通关窍，利滞气，肺气闭塞，肌肤浮肿者，亦宜以此通肺气而调水道。"

2. 现代研究　主含 1，7，7-三甲基二环 [2，2，1] 庚烷-2-酮。本品外涂对皮肤有温和的刺激、防腐、局部麻醉、镇痛、止痒等作用。口服有祛风、祛痰、兴奋高级中枢神经、强心、升压和兴奋呼吸等作用。

蟾　酥
Chánsū

首载于《药性论》。为蟾蜍科动物中华大蟾蜍 *Bufo bufo gargarizans* Cantor 或黑眶蟾蜍 *Bufo melanostictus* Schneider 的分泌物。产于河北、山东、江苏等地，多在夏、秋二季收集。

【处方用名】蟾酥、蟾酥粉。

【药品归属】蟾酥为国家基本医疗保险药品、保健食品禁用物品、毒性中药管理品种、国家重点保护野生药材物种（Ⅱ级）。

【主要药性】辛，温；有毒。归心经。

【基本功效】解毒，止痛，开窍醒神。

【临床应用】

1. 疮痈肿毒，咽喉肿痛，牙痛　本品"味辛气温，有毒。能拔一切风火热毒之邪使之外出"（《本草求真》）。有以毒攻毒，消肿止痛之功，善"治发背疔疮，一切恶肿"（《本草纲目》），外用、内服皆有良效。如治发背痈疽，无名肿毒，恶毒疔疮，可与血竭、枯矾、轻粉等同用，如化生丸（《古今医鉴》）。治咽部红肿疼痛，常与板蓝根、玄明粉、硼砂等同用，如喉症丸（《部颁标准》）。治火毒内盛所致的牙龈肿痛、龋齿疼痛，可与朱砂、雄黄、甘草为丸，填入龋齿洞内或肿痛的齿缝处即可，如牙痛一粒丸（《中国药典》）。

2. 痧胀腹痛，吐泻神昏　本品辛温走窜，"善开窍辟恶搜邪，惟诸闭证，救急诸药方中用之，以开其闭"（《本草便读》）。适用于夏伤暑湿秽浊或饮食不洁所致痧胀腹痛、吐泻不止、甚则昏厥等，常与麝香、丁香、雄黄等同用，制丸内服，如痧药蟾酥丸（《部颁标准》）；或与麝香、冰片、细辛等共为末，搐入鼻中取嚏开窍，如通窍散（《部颁标准》）。

此外，本品止痛效佳，在古代也常作为外科麻药。

【临证备要】内服 0.015～0.03g，多入丸、散用。外用适量。本品有毒，内服慎勿过量。外用不可入目。孕妇忌服。

【古今研究】

1. 本草摘要　《药性论》："治脑疳，以奶汁调，滴鼻中。"《医学入门》："主痈疽疔肿瘰疬，一切恶疮顽癣。"《本草汇言》："疗疳积，消鼓胀，解疔毒之药也。"

2. 现代研究　主含华蟾酥毒基、脂蟾毒配基、远华蟾毒精、蟾毒灵等，还含有吲哚碱类及肾上腺素、多糖、蛋白质等。《中国药典》规定：含华蟾酥毒基和脂蟾毒配基的总量不得少于 6.0%。本品有强心、抗心肌缺血、抗凝血、升压、抗休克、兴奋大脑皮层及呼吸中枢、抗炎、镇痛、局麻、抗肿瘤、升高白细胞、抗放射线、镇咳、利尿、增强免疫、抗疲劳、抗辐射、抑制汗腺和唾液腺分泌、兴奋肠管和子宫平滑肌等作用。

附：蟾皮

为大蟾蜍或黑眶蟾蜍除去内脏的全体。苦，凉；有小毒。功能清热解毒，利水消胀。用于痈疽疮毒、疳积腹胀、瘰疬肿瘤等。煎服，3～6g；研末入丸散，每次 0.3～0.9g。外用适量，可研末调敷患处，或以新鲜蟾皮外贴患处。

大　蒜

Dàsuàn

首载于《名医别录》。为百合科植物大蒜 *Allium sativum* L. 的鳞茎。全国各地均产。夏季叶枯时采挖。

【处方用名】大蒜、紫皮蒜、独头蒜。

【药品归属】大蒜为国家基本医疗保险药品。

【主要药性】辛，温。归脾、胃、肺经。

【基本功效】解毒消肿，杀虫，止痢。

【临床应用】

1. 痈肿疔毒，疥癣瘙痒　本品"性热善散"（《本草衍义补遗》），为"消肿散毒第一要剂"（《本草求真》）。多作外用，治"一切痈疽恶疮肿核，独头者尤良"（《本草备要》）。如治背疽漫肿无头，可与淡豆豉、乳香研烂置疮上，铺艾灸之。治瘰疬结聚不散，可与麝香和匀，敷于患处。治疥癣瘙痒，可用大蒜切片外擦或捣烂外敷。

2. 肺痨，顿咳　本品入肺经，能杀痨虫、止顿咳。如治肺痨咯血，可用大蒜煮粥送服白及粉。治百日咳，可与红糖、生姜水煎服。

3. 泄泻，痢疾 本品有较好的止痢作用，治泄泻、痢疾，可单用，生食或煮食。

此外，本品杀虫，还可用于钩虫病，蛲虫病等多种肠道寄生虫病。若醋浸常食，能健脾温胃，增强食欲，治脘腹冷痛，饮食不消或食欲减退等。

【临证备要】煎服，9~15g。外用适量，捣烂外敷，或切片外擦，或隔蒜灸。外用易引起皮肤发红、灼热甚至起泡，故不可敷之过久。阴虚火旺及有目、舌、喉、口齿诸疾者，均不宜服用。

【古今研究】

1. 本草摘要 《本草经集注》："散痈肿蜃疮，除风邪，杀毒气。"《新修本草》："下气消谷，除风破冷。"《本草纲目》："治泄泻暴痢及干湿霍乱，止衄血，纳肛中，能通幽门，治关格不通。"

2. 现代研究 主含大蒜油、大蒜素，还含硫化亚磺酸酯类，S-烷（烯）-L-半胱氨酸衍生物，r-L-谷氨酸多肽，苷类，多糖，脂类及多种酶等。《中国药典》规定：含大蒜素（$C_6H_{10}S_3$）不得少于 0.15%。本品有较强的抑菌或杀菌、抗炎、降低胆固醇、降血脂、降血压、降血糖、抑制血小板聚集、抗肿瘤、抗突变、抗氧化、延缓衰老、增强免疫、护肝、杀精子、兴奋子宫、促进分娩、排铅等作用。

第二十八章　拔毒化腐生肌药

一、含义

凡以拔毒化腐，生肌敛疮为主要功效，常用以治疗疮疡脓出不畅，或久溃不敛等的药物，称为拔毒化腐生肌药。

二、性能特点

拔毒化腐生肌药多为矿石类药物，且多有毒，以外用为主。主要功效为拔毒化腐、生肌敛疮之功。

所谓拔毒，即指药物能使疮疡内蓄积的脓毒或腐败组织迅速排出的作用，又称拔毒化腐、拔毒祛腐。所谓敛疮，即指药物能促进肌肉生长，使疮口早日愈合的作用，又称敛疮生肌，或生肌敛疮。

三、主治病证

主要用于痈疽疮疡溃后脓出不畅，或溃后腐肉不去，伤口难以生肌愈合等。也可用于治疗癌肿、梅毒、皮肤湿疹瘙痒、口疮、喉证、目赤翳障等。

四、使用注意

本类药物多有大毒或较强刺激性，应用时应严格控制剂量和用法。外用时亦不宜过量和持续使用；特别是重金属类大毒药物，如升药、轻粉等，不宜在头面部使用，以防发生中毒。

五、现代研究

拔毒化腐生肌药多能抑制或杀灭病原微生物，有些药物有防腐、收敛、保护和促进伤口愈合等作用。

红　粉

Hóngfěn

首载于《外科大成》。为水银、火硝、白矾混合升华而成的红氧化汞。各地均可制造，以天津、湖北、湖南等地的产量较大。

【处方用名】红粉、升药、红升。

【药品归属】红粉为国家基本医疗保险药品、保健食品禁用物品、毒性药品管理品种。

【主要药性】辛,热;有大毒。归肺、脾经。

【基本功效】拔毒,除脓,去腐,生肌。

【临床应用】

痈疽溃后,脓出不畅,或腐肉不去,新肉难生 本品大毒,仅供外用。"一切溃疡皆可通用,拔毒提脓最应验"(《疡科纲要》),为外科之要药。适用于恶疮溃后脓水未净,或脓出不畅,或腐肉不去,甚至形成窦道瘘管者。若治疗疖痈肿,臁疮,溃流脓血,疮口不敛,可与煅石膏、煅炉甘石、轻粉等共为末,取适量敷患处,如提毒散(《部颁标准》)。治疮疡溃后腐肉不脱,褥疮及慢性瘘道,可与乳香、没药、穿山甲共为细末,撒于患处,如拔脓净(《部颁标准》)。

【临证备要】外用适量。本品只供外用,不能内服。研极细粉末单用或配用,干掺或调敷,或以药捻沾药粉使用。本品有大毒,外用亦不可过量或持续使用,外疡腐肉已去或脓水已尽者不宜用,孕妇禁用。

【古今研究】

1. 本草摘要 《外科大成》:"治一切顽疮及杨梅粉毒、喉疳、下疳、痘子。"《吴氏医方汇编》:"治一切阳症腐烂太甚者。"《疡医大全》:"提脓长肉,治疮口坚硬,肉暗紫黑,或有脓不尽者。"

2. 现代研究 主含氧化汞(HgO),另含硝酸汞〔$Hg(NO_3)_2$〕等。《中国药典》规定:含氧化汞不得少于99%,另含硝酸汞〔$Hg(NO_3)_2$〕等。本品有抗菌、促进疮口愈合等作用。

轻 粉
Qīngfěn

首载于《本草拾遗》。为水银、白矾(或胆矾)、食盐等用升华法炼制而成的氯化亚汞结晶。产于湖北、河北、湖南等地。

【处方用名】轻粉、汞粉、水银粉。

【药品归属】轻粉为国家基本医疗保险药品、毒性药品管理品种。

【主要药性】辛,寒;有毒。归大肠、小肠经。

【基本功效】外用杀虫,攻毒,敛疮;内服祛痰消积,逐水通便。

【临床应用】

1. 疮疡溃烂,疥癣瘙痒,黄水疮,湿疹,酒齄鼻,梅毒 本品辛寒燥烈,外用有较强的攻毒杀虫止痒及生肌敛疮作用,可用于上述以湿烂、瘙痒为主的多种疾患。若治各种慢性溃疡,久不收口,可与当归、白芷、血竭等同用,如消炎生肌膏(《部颁标准》)。治诸疥疮,可与吴茱萸、白蒺藜、硫黄等同用,如神捷散(《圣济总录》)。治干湿癣疮,可与风化石灰、硫黄、铅丹同用,如如圣散(《圣济总录》)。治各种湿疮,黄水疮,破流黄水,痛痒不休等,可与五倍子、枯矾、白芷等共制成细粉,香油调敷患处,如黄水疮散(《部颁标准》)。治酒齄鼻,可与硫黄为末外搽。治梅毒,可与大风子捣烂外涂。

2. 痰涎积滞,水肿鼓胀,二便不利 本品"性走而不守,善劫痰涎,消积滞"(《本草纲目》),并能通利二便,逐水退肿。若治痰涎喘逆气急,不得平卧,可用本品与鸡蛋清调匀,蒸熟食用，如轻粉顶《串雅内编》。治水肿鼓胀，大小便不通，可与韭菜子捣膏，姜汁调敷脐上。

【临证备要】内服每次 0.1～0.2g，入丸、散服。外用适量，研末调涂或干掺、或制膏外贴。本品有毒，不可过量使用，内服宜慎，且服后应漱口，以免口腔糜烂，牙齿受损。体虚及孕妇忌服。

【古今研究】

1. 本草摘要　《本草拾遗》："通大肠，转小儿疳并瘰疬，杀疮疥癣虫及鼻上酒齄、风疮瘙痒。"《医学入门》："消水肿，止血痢，吐风涎。"《本草纲目》："治痰涎积滞，水肿鼓胀，毒疮。"

2. 现代研究　主含氯化亚汞（Hg_2Cl_2）。《中国药典》规定：含氯化亚汞（Hg_2Cl_2）不得少于 99.0%。本品有抗真菌、泻下、利尿等作用。

信　石

Xìnshí

首载于《日华子本草》。为天然砷华矿石，或为毒砂、雄黄等含砷矿物的加工品。产于江西、湖南、广东等地。药材分白砒（白信石）与红砒（红信石），主含三氧化二砷信石升华的精制品，即砒霜。

【处方用名】砒石、信石、信砒、人言、砒霜。

【药品归属】砒石（白砒、红砒、砒霜）为毒性药品管理品种、保健食品禁用物品。

【主要药性】辛，大热；有大毒。归肺、肝经。

【基本功效】外用攻毒杀虫，蚀疮去腐；内服劫痰平喘，截疟。

【临床应用】

1. 恶疮，瘰疬，顽癣，牙疳，痔疮　本品大辛大热，毒性剧烈，腐蚀性强。外用能攻毒杀虫，"腐疮蚀肉"（《本草便读》）。"凡痈疽发背，诸溃疡证，脓血内闭不出，瘀肉坚硬不腐，以致脓溃日深，生肉日败，以砒石数厘和入黄蜡条中，纳入痈毒疮中，则瘀败自化，脓血自行"（《本草汇言》）。治疗上述病症，可与明矾、雄黄、乳香同用，如三品一条枪（《外科正宗》）。

2. 寒痰哮喘　本品辛热燥烈，入肺经。内服能祛寒痰，平喘息。治寒痰喘咳，久治不愈者，可与淡豆豉捣和为丸服，如紫金丹（《普济方》）。

此外，本品尚能攻毒抑癌，用于多种癌肿。古方用信石治疟疾，现已少用。

【临证备要】外用适量，研末撒敷，宜作复方散剂或入膏药、药捻用。内服每次 0.002～0.004g，入丸、散服。本品剧毒，内服宜慎；外用亦应注意，以防局部吸收中毒。孕妇忌服。不可作酒剂服。忌火煅。不宜与水银配伍。

【典型案例】信石治哮喘案。某女，17 岁。自幼患哮喘，遇寒即发。证见咳嗽气喘，喉中痰鸣，咯痰清稀，不得平卧，畏寒，小便清长，舌淡苔白，脉沉紧。诊断：支气管哮喘（寒型），治用砒豉丸，方用生白砒石 2g，淡豆豉 20g，研细，装胶囊，每粒含生药 0.1g。首次吞服 2 粒，冷开水送下，忌热食 7 日。服药后患者逐日好转，7 日后续诊，再依前法吞服 2 粒，诸恙悉除。随访 3 年未见复发（《以毒攻毒–名老中医剧毒中药运用经验集萃》）。

【古今研究】

1. 本草摘要　《日华子本草》："治疟疾、肾气。带辟蚤虱。"《本草纲目》："除齁喘积痢，烂肉，蚀瘀腐瘰疬""蚀痈疽败肉，枯痔杀虫。"

2. 现代研究　信石和砒霜主要成分为三氧化二砷（As_2O_3），红信石尚含少量硫、铁等其他杂质。本品有杀灭微生物、疟原虫及阿米巴原虫作用，对癌细胞有特定的毒性，小量信石可促进蛋白质合成，活跃骨髓造血机能，促使红细胞及血色素新生。另外，还有抗组织胺及平喘作用。

铅 丹
Qiāndān

首载于《神农本草经》。为纯铅加工制成的四氧化三铅。产于河南、广东、福建等地。

【处方用名】　铅丹、红丹、黄丹。

【主要药性】　辛，咸，寒；有毒。归心、脾、肝经。

【基本功效】　外用拔毒生肌，内服坠痰镇惊。

【临床应用】

1. 痈肿疮毒，溃疡不敛　本品外用，能"解热拔毒，长肉去瘀，故治恶疮肿毒"（《本草纲目》）。若治疮疡初起红肿或脓成未溃者，常与黄明胶同用，如敛疮内消方（《普济方》）。治疮疡肿溃不愈，可与蛤粉同用，如铅丹散（《圣济总录》）。本品"入膏药，为外科必用之物"（《本草纲目》）。常作为制备外用膏药的主要原料。

2. 惊痫癫狂　本品质重性沉，"功专坠痰止惊"（《本草撮要》）。可用于痰热惊痫癫狂。因其有毒，故现已少用。

【临证备要】　外用适量，研末撒布或熬膏药贴敷。内服 0.9~1.5g，入丸、散服。本品有毒，用之不当可引起铅中毒，宜慎用；不可持续使用以防蓄积中毒。孕妇禁用。

【古今研究】

1. 本草摘要　《神农本草经》："主吐逆胃反，惊痫癫疾，除热下气。"《本草纲目》："能解热拔毒，长肉祛瘀，故治恶疮肿毒，及入膏药，为外科必用之物也。"

2. 现代研究　主含四氧化三铅（Pb_3O_4）、一氧化铅（PbO）及过氧化铅（PbO_2），尚含铅的其他氧化物。本品能直接杀灭细菌、寄生虫，并有抑制黏膜分泌作用。

附：密陀僧

为硫化物类矿物方铅矿提炼银、铅时沉积的炉底，或为铅熔融后的加工制成品。产于湖南、陕西、广东等地。咸、辛，平；有毒。归肝、脾经。功能燥湿、杀虫、解毒、收敛、防腐。用于疮疡溃后不敛、口疮、湿疹、疥癣、狐臭、汗斑、烧烫伤等。外用适量，研末撒或调涂，或制成膏药、软膏、油剂等外用。内服入丸、散，0.2~0.5g。本品有毒，以外用为主，内服宜慎。剂量过大或长期服用可引起铅蓄积中毒。体虚、孕妇及儿童禁用。不宜与狼毒同用。

炉甘石

Lúgānshí

首载于《本草品汇精要》。为碳酸盐类矿物方解石族菱锌矿，主含碳酸锌。产于广西、四川、湖南等地。全年均可采挖。

【处方用名】炉甘石、煅炉甘石。

【药品归属】炉甘石为国家基本医疗保险药品。

【主要药性】甘，平。归肝、脾经。

【基本功效】解毒明目退翳，收湿止痒敛疮。

【临床应用】

1. 目赤翳障，眼睑溃烂　本品甘平无毒，长于"明目去翳退赤，收湿除烂"（《本草纲目》）。"为眼科要药"（《本草征要》）。治暴发火眼，目赤肿痛，痧眼刺痛，目痒流泪，翼状胬肉等，可与冰片、玄明粉、硼砂等同用，如拨云复光散（《部颁标准》）。治目赤肿痛，眼缘溃烂，畏光怕风，眼角涩痒等，可与珍珠、硼砂、麝香等同用，如八宝眼药（《部颁标准》）。

2. 溃疡不敛，湿疮瘙痒　本品外用，"最能收湿合疮"（《玉楸药解》），生肌止痒。若治溃疡不敛，脓水淋漓者，可与黄柏、滑石、石膏等研末外用。治痔疮痛痒、肛门破裂、红肿流水者，可与熊胆、珍珠母、冰片等同用，如熊胆痔疮膏（《部颁标准》）。

【临证备要】外用适量，研末撒布或调敷；水飞点眼、吹喉。宜炮制后用，忌内服。

> 炉甘石性味甘平，为什么仅作外用，不作内服？

【古今研究】

1. 本草摘要　《本草品汇精要》："主风热赤眼，或痒或痛，渐生翳膜，及治下部湿疮。"《本草纲目》："止血，消肿毒，生肌，明目去翳退赤，收湿除烂。"

2. 现代研究　主含碳酸锌（$ZnCO_3$），尚含少量氧化钙、氧化镁、氧化锰等。《中国药典》规定：含氧化锌（ZnO）不得少于 40.0%，煅炉甘石不得少于 56.0%。本品能收敛、防腐、保护创面，并有一定抑菌作用。

硼　砂

Péngshā

首载于《日华子本草》。为天然矿物硼砂经提炼精制而成的结晶体。产于青海、西藏、云南等地。8~11 月间采挖。

【处方用名】硼砂、蓬砂、月石。

【主要药性】甘、咸，凉。归肺、胃经。

【基本功效】清热解毒，清肺化痰。

【临床应用】

1. 咽喉肿痛，口舌生疮，目赤翳障　本品性凉，能清热解毒，局部刺激性较小。"长于外治，吹喉点睛诸方，悉皆用之"（《本草便读》）。为五官科常用药物。若治咽喉肿痛，可单用含化咽津，或与冰片、玄明粉、朱砂共研细末吹咽喉，如冰硼散（《外科正宗》）。治口疮，可与青黛、冰片、煅石膏等共为极细末，临卧前敷口中，如蓬砂散（《景岳全书》）。治目赤翳障，可单用化水洗眼，或研极细末点眼。

2. 痰热咳嗽　本品主入肺经，"能解上焦胸膈肺分之痰热"（《本草经疏》）。凡"诸病属气闭而呼吸不利，痰结、火结者，用此立清"（《本草汇言》）。适用于肺热咳嗽，痰黄黏稠者，常与瓜蒌、贝母等同用。

【临证备要】外用适量，研极细末干撒或调敷患处；或化水含漱。内服，1.5~3g，入丸、散用。本品以外用为主，内服宜慎。

【古今研究】

1. 本草摘要　《日华子本草》："破癥结喉痹。"《本草纲目》："治上焦痰热，生津液，去口气，消障翳……恶疮及口齿诸病。"

2. 现代研究　主含四硼酸钠（$Na_2B_4O_7 \cdot 10H_2O$），尚含少量铅、铝、铜、钙、铁、镁、硅等杂质。本品能抑菌、防腐、抗惊厥，对皮肤、黏膜有保护作用。

附录一：历代主要本草简介

1.《神农本草经》

略（内容见总论·第一章绪言）。

2.《本草经集注》

略（内容见总论·第一章绪言）。

3.《雷公炮炙论》

作者雷敩。约成书于公元 5 世纪。3 卷，载药 300 种。该书论述了中药炮制前后真伪优劣药材的选择、修治和切制，火候的掌握，辅料的取舍，操作工艺的流程，中药饮片的贮存以及炮制作用、注意事项等。详细记载了炮、炙、焙、煨、蒸、煮、去芦、去足、制霜、制膏、酒制、蜜制、药汁制等炮制方法，内容丰富。是我国最早的中药炮制学专著，也标志着本草新兴分支学科的出现。

【备注】原书已佚，其佚文多存于《证类本草》中。近有王兴法辑佚本。

4.《新修本草》

略（内容见总论·第一章绪言）。

5.《本草拾遗》

作者陈藏器。成书于唐·开元二十七年（739）。10 卷，由序例、拾遗和解纷三部分组成。其中，序例 1 卷，相当于药物总论。拾遗 6 卷，收集《新修本草》未载药物 712 种。每药详述性味、形状、文献出处、产地、功效及主治等。解纷 3 卷，主要讨论药物混乱的品种，辨别前代本草的谬误。该书引用史书、地志、杂记、医方等书籍 116 种，不仅资料广博，而且考订精细，不啻是对唐代本草文献和民间药物的又一次大总结。李时珍对此给予高度评价："其所著述，博极群书，精核物类，订绳谬误，搜罗幽隐，自本草以来，一人而已"（《本草纲目》）。

【备注】原著早已散佚，主要内容保存在《开宝本草》《嘉祐本草》和《证类本草》中，今有尚志钧辑复本流传于世。

6.《海药本草》

作者李珣。成书年代不详，可能是在前蜀（907—925）时所作。6 卷，载药 131 种。多数是从海外来的，或从海外移植南方的药物。其中注明外国产地的药物有 96 种。分为玉石、草、木、兽、虫鱼、果米 6 部，详论药物形态、产地、品质优劣、真伪鉴别、采收、炮制、性味、主治、附方、用法、禁忌等。书中引用古代文献 50 余种，多冠以"按"或"谨按"明示。不仅补遗了前代本草所未记载的新药，而且还补充并纠正了前代本草的内容。该书是我国介绍和研究外来药物的第一部专著。

【备注】原书已佚。其内容散在于《证类本草》和《本草纲目》之中，今有尚志钧辑校本。

7.《开宝本草》

作者刘翰、马志等。本书因二次官修而成。宋·开宝六年（973），由尚药奉御刘翰、道士马志等 9 人奉诏修订《新修本草》，并参照《蜀本草》《本草拾遗》诸本，辑成《开宝新详定本草》。由于修纂仓促，质量不尽如人意。次年，宋太祖再次诏命刘翰、马志等人重新修订，命名为《开宝重定之本草》。后世将《开宝新详定本草》和《开宝重定本草》统称《开宝本草》，现多指后者。20 卷，载药 983 种，其中新增药 133 种（多转录前代本草）。该书目录、编写体例与《唐本草》同。首次采用黑白字来代替朱墨分书。即《本经》内容为白字（阴文），其他内容为黑字（阳文），清晰醒目。次用不同简称标明文字出处：如以"唐附"表示《新修本草》新增药，以"今附"表示《开宝本草》新增药，以"陶隐居"为《本草经集注》注文，以"唐本注"为《新修本草》注文，以"今按"或"今注"为该书作者的注文。这一编写体例，为保存古本草文献作出了重大贡献，其严谨求实之风足堪称道。《开宝本草》为宋代第一部官修本草。

【备注】原书已佚。《证类本草》保存其佚文最多。今有尚志钧辑校本。

8.《嘉祐本草》

作者掌禹锡等。成书于宋·嘉祐五年（1060）。20 卷，载药 1082 种，新增 99 种。本书是作者奉诏校正和增补《开宝重定本草》而成。编写体例沿袭《开宝本草》之旧，内容参考了大量文献资科，引文涉及书籍达 50 余种。凡从历代文献中摘录补入该书者标为"新补"，把民间采集到的新药物标为"新定"，由掌禹锡等注说的内容则冠之以"臣禹锡等谨按"，从而保存了很多失传本草的资料。书中还简要介绍了 16 种本草著作，对后世研究本草发展及古本草辑复与整理，有重要参考价值。本书是继《开宝本草》之后，宋代的第二部官修本草。

【备注】原名《嘉祐补注神农本草》，亦称《嘉祐补注本草》。原书已佚。其内容散在于《证类本草》《本草纲目》等本草著作中。今有尚志钧辑校本。

9.《本草图经》

作者苏颂，成书于宋·嘉祐六年（1061）。鉴于唐《新修本草》中的"图经"和"药图"已经散佚，加之新药品种日益增多，真伪难辨。因此，宋仁宗敕令全国各郡县将该地所产药物，一律绘图，并注明开花、结实、收采季节以及功用。如系进口者，询问关税机关和客商，辨清来源，取一二枚或一二个样品，派人送京，供绘图之用。这是继唐以后又一次全国范围内所进行的规模浩大的药物普查。所有资料最后由苏颂加以编辑完成。全书 21 卷，载药 780 种，药图 933 幅。该书以本草图谱著称。是我国第一部由政府组织编绘的刻板药物图谱，也是世界上最早的雕刻药物图谱。《嘉祐本草》与《图经本草》二书相辅相成，互为补充，把宋代本草研究推向一个新的高度。

【备注】又名《图经本草》。原书已佚，佚文及图见于《证类本草》。现有福建科技出版社排印辑复本。

10.《经史证类备急本草》

略（内容见总论·第一章绪言）。

11.《本草衍义》

作者寇宗奭。成书于宋·政和六年（1116）。20 卷，载药 470 种。其中序例 3 卷，药物部分 17 卷，按玉石、草、木、兽禽、虫鱼、果、菜、米谷等依次排列。该书主要针对《嘉祐本草》《嘉祐本草图经》之疏误进行了订正与发挥。"并考诸家之说，参之实事，有未尽厥理者，衍之以臻其理；隐避不断者，伸之以见其情；文简误脱者，证之以明其义；讳避而易名者，原之以存其名。使是非归一，治疗有源，检用之际，晓然无惑"（序例）。内容涉及药物产地、形态、采收、鉴别、炮制、制剂、性味、功效、主治、禁忌等各个方面，颇多发明，具有很高的学术价值，在本草学史上有较为重要的地位。

12.《履巉岩本草》

作者王介。成书于南宋·庆元六年（1200）。3卷，载药206种。每药一图，兼述各药性味、功治、单方、别名等。其内容摘自《证类本草》，或取自民间经验。药图均系写生彩绘，对原植物花、茎、叶的比例十分考究，为今存最早之彩绘地方本草图谱。对了解南宋时杭州一带民间用药的发展情况及原植物的品种考证等都有其重要意义。

13.《汤液本草》

作者王好古。成书于元·大德二年（1298）。6卷，载药242味。其中，卷一和卷二为药性总论部分，主要汇集金元诸大家张洁古、李东垣的药学理论。分列五脏苦欲补泻药味、脏腑泻火药、东垣先生药类法象、用药心法。卷三~卷六为各论部分，分草、木、果、菜、米谷、玉石、禽、兽、虫九部，每药除介绍气味、有毒无毒、归经等内容外，主要引述《内经》《本经》等40余家药论阐述其功效、主治。该书资料详实，内容丰富。凡个人发挥之处，书中均冠以"液云"或"海藏云"之类的表述。

14.《饮膳正要》

作者忽思慧。成书于元·天历三年（1330年）。3卷。其中，卷一载有三皇圣纪，养生避忌，妊娠、乳母服药食忌，饮酒避忌，聚珍异馔六篇。卷二记载各种饮膳方238种。卷三附图168幅，论述米谷、兽、禽、鱼、果、菜和料物诸品230种的味性、功能、主治病症、有无毒性等。是中国古代第一部也是世界上最早的较为系统的饮食卫生与营养保健专著。

15.《本草衍义补遗》

作者朱丹溪。约成书于元·至正十八年（1358）。不分卷，载药153种。各药叙述无定式，主要针对《本草衍义》作了进一步的修正、补充。同时，书中对药物的五行归属、气味归经、升降浮沉等方面进行广泛阐发，较之其他本草学著作有独到之处。内容或详或略，或仅数字言其主治，或详论药理及药材鉴别，多有发明。

16.《本草发挥》

作者徐彦纯。约成书于明·洪武元年（1368）。4卷，载药270种。卷一~卷三将药物分为金石、草、木、人、兽、虫、鱼、果、米谷、菜10类。各药下简介性味功用，多录自金、元诸医家著述中对药物的阐析与经验，徐氏并无发挥。卷四为药物总论，主要论述药性。徐氏根据《内经》理论，在药性方面作了一些发挥，其中，有关药物气味厚薄、归经、制方用药等方面发挥较多。

17.《救荒本草》

作者朱橚。成书于明·永乐四年（1406）。2卷，共收植物414种。其中，录自旧本草者138种，新增276种。分为草、木、米谷、果、菜5部。每物一图，配以简短解说。释文记述其名称、产地、形态、性味良毒、食用部位和加工烹调方法，内容精练而充实，都是实际观察的真实记录。本书是一部药食两用的植物学著作。诚如该书在序中所言："或遇荒岁，按图而

NOTE

求之，随地皆有，无艰得者，苟如法采食，可以活命，是书也有助于民生大矣"。

18.《滇南本草》

作者兰茂。成书于明·正统年间（1436—1449）。3卷，载草、鸟、兽、虫四部。书成之后，在当地民间辗转传抄，迭经后人补录。各传本所收药数不一，少者 26 味，多者 458 味。各药次第记述药名、性味、功效、主治、附方，个别药物兼述药物生态及形态。书中记录云南众多少数民族习用药物及用药经验，且揉合汉药部分理论，为独具特色之古代地方本草。此书各药之后常附以方剂，书末又附百余首单方。原书附有药图，今存各本中亦有少数有附图。

19.《本草集要》

作者王纶。成书于明·弘治九年（1496）。三部 8 卷，载药 545 种。其中，"取本草卷首总论及采内经、东垣诸说有关本草者，凡一卷，附于首，以为本草之源，为上部"（序）。中部五卷为药物部分，分为草、木、菜、果、谷、石、兽、禽、虫鱼、人 10 部。每药简述其君臣佐使、性味、阴阳、良毒、归经、配伍、采制等，详列功效主治，附以单方，末加按语，扼要归纳用药要点。下部二卷为药性分类，把诸药列分为治气、寒、血、热、痰、湿、风、燥、疮、毒、妇人、小儿 12 门，每门又分若干类，并简注其功能和主治。本书旨在"集要"，"取本草常用药品，及洁古、东垣、丹溪所论序例，略节为八卷，别无增益"（《本草纲目》）。

20.《本草品汇精要》

作者刘文泰等。成书于明·弘治十八年（1505）。42 卷，载药 1815 种。分玉石、草、木、人、兽、禽、虫鱼、果、米谷、菜 10 部。每药均按名、苗、地、时、收、用、质、色、味、性、气、臭、主、行、助、反、制、治、合、禁、代、忌、解、赝等"二十四则"予以记述。分项精确，叙述简明；绘图精美，共收药图 1358 幅。本书内容主要取材于《证类本草》，虽然在编写体例上作了很大变动，但补充和发明的内容不多。本书是明代唯一的一部官修本草。书成之后，因孝宗驾崩，刘文泰等人受到牵连，书稿深藏内府，未获刊行，故其影响有限。

【备注】英国著名中国科技史专家李约瑟在《中国科学技术史》中说："16 世纪中国有两大天然药物著作，一是世纪初的《本草品汇精要》，一是世纪末的《本草纲目》，两者都非常伟大"。

21.《本草约言》

作者薛己。成书于明·正德十五年（1520）。4 卷，载药 593 种。全书分为药性本草与食物本草各二卷。其中，药性本草分草、木、果、菜、米谷、金石、人、兽禽、虫鱼 9 部，共载药 284 种。食物本草分水、谷、菜、果、禽、兽、鱼、味 8 部，共载食物 309 种。本书论药多引用元代及明初医家及本草的论述，少有发挥。药后多加按语，重点讨论药性及用法，对配伍理论尤多精辟论述。

22.《本草蒙筌》

作者陈嘉谟。成书于明·嘉靖四十四年（1565）。12 卷。分草、木、谷、菜、果、石、兽、禽、虫鱼、人 10 部，载药 742 种。分述其气味、升降、五行属性、有毒无毒、产地、采集、优劣、炮制、藏留、归经、主治，并记载了应验诸方及本草图。每药之末，多标以"谟按"二字，重点讨论辨证用药，多有独到之处。文字精练，有些用对语写成，适合朗读口诵。卷首有"历代名医图姓氏"和"总论"，对中药基本理论、药物鉴别、炮制等多有阐发。本书虽为"童蒙"而作，实为一部理论与实践相结合的本草学专著。

【备注】又名《撮要便览本草蒙筌》《撮要本草蒙筌》。

23.《本草纲目》

略（内容见总论·第一章绪言）。

24.《本草发明》

作者皇甫嵩。成书于明·万历六年（1578）。6卷，载药600种。卷一至卷二总论药性及制方之义；卷三至卷六按草、木、果、菜等部，分论各药。各卷置常用药品于前，释用品于后。设"发明"一项，专于阐发药物主治及配伍要点。又分"专治""监治"两大法，介绍药性功治及配伍。末注药物形态、产地、采收、炮制等。论述中多参考金元以来各家之说并结合作者心得，切合临床实用。

25.《药鉴》

作者杜文燮。成书于明·万历二十六年（1598）。2卷，载药137种。卷一为药性总论，首载寒热温平四赋，次记用药、制方、禁忌、主病、运气等内容；卷二为药物部分，分述其性味、归经、功效、主治和配伍等内容。全书"纂集昔人用药要言，参以一己经验"（张跋），特别是对药性理论的阐释及用药配伍的总结，多有独到之处。

26.《本草原始》

作者李中立。成书于明·万历四十年（1612）。12卷，载药470种，药图420幅，附方369首。分为草、木、谷、菜、果、石、兽、禽、虫鱼、人10部，各药简述产地、基原形态、气味、主治，插入药图及解说，附以修治及附方，叙述简明扼要。书中药图，针对药用部位，据实绘制，形象逼真，并附有图说，开启了药材图谱的先河。对药材鉴定和炮制也有新的贡献。

27.《本草汇言》

作者倪朱谟。成书于明·天启四年（1624）。20卷，载药608种。分草、木、服器、金、石、土、谷、果、菜、虫、禽、兽、鳞、介、人15部，各卷前附图530余幅。每药先介绍其产地、形态等，次为荟萃诸家药论，推求药物实效；末为集方，收集与各药相关的方剂。卷20为总论，列气味阴阳、升降沉浮等23项，内容多采用《本草纲目》序例。本书收载了明以前40余种医药著作中的文献资料，汇集了148位学者的药论，摘引了大量的明代医方资料，内容均有出处，使之言而有据。丰富了临床用药和药性理论的内容，具有重要的文献价值。

28.《本草正》

作者张介宾。成书于明·天启四年（1624）。2卷，载药300种，分草、竹木、谷、果、菜、金石、禽兽、虫鱼、人等14部。各药分别介绍别名、性味厚薄、阴阳、主要功效及机理、临床运用、注意事项等。论药条理清晰，客观准确，表述得法，向为后世所重视。

【备注】内容见《景岳全书》卷48~卷49。

29.《神农本草经疏》

作者缪希雍。成书于明·天启四年（1624）。30卷，载药495种。前两卷相当于总论，收药学专论33篇，阐述临床用药原则。各论28卷，分玉石、草、木、人、兽、禽、虫、鱼、果、米谷、菜等类。内容以《本经》为主，参以《别录》以后诸家本草以作注疏。每药分列"疏"，阐发药性功治之理；"主治参互"，列述配伍及实用方；"简误"，提示用药易混误之处。即"据经以疏义，缘义以致用，参互以尽详，简误以防其失"（自序）。全书重在阐述临床用药之理，多结合作者丰富的用药经验，内容精博实用。

【备注】又名《本草经疏》。

30.《本草征要》

作者李中梓。成书于明·崇祯十年（1637）。2卷，载药361余种。分为草、木、果、谷、菜、金石、土、人、兽、禽、虫鱼11部。本书"以《纲目》为主，删繁去复，独存精要，采集各论，窃附管见，详加注释"（上）。每药论述了药物的性味、归经、功用、主治、配伍及禁忌等。各药以歌赋体裁写成，便于诵读，并有小字注文予以阐述。

【备注】内容见《医宗必读》卷3~卷4。

31.《药品化义》

贾所学撰，李延昰补订。成书于明·崇祯十七年（1644）。13卷，载药148种。卷首有本草论、君臣佐使论、药有真伪论及药论。卷一为药母订例，首先提出了"药母"的概念，并确定了论药的八条规范，即辨药八法。其中，体、色、气、味四者为"天地产物生成之法象"，属于直接观察到的药材性状特征。形、性、能、力四者为"医人格物推测之义理"，主要是观察人体用药后药物所体现的性能特点。从而为临床用药提供指南。余卷将药物分为气、血、肝、心、脾、肺、肾、痰、火、燥、风、湿、寒13类，各药依次按"辨药八法"加以说明，重在阐明药物功效主治之理。药论之后多以小字注出用药品种特征、简要炮制方法等，以切实用。每卷之末综括该卷之要点。

32.《本草乘雅半偈》

作者卢之颐。成书于清·顺治四年（1647）。10卷，载药365种。各药之前，注明出处品级，次列药名、气味良毒、功效主治。注文分两部分，首为"覈（核）曰"，述药之别名、释名、产地、形态、采收、贮存、炮制、畏恶等内容；次为"参曰"，作者于此处常阐发药学理论见解。书中亦常夹引作者之父卢复，及明代缪仲淳、王绍隆、李时珍诸家药论。作者常以儒理、佛理推演药理，每从药名、法象、生态等入手阐释药物性能，多使其说涉于虚玄。但在讨论用药适应证时，却能结合《内经》《伤寒论》《金匮要略》诸书，细予分辨，颇多经验之谈。

【备注】卢氏曾以十八年之精力著述《本草乘雅》。每药之下，以"覈""参""衍""断"四个方面释之。古代四数称为"乘"，诠释名物称为"雅"，故书名称《本草乘雅》。后因此书不幸为兵火焚毁，卢氏追忆重补，凭回忆重写各药"覈""参"两项。而"衍""断"则不能追忆补写。因而残稿修补后仅及原书之半，故名为《本草乘雅半偈》。

33.《本草通玄》

作者李中梓。约成书于清·顺治十二年（1655）。2卷，载药316种。分草、谷、木、菜、果、寓木、苞木、虫、鳞、介、禽、兽、人、金石14部。各药名下，简介性味、归经、用药要点，继而择要摘引前贤药论精义，阐发己见。据其长期临床实践，驳正诸多世俗用药谬误，叙说简明，不尚浮词。各药条后常附炮制方法，每多新意。书末附"用药机要"等，多抄辑前人本草。

34.《本草洞诠》

作者沈穆。成书于清·顺治十八年（1661）。20卷，载药640种。此书取《本草纲目》之精粹，辑历代名贤之明论，旁系经史之书，间附己意编成。分水、火、金石、土、谷、果、菜、草、木、服器、人、禽、兽、鳞、介、虫16部，每药列述药名、性味、功用、用药机理等。文字简练流畅，条理明晰。然书中缺乏临床实际用药经验之论述。

35.《本草崇原》

作者张志聪。成书于清·康熙二年（1663）。书未成而张氏殁，后由弟子高士宗续成。3卷，载药289种。本书"诠释《本经》，阐明药性，端本五运六气之理，解释详备"（自序）。注文有小字注与大字注之分。小字注文的内容为药名、产地、形态、采制等，大字注文的内容为药物的性味、功能主治等。在注文中有"愚按"与"按"之分。一般认为，"愚按"出自张氏之手，"按"出自高氏之笔。本书是我国历史上第一部注释《本经》的本草著作，对后世学习和理解《本经》原文有很大帮助。

36.《本草述》

作者刘若金。成书于清·康熙三年（1664）。32卷，载药480余种。分为水、火、土、五金、石、卤石、草、谷、菜、果、木、虫、鳞、介、禽、兽、人等31部。每药次列气味、主治、附方、修治等项，内容多采自诸家本草及方书。各药论述后间有"愚按"，为刘氏对药学理论尤其是药物效用机理的阐发。文字简练，且多骈语，读之朗朗上口，颇益后学。

37.《本草汇》

作者郭佩兰。成书于清·康熙五年（1666）。18卷，载药485种。其中，卷一至卷八为医药理论部分，分列经络图、脏腑图、面部望诊图、经脉诸论、用药式、宜忌药、杂证及各科病机、百病主治药等。卷九至卷十八为药物部分，分草、谷、果、菜、木、虫、鳞、介、禽、兽、人、金石、服器、水、火、土16部，后附补遗。每药之下，先集数句对语，选取诸家名论，主要讨论药性机理，附述地产、炮制、须使、畏恶、制反等内容。这部分内容主要取自《本草纲目》，兼取《本草经疏》《本草通玄》二书要旨，发挥不多。

38.《握灵本草》

作者王翃。成书于清·康熙二十一年（1682）。10卷，载药419种。卷首载《本经·序例》及注义。每种药分主治、发明及选方三项，内容集自《本经》及以后各家本草文献。其发明与选方项下除辑录光贤论述外，尚有作者的创见与发挥。其分类次序以《本草纲目》为依据。附补遗一卷，补录药品约190种。其内容浅近，是一部较好的入门书。

39.《药性纂要》

作者王逊。成书于清·康熙二十五年（1686）。4卷，载药600余种。该书药物的选取和内容的主体部分皆源自《本草纲目》。对药物出产、生成、形状、正误等内容略而不备，重在辑录诸家有关药性义理之说，叙述简要，并附评注，多围绕临证用药机理加以阐发。

40.《本草新编》

作者陈士铎。成书于清·康熙三十年（1691）。5卷，载药272味。卷前首载凡例十六则、劝医六则、七方论、十剂论、辟陶隐居十剂内增入寒热二剂论、辟缪仲醇十剂内增升降二剂论，对该书的编写目的、收药原则、七方十剂之义等进行了说明。卷一至卷五以药名为纲，每药均先"述功效于前，发尚论于后"（凡例十六则）。药后自设问答，探本求源，能略人所详，详人所略，见解独特，发前人所未发。切中临床，实用价值很高。

【备注】又名《本草秘录》。

41.《本草易读》

作者汪讱庵。约成书于清·康熙三十三年（1694）。8卷，载药462种。其中，卷一、卷二共分 107 部，每部述列诸病症，病症下标其所宜方药。卷三至卷八为全书主体，每药首列药名，并顺序编号，次列性味、功效、主治、形态与产地，再列验方与诸方。无论病症分部、所选药物，以及验方、诸方，皆序列编码，便于按部查症，按症寻药索方。书中语言流畅，有词赋韵味，易诵易读。

42.《本草备要》

作者汪昂。成书于清·康熙三十三年（1694）。不分卷，载药 400 余种。资料多取自《本草纲目》和《本草经疏》。书中首载药性总义，集中附药图 460 余幅。后分草、水、果、谷菜、金石水土、禽兽、鳞介鱼虫及人 8 部详论药物。"每药先辨其气味形色，次著其所入经络，乃发明其功用，而以主治之证具列于后，其所以主治之理，即在前功用之中"（凡例）。凡引文多注明出处，且有增删。并以"昂按"注明独自见解。全书文字简练，实用性强，故流传较广。

43.《本经逢原》

作者张璐。成书于清·康熙三十四年（1695）。4 卷，载药 784 种。仿《本草纲目》依次分为水、火、土、金、石、草、谷、菜、果、味、木、藏器、虫、龙蛇、鱼、介、禽、兽、人等 32 部。每药先叙药性功治，或兼述炮制、产地、性状鉴别等；次记《本经》经文，再次为"发明"。在发明中，或杂引各家之说，或以己之见，将各家和个人用药经验阐述其中，简明清晰，颇合实用。

44.《生草药性备要》

作者何谏。成书于清·康熙五十年（1711）。2 卷，载药 315 种（这些药多产于我国东南数省）。每药分别记述药名、别名、产地、性味和主治等内容。其中从草药形态推断药性，颇具特色。书末附杂症验方 8 首。为记述地方草药的一部重要著作清代所出的广东地区本草，在广东本草发展史中占有重要地位。

45.《本草经解要》

作者托名叶桂（天士），实为姚球所撰。成书于清·雍正二年（1724）。4 卷。载药 174 种，其中选录《本经》药物 117 种，其他本草药物 57 种。该书择取各药原出诸书之条文，简介其性味、良毒、功效、主治，并作了必要的注解。各药之后有"制方"一项，介绍了一些常用的临床处方。"诠释也缕析详明，其制方也斟酌尽"（序一）。

【备注】又名《本草经解》。

46.《神农本草经百种录》

作者徐大椿。成书于清·乾隆元年（1736）。不分卷，选取《本经》中常用药物 100 种。其中上品 63 种，中品 25 种，下品 13 种。每药先列正名，次录《本经》经文，后为徐氏的注文。经文与注文之间用大小字体加以区别。凡论及人体生理、病理关系以及药物功效及机制时，均引用《内经》观点进行佐证。凡举方说明《本经》中药物治疗效果时，均引《伤寒杂病论》方进行佐证。重在"辨明药性，阐发义蕴，使读者深识其所以然。因此悟彼，方药不致误用"（凡例），对后世多有启发。

47.《药性切用》

作者徐大椿。成书于清·乾隆元年（1736）。6 卷，载药 70 余种。按草、木、果、菜、谷、金石、水、火、土、禽、兽、虫、鱼、鳞、介、人 16 部，每种药除记述性味、归经、功用外，尚对其他的药用部分及相类药物加以论述。同时每药多记述禁忌、炮制、产地或异名，同类药尚有功能、性味的鉴别等。全书资料广博，辨述精当详实，且多经验之谈，适合临床医生及初学中医者。

48.《长沙药解》

作者黄元御。成书于清·乾隆十八年（1753）。4 卷，载药 161 种。为"黄氏述《伤寒》《金匮》方药之旨而作"（后序）。该书以药名为纲，首述性味归经，继述功用治证，次录《伤寒论》《金匮要略》凡用是药之方，是方治证，再加以诠释，兼及前人论述之得失，多有发明。

49.《玉楸药解》

作者黄元御。成书于清·乾隆十九年（1754）。8 卷，载药 293 种。分草、木、金石、果（附谷菜）、禽兽、鳞介鱼虫、人、杂类 8 部。各药分列性味、归经、功效主治，间附炮制方法等。本书为补充《长沙药解》未释之药而作，书中结合病因病机来阐述药物的功效，用分析对比的方法来指明药物的异同，强调药物的配伍要做到相辅相成，指出要慎用毒剧药物，批判服石求仙等荒诞之为。内容简要，颇多个人见解。

50.《本草从新》

作者吴仪洛。成书于清·乾隆二十二年（1757）。18 卷，载药 720 余种。每药先列性味功用、主治病证，再述药物分析、简便方药及反恶宜忌等内容。本书在《本草备要》的基础上，参以历代本草论述，结合个人临床经加以修订，保留与增改各半。内容翔实，切合应用。

51.《得配本草》

作者严洁、施雯、洪炜全。成书于清·乾隆二十六（1761）。10 卷，载药 647 种。以《本草纲目》为准绳，分为水、火、土、金石、草、谷、菜、果等 25 部。每药先标明畏恶反使，次列药物性味、归经、主治。而重点阐述药物的配伍及主治病症。在论述药物配伍时，又依据相配药物的不同作用层次，将配伍分为得、配、佐、使、合、和、同、君等类别，"使知寒热攻补，变化无穷。苟能触类旁通，运用自然入妙"（凡例）。卷末附"奇经药考"。本书是一部全面论述药物配伍的专著。

52.《本草纲目拾遗》

略（内容见总论·第一章绪言）。

53.《本草求真》

作者黄宫绣。成书于清·乾隆三十四年（1769）。10 卷，载药 520 种。其中，卷一至卷八介绍药物 440 种，卷九介绍食物 80 种，附图 244 幅，卷十为药性总义。另有主治 2 卷，分别为脏腑病证主药和六淫病证主药。书中将药物分为补剂、收涩、散剂、泻剂、血剂和杂剂六大类，每一类又据不同药性分为若干子目。每药"论症、论效，总以药之气味形质四字推勘而出""惟求理与病符，药与病对"（凡例），论述药理颇多发明，语言简洁。为了便于检索，该书正文按功效类药，卷后目录按自然属性类药，颇为后世效法。

54.《要药分剂》

作者沈金鳌。成书于清·乾隆三十八年（1773）。10 卷，载药 420 种。按宣、通、补、泻、轻、重、滑、涩、燥、湿十剂分类。每药先述其性味及畏恶，然后按主治、归经、前论、禁忌、炮制等分别详述之。各药所录资料，基本上都是前代本草的内容，尤以《本草纲目》

的内容为多。沈氏个人的见解多以"鳌按"的形式加以阐发。该书首次将前人"走经、行经、入经"等名目繁多的提法统一称为"归经",使之成为规范的药性名词,得到了医药界普遍认同,一直沿用至今。

55.《质问本草》

作者吴继志。成书于清·乾隆五十四年（1789）。9 卷,载药 160 种。本书是作者采集琉球群岛的各种草木药物,并写生绘图,同时广泛咨询京都、江南、浙江、江西、福建、广东、山西等地儒生、药工、药农,经反复鉴定而成。其中内篇 4 卷,收载各类书牍序跋 30 篇,收药 41 种,以常用的内治药物为主;外篇 4 卷,收药 97 种,多属用于外治的民间药;附录 1 卷,收药 22 种,属于不能移植或不知其状的药物。书中各药一图,皆系写生,插图精致,描绘精确翔实。正文详述产地、形态、功用、别名以及所咨询诸家之说。本书虽以本草为名,实为一地方植物调查记录,对研究清代地方本草具有重要意义。

56.《神农本草经读》

作者陈念祖。成书于清·嘉庆八年（1803）。4 卷,载药 165 种,其中收录《本经》药物 118 种。该书从字（或词）入手,"其注解俱遵原文,逐字疏发,经中不遗一字,经外不遗一辞"（凡例）,"俱从所以然处发挥,且以《内经》之旨,《伤寒》《金匮》之法融贯于中"（后叙）。文中多附《本草崇原》及《本草经解》之说,兼及个人用药经验。

【备注】简称《本草经读》。

57.《药笼小品》

作者黄凯钧。成书于清·嘉庆十七年（1812）。1 卷,载药 309。不分部类,大致按植物、矿物、动物为序排列。每药简要介绍其临症运用要点,所附个人经验,每出新意,甚切实用。

58.《本草述钩元》

作者杨时泰。成书于清·道光十二年（1832）。32 卷,载药 684 种。本书在《本草述》的基础上去繁就简,节要而成。列为水、火、土、金、石、草、谷、菜、果、木、虫、鳞、介、禽、兽、人等 32 部。各药主要内容及编排次序与《本草述》多同。

59.《本经疏证》

作者邹澍。成书于清·道光十七年（1837）。12 卷,载药 173 种（附《本经续疏》6 卷,载药 142 味;《本经序疏要》8 卷）。以《神农本草经》《名医别录》为纲,以《伤寒论》《金匮要略》为纬。重点对张仲景所用药物的证治规律及运用特点进行逐一剖析,疏理论证。搜集资料较富,广参汉唐医方及明清诸家有关论述,将《本经》等书所载药性功治与古方实际运用相结合,剖析入微,颇具特色。该书不仅是一部本草学专著,也是学习《伤寒论》《金匮要略》的重要参考书。

60.《本草分经》

作者姚澜。成书于清·道光二十年（1840）。不分卷,载药 804 种。此书以经络为纲,药品为目。首列"内景经络图","使病人自觉何处为患,即可知为何经之病,宜用何经之药"（凡例）。次载"总类便览",按自然分类列药名及各药归经。正文以十二经及命门、奇经为纲,统领诸药。各经之下又将药品分成补、和、攻、散、寒、热 6 类。各药仅述性味主治功效,寥寥数语。书末载"同名附考",记药名异同。书中各药内容虽无新意,但分类独具一格,在同类著作中影响较大。

61.《药性通考》

原题太医院手著，实为刘汉基所撰。成书于清·道光二十九年（1849）。8 卷，载药 435 种（其中重复 19 种，实 416 种）。该书是在《本草新编》《本草备要》基础上进行补订增删编撰而成。卷一至卷六为药性考，介绍性味、归经、功能、主治等。尤其在辨证用药、配方原理、药物探讨、禁忌和注意事项等，并解答众多临床用药疑问。此外，尚介绍药物异名、植物形态、采集季节、药物鉴别、炮制、贮藏等。卷七至卷八收载集录神效单方 200 首，以及黄疸、鼓胀、六郁、痹症、痿症、厥症等 24 种杂病论治和附方。

62.《随息居饮食谱》

作者王士雄。成书于清·咸丰十一年（1861）。1 卷，收载各种食物 404 种。分水饮、谷食、调和、蔬食、果食、毛羽、鳞介 7 类，对每一味食物的性味，功能主治、单味食疗、食物组方、药食组方和食汤煎药等，还有食用禁忌，以及对部分食物的来历、风俗和民间偏方等都有详细的记载。"每物求其实验，不为前人臆说所惑"（题辞）。论述清晰，重点突出，语言通俗易懂，实用性强，其中的食疗理论及方法，为后世食疗、养生保健及祛病延年提供了理论基础。

63.《本草害利》

作者凌奂。成书于清·同治元年（1862）。本书集历代本草及名医经验，删繁就简，罗列常用中药 300 余种。以主治脏腑病变为纲，以药性补泻凉温为目，以猛将、次将区分力量强弱。先陈其害，后叙其利，并详述其出产、形状、炮制方法等。本书编写体例和内容安排在本草书中独树一帜，对指导临床正确用药，趋利避害具有重要的指导意义。

64.《本草汇纂》

作者屠道和。成书于清·同治二年（1863）。3 卷，载药 560 种。该书综合了不同的分类方法进行编纂。如按药性功用分为温补、平补、补火、滋水、温肾、湿涩等 31 类，按自然属性分谷、菜、果、禽兽、鳞 5 部，仿古代通用药之例，以病为纲，每纲之下列所用药物，依五脏六腑各脏器所受之病证包括风、寒、暑、湿、燥、火、热、痰、气、血、积、痛等，列 200 余种病证，各证均列所用之药物。本书是一部多角度搜引，便于查找，取诸家之长，切合临床实用的本草著作。

65.《本草便读》

作者张秉成。成书于清·光绪十三年（1887）。2 卷，载药 580 余种。卷首列"用药法程"7 条。正文分草、木、竹、果、谷、菜、味、金石、土、禽、兽、鳞介、昆虫、人、水等 24 类。该书博采诸家本草之说，删繁去复，编为排偶俚言。尚有意义未尽者，另用小字加注阐释。"一药之中，凡性味气质，以及经络脏腑，与一切配合炒制之法，靡不备具，虽言简而意自赅。学者读之，既省记诵之烦，又悟指归之趣"（吴序）。

66.《本草问答》

作者唐宗海。成书于清·光绪十九年（1893）。2 卷，设问 60 条。本书记述唐氏和他的学生张伯龙就本草学中的一些问答。对于中西医药的不同理论观点，以及中药药性对人体医疗的相互关系等均作了探讨。强调"论药者，或以地论，或以时论，或但以气味论，各就其偏重者以为主，而药之真性自明"（卷上三），在中西汇通方面做了大胆的尝试。

67.《本草思辨录》

作者周岩。成书于清·光绪三十年（1904）。4 卷，载药 128 种。按《本草纲目》的编次排列，除绪说外，对每味药物的性能及临床应用主要依据《伤寒论》和《金匮要略》二书的记载加以解说，并博引历代名家之注解详细阐述。对于异议之处，逐加分析，提出自己的见解。对中药性能、归经理论、组方演变等深加推敲，别有见地，为研究本草和临床用药提供了新的思路。

68.《本草崇原集说》

作者仲学辂。成书于清·宣统元年（1909）。正文 3 卷，附录 1 卷。其中，正文收药分卷都不改《本草崇原》之旧，另有《本草经读》附录集说 1 卷，载药 43 种，全书共收药 332 种。本书以《本草崇原》为纲，又选取《本草经读》《本草经解》《神农本草经百种录》等精辟论述，并《侣山堂类辨》《医学真传》诸说，参酌己见编纂而成。凡诸家之说，均标明出处。仲氏的注释，或折衷前人之说，或指出前人之失，或发前人所未发，有许多独特的见解。

69.《本草正义》

作者张山雷。成书于民国三年（1914）。7 卷，载药 285 种。本书是张氏在兰溪中医学校任教时所编之教材。分山草、湿草、芳草、蔓草、毒草、水草、石草、苔 8 类。每药以《本经》或《名医别录》原文为纲，下列正义、广义、发明、正讹、纠谬、存疑、禁忌、考证等项。对各药的性味、功用、主治、炮制、用法及宜忌等，博采各家论说，详加考订。其中，"发明"为张氏对辨证用药的见解，注重临床实效，阐发颇多创见。

【备注】清代张德裕曾辑有《本草正义》一书，于清道光八年（1828）刊行，与本书名同实异，不能相混。

附录二：中药名拼音索引

NOTE

H

NOTE

NOTE

NOTE

NOTE

NOTE

主要参考书目

1. 国家药典委员会．中华人民共和国药典（2015 年版·一部）．中国医药科技出版社，2015.6

2. 国家中医药管理局《中华本草》编委会．中华本草．上海科学技术出版社，1999.9

3. 南京中医药大学．中药大辞典（第二版）．上海科学技术出版社，2006.3

4. 高学敏，钟赣生主编．中医药高级丛书·中药学．人民卫生出版社，2000.11

5. 雷载权，张廷模主编．中华临床中药学．人民卫生出版社，1998.4

6. 张廷模主编．临床中药学．上海科学技术出版社，2012.8

7. 钟赣生主编．中药学．中国中医药出版社，2012.7

8. 周祯祥主编．中药学．湖南科学技术出版社，2012.1

9. 高晓山主编．中药药性论．人民卫生出版社，1992.11

10. 尚志钧．中国本草要籍考．安徽科学技术出版社，2009.2

11. 张廷模主编．中药功效学．人民卫生出版社，2013.5

12. 周祯祥．临床中药研究心得．中国医药科技出版社，2005.9

13. 高晓山．本草文献学纲要．人民军医出版社，2009.3

14. 赵军宁，叶祖光主编．中药毒性理论与安全评价．人民卫生出版社，2012.1

15. 薛愚．中国药学史料．人民卫生出版社，1984.7

16. 尚志钧，林乾良，郑金生．历代中药文献精华．科学技术文献出版社，1989.5